からだにおいしい

キッチン栄養学

監修 宗像伸子（管理栄養士、ヘルスプランニング・ムナカタ主宰）

高橋書店

かしこく！
ムダなく！

からだにおいしい 栄養素を効果的に摂るコツ

体の不調は食事で予防・解消できます。本書は、気になる症状に効果的な食べ合わせや調理法を紹介します。

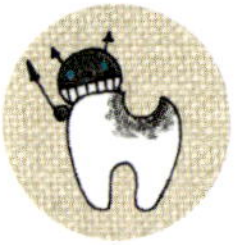

虫歯を予防したい

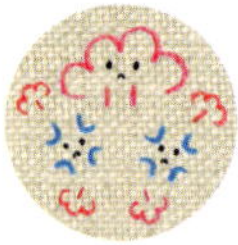

イライラしがち

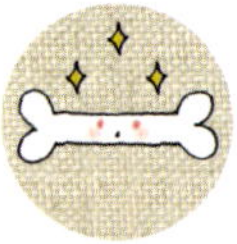

骨を丈夫にしたい

→ こんなときには**カルシウム**を

カルシウムは骨や歯を丈夫にし、神経の働きにも関わる栄養素です。ほうれん草、小松菜、小魚、牛乳などに多く含まれていますが、そのなかでも牛乳はカルシウムの吸収率がとくに優れています。

さらにカルシウムの
吸収率をアップさせるには
ビタミンDを
多く含む食品をいっしょに摂取

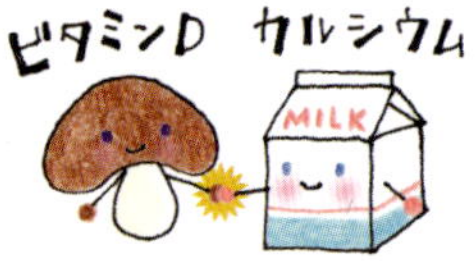

カルシウムを多く含む食品の吸収率

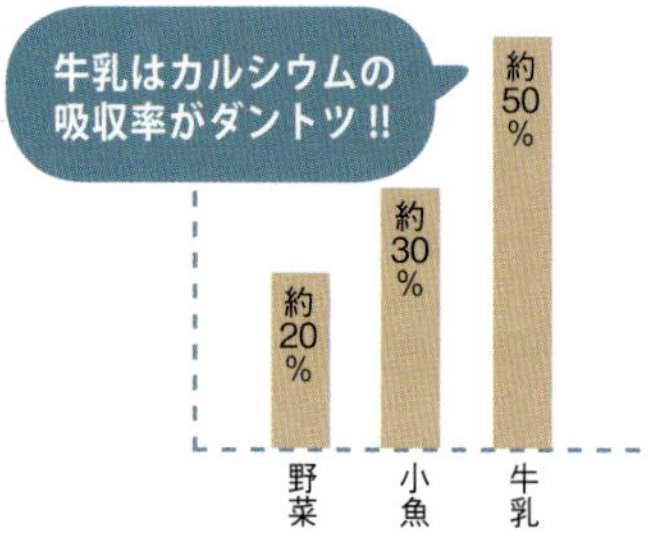

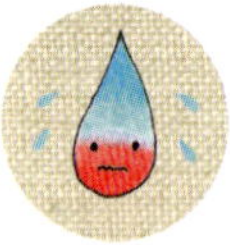

貧血ぎみ

→ こんなときには**鉄**を

貧血の予防・対策には、まずは鉄の補給が大切です。鉄には動物性食品中のヘム鉄と植物性食品中の非ヘム鉄があり、ヘム鉄は非ヘム鉄に比べて吸収率が高いです。

ヘム鉄
吸収率約30%

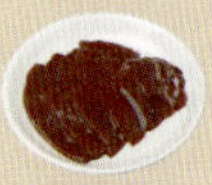

豚レバー

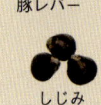

しじみ

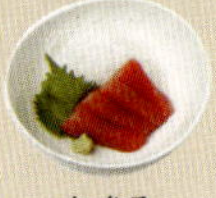

まぐろ

非ヘム鉄
吸収率約5%

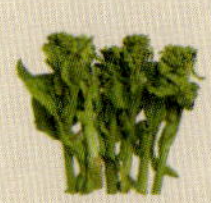

菜の花

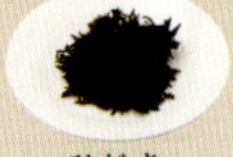

ひじき

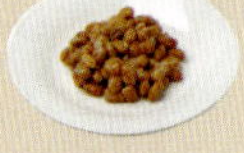

納豆

ビタミンCを多く含む食品を
いっしょに摂取すると
非ヘム鉄の吸収率がアップ

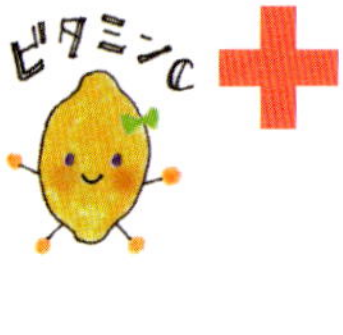

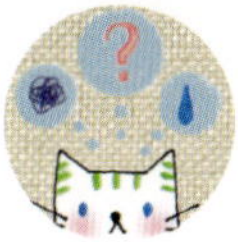

脳の働きの低下、
もの忘れが気になる

こんなときには葉酸を

葉酸は認知症や動脈硬化などの予防効果が期待されています。水溶性ビタミンのため、煮汁に溶け出しやすい性質がありますが、炒めたり電子レンジで加熱したりといった調理法や、煮汁を飲むスープ料理などで損失は減らせます。

葉酸はゆでる調理で失われやすい !!

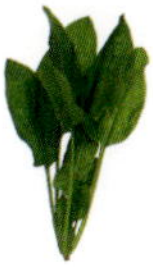

ほうれん草の場合

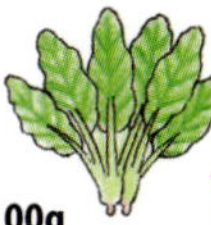

生
272μg /100g

ゆでる　223μg /100g
1.5ℓの沸騰したお湯で生のほうれん草150gを1分間ゆで、冷水にとって冷まし、軽く水気を絞る

炒める　268μg /100g
フライパンにサラダ油を熱し、生のほうれん草100gを1分30秒炒める

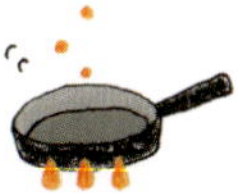

ゆでるよりも炒めるほうが葉酸は減りにくい !!

調理方法の違いによる葉酸の実測値

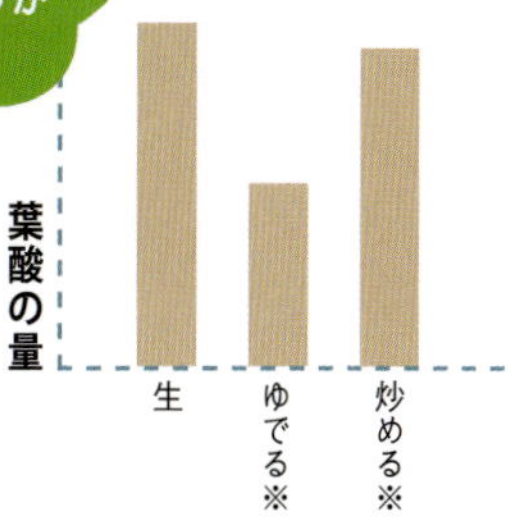

※数値は100g当たりの葉酸量で、加熱後の重量変化は加味していない

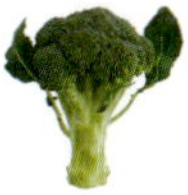

ブロッコリーの場合

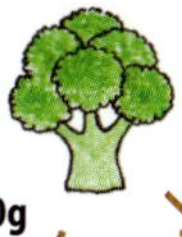

生
156μg /100g

ゆでる　106μg /100g
1ℓの沸騰したお湯で2分間ゆでる

電子レンジ加熱
188μg /100g
電子レンジ（500W）で1分間加熱する

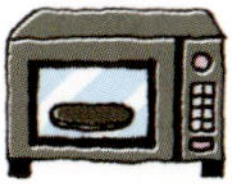

ゆでるよりも電子レンジ加熱のほうが葉酸は減りにくい !!

調理方法の違いによる葉酸の実測値

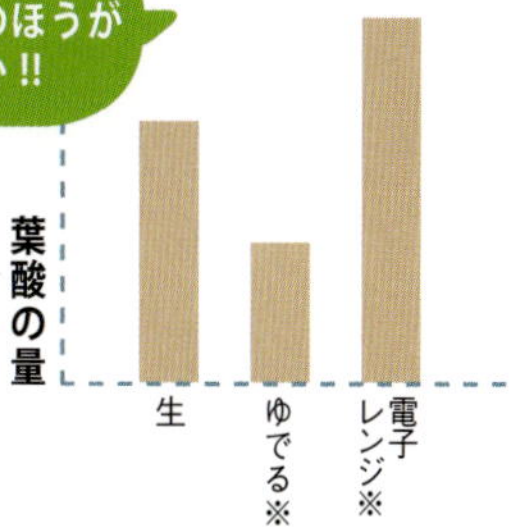

※数値は100g当たりの葉酸量で、加熱後の重量変化は加味していない。電子レンジ加熱では水分量が減るため、重量当たりの葉酸量が生よりも増したと考えられる

目次

キッチン栄養学のきほん

PART 1 気になる症状を解消

PART 2 心身の疲れを解消

PART 3 気になる病態・体質を解消・改善

- 肥満 …… 118
- やせすぎ …… 122
- 膀胱炎（ぼうこうえん） …… 126
- 痔 …… 128
- 冷え性・血行不良 …… 132
- 花粉症（アレルギー性鼻炎） …… 136
- アトピー性皮膚炎 …… 140

PART 4 女性の気になる悩みを解消

- 肌荒れ …… 144
- 日焼け …… 148
- 肌のカサつき（乾燥、しわ） …… 152
- 髪の傷み・抜け毛 …… 156
- アンチエイジング（細胞の老化予防） …… 160
- 貧血ぎみ（鉄欠乏性貧血） …… 164
- 月経前症候群・生理痛（月経困難症） …… 168
- 乳がん予防 …… 172
- 更年期障害 …… 176

PART 5 気になる検査値を改善

- 血糖値が高い …… 180
- LDLコレステロール値・中性脂肪値が高い …… 184
- 血圧が高い …… 188
- 肝機能検査値が気になる …… 192
- 胆石・胆のう炎が気になる …… 196
- 骨密度の低下（骨粗鬆症予防）（こつそしょうしょう） …… 200

栄養素ミニ事典

- エネルギー …… 204
- たんぱく質 …… 206
- 脂質 …… 208
- コレステロール …… 210
- 炭水化物 …… 212
- 食物繊維 …… 214
- ビタミン …… 216
- ビタミンA・D …… 217
- ビタミンE・K …… 218
- ビタミンB₁・B₂ …… 219
- ナイアシン・ビタミンB₆ …… 220
- ビタミンB₁₂・葉酸 …… 221
- パントテン酸・ビオチン …… 222
- ビタミンC・おもなビタミン様物質 …… 223
- ミネラル …… 224
- ナトリウム・カリウム …… 225
- カルシウム・マグネシウム …… 226
- リン・鉄 …… 227
- 亜鉛・銅 …… 228
- マンガン・ヨウ素 …… 229
- セレン・クロム …… 230
- モリブデン・そのほかの微量ミネラル …… 231
- 水分 …… 232
- 注目の機能性成分 …… 233

参考資料 …… 239

編集協力……群羊社
デザイン……小池佳代（regia）
イラスト……ふじわらてるえ
撮影……南都礼子
調理スタッフ……ヘルスプランニング・ムナカタ
DTP……天龍社
校正……鴎来堂

症状×レシピ一覧

この本の使い方

毎日を元気に過ごしているつもりでも、
潜在的に貧血だったり、ときにはかぜをひいたりもします。
本書では、さまざまな症状に応じた対策として
キッチンでできる栄養学のコツやヒントをご紹介します。
気になる症状の予防・解消に、ぜひご活用ください。

ステップ1 キッチン栄養学のきほん

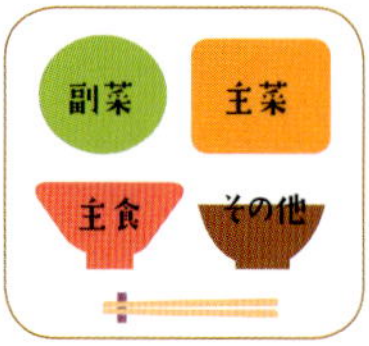

●栄養バランスを整える

健康維持や症状緩和には、特定の栄養成分だけでなく、体に必要な栄養成分すべてをバランスよく摂ることが大切です。その食べ方のヒントを紹介しています。

くわしくは 12ページ～

●栄養成分を効率よく摂る

食品の選び方や保存法、食べ合わせ、調理法などによって、栄養成分の摂取量や吸収率は大きく変動します。栄養成分を効率よく摂るためのヒントを紹介しています。

くわしくは 16ページ～

ステップ2 症状別の栄養対策

症状が重くなければ、あくまでも栄養バランスのよい食事を基本にします。そのうえで、症状の解消に有効な栄養成分を強化した食事にしましょう。何をどのように摂ったらよいかを症状別に紹介しています。

PART1　気になる症状を解消（かぜ、便秘など）➡ 23ページ～
PART2　心身の疲れを解消（目の疲れ、ストレスなど）➡ 77ページ～
PART3　気になる病態・体質を解消・改善（肥満、花粉症など）➡ 117ページ～
PART4　女性の気になる悩みを解消（肌荒れ、貧血など）➡ 143ページ～
PART5　気になる検査値を改善（血糖値、高血圧など）➡ 179ページ～

オプション 栄養素ミニ事典 ➡ 203 ページ～

各種栄養成分の特徴についてくわしく知りたい場合

たんぱく質　ビタミンA　ビタミンC　カルシウム　鉄　など

★本書では、各症状の予防や改善に役立つ食情報を掲載していますが、症状が重いとき、長引くときなどは、必ず医師の診察を受けてください。

★レシピ表記について
- 1 カップは 200ml、大さじ 1 は 15ml、小さじ 1 は 5ml です。
- 塩について、小さじ 1/4 以下の場合は「少々」としています。
- だし汁とは、かつお削り節と昆布でとった和風だしのことです。

キッチン栄養学のきほん

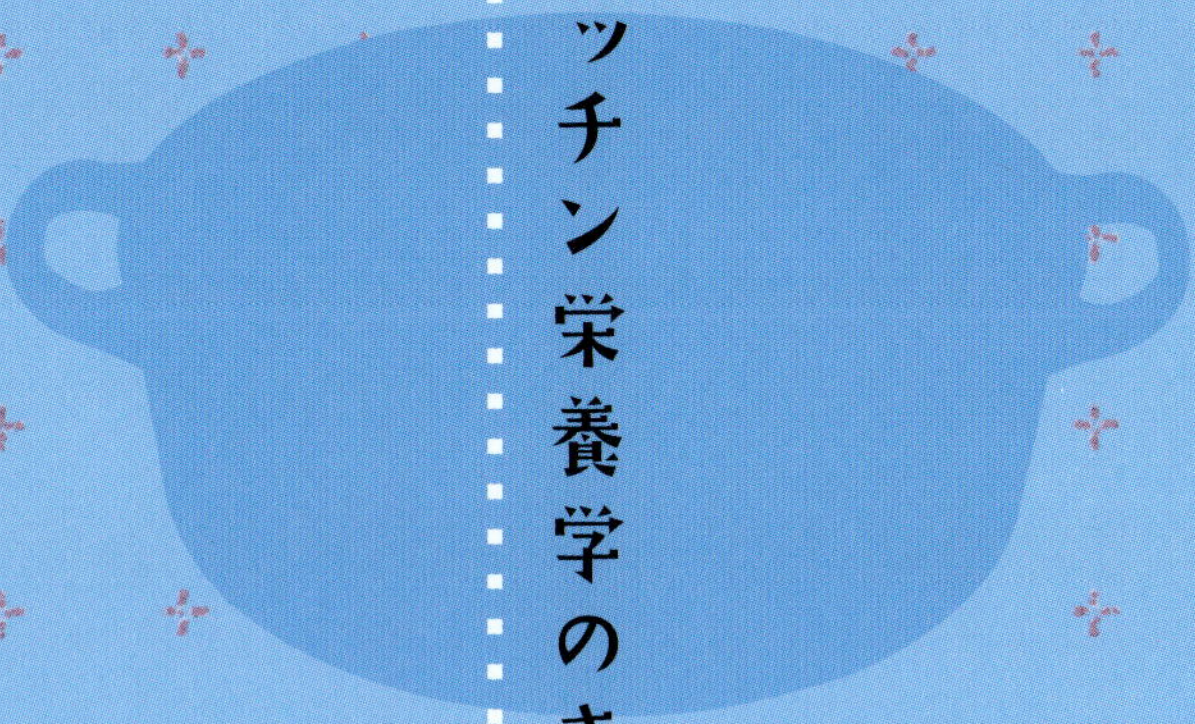

なぜ食べるの？ 体に必要な栄養素の種類

五大栄養素＋食物繊維が基本の栄養素

光合成によってエネルギーをつくり出せる植物とは違い、動物である人間は食べなければエネルギーを得られません。食べて消化吸収することで、生命を維持したり活動したりするエネルギーをつくり出し、それと同時に健康な体をつくる原料を得ています。

食品には私たちの体に有益な栄養素が多数含まれています。とくに重要なのが五大栄養素といわれる、糖質、たんぱく質、脂質、ビタミン、ミネラル。これに加え、食物繊維も大切な作用がある栄養素と認められています。

また、栄養素とは位置づけられていませんが、水分やポリフェノールなどの機能性成分も人体に有益なものとして注目されています。

いろいろな食品から必要な栄養素を摂取しよう

食品中の成分は消化吸収されて初めて栄養素として機能します。糖質、たんぱく質、脂質はおもにエネルギー源に、たんぱく質とミネラルは体やホルモンなどの材料になります。またビタミン、ミネラル、食物繊維は、代謝の促進や調整などに関わり、体内の環境を整える働きもあります。

栄養素は共同で働いており、どれかひとつが欠けても体調不良になるため、摂取する栄養素のバランスが大切です。ほとんどの食品はさまざまな栄養素を含みますが、ひとつで人体に必要な栄養素をすべて満たすという食品はありません。ですから、いろいろな食品を組み合わせて食べることが大切になります。

サプリメントがあればOK？

サプリメントは栄養成分を効率よく摂れて便利ですが、食事をすべて置き換えることはできません。食品にはさまざまな栄養素が含まれ、相互に作用しあって体内で活用されるうえ、未知の有効な栄養素が含まれている可能性も否定できないのです。また、サプリメントに頼りすぎると特定の栄養素を摂りすぎて体に害になってしまうことも……。サプリメントは、食事が充分にできないときや、特定の栄養素を強化したいときなどに、補助として用いるのが正しい利用法です。

食品には、私たちの体の健康維持に重要な成分が多様に含まれています

機能性成分
必要不可欠な栄養素とは認められていないものの、体によい作用のある成分のこと。ポリフェノールなどの植物の色素やアクが代表的。

水分
栄養素の運搬や排泄《はいせつ》、体温の維持などの役割があり、体内で起こる化学反応はほとんどが水がないと行われないというほど、生命維持に大切。

栄養素

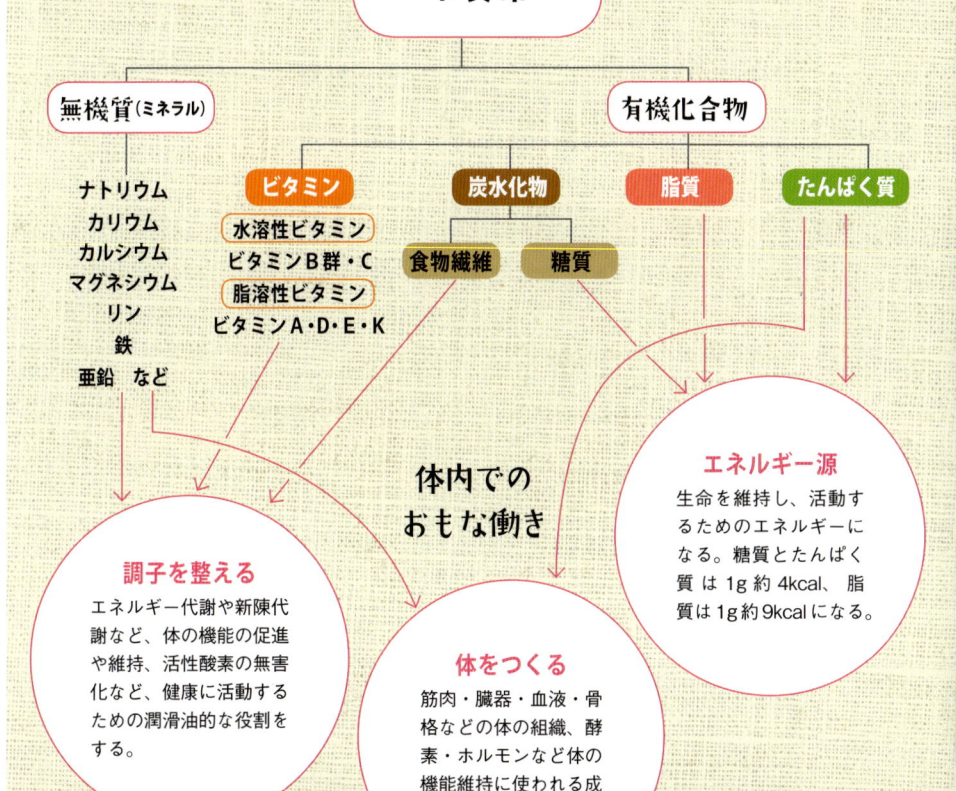

- 無機質（ミネラル）
  - ナトリウム
  - カリウム
  - カルシウム
  - マグネシウム
  - リン
  - 鉄
  - 亜鉛　など
- 有機化合物
  - ビタミン
    - 水溶性ビタミン
      - ビタミンB群・C
    - 脂溶性ビタミン
      - ビタミンA・D・E・K
  - 炭水化物
    - 食物繊維
    - 糖質
  - 脂質
  - たんぱく質

体内でのおもな働き

調子を整える
エネルギー代謝や新陳代謝など、体の機能の促進や維持、活性酸素の無害化など、健康に活動するための潤滑油的な役割をする。

体をつくる
筋肉・臓器・血液・骨格などの体の組織、酵素・ホルモンなど体の機能維持に使われる成分の材料になる。

エネルギー源
生命を維持し、活動するためのエネルギーになる。糖質とたんぱく質は1g約4kcal、脂質は1g約9kcalになる。

どう食べたらよいの？ バランスのよい食べ方

栄養バランスは献立で考えるとラク

栄養バランスのよい食事というと、野菜をできるだけ多くする、肉より魚を選ぶ、揚げ物を控えるなどをすればよいと思っていませんか。

そもそも栄養バランスを整えるためには、食べてはいけないものや、これさえ食べればよいというものはありません。

栄養素のバランスを食品の組み合わせで整えるのは難しいものです。しかし、料理の組み合わせ（＝献立）で考えるとかんたんになります。

基本は、まず主食・主菜・副菜の3つの料理をそろえること。この3つの料理には、必要な栄養素がほぼまんべんなく含まれるからです。

一日三食規則正しく食べれば生体リズムも快調に

食事のバランスを考えるうえでは、朝、昼、夕の一日三食を規則正しいリズムで食べることも重要です。ビタミンCのように体に蓄積されず数時間で排泄《はいせつ》されてしまう栄養成分もあり、それらはコンスタントな補充が必要です。しかも、不足しやすい成分は、食事を抜いたり食べる量が一定でなかったりすると、ますます不足します。

また、食事は生体リズムへの刺激にもなります。体内時計を正常に働かすなどの作用があり、もちろん生活習慣を整えることにもつながります。こうした意味でも、規則正しく食事を摂ることは大切なのです。

バランスと同時に「適量」も大切

いくら栄養素のバランスがよい献立でも、量が多すぎたり少なすぎたりすると健康は維持できません。成人女性の適量は1日約2000kcalです（205ページ参照）。1食が600～700kcalになるとよいでしょう。なお、この分量は成人男性の肥満対策にも適したエネルギーです。

〈献立例〉

- ご飯（150g） 252 kcal
- 牛肉のあさつき巻き焼き 194 kcal
- 里いもといかの煮物 89 kcal
- ほうれん草のごまよごし 44 kcal
- 豆腐とわかめのみそ汁 41 kcal

合計 620 kcal

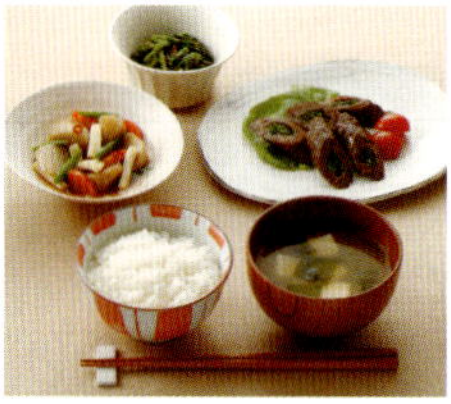

ふだんの食事は、主食・主菜・副菜を基本に

副菜

ポイント

- 不足しやすいので、欠かさず食べる
- 1種類の食品だけでなく、いろいろな種類を組み合わせて摂る
- 野菜は1食合計100g以上、1日合計350g以上になるように摂る

たとえば

野菜、いも、豆、きのこ、海藻などが主材料の料理で、献立ではサブのおかず

摂れる栄養素

おもにビタミン、ミネラル、食物繊維

主菜

ポイント

- 肉や魚介は1人分あたり1食60～80g程度にする
- 肉ばかりにならないようにし、肉も脂身が多いものは控えめにする
- つけ合わせに野菜などを利用して、彩りよくボリュームをアップ

たとえば

魚介、肉、卵、大豆製品などが主材料の料理で、献立ではメインのおかず

摂れる栄養素

おもにたんぱく質、脂質

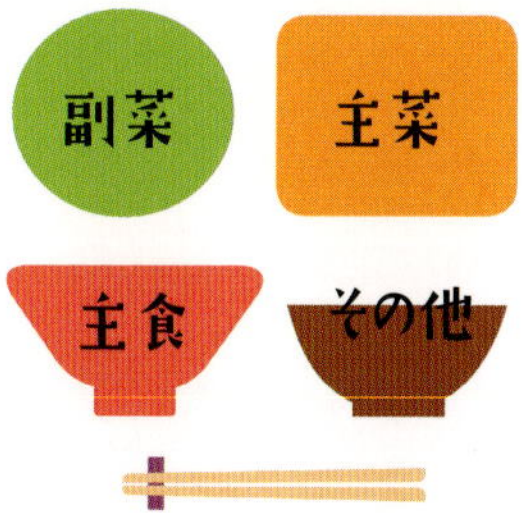

主食

たとえば

米、パン、めんなどが主材料の料理で、献立の要になる

摂れる栄養素

おもに炭水化物、食物繊維

ポイント

- 塩分を含まない白飯がおすすめ
- 雑穀や玄米などを混ぜて炊いたご飯は、白飯より食物繊維が豊富
- パンは菓子パンなどではなく、プレーンなもの（食パン、ロールパンなど）を

その他

たとえば

汁物、漬け物、果物などで、献立にうるおいや楽しみを加える

摂れる栄養素

主菜、副菜、主食で摂る栄養素を補強する

ポイント

- 漬け物、つくだ煮など、塩辛いものばかりにならないようにする
- 汁物と小鉢など、1品だけでなくてもよい

丼物やワンプレート物はどうする？

カレーライスやパスタ、親子丼など、ひとつの料理に肉や野菜、ご飯などが入った料理の場合は、1品で主食＋主菜、または主食＋主菜＋副菜が摂れます。野菜が足りない場合は追加しましょう。

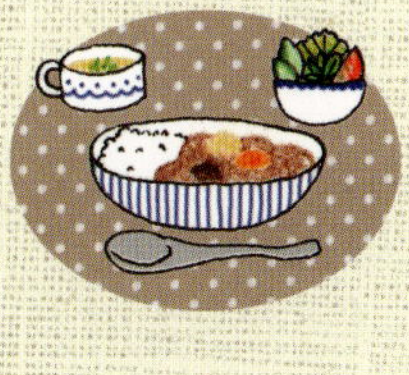

選び方・保存法で変わる

栄養成分を効率よく摂る 食品の選び方・保存法

選び方

食品の栄養的な特徴を知り、目的に合った食品選びのヒントに！

魚介

種類ごとの栄養的な特徴を知っておくと選びやすくなります。白身魚は比較的低エネルギー、青背魚は不飽和脂肪酸が豊富、小魚はカルシウムたっぷり、いかやたこは低エネルギーでタウリンが豊富、貝類はミネラルが豊富です。魚介の摂り方が少ない人は1日1回、昼食または夕食に主菜として取り入れるようにします。

肉

肉は白い脂身が少ないほど低エネルギーで、たんぱく質が豊富です。エネルギーの摂りすぎが気になる人は、赤身肉や皮なしの鶏肉を選びましょう。ヘルシーといわれるタン、ひき肉は意外に高エネルギーです。

牛赤身肉やレバーには鉄やビタミンAが、豚肉にはビタミンB群が豊富に含まれています。

野菜

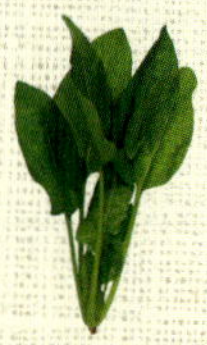

野菜は旬のものほど栄養価が多いので、効率よく栄養素を摂取できます。大根やかぶなどは、ビタミンAやCが豊富な葉つきのものを選ぶのもよいでしょう。

季節によって栄養成分が変わる

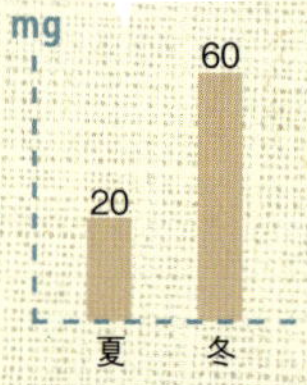

ほうれん草のビタミンC
（100g当たり）

資料：調理のためのベーシックデータ第４版（女子栄養大学出版部）

穀類

米は精白度が低いものほどビタミンや食物繊維が豊富です。精白米の食物繊維は100g当たり0.5g、玄米は3gです。パンも全粒粉入りのものを選ぶと、ビタミンや食物繊維が多く摂取できます。

目的別　魚介の選び方の例

- **エネルギーをセーブしたい**
  白身魚、えび、いか、たこなど
- **貧血が気になる**
  貝、かつおなど
- **骨を丈夫にしたい**
  小魚、桜えびなど
- **夏バテを解消したい**
  うなぎのかば焼きなど
- **肌荒れが気になる**
  かれい、まぐろ、かつおなど

部位によって異なるエネルギー

牛肉	かたロース	…318 kcal
	ばら	…454 kcal
	もも	…181 kcal
	タン	…269 kcal
	ミノ	…182 kcal
豚肉	ロース	…263 kcal
	ばら	…386 kcal
	もも	…148 kcal
	ヒレ	…115 kcal
	レバー	…128 kcal

（100g当たり）

保存法

**保存期間が長くなるほど失われる栄養成分もあるので
生鮮食品はなるべく早く調理を**

魚介

調理してから、もしくは下ごしらえしてから保存しましょう。調理しない場合は、傷みやすい内臓を取り除き、洗って水気をふきとり、塩を少々ふって保存を。キッチンペーパー、ラップの順に包み、冷蔵保存します。殻つきの貝類は、砂を吐かせて洗い、水気をふいて冷凍用袋に入れ、冷凍保存します。凍ったままで加熱調理できます。

肉

冷凍保存する場合は、1回分ずつ小分けにし、密封して空気に触れないようにします。ドリップ（汁）にはビタミンなどの栄養成分が含まれるので、なるべく出ないようにしたいもの。それには時間をかけずに冷凍することが有効です。

ラップに包んで平らにかたちを整え、金属トレーに乗せて冷凍するとよいでしょう。

魚介類の保存のコツ

- 下処理してから保存する
- 内臓はかならず取り除く
- 水気や汁気はよくふきとる
- 酒やしょうゆ、みそ、粕などに漬けて保存するのもおすすめ

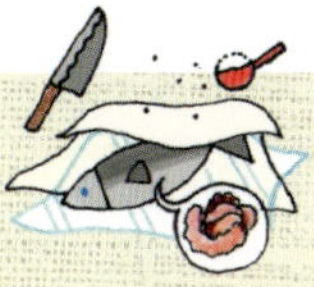

肉の冷凍保存のコツ

- 1回分ずつ小分けにする
- ラップに包み、冷凍用保存袋などに入れる
- 薄く平らにすると冷凍、解凍が早い
- 金属のトレーに乗せて冷凍する
- 解凍するときは冷蔵庫で

野菜・いも

乾燥しないように切り口をラップでおおいます。袋などに入れる場合は完全に密封せず、野菜室で冷蔵保存するのが基本。玉ねぎやさつまいもなどは新聞紙で包み、常温で保存します（夏は冷蔵を）。大根やかぶなどの葉つき野菜は、葉を切って根と葉を別にしましょう。アスパラガスやにんじんなどは、寝かせずに生えている状態と同じく立てて保存を。

野菜の保存による栄養成分の変化

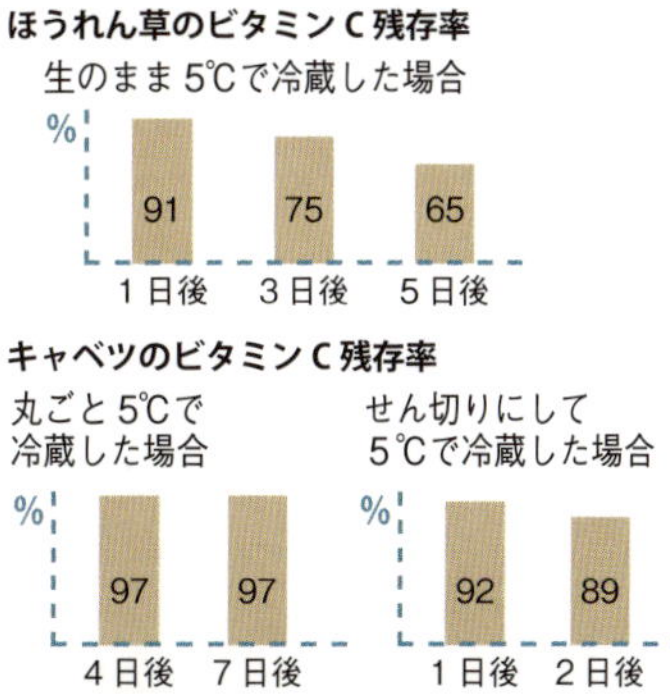
ほうれん草のビタミンC残存率
生のまま5℃で冷蔵した場合
%
91
75
65
1日後
3日後
5日後
キャベツのビタミンC残存率
丸ごと5℃で冷蔵した場合
%
97
97
4日後
7日後
せん切りにして5℃で冷蔵した場合
%
92
89
1日後
2日後

資料：調理のためのベーシックデータ第4版（女子栄養大学出版部）

食べ方で変わる

栄養成分を効率よく摂る食べ合わせ

糖質

糖質が体内でエネルギーに変換されるためには、補酵素としてビタミンB_1が不可欠。これが不足すると代謝がうまくいかず、疲労感などを感じます。さらに、ビタミンB_1の働きを助けるアリシンや硫化アリル（にんにくやねぎ類の香り成分）をいっしょに摂取するとより効果的です。

ビタミンA

緑黄色野菜に多いβ-カロテン（体内でビタミンAに変わる）は、油脂と摂取すると吸収率が高まります。β-カロテンは脂溶性のため、油脂に溶け込み吸収されやすくなるのです。油脂を使った調理法にしたり、脂肪を含む食品と組み合わせたりするとよいでしょう。

ビタミンC

ビタミンCは水溶性なので、ビタミンAのように油脂といっしょに摂る必要はありません。ビタミンCにはビタミンEとともに抗酸化作用があり（抗酸化ビタミンと呼ばれる）老化やがんの予防に有効です。

CとEをいっしょに摂取すると、抗酸化力がいっそう高まります。

糖質

＋

ビタミンB_1

＋

アリシン、硫化アリル

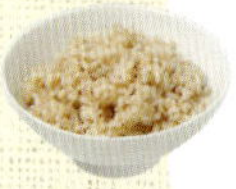

玄米やパスタには糖質のほかビタミンB_1も含まれます。ねぎ入り玄米チャーハン、にんにく入りパスタは、理にかなった組み合わせ！

β-カロテン

＋

油脂

にんじんやほうれん草、ブロッコリーなどの緑黄色野菜は、サラダ、ソテー、ごま和えなどにすると吸収率が高まります。

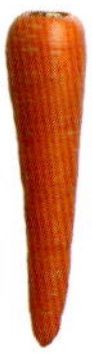

ビタミンC

＋

ビタミンE

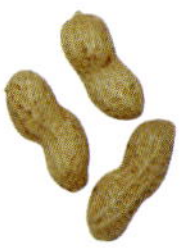

ビタミンCは野菜や果物、ビタミンEは魚介や植物油、ナッツ類に含まれます。これらを組み合わせると抗酸化力が増強します。

カルシウム

カルシウムは体内に吸収されにくい栄養素で、とくに日本人は不足しがちです。しかし、ビタミンＤやＣＰＰ（カゼインホスホペプチド）、クエン酸などといっしょに摂取すると、吸収率は高まります。

牛乳のカルシウム吸収率が高いのは、カルシウム含有量が多いことに加え、ＣＰＰなどの吸収を促す成分も含まれているためです。

ビタミンD
＋
カルシウム
＋ クエン酸
＋ CPP（カゼインホスホペプチド）

牛乳にはＣＰＰが、小魚にはビタミンＤが含まれ、体内に吸収されやすい食品です。小魚は南蛮漬けにするとクエン酸（酢やかんきつ類）の作用でさらに効果的に。

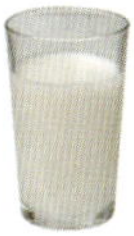

鉄

鉄も体内に吸収されにくく、不足しがちな栄養素です。海藻や青菜などの植物性食品に含まれる鉄（非ヘム鉄）より、牛肉や魚介などの動物性食品に含まれる鉄（ヘム鉄）のほうが吸収率は上。

ただし、植物性食品でも、ビタミンＣや動物性たんぱく質、クエン酸などといっしょに摂取すると、吸収率が高まることがわかっています。

ビタミンC
＋
鉄
＋ クエン酸
＋ 動物性たんぱく質

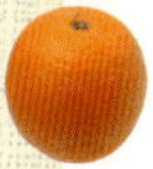

ビタミンＣやクエン酸はかんきつ類に豊富。食事中や食後にこれらを組み合わせると鉄の吸収率が高まります。

Column

栄養成分の吸収をじゃまする食べ合わせもある？

栄養成分の体内への吸収率を高める食べ合わせがある一方、吸収を抑制する食べ合わせもあります。カルシウムや鉄など、日ごろ不足しやすい成分についてはこれを避けるようにしたいものですが、コレステロールのようにあえて吸収を抑制したい成分の場合は、積極的に取り入れるとよいでしょう。

★カルシウム
＋食物繊維（植物性食品）
＋シュウ酸（ほうれん草など）
＋カフェイン（茶、コーヒーなど）

★鉄
＋食物繊維（植物性食品）
＋タンニン（茶、コーヒーなど）
＋クロロゲン酸（コーヒーなど）

★コレステロール
＋食物繊維（植物性食品）
＋茶カテキン（茶）

食べ方で変わる

栄養成分を効率よく摂る 調理のコツ

洗う・浸す

ビタミンCのような水溶性の栄養成分は、洗ったり浸したりすると溶出しやすくなります。切断面が大きいほど流出しやすいので、野菜などは切る前によく洗い、切ってから水にさらす場合は短時間にして栄養成分をキープしましょう。

切る

にんにくや玉ねぎは切ることで香りが生じますが、これは酵素の働きでイオウ化合物（アリシンなど）が生成されるため。抗酸化力があり、ビタミンB_1の働きも助けます。

水溶性なので、切ったら極力水にさらさないようにしましょう。

生で5分間水にさらしたときのビタミンC残存率

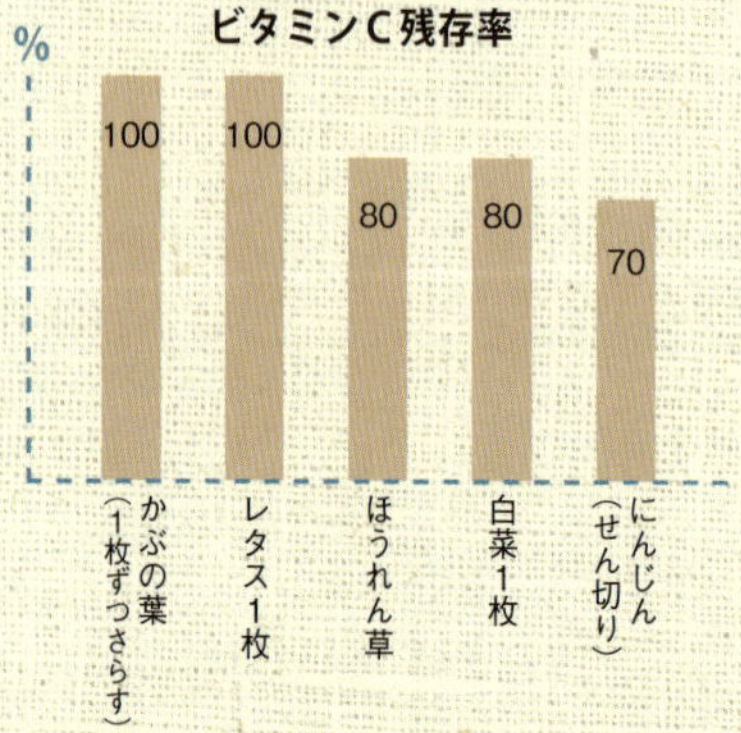

資料：食品成分表2012（女子栄養大学出版部）

切って捨ててしまう部分にじつは栄養成分が豊富

●白菜の根元やキャベツの芯

葉の部分よりもビタミンCが豊富。細かく刻むなどして、無駄なく使いましょう。

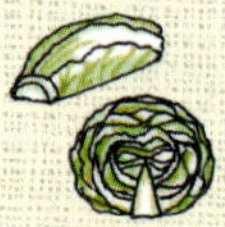

●野菜の皮

内側よりもかたい外側のほうが食物繊維が豊富。なすのように色の濃い皮にはポリフェノールなどの有効成分が含まれます。

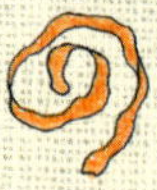

ごまはかたい種皮におおわれています。粒状よりも、すりごま、ねりごまを利用したほうが栄養成分の吸収率が高まります。

すりおろす

大根はすりおろすと酵素の作用で抗酸化力のあるイソチオシアネート（辛味・香り成分）がつくられます。汁にもこの成分をはじめビタミンCが含まれるので、捨てずに活用しましょう。また、アミラーゼという消化酵素も含まれますが、すりおろすとこの酵素の働きが活発になり、デンプン（糖質）の消化をサポートします。この成分はかぶや山いもにも含まれます。

漬ける

野菜はぬかに漬けると、ぬかに含まれるビタミンB_1がしみ込みます。10時間以上漬けると、この量は5〜10倍にも増えます。ただし、漬け込むほど塩分量も増えていくので注意しましょう。

また、南蛮漬けのように甘酢（酸性の漬け汁）に小魚を漬けると、骨のカルシウムが漬け汁に溶け出して骨がやわらかく、食べやすくなります。カルシウムが溶け出した漬け汁ごと味わえるよう、塩分は控えめにするとよいでしょう。

ぬか漬けによるビタミンB_1の変化

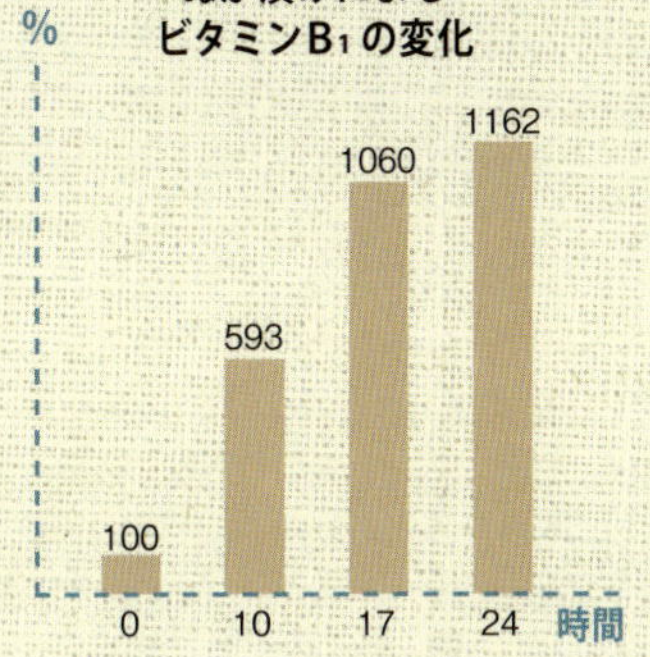
%
100
593
1060
1162
0
10
17
24
時間

資料：調理のためのベーシックデータ第４版（女子栄養大学出版部）

ゆでる

野菜などをゆでると、水溶性のビタミンC、カリウム、ポリフェノールなどがゆで汁に流出します。火加減が強いほど、加熱時間が長いほど、ゆで汁の量が多いほど流出量は増します。栄養損失をできるだけ減らしたいなら、少量の水で短時間でゆでるようにしましょう。アクの少ない野菜であればラップをかけて電子レンジで加熱してもOK。

なお、ゆでたあと水にさらす場合は、できるだけ短時間ですませるようにしましょう。

野菜をゆでたときのカリウム残存率

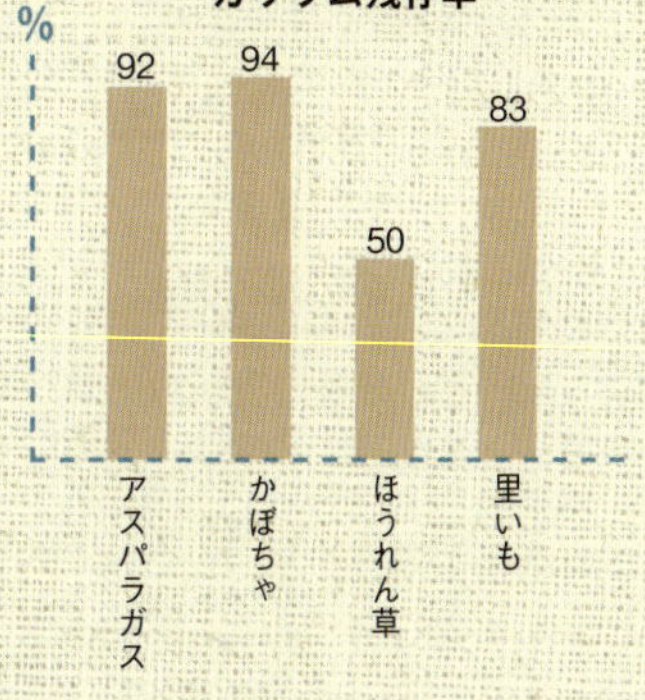
%
92
94
50
83
アスパラガス
かぼちゃ
ほうれん草
里いも

ほうれん草をゆでたときのビタミン残存率（3分間ゆでた場合）

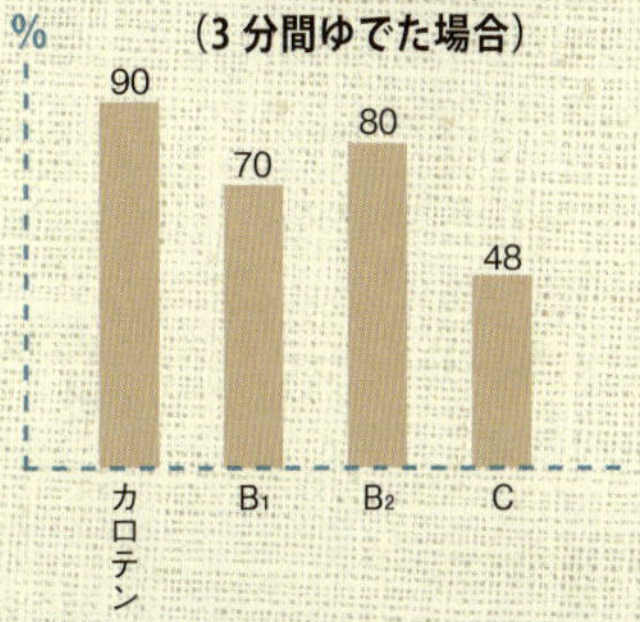
%
90
70
80
48
カロテン
B1
B2
C

ほうれん草のゆで時間によるビタミンC残存率

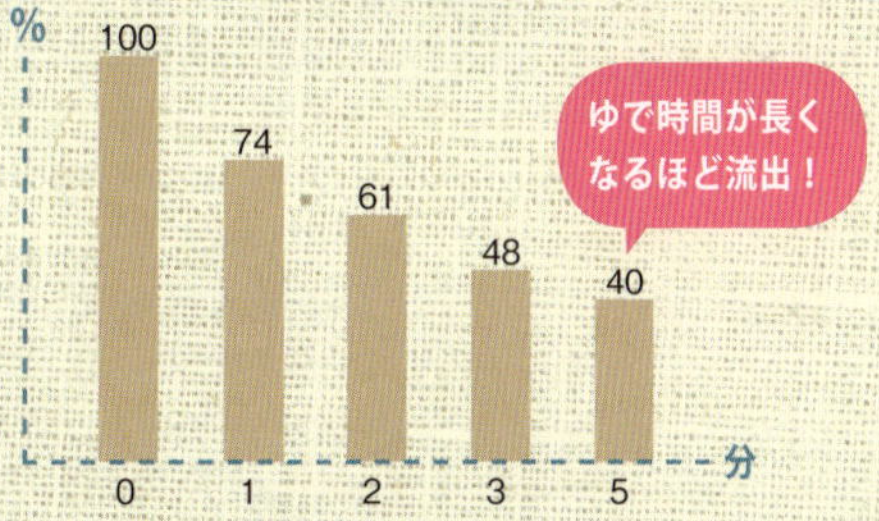
%
100
74
61
48
40
ゆで時間が長くなるほど流出！
0
1
2
3
5
分

資料：食品成分表2012（女子栄養大学出版部）

煮る

ゆでるのと同様に、煮る調理法においても、食品中の水溶性の栄養成分は煮汁に流出します。その成分をむだなく摂るには、汁も丸ごと楽しめる汁物がおすすめです。煮物の場合もうす味仕立てにして、汁ごと味わうようにします。

また、野菜や豆を煮ているとアクが浮いてきます。アクというとシュウ酸（ほうれん草に多い）のように好ましくない成分もありますが、健康に役立つものもあるので、適度に取り除くとよいでしょう。

煮汁に流出しやすい成分

ポリフェノール
ビタミンB群
イオウ化合物
カリウム
ビタミンC
タウリン

蒸す

蒸す調理法は、水を使わずに食品を加熱できるので、水溶性の栄養成分の流出を最少限に抑えられます。ただし、アクの強い食品にはあまり適しません。

電子レンジ調理も水を使わずに加熱できるという意味では、蒸すのと似ています。さらに短時間で加熱できるという特徴があるので、栄養素の損失がより少ないといえます。電子レンジ対応のシリコン製の容器などを利用すると便利です。

じゃがいもを蒸したときのビタミン残存率（丸ごと40分）

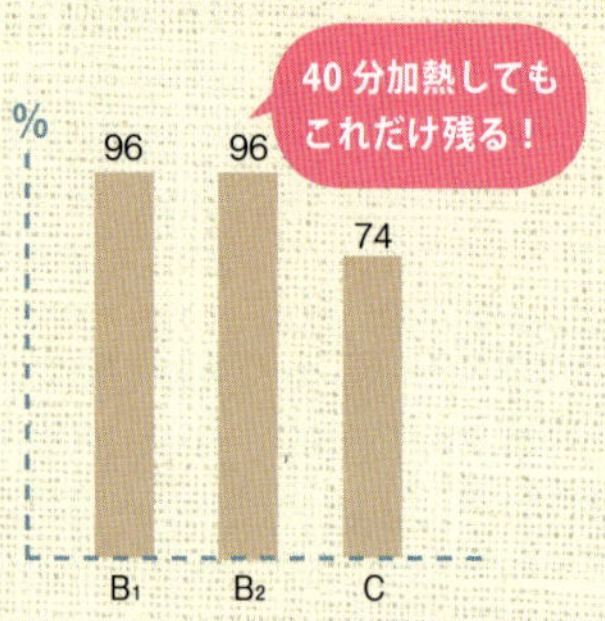
40分加熱してもこれだけ残る！
%
96
96
74
B1
B2
C

資料：食品成分表2012（女子栄養大学出版部）

炒める・揚げる

炒める場合は、時間をかけると水分が出ます。水溶性の栄養成分が流出するので、片栗粉でとろみをつけるなど汁ごとおいしく食べられるよう工夫するとよいでしょう。

揚げる調理法は、短時間で加熱できるので、ビタミンなどは比較的壊れにくい特長があります。脂肪酸や脂溶性ビタミンは揚げ油に溶出しやすいですが、フライや天ぷらのように衣がついていれば栄養損失はほとんどないといえるでしょう。

素揚げやから揚げより、フライや天ぷらのように衣がしっかりついているほうが、脂溶性の栄養成分の損失は少ないです。

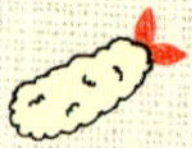

炒め方によっては水分が出ます。とろみをつけたり、春雨をからめたりする中華料理は、栄養面からみても合理的です。

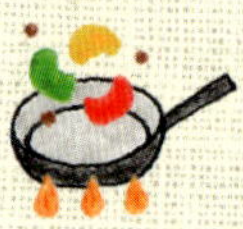

PART I

気になる症状を解消

かぜ

Point

- ●ビタミン、たんぱく質を含む消化吸収のよい食事を
- ●水分を充分に補給し、体を冷やさないように

症状・要因

のどの痛みや鼻水など さまざまな不快症状が

のどの痛み、鼻水、くしゃみ、せき、たんなどの呼吸器症状をはじめ、頭痛、関節痛、下痢、発熱などさまざまな症状が現れるかぜ。多くは1週間程度で治まりますが、かぜは万病の元ともいい、合併症を起こしたりほかの病気が隠れていたりすることもあるので、たかがかぜと侮ってはいけません。長引く場合は、医師に相談しましょう。

原因の多くはウイルスや細菌の感染であり、これが全体の90%を占めています。ウイルスは多種多様のため、ワクチンによる予防が難しく、根本治療ができないのが現状です。

対策

エネルギーを確保しつつ ビタミンやたんぱく質を摂取

かぜが悪化しているときは、ふだんよりも体力を消耗する一方で、食欲が減退したり消化吸収力が低下したりします。消化吸収のよい食事を基本にし、ご飯、パン、めんなどのエネルギー源となる糖質が多い主食をしっかり摂るよう心がけましょう。

のどが痛いときは飲み込みやすいようにやわらかく調理し、熱があるときは脱水状態にならないように水分を多く摂るようにし、食事は汁気のあるものにするなど、症状に応じた食事の工夫を行いましょう。

また、免疫力を高めるたんぱく質やビタミンCをしっかり摂り、のどや鼻などの粘膜のトラブルを緩和するビタミンAも忘れずに。抗菌作用のあるしょうがやにんにくなどを適宜取り入れるのも、よい方法です。

かぜかな?と思ったら、まずは体を休め、温かい食事をとって長引かせないようにしましょう。

マスクを正しく使って感染予防

かぜウイルスの感染の多くは飛沫《ひまつ》感染*です。これを防ぐには、うがいや手洗いをこまめに行うこと、マスクを使用することなどが有効です。マスクはウイルスを通さないものを選び、サイズの合ったものを使用しましょう。鼻やあごをおおい、すき間のないように装着します。使用後はむやみにさわらないようにしましょう。

*せきやくしゃみによって飛んだしぶき（飛沫）に含まれたウイルスなどを吸い込み感染すること。

キッチンで **栄養対策**

消化のよい食事で、ビタミンやたんぱく質をしっかり補給

必要な栄養素・食品

ビタミンA

レバー、うなぎ、緑黄色野菜など

鶏レバー

100g中に14000 μgRE。牛・豚レバーよりも多く、わずか5gでも1日の必要量を満たします。

にんじん

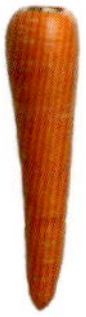

100g中に760 μgRE。含有量は緑黄色野菜のなかでトップクラスです。

※ RE＝レチノール当量

ビタミンC

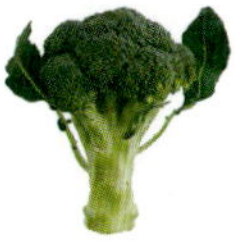

野菜、果物、いもなど

ブロッコリー

100g中に120mg。β - カロテンや葉酸なども豊富に含まれています。

カリフラワー

100g中に81mg。カリフラワー中のビタミンCは加熱しても失われにくいのが特徴。

たんぱく質

魚介、肉、卵、大豆製品など

効果的な食べ方

β-カロテン＋油脂

β - カロテンは油脂と組み合わせる

植物性食品に含まれるβ - カロテン（体内でビタミンAに変わる）は油脂を組み合わせて摂ると吸収率が高まります。緑黄色野菜は炒め物にしたり、オイル入りドレッシングをかけたサラダにしたりするとよいでしょう。

ビタミンCは水への流出を防ぐ調理法で

ビタミンCは水溶性なので、野菜を下ゆでするときは、ゆで汁への流出を減らすために電子レンジ加熱または少量の水で蒸し煮にします。

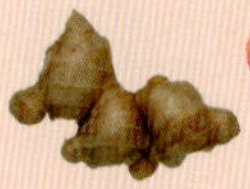

抗菌作用のある食品を取り入れる

ウイルス感染予防のために、抗菌作用のあるねぎやにんにく、しょうがなどを取り入れてもよいでしょう。

抗炎症作用のあるケルセチンを

カリフラワーや玉ねぎなどに含まれる色素成分ケルセチンには、炎症を抑える働きがあります。水溶性なので汁ごと食べられる料理がおすすめ。

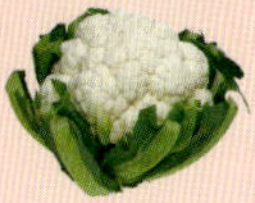

糖質でエネルギー補給し、体力をつけることも重要

かぜのときは体力を消耗しがちです。糖質を多く含むご飯、パン、めんなどをしっかり摂ってエネルギーを補給します。また、じゃがいもやさつまいもにも糖質が豊富で、ビタミンCも多く含まれているため、積極的に取り入れてもよいでしょう。

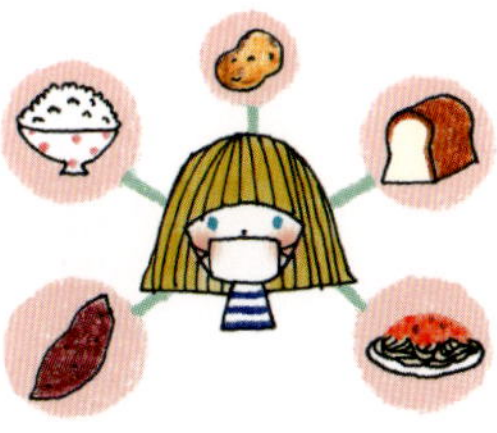

鶏レバーのエスニック風煮

ビタミンA　たんぱく質

ビタミンAが豊富なレバーは、クセを和らげおいしく摂取

材料（2人分）

鶏レバー…100g
酒…小さじ2
玉ねぎ…80g
ピーマン…40g
しょうが（せん切り）…適量
油…小さじ1
赤唐辛子（小口切り）…少々
A　水…1カップ
　　鶏がらスープの素…小さじ1/4
B　ナンプラー…小さじ2
　　みりん…小さじ1

作り方

1 レバーは水洗いして血抜きをし、食べやすい大きさに切る。もう一度水洗いして水気をきり、酒をふりかける。
2 玉ねぎは薄いくし形切りに、ピーマンは種をとって乱切りにする。
3 鍋に油をあたため、しょうがと赤唐辛子を炒める。鶏レバー、玉ねぎを加えて炒め、Aを入れる。煮立ったらアクを取り、B、ピーマンを加え、汁気が少なくなるまで煮る。

アレンジヒント
レバーが苦手な人は鶏肉でも。ビタミンA量が減るので、にんじんや赤パプリカを加えて補います。

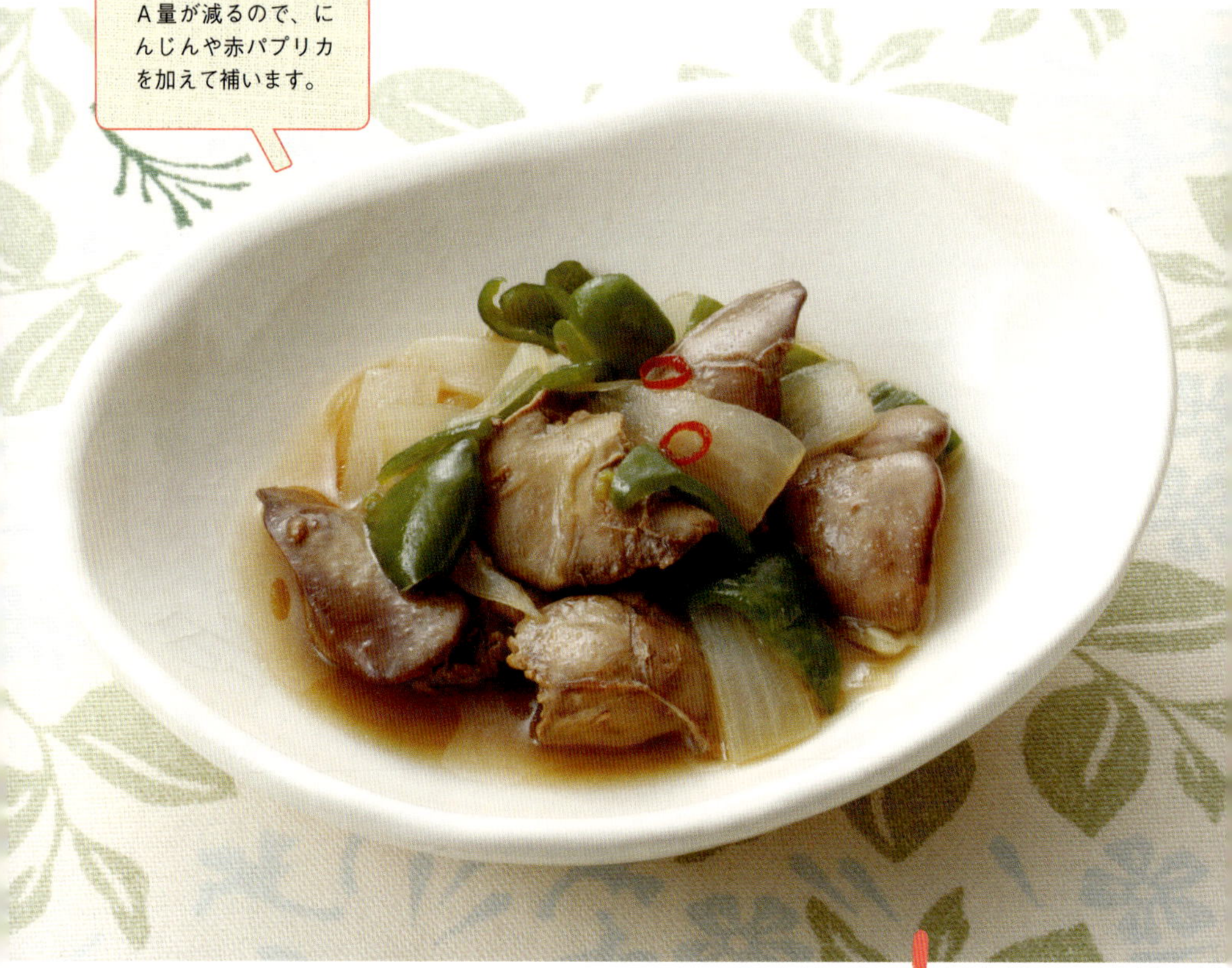

1人分103kcal

ブロッコリーとカリフラワーの香りチーズ焼き

ビタミンA　ビタミンC

電子レンジ加熱でビタミンCの損失を防ぐ

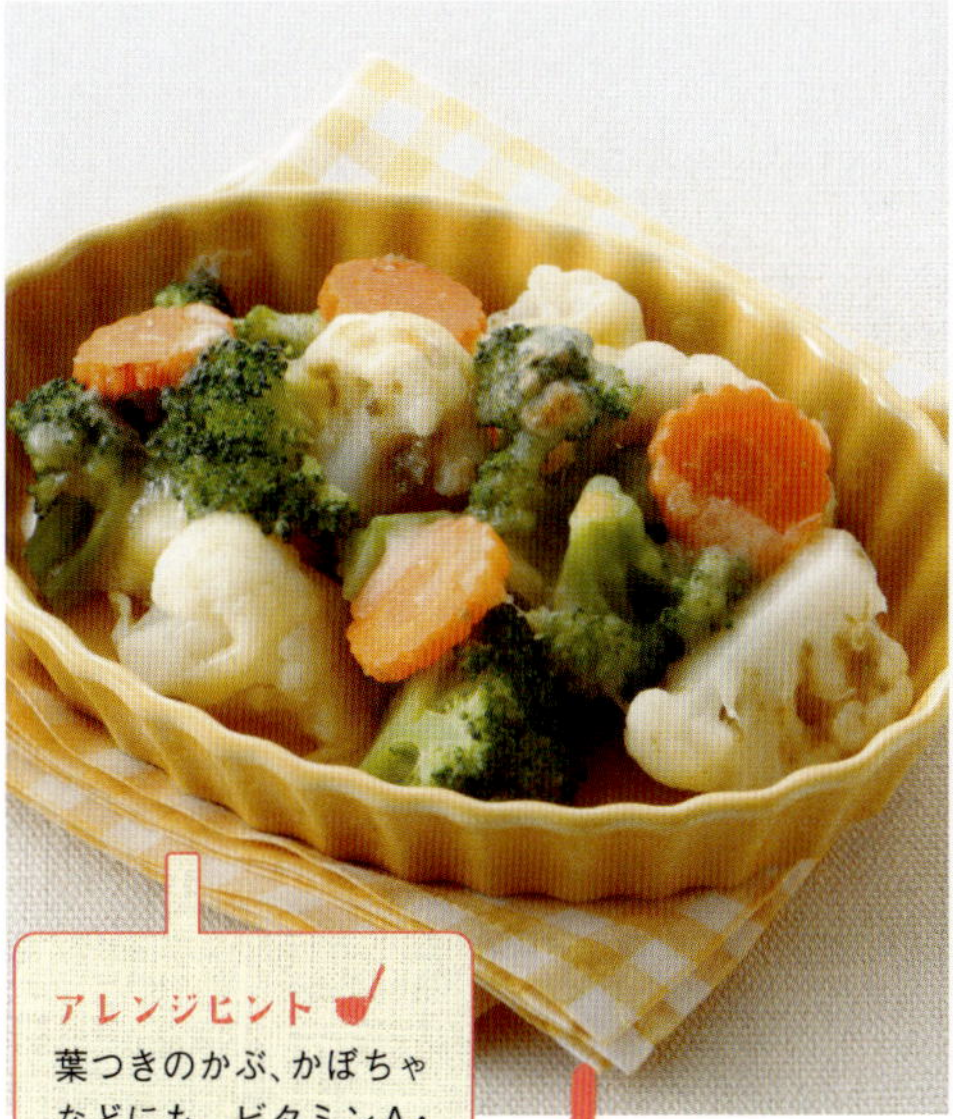

材料（2人分）

ブロッコリー…80g
カリフラワー…100g
にんじん…30g
A　塩…少々
　ゆずこしょう…小さじ1
　牛乳…大さじ1と1/3
ピザ用チーズ…30g

作り方

1 ブロッコリー、カリフラワーは小房に分け、にんじんは型で抜く。
2 耐熱ボウルに**1**を入れてラップをかけ、やわらかくなるまで電子レンジで加熱する。
3 合わせたAを**2**に加えて和える。
4 耐熱皿に**3**を入れ、チーズをのせて、オーブントースターで焼き色がつくまで焼く。

アレンジヒント
葉つきのかぶ、かぼちゃなどにも、ビタミンA・Cが豊富に含まれています。

1人分**97**kcal

にんじんスープ

ビタミンA

バターで炒め煮にしてビタミンAの吸収率をアップ

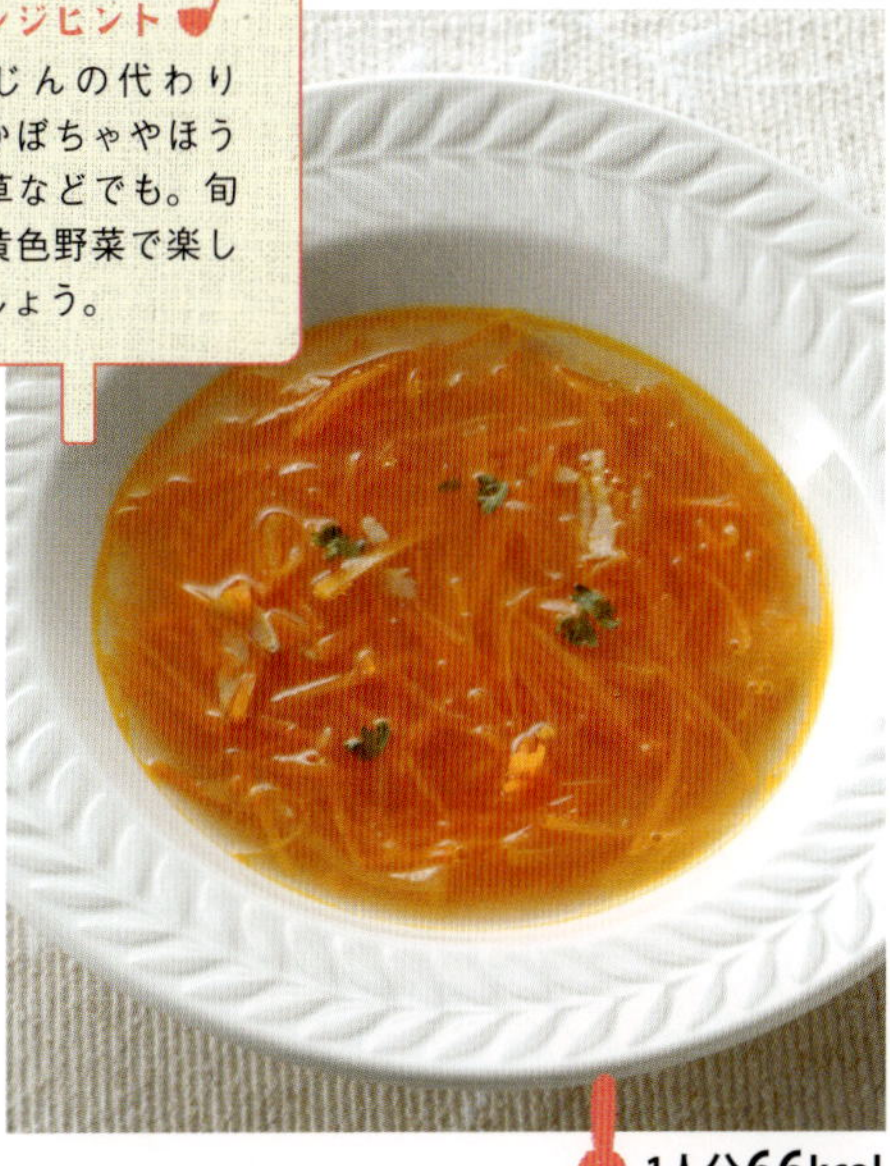

アレンジヒント
にんじんの代わりに、かぼちゃやほうれん草などでも。旬の緑黄色野菜で楽しみましょう。

1人分**66**kcal

材料（2人分）

にんじん…120g　玉ねぎ…40g
ベーコン…10g　バター…小さじ1
A　水…1と1/2カップ
　コンソメスープの素…小さじ1/4
塩…少々
パセリ（みじん切り）…適量

作り方

1 にんじんはせん切りに、玉ねぎは薄く切る。ベーコンは1cm幅に切る。
2 鍋にバターを入れて溶かし、ベーコンを炒める。にんじんと玉ねぎを加えてさらに炒め、しんなりしたらAを加える。煮立ったら弱火で5分ほど煮て、塩で味を調える。
3 器に盛り、パセリをふる。

発熱

Point

- エネルギーやビタミンが不足しないように
- スポーツドリンクなどのイオン飲料で水分を補給

症状・要因

細菌・ウイルスの感染などで発熱物質が生じる

通常、ヒトの体温は36・5℃前後であり、体温がそれ以上になることを発熱といいます。37℃代は微熱、38℃代は中等度熱、39℃以上が高熱と分類されます。

発汗や倦怠感《けんたいかん》、頭痛、筋肉や関節の痛みなどを伴うこともあり、ゾクゾクとした寒気を感じるのは体温上昇のサインです。

発熱は、細菌やウイルスの感染などで生じた発熱物質が、体温調節中枢に働きかけて体温が上昇する現象です。長く続く場合は単純なウイルス感染でなく、別の病気のおそれもあるので医師に相談しましょう。

対策

水分やエネルギーをはじめビタミン、たんぱく質を摂取

食欲や胃腸に問題がなければ、バランスがとれた通常の食事で構いません。食欲がなければ食べやすいものを優先し、やわらかく煮るなど調理法を工夫します。エネルギー代謝量が上がるため、ふだんより摂取量を増やすことが望まれます。

発熱中はビタミンの消費量も増えるので、ビタミンたっぷりの食事にしましょう。免疫力を維持するたんぱく質も重要です。

また、発汗量が増えるので、充分な水分補給が必要です。ナトリウムやカリウムを含むスポーツドリンクなどのイオン飲料が好適です。

エネルギー源となる穀類を中心に、ビタミンやたんぱく質も

ビタミンA・B群・C　野菜、果物、魚介など

たんぱく質　魚介、肉、卵、牛乳・乳製品など

効果的な食べ方

ビタミンは野菜や果物、魚介から

ビタミンAやCは野菜や果物などに、ビタミンB群は魚介や卵などに多く含まれています。そのまま食べられる果物は調理による栄養損失が少ないため、効率よく摂れます。

卵や牛乳などの高栄養食品を

卵や牛乳は高たんぱく質で、ビタミンB群なども豊富。胃にもやさしいので、食欲に応じた食べやすい調理法で取り入れましょう。

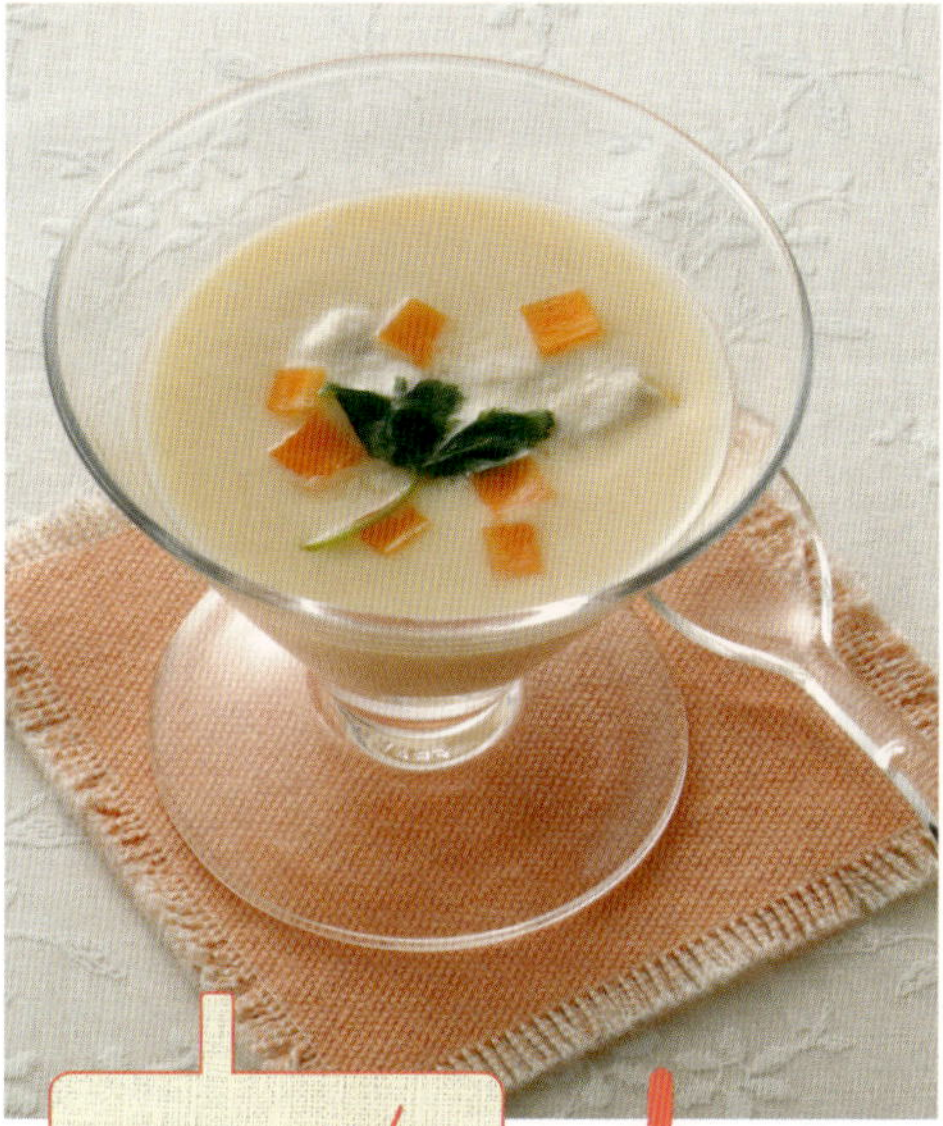

冷やし茶碗蒸し

たんぱく質　ビタミンB群

口当たりがよく つるんとやさしい味わい

材料（2人分）

卵…大1個

A
- だし汁…1カップ
- 塩…少々
- しょうゆ…少々

鶏ささ身…20g
にんじん…適量
みつば…適量

作り方

1 卵は溶きほぐし、合わせたAを加えてまぜ、ざるでこす。
2 ささ身はそぎ切りに、にんじんは小さめの色紙切りにしてゆでる。
3 器に**2**を入れ、**1**を注ぎ、蒸気の上がった蒸し器に入れる。強火で2分、弱火で12～13分蒸し、みつばをのせてさらに少し蒸し、火を止める。
4 粗熱がとれたら、冷蔵庫で冷やす。

アレンジヒント
胃腸が弱っているときは冷やさず、あたたかいうちに食べましょう。

1人分**60**kcal

アレンジヒント
オレンジをしぼるのがおすすめですが、なければ市販の100%オレンジジュースでも。

オレンジヨーグルトジュース

ビタミンB群　ビタミンC

しぼりたてのオレンジ果汁は ビタミンCの宝庫

材料（2人分）

オレンジ果汁…1カップ
プレーンヨーグルト…200g
砂糖…小さじ2

作り方

1 ヨーグルトと砂糖を合わせ、なめらかになるまでまぜる。
2 1にオレンジ果汁を加えてのばす。

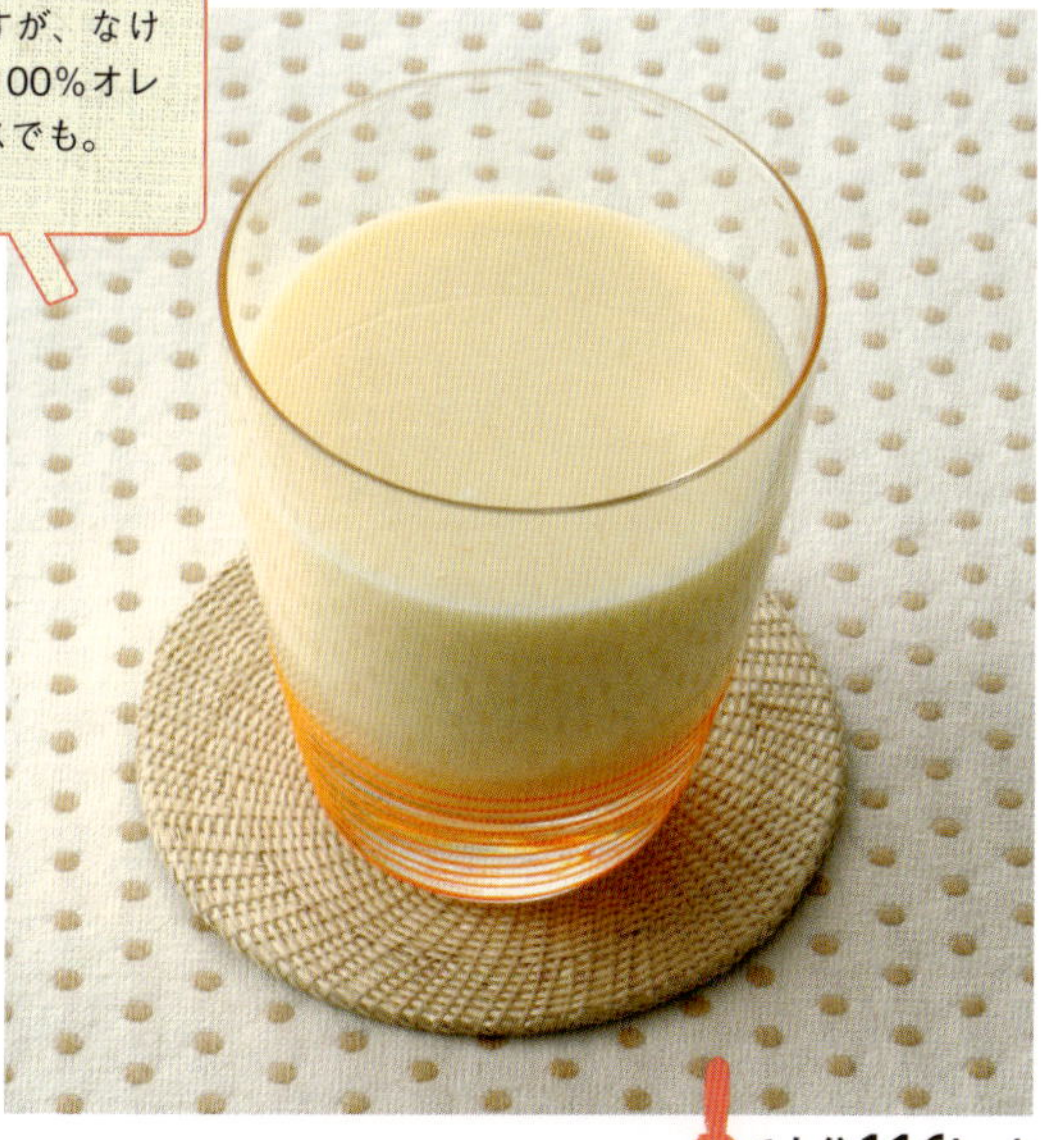

1人分**116**kcal

頭痛

Point

● 規則正しい食事をはじめ、生活習慣を整える
● 片頭痛は誘因食品を避ける

症状・要因

症状や原因の違う3つのタイプがある

ほかの病気が原因ではない頭痛には、3つのタイプがあります。

ひとつは片頭痛。ズキンズキンと脈拍に合わせるように痛み、頭の両側が痛む場合や吐き気を伴う場合もあります。光やにおい、音によって症状が強くなることもあります。

もうひとつは緊張型頭痛。おもに後頭部が締めつけられるように痛みを感じます。首から頭にかけての筋肉が凝るのも特徴です。

最後は群発頭痛。おもに明け方などの決まった時間にほぼ毎日のように激しい痛みが出る頭痛で、片側の目の奥が刺されたように痛みます。

対策

ストレスをためず食事は規則正しく

頭痛の発症にはストレスが関与していることが多く、予防や改善にはストレスを解消し、ため込まないことが大切です。食事については、暴飲暴食は避けたいもの。3度の食事を規則正しく摂ると、生活のリズムが整いやすく、ストレス軽減になります。

片頭痛は特定の食品が誘因の場合があります。人によって食品の種類は異なりますが、ワインやアイスクリーム、チョコレートなどが原因食品になりやすいといわれています。これらの食品はなるべく避けましょう。

また、ビタミンB_2は片頭痛を減らす効果があるとされています。ＤＨＡ・ＥＰＡやマグネシウムなど、脳の機能を強化したり、神経の働きをサポートしたりする成分も積極的に摂りたいものです。

片頭痛はなぜ起こる？

片頭痛のメカニズムは、じつはまだよくわかっていません。以前は、血管の異常な収縮や拡張が炎症を起こすことが原因と考えられていました。しかしそれでは説明できない症状があるため、現在は三叉《さんさ》神経や神経伝達物質のセロトニンが関わっているという説が有力です。この説は治療にも応用されており、成果をあげています。

キッチンで 栄養対策

魚介や野菜、海藻のおかずを充実させた食事構成に

必要な栄養素・食品

ビタミンB_2

魚介、レバー、牛乳・乳製品、納豆など

いわし
100g 中に 0.36mg。缶詰加工品にも同じくらい含まれています。

ぶり
100g 中に 0.36mg。とくに血合いの部分に多く含まれています。

DHA・EPA

青背魚（さば、いわし、あじなど）
ドコサヘキサエン酸、エイコサペンタエン酸と呼ばれる多価不飽和脂肪酸の一種。いわし、さば、さんまなど脂ののった魚に多く含まれています。

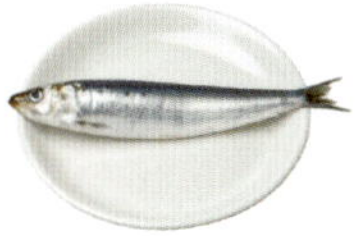

マグネシウム

穀類、魚介、野菜、海藻、種実など

玄米
100g 中に 110mg。白米より精製度の低い玄米のほうが約５倍も多く含まれています。

ひじき
10g（乾）中に 62mg。こんぶやわかめにも同様に多く含まれています

ごま
10g（乾）中に 37mg。アーモンドや落花生などにも同じくらい含まれています。

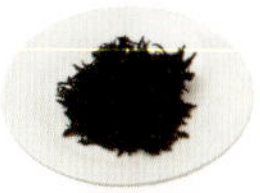

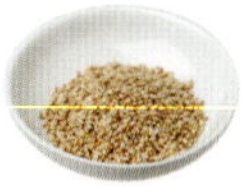

効果的な食べ方

魚は血合い部分もおいしく摂取
魚の場合、ビタミンB_2はとくに血合い部分に多く含まれています。クセが気になる場合は、しょうがや唐辛子、みそなどを使って焼いたり炒めたりすると食べやすくなります。

魚は衣をつけてＤＨＡ・ＥＰＡを逃さない
魚の脂肪にはＤＨＡ・ＥＰＡが豊富に含まれます。ソテーするときは、周りに小麦粉やパン粉などの衣をまぶしてから焼くと、脂肪分やうま味をある程度閉じ込められます。

主食は玄米や胚芽パンに
主食である穀類はマグネシウムの重要な摂取源。玄米や胚芽パンなど精製度の低いものほど残存率が高く、効率よく摂取できます。

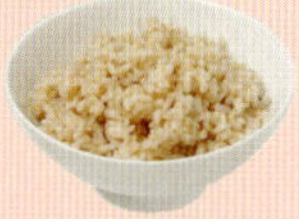

おかずは魚介や海藻、野菜を中心に
マグネシウムは広く食品に含まれています。とくに魚介や海藻、野菜、豆、種実など、古くから日本で親しまれてきた食材に豊富です。

玄米チーズリゾット

マグネシウム

玄米のつぶつぶ食感で おいしさも栄養分も倍増

材料（2人分）

玄米ご飯…300g
芝えび（むき身）…80g
玉ねぎ…60g
グリーンアスパラガス…60g
バター…小さじ2
A 水…1と1/2カップ
　コンソメスープの素…小さじ1/2
塩…少々
粉チーズ…小さじ2

作り方

1 えびは背ワタをとる。玉ねぎはあずき粒大に切り、アスパラガスはゆでて斜めに切る。
2 鍋にバターを溶かし、玉ねぎを炒める。しんなりしたら玄米ご飯を加えて炒め、Aを入れる。煮立ったらえび、塩を加え、火を弱めて汁気が少なくなるまで煮る。最後にアスパラガスを加え、さらに少し煮る。
3 器に盛り、粉チーズをかける。

アレンジヒント
雑穀のアマランサスにもマグネシウムが豊富。白米に混ぜて使うとよいでしょう。

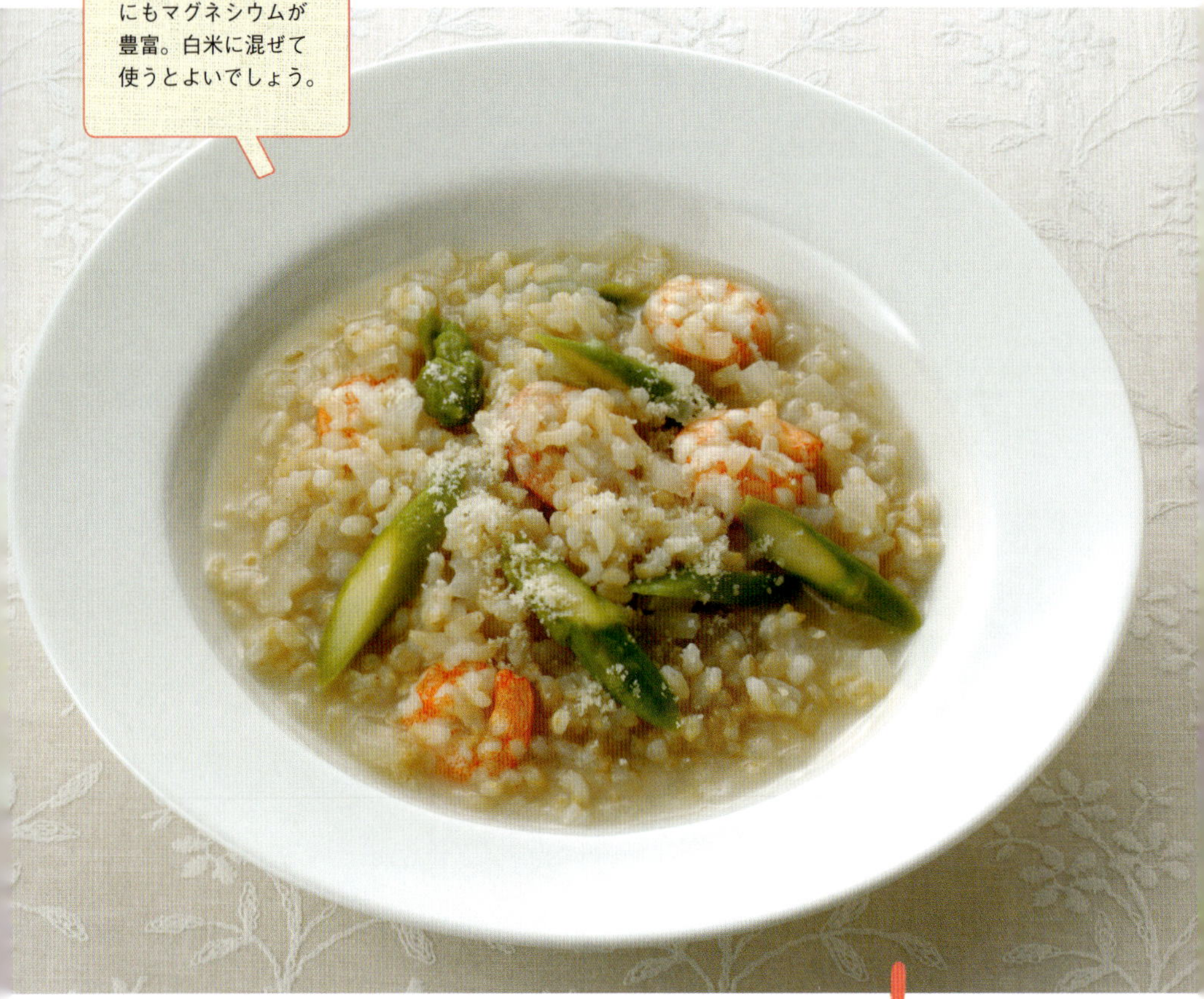

1人分355kcal

いわしのかば焼き

ビタミンB_2　DHA・EPA

衣をつけて香ばしく焼き栄養分を閉じ込めて

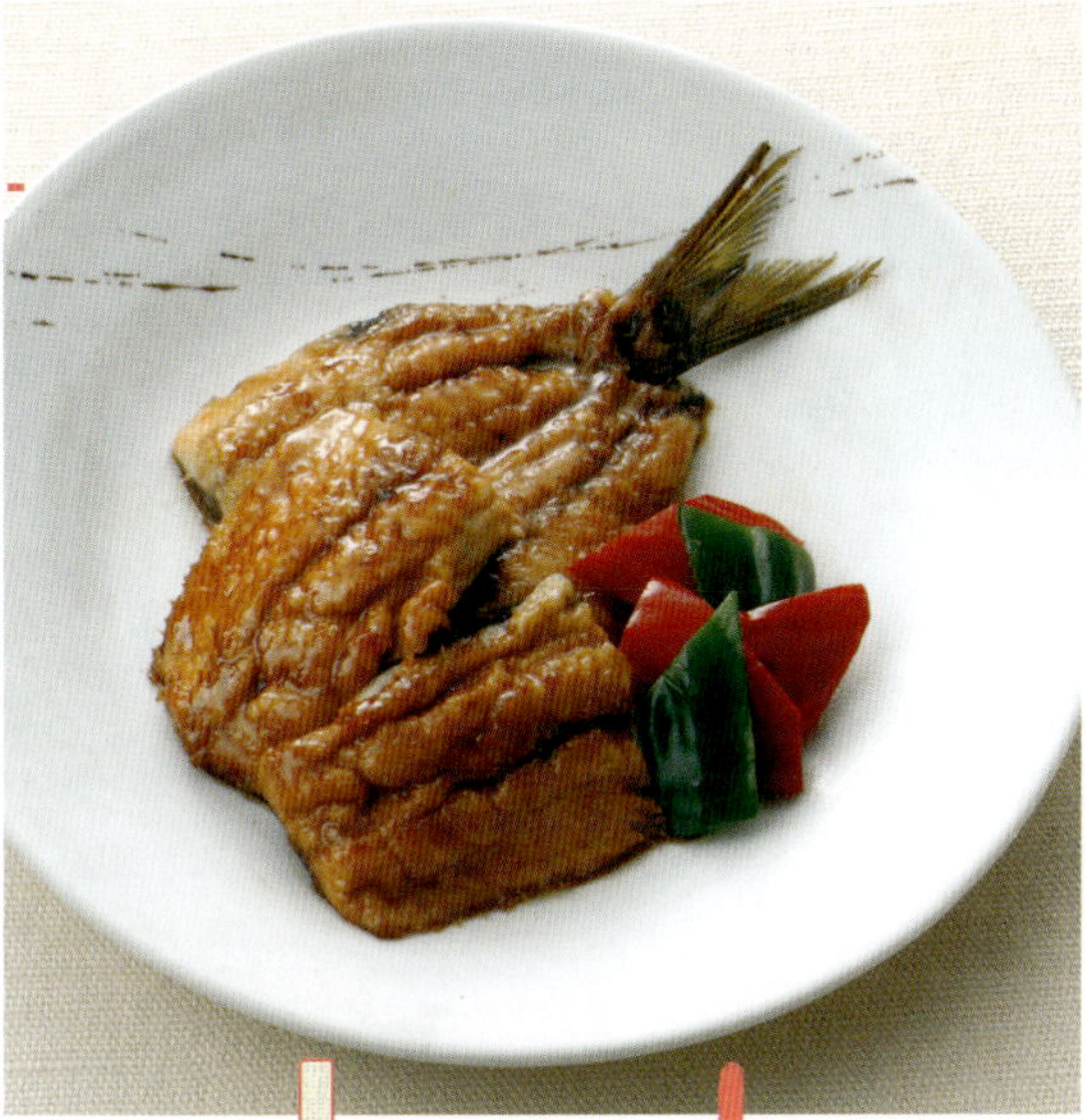

1人分215kcal

材料（2人分）

いわし（開いたもの）…2尾（140g）
小麦粉…適量
ピーマン…10g
赤ピーマン…20g
油…小さじ1と1/2
A｜しょうゆ…大さじ1
　｜みりん…大さじ1

作り方

1 いわしは長さを半分に切り、小麦粉を全体に薄くまぶす。
2 ピーマン、赤ピーマンは乱切りにする。
3 フライパンに油をあたため、2を入れて炒め、取り出す。次に1を入れて両面を色よく焼き、Aを加えてからめるように焼く。

アレンジヒント
さんまやさわらでもおいしい。脂がのった魚にはDHA・EPAが豊富です。

小松菜とひじきのナムル

マグネシウム

海藻や種実を組み合わせ必要栄養素をしっかりと

アレンジヒント
ひじきの代わりに、わかめやこんぶなどの海藻でも。

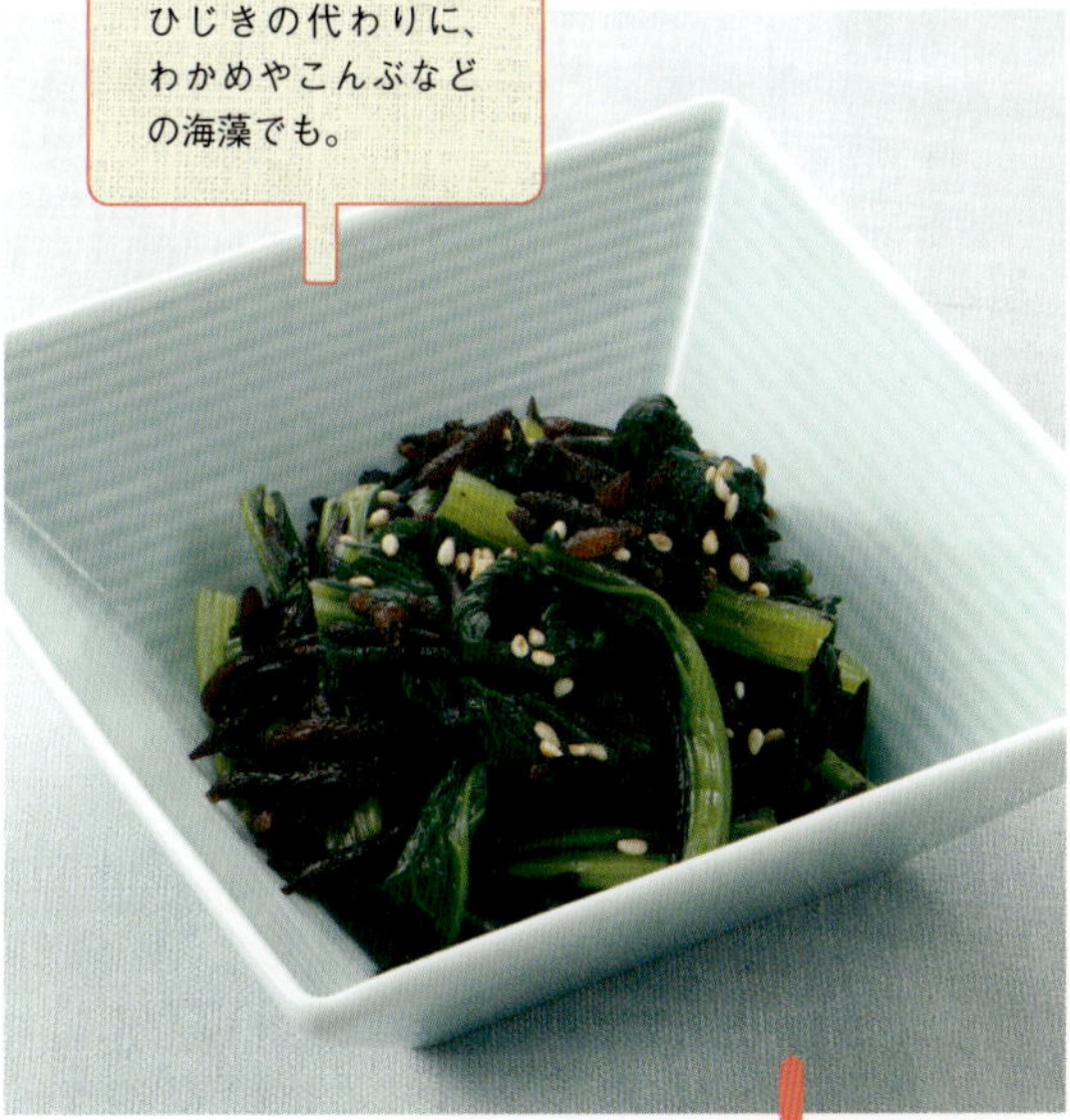

1人分24kcal

材料（2人分）

小松菜…80g
干しひじき…6g
A｜炒り白ごま…小さじ1と1/3
　｜しょうが（みじん切り）…適量
　｜しょうゆ…小さじ1
　｜だし汁…小さじ1

作り方

1 ひじきはたっぷりの水に漬けて戻し、熱湯で5分ゆでてざるにとり、冷ます。
2 小松菜はゆでて3～4cm長さに切る。
3 Aを合わせ、1、2を和える。

のどの痛み

Point

- 飲み込みやすいように細かく切って、やわらかく調理
- 弱った粘膜を強化するビタミンAをしっかり摂取

症状・要因

細菌・ウイルスの感染により炎症が起こる

のどの炎症は咽頭炎《いんとう》と呼ばれます。扁桃腺《へんとうせん》で発症した場合は扁桃腺炎として区分され、どちらの場合ものどに不快感や違和感、痛みなどの症状が現れます。頭痛、発熱、声がれ、倦怠感《けんたいかん》などを伴うこともあります。

のどには、口や鼻から入るウイルスや細菌から体を守る働きがあり、それらに感染すると炎症が起こります。また、飲酒や喫煙の習慣が原因の場合もあります。

ポリープや逆流性食道炎などが潜むケースもあり、くり返したり長引いたりする場合は、医師の診察を受けましょう。

対策

のどを刺激しない調理法で食べやすく

のどが痛むときはまず、こまめにうがいをして、のどを清潔に保つことが大切です。抗菌作用のある緑茶や紅茶でうがいをするのもよいでしょう。食欲不振になりやすいため、食事はのどの通りがよいよう、小さく切ってやわらかく煮るなどの調理をしましょう。熱すぎるものや冷たすぎるもの、辛いものは避けるといった対処も必要です。

また、のどの粘膜を強化する働きがあるビタミンAを含む食品を取り入れます。抗菌作用のあるねぎやにんにく、しょうがなどを少量用いてもよいでしょう。

刺激が少なく、ビタミンAたっぷりの食事を

ビタミンA 緑黄色野菜、レバー、うなぎなど

抗菌成分 しょうが、にんにく、茶など

効果的な食べ方

β-カロテン＋油脂

β-カロテンは油脂と組み合わせる

ビタミンA（β-カロテン）は油脂といっしょに摂ると吸収率がアップ。野菜の煮込み料理やスープを作るときは、野菜をあらかじめバターや油で軽く炒めてから煮込むとよいでしょう。

抗菌作用のある食品を取り入れる

しょうがのジンゲロン、にんにくのアリシン、茶のカテキンなどには強い殺菌力があります。

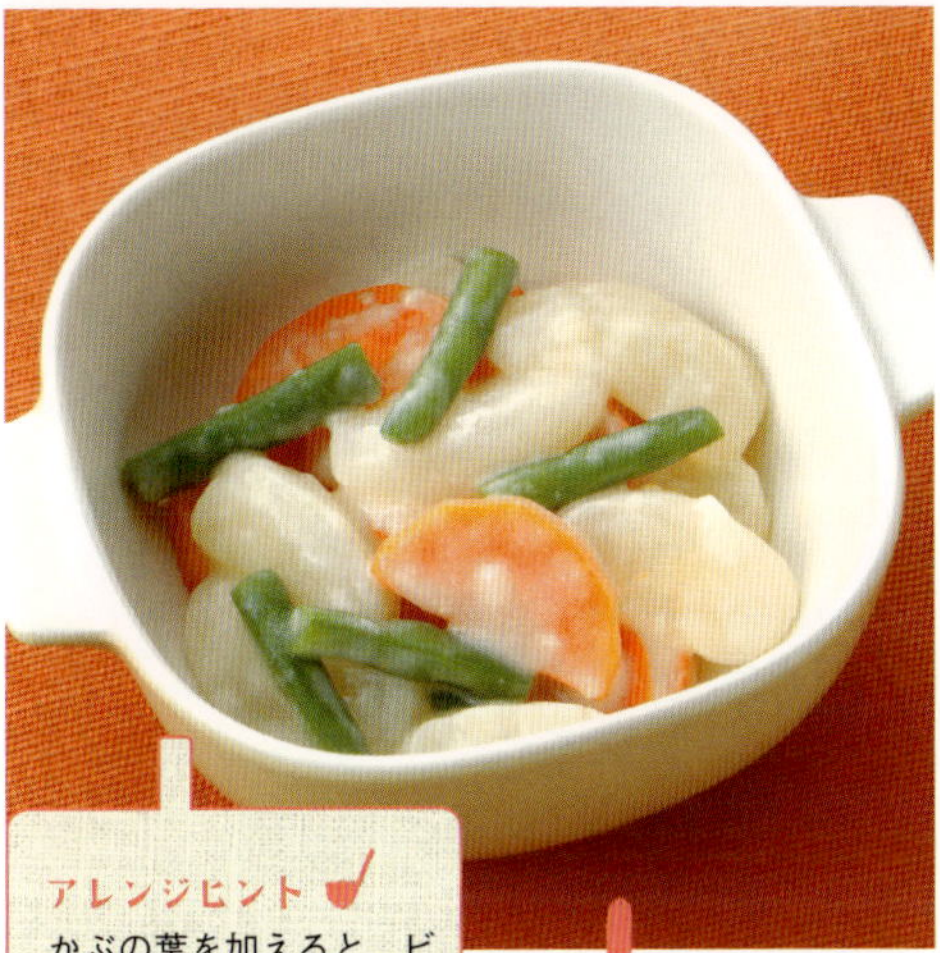

にんじんのクリーム煮

ビタミンA

バターで炒め煮にして まろやかな味わいに

材料（2人分）

にんじん…100g
かぶ…100g
さやいんげん…20g
バター…小さじ2
小麦粉…大さじ1
牛乳…1/2カップ
コンソメスープの素…小さじ1/4
塩…少々

作り方

1 にんじんは輪切りまたは半月切りに、かぶはくし形に切る。さやいんげんはゆでて3cm長さに切る。
2 鍋にバターを溶かし、にんじんを炒める。小麦粉を加えて焦がさないように炒め、牛乳を入れてまぜる。
3 コンソメスープの素、かぶを加え、弱火でやわらかくなるまで煮る。塩で味を調え、さやいんげんを加える。

アレンジヒント
かぶの葉を加えると、ビタミンAの摂取量が高まります。にんじんの代わりにかぼちゃでも。

1人分110kcal

野菜ゼリー

ビタミンA

野菜の栄養分を包み込んで

材料（2人分）

うずら卵（ゆで）…1個
きゅうり…40g
粉ゼラチン…小さじ1
トマト…60g
コーン（冷凍）…20g
水…小さじ2
A 水…3/5カップ
　コンソメスープの素…小さじ1/4
塩…少々
レタス（せん切り）…2枚

作り方

1 うずら卵は半分に切り、水でぬらした型に切り口を下にして入れる。
2 トマトは皮を除いて角切りに、きゅうりも角切りにする。コーンはゆでる。
3 ゼラチンは水に入れてふやかす。
4 鍋にAをあたため、3を加えて溶かし、塩で味を調える。氷水に当てて冷まし、とろみがついてきたら2を加え、1の型に流し、冷蔵庫で冷やし固める。
5 器にレタスを敷き、4を型から出して盛る。

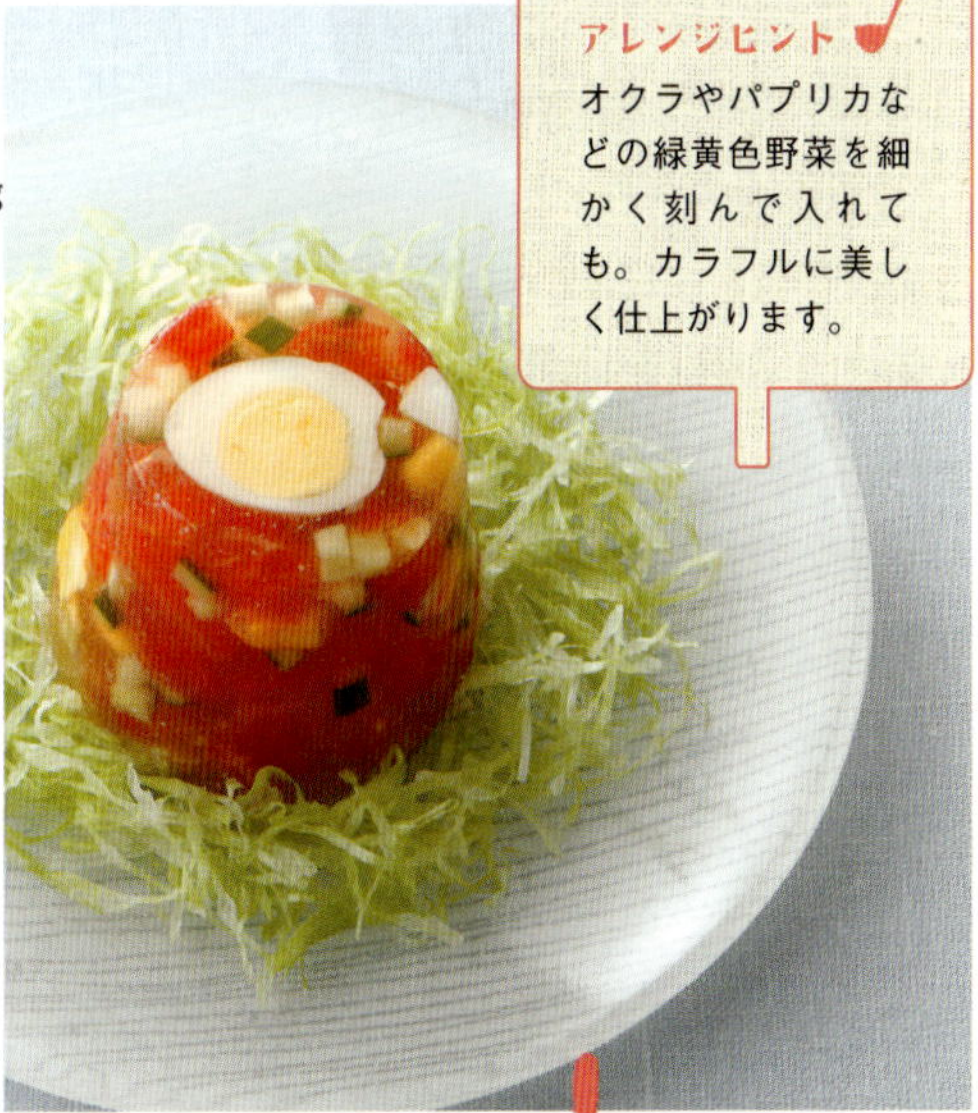

アレンジヒント
オクラやパプリカなどの緑黄色野菜を細かく刻んで入れても。カラフルに美しく仕上がります。

1人分43kcal

せき・たん

Point

- のどを刺激しない、飲み込みやすく食べやすい調理に
- 抗菌成分のある食品を適宜利用する

症状・要因

刺激や異物を感知して体外へ排出させようとする

せきは、のどや気管に刺激を受けたときや、侵入した異物を排出するときに起こります。かぜや気管支炎などのようにウイルスや細菌に感染している場合や、アレルギー反応として出る場合などがあります。ぜんそくや肺炎、結核の初期症状のこともあり、長引く場合は要注意です。

たんは、呼吸器から分泌される粘液のことで、異物や細菌をからめとって体外に排出させる働きがあります。細菌やウイルスに感染しているときは異常に多く分泌されるため、順調に排出されず、のどから塊となって出てきます。

対策

刺激物を避け、のどを潤し抗菌作用のある食品を利用

せきやたんが出ているときは、のどなどの呼吸器がデリケートになっています。強い香辛料や濃い味つけは粘膜を刺激するので避けましょう。

やわらかく煮たりゆでたり、また小さくきざんだりといった工夫をすると、むせにくく、のどの通りがよくなり、食べやすくなります。

かぜなどの感染症が原因の場合は、抗菌作用のある茶（緑茶、紅茶、ウーロン茶）などの飲み物がおすすめです。また、しょうがなどの薬味野菜やハーブ類には抗菌成分を持つものがあるので、これらを適宜使うのもよいでしょう。

抗菌作用のある食品を取り入れ、のどにやさしいメニューを

抗菌成分　茶、にんにく、しょうが、はちみつなど

効果的な食べ方

茶は高温で抽出すると殺菌力アップ

緑茶、紅茶、ウーロン茶など、いわゆる茶に含まれるカテキンは、高温で抽出したほうが多く溶け出し、抗菌作用が高まります。少し濃いめにするとよいでしょう。

はちみつ
＋
しょうが
＋
紅茶

はちみつジンジャーティーでトリプル効果

抗菌作用のある食品を３つ組み合わせ、理にかなった飲み物です。はちみつには粘膜の炎症を和らげる、免疫力を高める、といった効果も期待できます。

はちみつジンジャーティー

抗菌成分

**まろやかな甘味で
のどをいたわって**

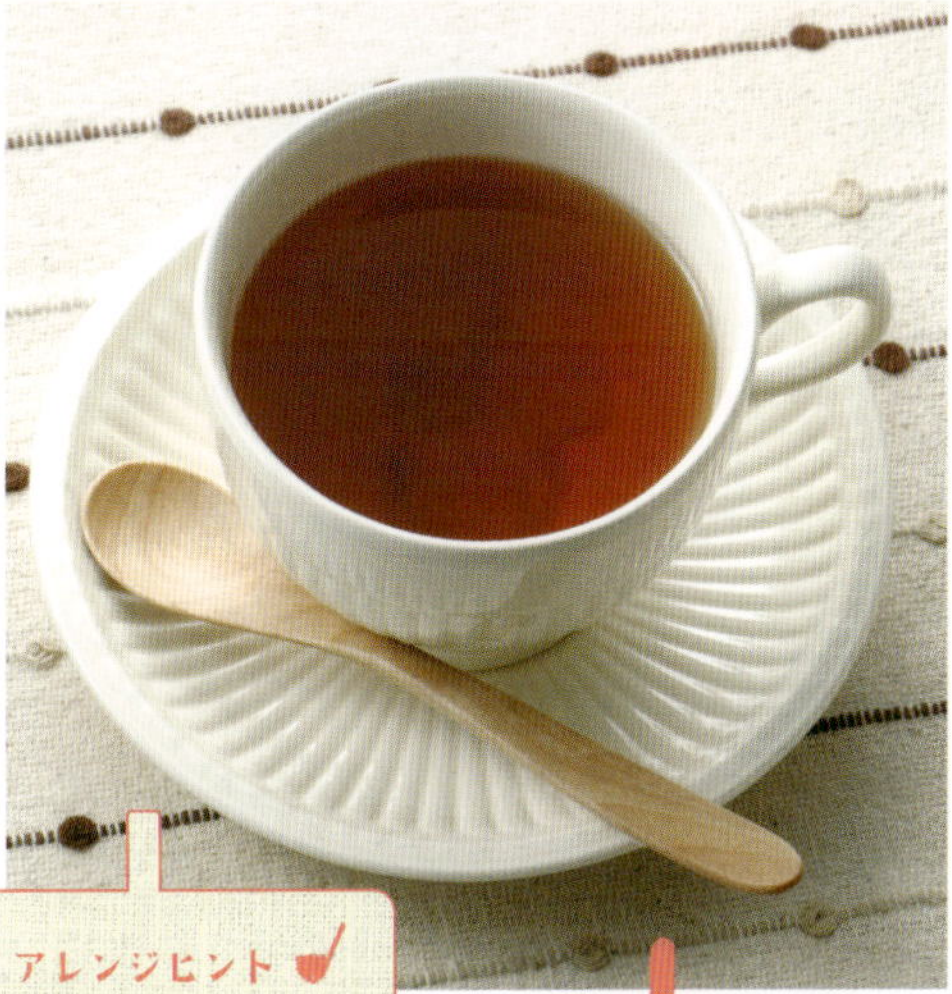

材料（2人分）

しょうが（薄切り）…10g
はちみつ…小さじ2
紅茶（ティーバッグ）…1袋
水…2カップ

作り方

1 しょうがは水を入れて火にかける。煮立ったら火を弱め、もう2〜3分煮る。
2 1に茶葉を入れて蒸らし、はちみつを加える。

アレンジヒント
牛乳を加えて、はちみつジンジャーミルクティーにしても。

1人分30kcal

トマトの中華風スープ

抗菌成分

**にんにくとしょうがは
お好みの量で**

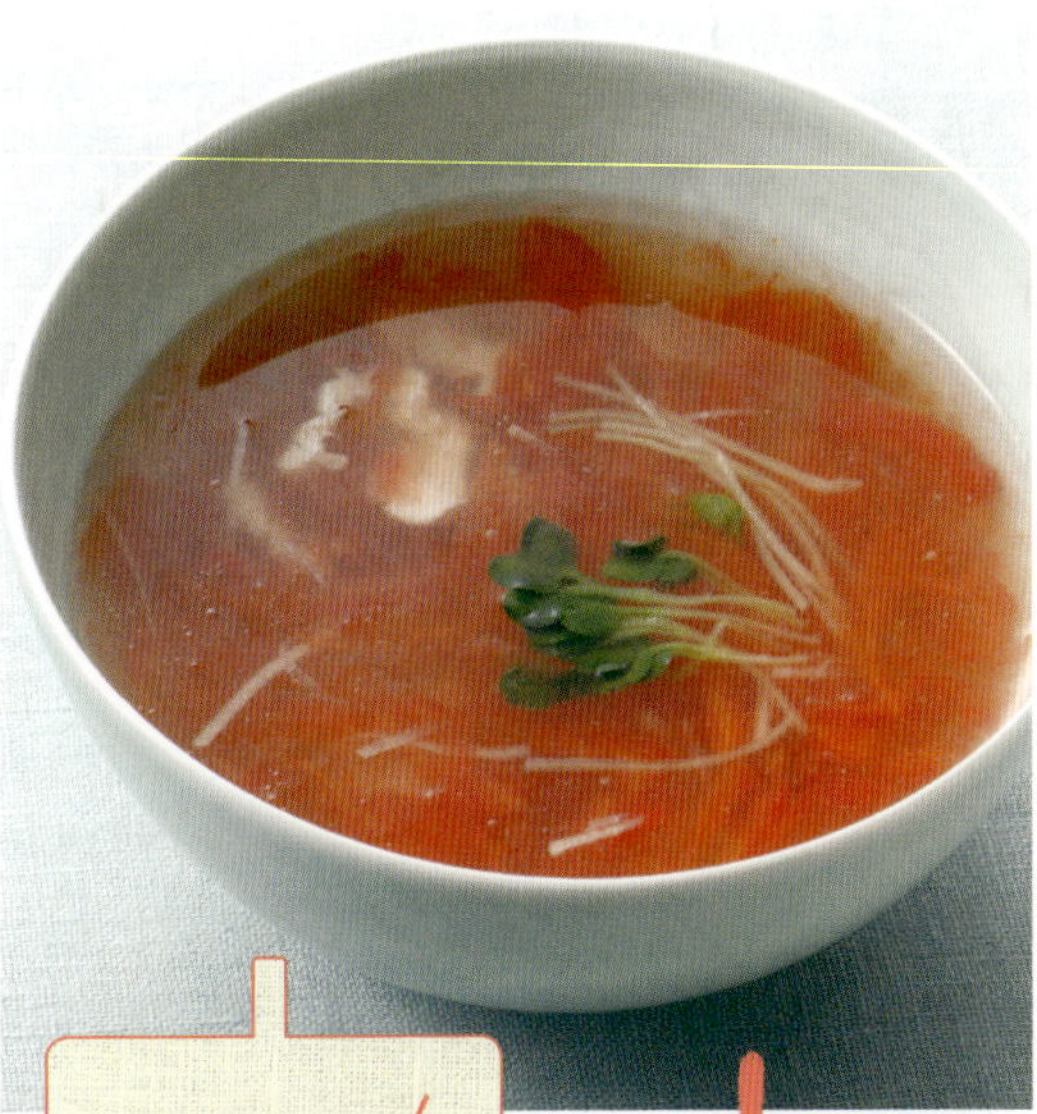

材料（2人分）

トマト…60g
鶏ささ身…40g
にんにく（せん切り）…適量
しょうが（せん切り）…適量
A 水…1と1/2カップ
　コンソメスープの素…小さじ1/2
塩…少々
B 片栗粉…小さじ2/3
　水…小さじ1
かいわれ大根…適量

作り方

1 トマトとささ身は細切りにする。
2 Aを火にかけ、1とにんにく、しょうがを加えて煮る。アクを取り、塩で味を調え、まぜ合わせたBを加えてとろみをつける。最後にかいわれ大根を加える。

アレンジヒント
トマトの代わりに梅干しでも。梅干しにも抗菌効果が期待できます。

1人分33kcal

鼻づまり

Point

- 弱った粘膜を強化するビタミンAを摂る
- 食べやすく食欲がわきやすい調理を

症状・要因

アレルギー反応などで粘膜がむくみ、鼻腔がふさがる

鼻の中は鼻腔というとても狭い空間です。鼻づまりはこの鼻腔内の粘膜がむくんだり、組織が変形したりしてふさがってしまうことで起こります。呼吸困難、くしゃみ、不眠、頭痛などを伴うこともあります。

鼻づまりを起こす鼻炎は、鼻腔の粘膜に発生した炎症のことで、急性のものと慢性のものがあります。多くは細菌やウイルス、アレルギー物質に対する防御反応です。

鼻の粘膜には無数の毛細血管が通っており、むくんだり鼻水を出したりして細菌やアレルゲンの体内への侵入を防いでいるのです。

対策

ビタミンAをたっぷり摂って粘膜を保護・強化する

栄養バランスのよい食事を摂ることが基本ですが、とくに意識して摂りたいのがビタミンA（β-カロテン）です。鼻の粘膜を強化し、抗アレルギー効果も期待できます。

メントールって何？

ハッカなどのミント類がもつ精油成分のひとつがメントール。さわやかな清涼感があり、歯みがき粉やのどあめなど多くの製品に使われています。呼吸器などの炎症を抑える効果があるとされ、鼻づまりを軽減するクリームやガム、ティッシュペーパーに添加されたものが市販されています。

ビタミンAをはじめ、抗アレルギー成分を充実させる

ビタミンA 緑黄色野菜など

効果的な食べ方

β-カロテン ＋ 油脂

β-カロテンの多い緑黄色野菜は油脂で調理

緑黄色野菜に多いβ-カロテン（体内でビタミンAに変わる）には、抗アレルギー作用があります。油脂といっしょに摂ると吸収率が高まり、とくにシチューやポタージュのように油脂の粒子が小さくなった状態（乳化）にするとより効率的です。

抗アレルギー作用のある食品を

アレルギー性鼻炎による鼻づまりのときは、果物や野菜に多いビタミンC、種実や魚介に多いビタミンE、ヨーグルトなどの発酵食品に多い乳酸菌などを摂ると、抗アレルギー効果が期待できます。

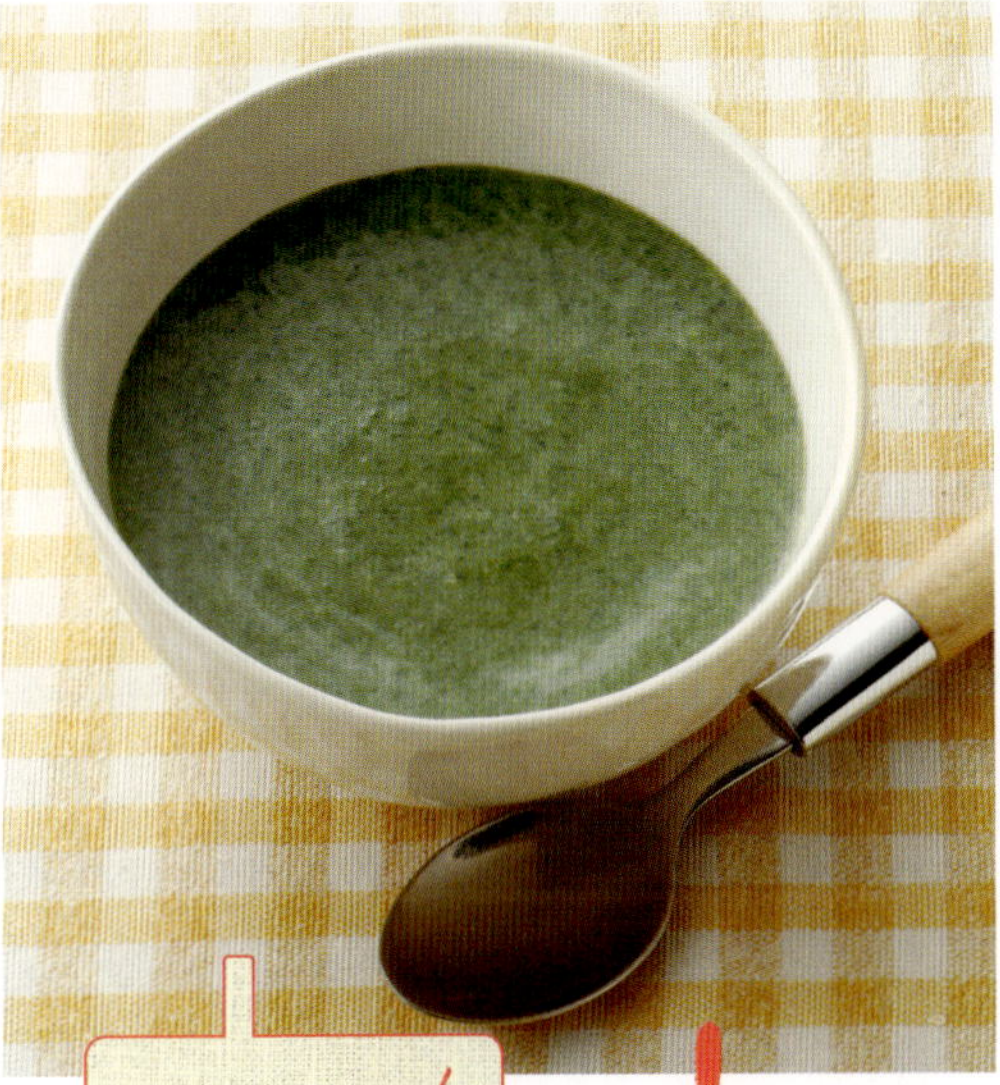

ほうれん草のポタージュ

ビタミンA

ポタージュにして吸収効率をいっそう高める

材料（2人分）

ほうれん草…120g
バター…小さじ2
玉ねぎ…30g
小麦粉…小さじ2
水…1と1/2カップ
コンソメスープの素…小さじ1/2
牛乳…1/2カップ
塩…少々

作り方

1 ほうれん草はやわらかくゆで、水にとって水気を絞り、2cm長さに切る。
2 鍋にバターを溶かし、玉ねぎの薄切りを炒める。小麦粉を入れてまぜ、水、コンソメスープの素を加える。煮立ったら火を弱め、1、牛乳、塩を加えて少し煮る。
3 2をミキサーにかけてまぜ、ざるでこして鍋に入れ、あたためる。

アレンジヒント
にんじんやアスパラガスなどにしてもビタミンAが摂れます。

1人分**94**kcal

豆腐と野菜の薄くず煮

ビタミンA

季節の緑黄色野菜で

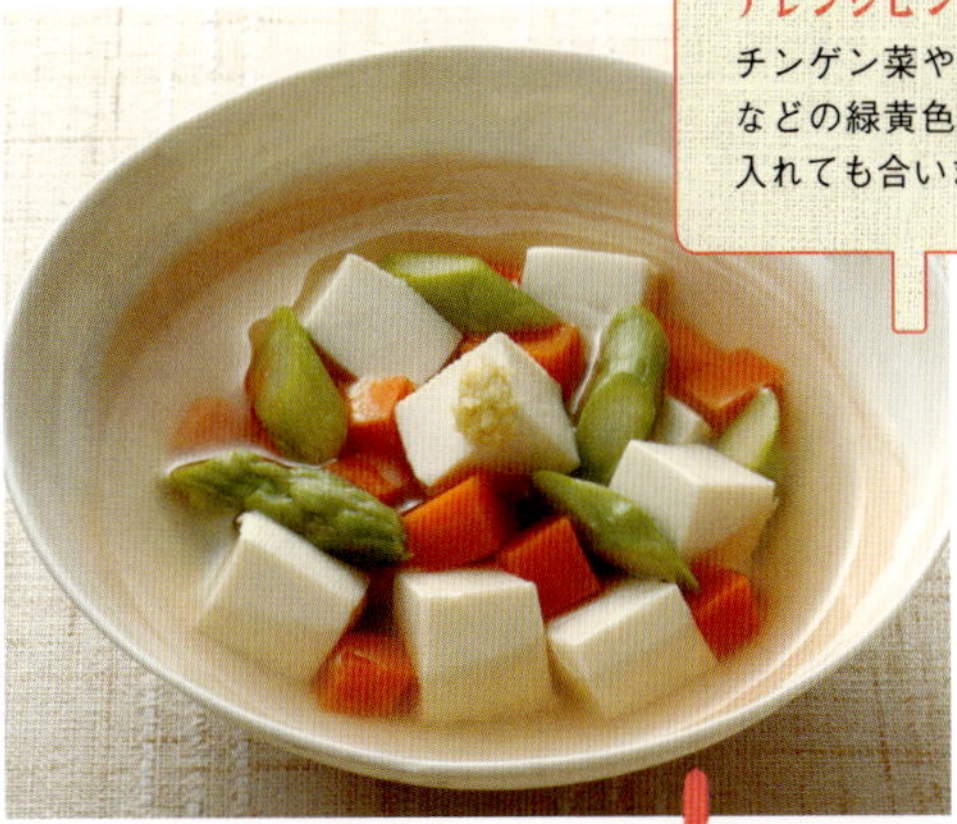

アレンジヒント
チンゲン菜やオクラなどの緑黄色野菜を入れても合います。

1人分**63**kcal

材料（2人分）

にんじん…60g
グリーンアスパラガス…40g
木綿豆腐…1/3丁（100g）
だし汁…1と1/4カップ
塩…少々
みりん…小さじ1
A｜片栗粉…小さじ2/3
　｜水…小さじ1
おろししょうが…適量

作り方

1 にんじんは1cm角に、アスパラガスは1cm長さの斜め切りにする。豆腐は2cm角に切る。
2 だし汁をあたため、にんじんを入れて5分ほど煮、アスパラガスを加えてさらにやわらかく煮る。塩、みりんで味を調え、豆腐を加え、煮立ってきたらまぜ合わせたAを加えてとろみをつける。
3 器に盛り、おろししょうがをのせる。

口内炎・口角炎

Point

- 刺激が少なく食べやすい調理で
- ビタミンB群、亜鉛などのビタミン、ミネラルをたっぷり

症状・要因

ビタミン不足などを原因に口内や口角に起こる炎症

口内炎は口の中の粘膜や舌に起こる炎症の総称。粘膜が広範囲に赤くただれたり、周囲が赤く、丸く白っぽい潰瘍《かいよう》ができるアフタ性口内炎ができたりするのが一般的な症状です。

口角炎は口の端（口角）が切れたりただれたりすることをいいます。痛みを伴い、食事が摂りにくい、しゃべりにくいなどの症状が出ることもあります。

原因はやけど、虫歯、合わない入れ歯などさまざまですが、その背景には免疫力の低下やビタミン（とくにB群）の不足が考えられます。疲労やストレスなども誘発要因です。

対策

口の中を清潔に保ちビタミン・ミネラルをしっかり

歯みがきやうがいを欠かさず行い、口の中を清潔に保ちましょう。疲労やストレスなど、直接の原因を取り除くことも重要です。

また、口の中が乾燥していると口内炎を起こしやすいといわれています。水分不足にならないよう注意し、食事はなるべくよくかんで唾液を出やすくするとよいでしょう。

口内炎や口角炎があると、食事がしにくく、食欲が落ちて栄養状態が悪くなりがちです。栄養バランスに気を配り、温度や味で刺激が強くならないようにしましょう。ビタミンA、B群、Cは粘膜を健康に保つ働きがあり、亜鉛や鉄などのミネラルは新陳代謝に必要な成分です。

これらの成分をきちんと補給するとよいでしょう。

口内炎・口角炎のときの食事の工夫

- やわらかく調理する
- 口当たりのよい食品や水分の多い食品を利用する
- スパイスや生野菜は避ける
- 熱いもの、辛いもの、酸っぱいものは避ける
- 調味はうす味にする

キッチンで栄養対策

魚介や野菜のおかずを充実させ、ビタミン・ミネラルを強化

必要な栄養素・食品

ビタミンA

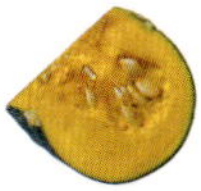

レバー、うなぎ、緑黄色野菜など

かぼちゃ
100g 中に 330 μgRE。ビタミンC・Eなども多く含まれています。

チンゲン菜
100g 中に 170 μgRE。ビタミンCや鉄、カルシウムなども豊富です。
※ RE＝レチノール当量

ビタミンB_2

魚介、肉、納豆など

かれい
100g 中に 0.35mg。コラーゲンが多く、加熱するとやわらかくなるので、口内炎のときには食べやすく、消化吸収もよいです。

納豆
100g 中に 0.56mg。そのまま食べられるので調理損失が少なく、効率よく摂取することができます。

ビタミンB_6

魚介、肉など

さけ
100g 中に 0.64mg。かつお、まぐろ、さんまなどにも多く含まれています。

ビタミンC

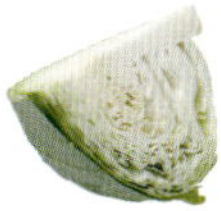

野菜、果物など

キャベツ
100g 中に 41mg。芽キャベツはこの4倍ものビタミンCが含まれています。

鉄

肉、魚介、海藻など

亜鉛

魚介、肉など

効果的な食べ方

ビタミンAは色の濃い野菜から

緑黄色野菜に多く含まれるβ - カロテンは、体内で必要量に応じてビタミンAに変換されます。摂りすぎても過剰症にならないので、安心してたっぷり食べられます。

ビタミンB群は水なし調理で

ビタミンB群は水溶性なので、焼く、蒸すといったできるだけ水を使わない調理法がベスト。新鮮な魚介は刺身で食べるとよいでしょう。

ビタミンCも水なし加熱が最適

ビタミンCも水溶性のため、ゆでるより蒸すほうが効率よく摂れます。水なし短時間で火を通せる電子レンジ加熱もおすすめです。

鉄や亜鉛などのミネラルは魚介から

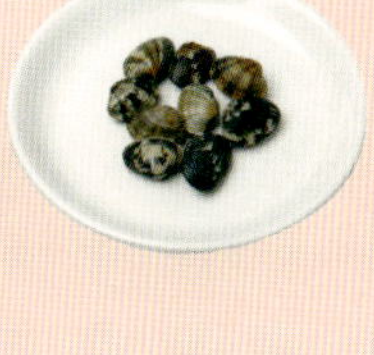

植物性食品よりも動物性食品に含まれているミネラルのほうが吸収率が高いので、効率よく摂るためには魚介がよいでしょう。とくにかきやあさりなどの貝がおすすめです。

かれいと野菜の蒸し物　粒マスタードソース

ビタミンA　ビタミンB_2　ビタミンC

魚と野菜で各種ビタミンをバランスよく摂取

材料（2人分）

まがれい…小2切れ（120g）
塩…少々
酒…小さじ2
かぼちゃ…100g
キャベツ…120g
A｜粒マスタード…小さじ1
　｜プレーンヨーグルト…大さじ2
　｜塩…少々

作り方

1 かぼちゃは薄く、キャベツは短冊に切る。
2 かれいは塩、酒をふる。
3 耐熱皿に1、2を盛り合わせ、蒸気の上がった蒸し器に入れ、10分ほど強火で蒸す。
4 器に盛り、まぜ合わせたAのソースをかける。

アレンジヒント
さわら、さばなどでも。皮にも栄養成分が豊富なので、コクのあるソースで皮ごと食べましょう。

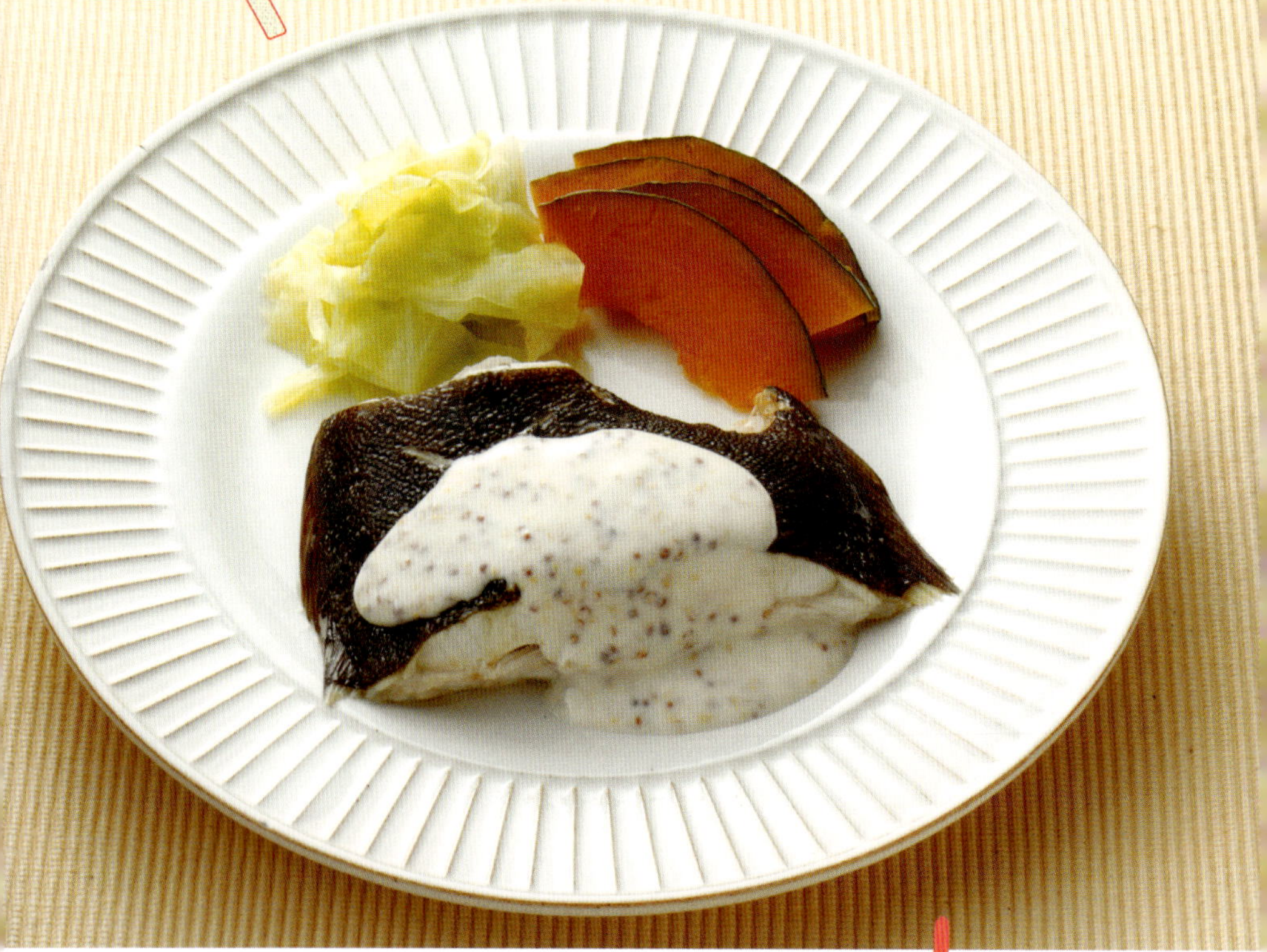

1人分132kcal

さけ雑炊

ビタミンA　ビタミンB_6

魚と野菜を加えて
やさしい味わいに

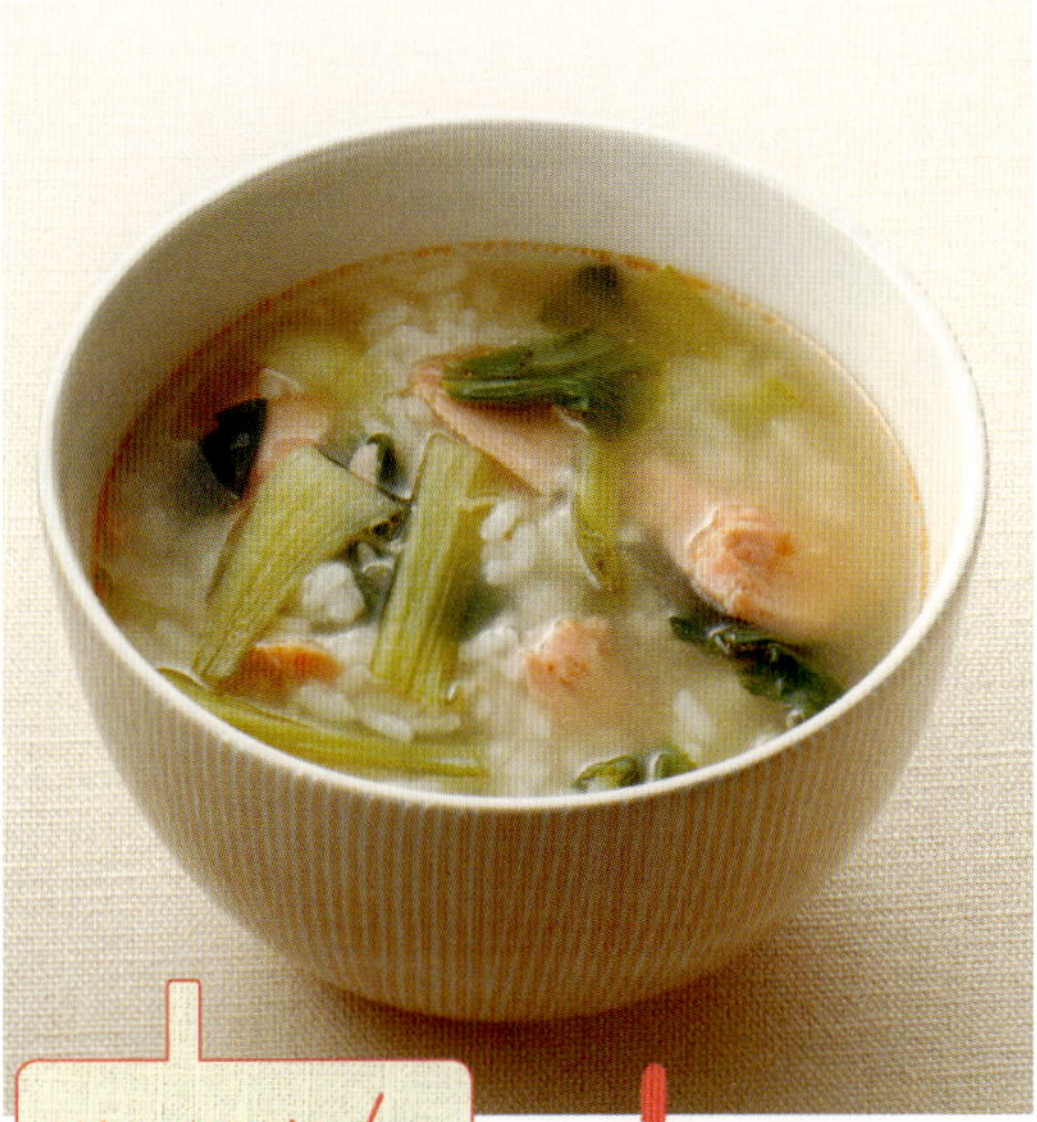

1人分342kcal

材料（2人分）

ご飯…300g
塩さけ…80g
チンゲン菜…120g
だし汁…2カップ
塩…小さじ1/3
しょうゆ…小さじ1/3

作り方

1 さけはそぎ切りにする。チンゲン菜は3cm長さに切り、軸の太いところは細く切る。
2 だし汁をあたためて**1**を入れ、煮立ったらアクを取り、塩、しょうゆで味を調える。
3 ご飯を加え、煮立ったら火を止める。

アレンジヒント
さけの代わりに鶏ささ身でも。やわらかいので食べやすく、ビタミンB_6も豊富です。

おろし納豆

ビタミンB_2

納豆菌のちからで
ビタミンB_2が豊富

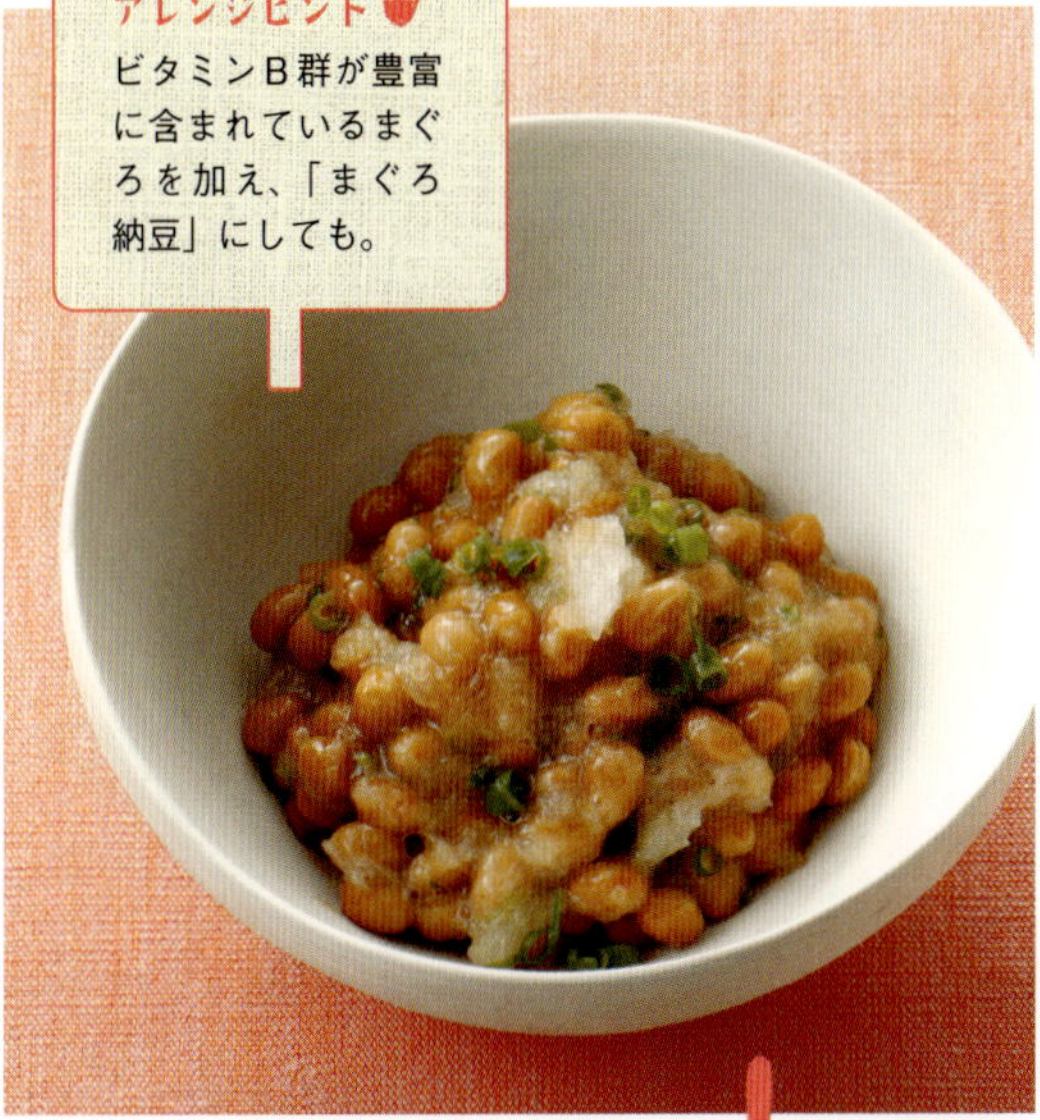

1人分92kcal

アレンジヒント
ビタミンB群が豊富に含まれているまぐろを加え、「まぐろ納豆」にしても。

材料（2人分）

納豆…2パック（80g）
大根…60g
しょうゆ…小さじ1と1/3
練り辛子…小さじ1/3
万能ねぎ（小口切り）…適量

作り方

1 大根はすりおろし、軽く水気をきる。
2 納豆をまぜ、しょうゆ、練り辛子、**1**、万能ねぎを加えてまぜる。

歯肉炎・歯周炎

Point

- ビタミンCやたんぱく質で歯茎を丈夫に
- 歯みがきと唾液で口内を清潔に保つ

症状・要因

常在菌のバランスが崩れ歯茎などに炎症が起こる

歯肉炎とは歯茎に起こる炎症のこと。これが進行すると、歯を支えているあごの骨や歯根膜にまで炎症が広がる歯周炎になります。どちらも歯周病の一種であり、歯茎の腫れや出血、歯がしみるなどの症状が出ます。口臭や歯のぐらつきなどを伴う場合もあるでしょう。

口内には多くの細菌が生息しています。これらは常在菌と呼ばれ、ふだん悪さをすることはありません。しかし、歯みがきを怠るなどすると菌が増殖してプラーク（歯垢《しこう》）が大きくなり、歯茎が菌に感染します。これが歯肉炎や歯周炎を起こします。

対策

ビタミンCとたんぱく質が不足しないように

ビタミンCは細胞同士を結びつけるコラーゲンの合成に必要な成分です。不足すると細菌が粘膜に浸透しやすくなるといわれているので、積極的に摂取しましょう。また、たんぱく質は歯茎の強化に働くため、肉や魚などのたんぱく質が豊富な食品もきちんと摂りましょう。

痛みや出血があるときは、やわらかく食べやすく調理して、刺激の強い熱いものや辛いものは避けましょう。なお、喫煙は口内の血流を悪くするので控えましょう。

歯肉炎や歯周炎は多くの場合、ふだんの習慣で発症する生活習慣病の一種です。正しい方法で歯みがきを行い、プラークが大きくならないようにします。

よくかんで食べることも重要です。よくかむと唾液が充分に分泌されますが、唾液には抗菌作用があって口を清潔にする働きがあるからです。

プラークコントロールとは

プラークは歯についた細菌のかたまりのこと。完全になくすことは難しいのですが、減らしたり増やさないようにすることはできます。これがプラークコントロールの考え方です。正しく歯をみがく、虫歯を治療し定期的に歯石をとる、全身の健康状態をよくする、寝る前に飲食しない、栄養バランスのよい食事を摂ることなどが効果的です。

キッチンで栄養対策

ビタミンCやたんぱく質が充実した、かみごたえのある食事を

必要な栄養素・食品

ビタミンC

野菜、果物、いもなど

さつまいも

100g 中に 29mg。さつまいもに含まれるビタミンCは加熱による損失が少ないのが特徴です。

みかん

100g 中に 32mg。果肉を包んでいる薄皮や白い筋にはビタミンP（ヘスペリジン）という成分が含まれており、ビタミンCの吸収を助けます。

たんぱく質

魚介、肉、卵、大豆製品など

たい

100g 中に 20.6g。白身魚の代表格。高たんぱく質で低脂肪なので、消化吸収が良好です。

豚肉

ももの場合、100g 中に 20.5g。ヒレやももなど、赤身が多く脂身が少ない部位のほうが高たんぱく質で低脂肪です。

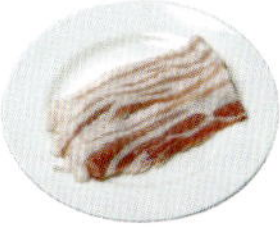

効果的な食べ方

ビタミンCは加熱に強いさつまいもやじゃがいもから

ビタミンCは熱に対して不安定ですが、いもに含まれるビタミンCは熱に比較的強く、蒸したり煮たりしても損失が少なめです。

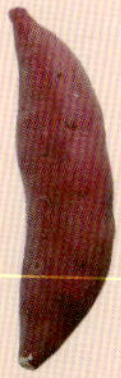

高たんぱく質な魚介や赤身肉を

魚やいか、たこ、貝などをはじめ、肉は脂肪の少ない部位のものを選ぶとたんぱく質を効率的に摂取できます。

みかんやオレンジは薄皮ごと食べる

ビタミンCが多いだけではなく、ビタミンCの吸収を助けるビタミンPも豊富に含まれています。薄皮や白い筋ごと食べたほうが効率よく摂取できると同時に、かむ回数も高まり、唾液分泌の促進にもつながります。

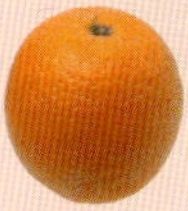

そしゃく回数の多い料理・食品を

唾液の分泌を促すために、野菜、きのこ、海藻、いか、たこなど、かむ回数が増える料理や食品を意識して取り入れましょう。

唾液のちからで歯周病を予防

粘着性があり、歯に付着しやすい食べ物は、プラークを増やす原因になります。一方、唾液の分泌を促す食べ物は、唾液の自浄作用（歯に付着した食べ物やプラークを洗い流す作用）を高めるので、細菌の増殖を抑えられます。

たとえばおやつには、キャラメルやチョコレート菓子より、ガムや果物（りんご、なしなど）のほうが適しています。

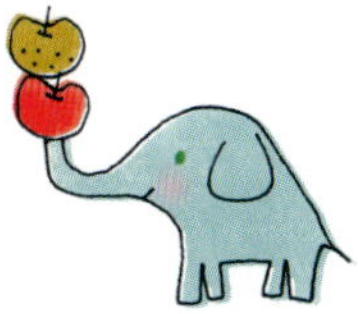

アレンジヒント
ブロッコリーや芽キャベツでも。うす味なのでスープごと味わえます。

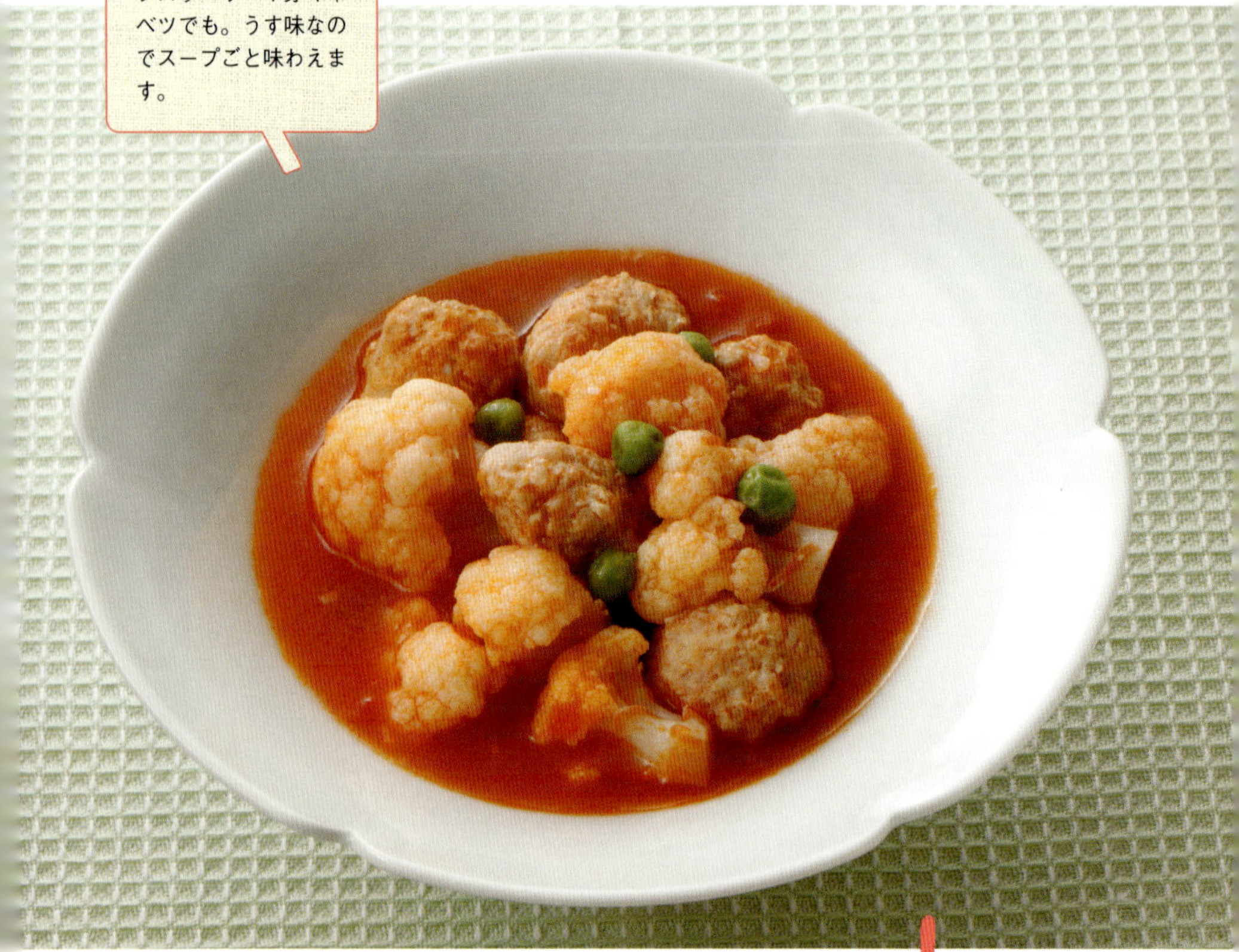

1人分**198**kcal

肉だんごとカリフラワーのトマト煮

たんぱく質　ビタミンC

ビタミン豊富な野菜を組み合わせて

材料（2人分）

豚ひき肉…120g

A
- 長ねぎ（みじん切り）…20g
- 片栗粉…小さじ2
- 塩…少々
- 卵…20g

カリフラワー…120g

B
- 水…1カップ
- コンソメスープの素…小さじ1/4

トマト（水煮缶詰）…100g
塩…少々
グリンピース（冷凍）…適量

作り方

1. ひき肉とAをよくまぜ合わせ、一口大に丸める。
2. カリフラワーは小房に分ける。
3. Bをあたためて**2**を加え、煮立ったら**1**を加える。アクを取り、粗く刻んだトマトの水煮を加え、4～5分煮る。塩で味を調え、グリンピースを加えてさらに少し煮る。

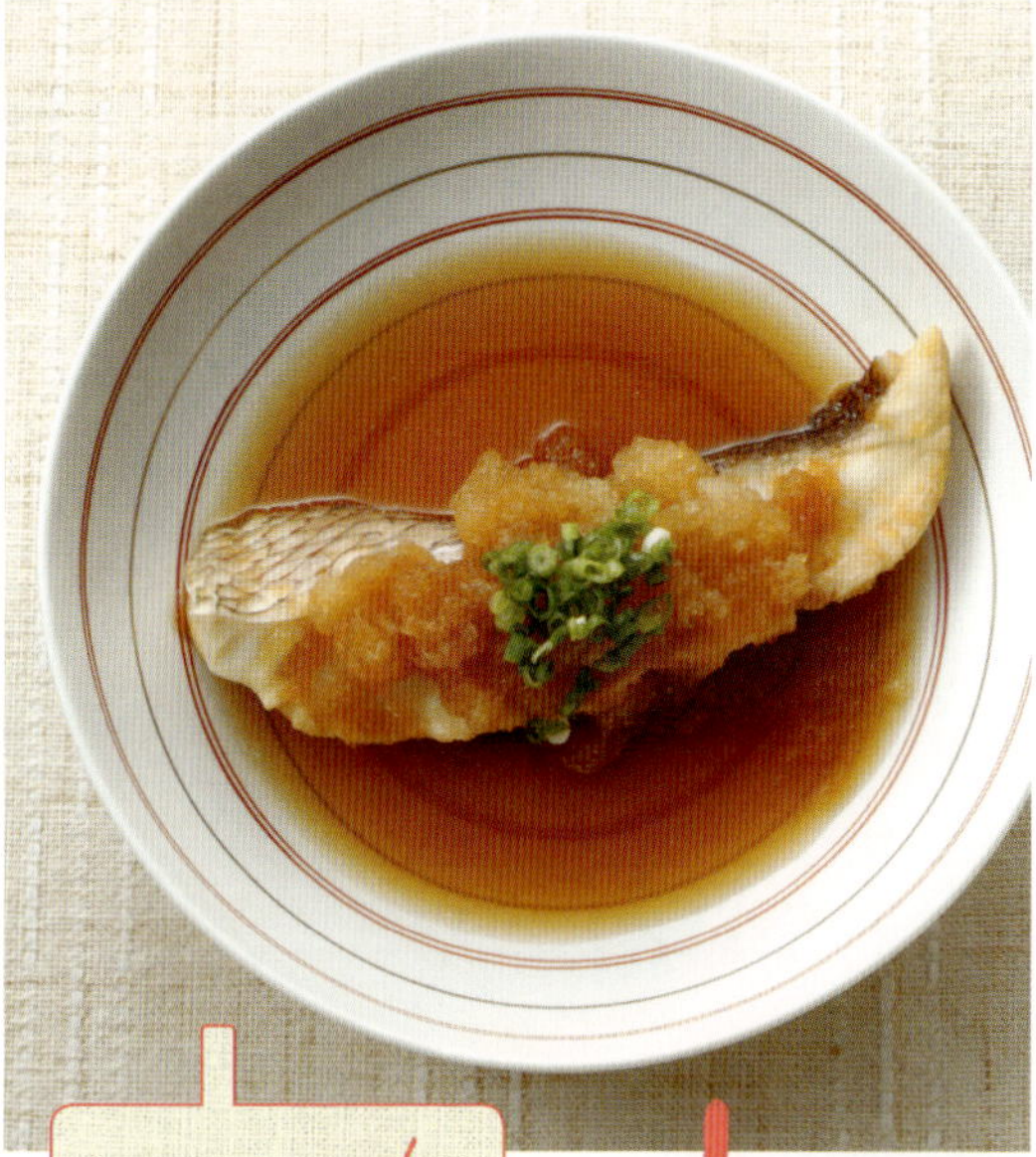

たいのおろし煮

たんぱく質

たっぷりの大根おろしで さっぱりと

材料（2人分）

たい…小2切れ（120g）
大根…80g
A　だし汁…1/2カップ
　　砂糖…小さじ1と1/3
　　しょうゆ…小さじ2
万能ねぎ（小口切り）…適量

作り方

1 大根はすりおろし、軽く水気をきる。
2 Aを煮立て、たいを加えて中火で7～8分煮る。1を加えて火を止める。
3 器に盛り、万能ねぎをのせる。

1人分107kcal

アレンジヒント
白身魚であれば、基本的にどの種類でも高たんぱく質です。

さつまいもマッシュ

ビタミンC

甘くまろやかな味わいで おいしく栄養摂取

材料（2人分）

さつまいも…140g
バター…小さじ1と1/2
牛乳…大さじ2と2/3
砂糖…小さじ1

作り方

1 さつまいもは皮をむいて1cm厚さに切り、やわらかくゆでる。
2 ゆで汁を捨てて再び火にかけ、水分をとばす。火からおろし、熱いうちにマッシャーでつぶす。
3 2にバター、牛乳、砂糖を加えて火にかけ、木じゃくしでぽってりとするまで練る。

アレンジヒント
茶巾にすると、デザートのようなかわいい仕上がりに。かぼちゃでも同様につくれます。

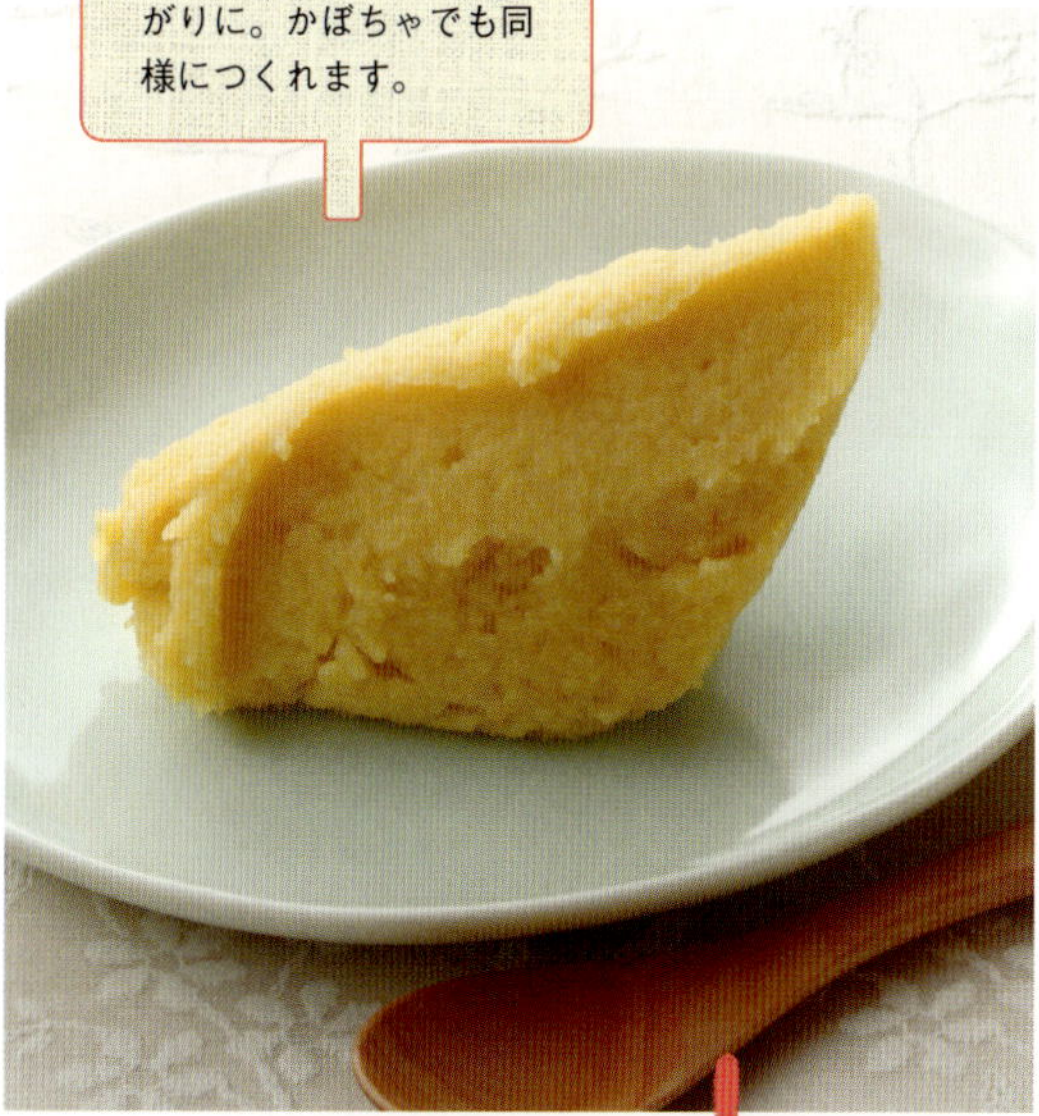

1人分134kcal

虫歯予防

Point

- 原因となるミュータンス菌を増やさない生活習慣を
- カルシウムやビタミンD・Cなどをしっかり摂取

症状・要因

歯を構成する歯冠《しかん》が溶けて分解されるのが虫歯

通常私たちが目にする歯は歯冠という部分で、本体の象牙質とそれをおおうエナメル質でできています。歯冠の中央には歯髄《しずい》があり、神経や血管が通っています。虫歯はエナメル質や象牙質が溶けて崩壊する疾患。進行中は痛みませんが、崩壊が歯髄まで達すると強い痛みを感じます。

虫歯をつくるのは、おもに口内菌のミュータンス菌です。これが増えると、プラークとなって歯の表面に存在し、砂糖などの糖をエサに増殖します。そのときにつくり出した酸が、歯のエナメル質や象牙質を溶かすのが虫歯の正体です。

対策

甘いものは控え歯を強くする栄養素を

虫歯予防には、適切な生活習慣を身につけることが欠かせません。寝ているあいだは、殺菌作用のある唾液が少なくなりミュータンス菌が増えやすいため、就寝前は飲食を控え、必ず歯をみがいてから寝るようにします。かみごたえのあるものをよくかんで食べることも唾液が分泌されるので効果的です。

食事では、歯を強化するカルシウムや、その吸収を促すビタミンDを積極的に摂ります。骨を強くするビタミンC、歯を支える歯茎の強化に働くたんぱく質なども不足しないようにしましょう。砂糖はプラークを沈着させるため、甘いものは摂りすぎないように注意。

歯の再石灰化に効果的な成分としてはフッ素が注目されています。緑茶にはフッ素が多く、殺菌作用のあるカテキンも含まれることから、虫歯予防の効果が期待されています。

キシリトールは虫歯予防に効果的？

キシリトールは糖の一種で、甘味料として利用されています。糖とはいえ、ミュータンス菌がエサにすることはできず、唾液の分泌を促して歯の再石灰化にも働くため、虫歯予防に有効と認められています。キシリトール入りのガムや歯みがき粉がありますが、効果があるのは高濃度（キシリトール50%以上）で、ほかの糖類を含まないものに限られます。

キッチンで栄養対策

歯を丈夫にするカルシウムやビタミンを毎日摂取

必要な栄養素・食品

カルシウム

牛乳・乳製品、小魚、大豆製品など

わかさぎ

100g中に450mg。頭や骨の部分に多く含まれるので、丸ごと食べられる小魚はよい供給源。

干しえび

10g（乾）中に710mg。頭や殻の部分に豊富に含まれています。

ビタミンC　**野菜、果物など**

たんぱく質

魚介、肉、卵、大豆製品など

ビタミンD

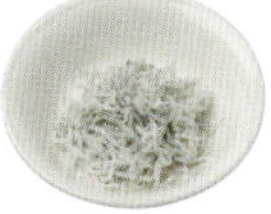

魚介、きのこ、卵など

ちりめんじゃこ（しらす干し）

10g中に6.1μg。いわしの稚魚を塩水で煮て乾燥させたもの。内臓に多く含まれます。成魚の場合、丸ごと食べられる「丸干し」なら、ビタミンDもカルシウムも豊富に摂取できます。

日光に当たると皮膚でもつくられる

ビタミンDは食品から摂取するほか、紫外線によって皮膚でも一部合成されます。適度に日光に当たることも大切です。

フッ素　**緑茶など**

効果的な食べ方

カルシウム＋ビタミンD

カルシウムはビタミンDといっしょに摂る

カルシウムの吸収効率を高めるために、ビタミンDを多く含む食品を組み合わせましょう。ビタミンDは魚介の内臓部分に多く含まれるので、丸ごと食べられる小魚や干しえびなどは一挙両得です。

ビタミンCを含む野菜は「煮る」より「炒める」

骨や歯をしなやかに強くする働きのあるビタミンCの摂取も重要。野菜や果物をしっかり摂りましょう。野菜を加熱するときは、煮る・ゆでるより炒めたほうが調理損失が少ないです。

フッ素やビタミンCが豊富な緑茶を

緑茶や抹茶には、フッ素やビタミンCが豊富に含まれているので、虫歯予防や歯・骨の強化に有効です。

かみごたえのある料理の工夫を

唾液には自浄作用があり、虫歯や歯周病の予防に役立ちます。唾液の分泌が促進されるように、切り方（大きさやかたち）や火の入れ方（かたさ）など、そしゃく力が高まる調理の工夫をしましょう。

フッ素は虫歯予防に効果的。ただし摂りすぎは有害

虫歯予防や骨の強化に有効なフッ素は、緑茶や抹茶などに含まれているほか、歯みがき粉などの歯科製品に添加されています。体に必要な量は非常に微量で、摂りすぎは有害であるといわれています。とはいえ、通常の食事であれば気にすることはありません。

わかさぎの抹茶揚げ

カルシウム　フッ素

**丸ごと小魚には
ビタミンDも豊富**

材料（2人分）

わかさぎ…8尾（120g）
A　塩…少々
　　酒…小さじ2
卵…1/5個
水…大さじ1と1/3
B　小麦粉…大さじ2
　　抹茶…小さじ1/2
揚げ油…適量
レモン…適量

作り方

1 わかさぎは水洗いし、水気をきり、Aをふる。
2 溶き卵と水を合わせ、合わせておいたBを加え、さっくりとまぜる。
3 1に2の衣をつけ、170℃の揚げ油でカラリとするまで揚げる。
4 器に盛り、レモンを添える。

アレンジヒント
ししゃも、小あじ、殻つき小えびなどでも。じっくり揚げれば、骨や殻もカリッと食べやすくなります。

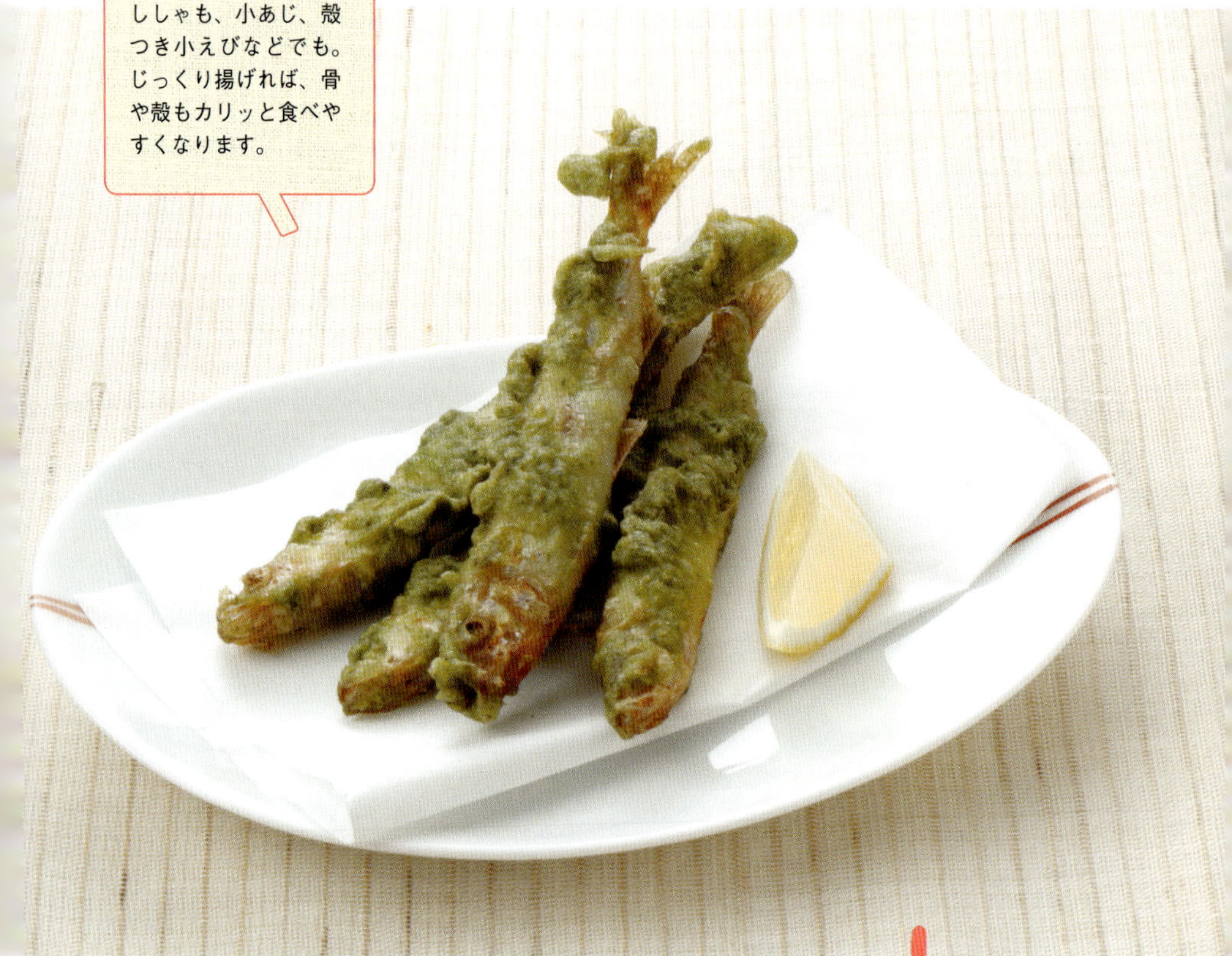

1人分**173**kcal

干しえびとほうれん草のソテー

カルシウム　ビタミンC

さっと炒めて
ビタミンCをキープ

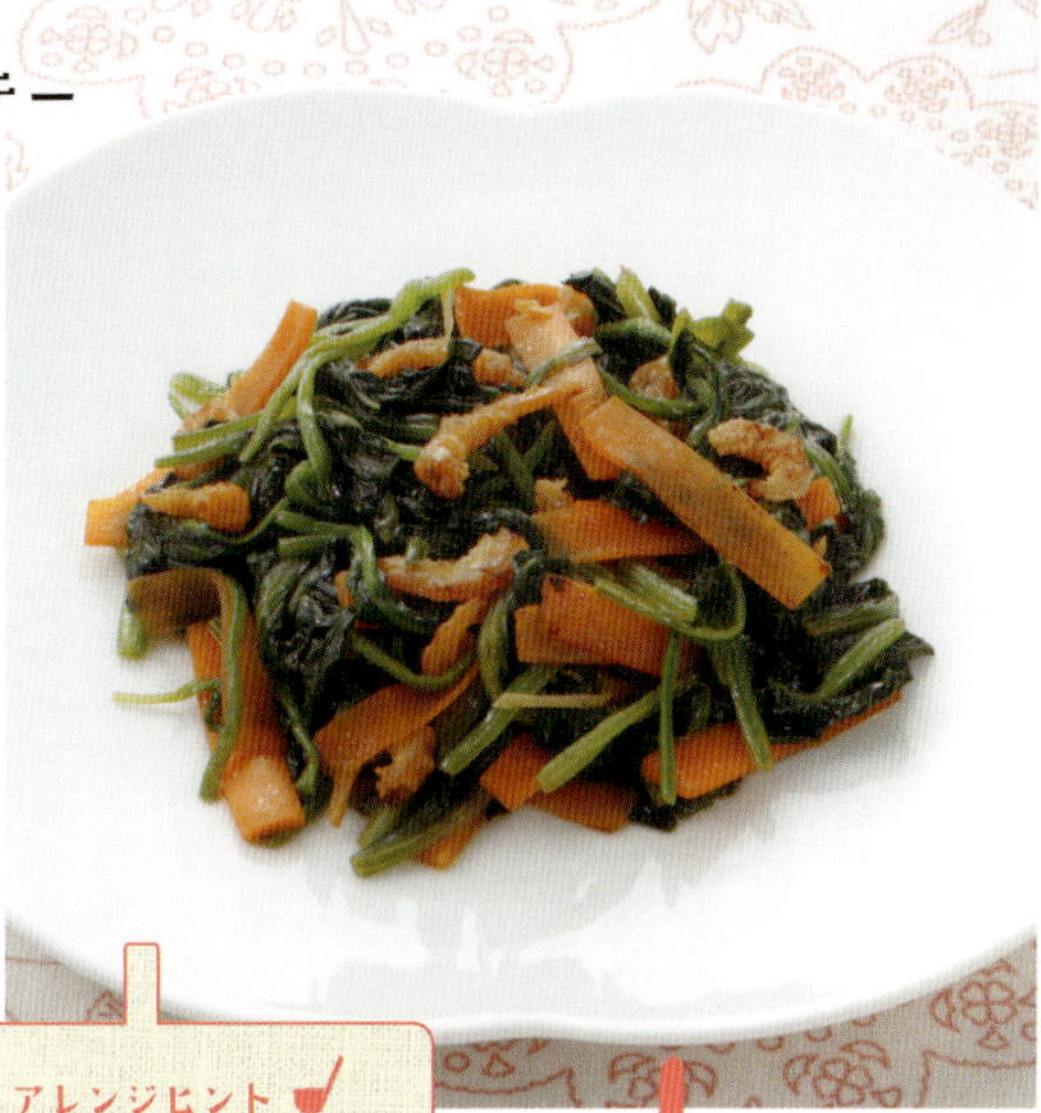

材料（2人分）

干しえび…大さじ1/2
ほうれん草…140g
にんじん…20g
しょうが（せん切り）…適量
油…小さじ2
A　塩…少々
　　しょうゆ…小さじ2/3

作り方

1 干しえびはぬるま湯にひたしてもどす。
2 ほうれん草はかためにゆで、4cm長さに切る。にんじんは短冊に切る。
3 フライパンに油をあたため、しょうが、干しえびを炒める。にんじん、ほうれん草の順に加えて炒め、Aで味を調える。

アレンジヒント
小松菜、水菜、菜の花などでも。季節の野菜ほど栄養成分もおいしさも充実しています。

1人分**61**kcal

角切り野菜のじゃこサラダ

カルシウム　ビタミンC　ビタミンD

ビタミンCの豊富な
野菜を組み合わせて

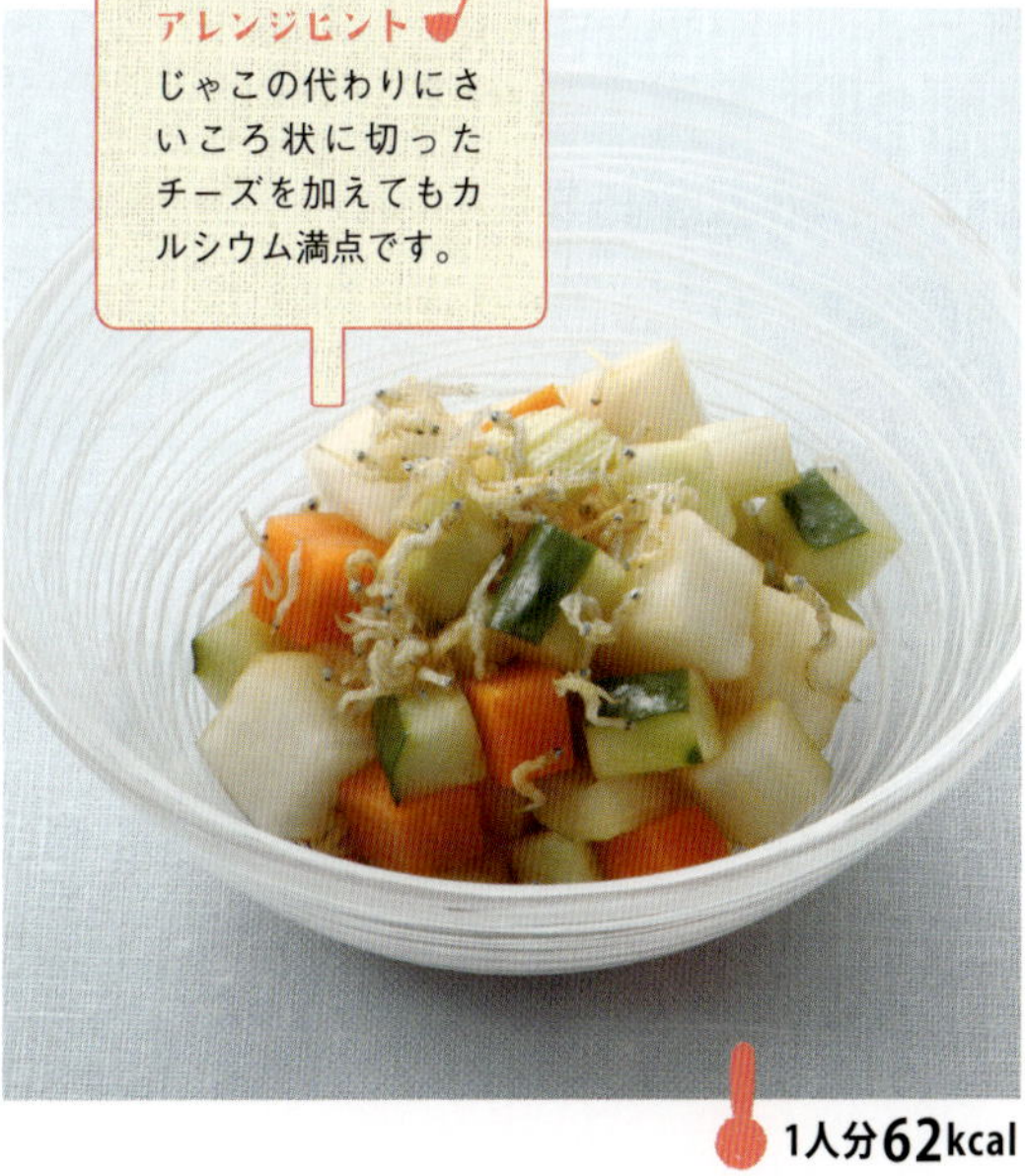

アレンジヒント
じゃこの代わりにさいころ状に切ったチーズを加えてもカルシウム満点です。

1人分**62**kcal

材料（2人分）

大根…80g
にんじん…40g
きゅうり…40g
セロリ…30g
ちりめんじゃこ…10g
油…小さじ1と1/2
A　しょうゆ…小さじ1と1/3
　　酢…小さじ2
　　だし汁…小さじ2

作り方

1 大根、にんじん、きゅうり、セロリは1.5cm角に切る。
2 ちりめんじゃこは油でカリッとするまで炒め、火を止めてAを加える。
3 1を2で和える。

口・のどの渇き

Point

●水分をしっかり補給する
●酸味のあるもので、かみごたえのあるもので唾液を分泌

症状・要因

加齢、ストレスが原因。ほかの病気が隠れていることも

水分を摂る量が少なかったり、汗を大量にかいたり、唾液の分泌量が減ったりすると、口やのどが渇きます。その状態が長くなると、乾燥した食品が飲み込みにくい、口臭が気になるなどの症状を伴います。唾液が少ない場合は、歯周病や感染症にかかりやすくなります。

おもな原因は加齢やストレス。やわらかいものばかり食べてかむ回数が減り、唾液が減少することも原因になります。更年期障害、糖尿病、シューグレン症候群（膠原《こうげん》病の一種）などのおそれもあるので、症状が重い場合は検査が必要です。

対策

水分を補給して食事は飲み込みやすいものを

うがいを頻繁に行うなどして、口内を清潔に保つよう心がけましょう。そのうえで水分不足にならないよう、食べやすさの面からも水分の多いものをたっぷり摂ります。

酸味のあるものは唾液の分泌を促します。梅干しやレモン水などをじょうずに取り入れましょう。かみごたえのある食材を利用して、かむ回数を増やすのもよい方法です。

一方、粉っぽいものや、パサパサしたものは、飲み込みにくいので避けたいものです。高齢者の場合は誤《ご》嚥《えん》につながりやすいので、とくに注意が必要です。

水分を補いながら、酸味を生かした食事を

酸味のあるもの　酢、梅干し、かんきつ類など

効果的な食べ方

酸っぱいもので唾液分泌を促す

水分補給が第一ですが、酸味のある飲み物や汁物にすると効果的です。かんきつ類や梅干し、酢などをじょうずに活用するとよいでしょう。

そしゃく回数が高まる料理にする

かめばかむほど唾液が分泌されるので、きんぴらごぼう、れんこんの炒め煮、なますなどかみごたえのある料理を取り入れましょう。パサパサしていたり、歯にまとわりつくような食べ物は避けます。

豆腐の冷やし梅スープ

酸味のあるもの

梅干しの酸味で食欲もアップ

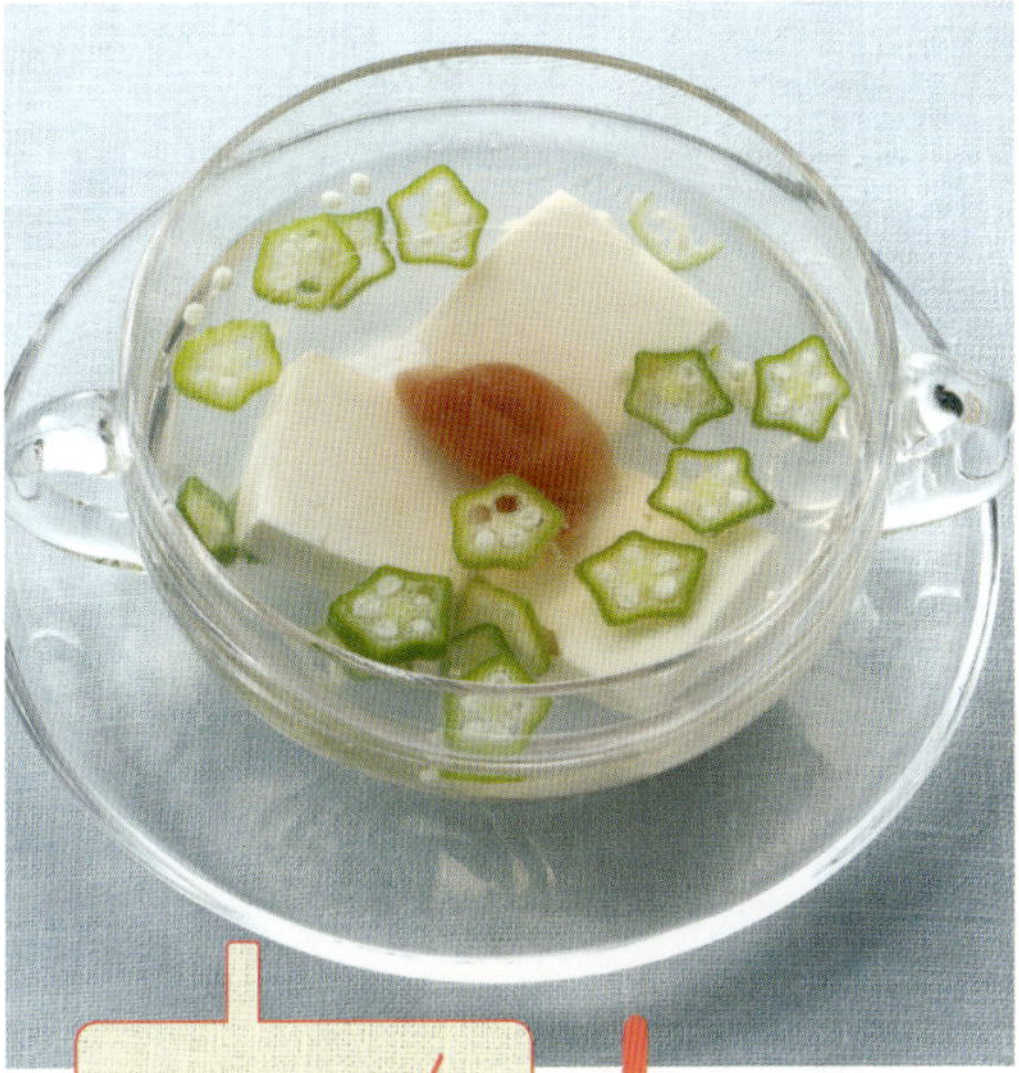

材料（2人分）

梅干し…大1個
絹ごし豆腐…1/3丁（100g）
A｜水…1と1/2カップ
　｜コンソメスープの素…小さじ1/4
オクラ…適量
塩…少々

作り方

1 鍋にAと梅干しを入れて火にかけ、煮立ったら火を弱めて4～5分煮る。
2 オクラはゆでて薄く切り、豆腐は色紙切りにする。
3 1に豆腐を加え、煮立ったら火を止めて冷まし、オクラを加えて器に盛る。

アレンジヒント
あつあつでもおいしいです。オクラの代わりに、なめこやじゅんさいなどでも。

1人分32kcal

はちみつレモンジュース

酸味のあるもの

レモンの果汁たっぷりでビタミンCも充実

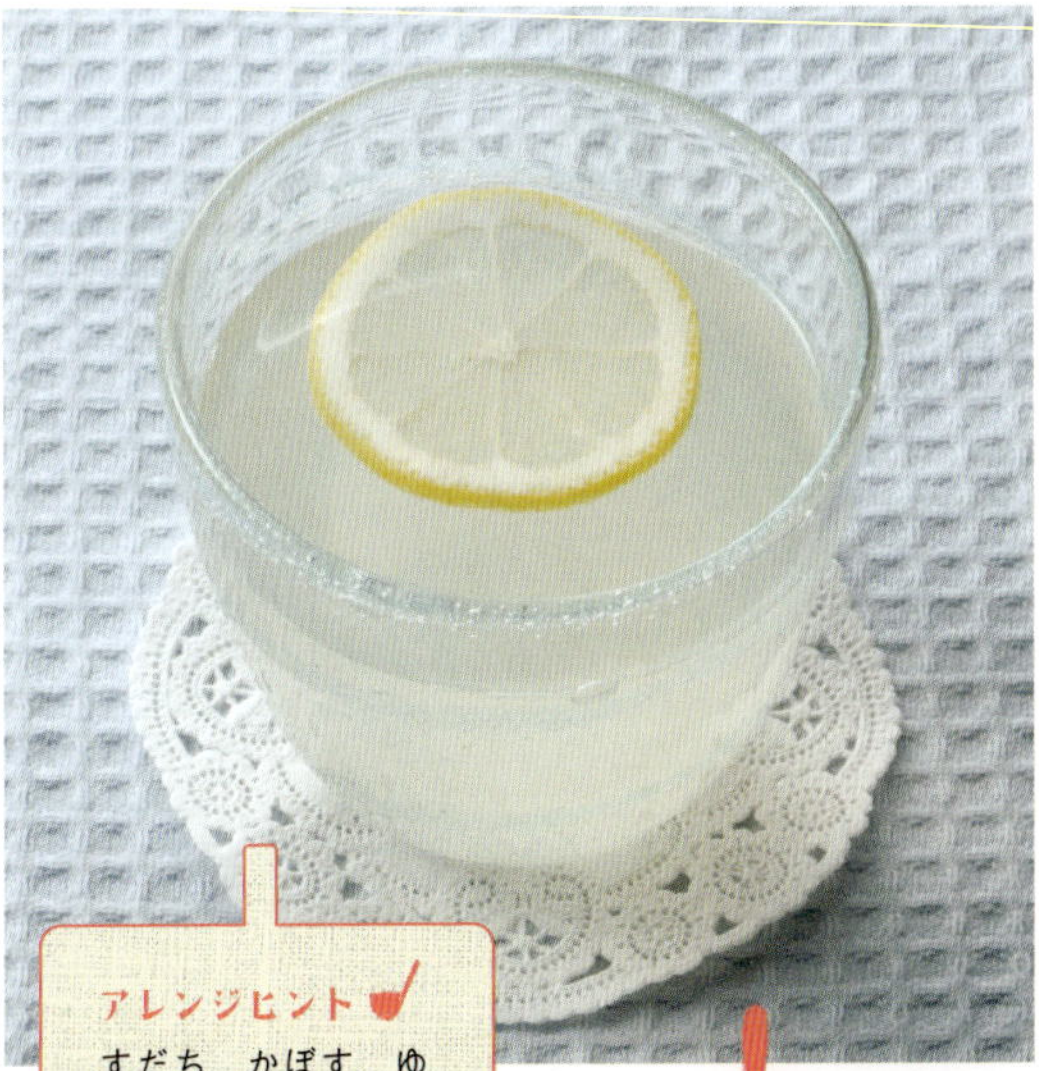

材料（2人分）

レモン果汁…大さじ2と2/3
はちみつ…大さじ1
水…1と1/2カップ
レモン（輪切り）…2枚

作り方

1 水にはちみつを入れて溶かし、レモン果汁を加えてまぜる。
2 器に注ぎ、レモンを飾る。

アレンジヒント
すだち、かぼす、ゆず、シークワーサーなど、お好みのかんきつ類で。ソーダ割りにしても。

1人分64kcal

食欲不振

Point

- 少量でも栄養バランスが整った食事に
- 食欲を刺激する料理の工夫を

症状・要因

胃腸の不良だけではない さまざまな原因が考えられる

食欲不振とは食に対する欲求がなくなったり低下したりすること。原因には胃腸不良やかぜなどの病気、夏バテ、過労、不眠、環境の変化、不規則な生活などの心身へのストレスがあります。ストレスが原因で長引く場合は摂食障害やうつの心配もあるため、早めに対処して原因を取り除くことが重要です。

食欲不振が続くと充分に栄養が摂れず、体重の減少や低血圧、倦怠感《けんたいかん》のほか、免疫力が低下し、かぜをひきやすくなります。長期的には貧血や骨粗しょう症のリスクも高まるので早めに対処しましょう。

対策

食欲がわく工夫を施し 栄養バランスのよい一皿を

少量でも、栄養バランスを整え、エネルギー源となる主食をきちんと摂るようにします。肉や魚、野菜が入った丼物、酢の風味で食が進みやすいちらし寿司などはおすすめです。また、適度な香辛料（カレー粉、わさびなど）や香味野菜（みょうが、パセリなど）も食欲をアップさせます。

胃腸の調子が悪い場合は、消化のよい食品を調理法にも考慮して摂るようにします。食物繊維の多い食品は避けます。

また、規則正しい生活を送ること、適度な運動を行うことも食欲不振を改善させる有効な手段です。

酸味や辛味などを生かして、食欲アップの工夫を

酸味のあるもの 酢、梅干し、かんきつ類など

ムチン なめこ、山いも、オクラなど　**アミラーゼ** 大根、山いもなど

効果的な食べ方

酸味や辛味を生かし、主食をきちんと食べる

エネルギー不足に陥らないよう、ご飯、パン、めんなどの主食はきちんと摂ります。胃腸の調子に応じて酸味や辛味を生かすと食欲が高まります。また主食は、アミラーゼを含む大根などをいっしょに摂ると消化が促されます。大根はすりおろしてそのまま食べるほうが効果的です。

ネバネバ成分ムチンを含む食品を

胃腸の調子も優れないときは、胃の粘膜を保護する作用があるムチンを含む食品を取り入れます。できるだけぬめりが残るように調理するとよいでしょう（オクラの酢の物、まぐろの山かけ、とろろ汁など）。

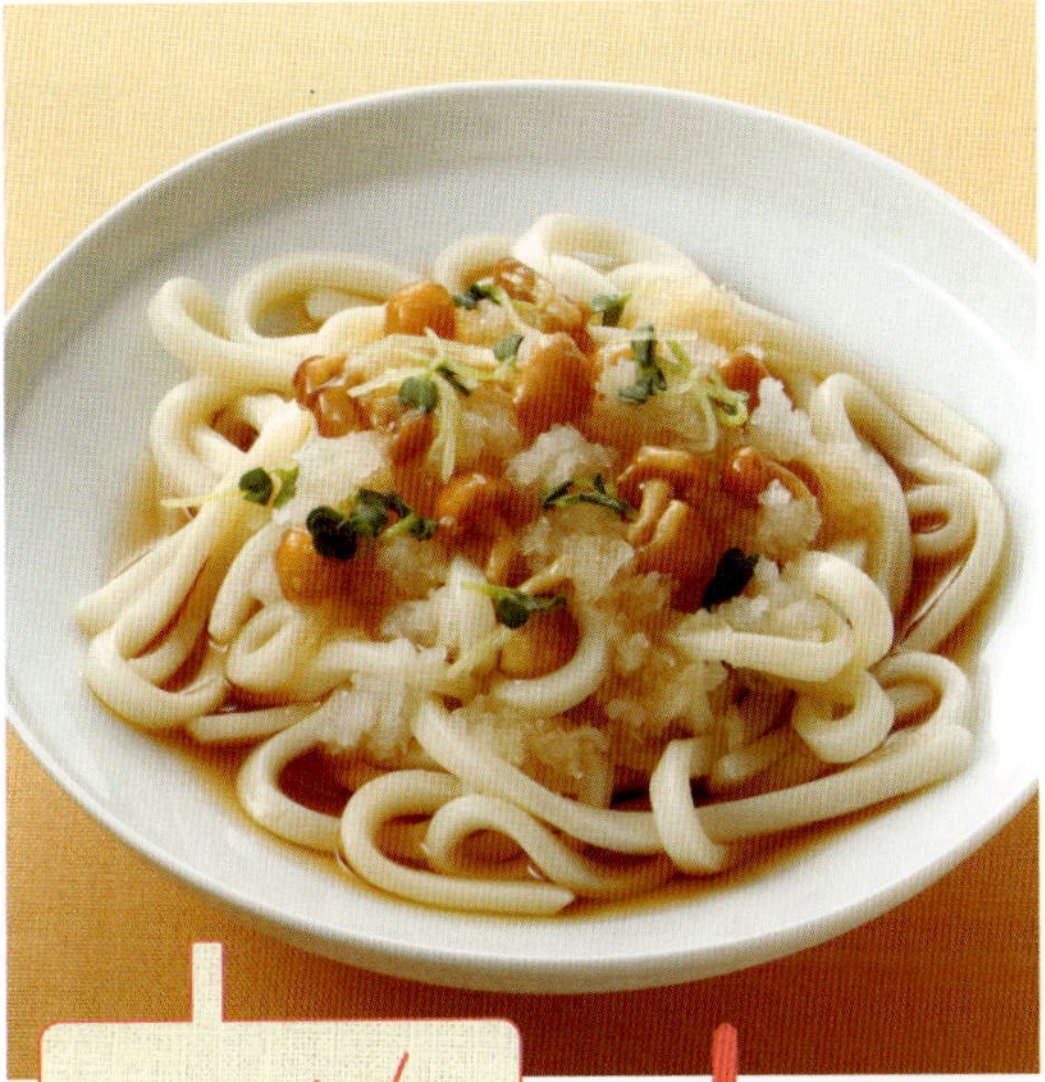

アレンジヒント
梅干しを加えると食欲がアップします。つゆは少しうす味に調整して。

1人分248kcal

おろしなめこうどん

ムチン　アミラーゼ

胃にやさしいなめこと消化を促す大根おろしをプラス

材料（2人分）

ゆでうどん…400g
めんつゆ（ストレート）…3/5カップ
水…4/5カップ
大根…100g
なめこ…40g
かいわれ大根…適量

作り方

1 大根はすりおろし、軽く水気をきる。
2 鍋にめんつゆと水を入れて煮立て、うどんを加えてさらに煮る。
3 うどんが熱くなったら器に盛り、1、さっとゆでたなめこ、かいわれ大根をのせて、2の汁をかける。

香味寿司

酸味のあるもの

酸味、彩り、香味野菜の香りで食欲アップ

材料（2人分）

ご飯…300g
A 酢…大さじ1と1/3
A 塩…少々
A 砂糖…小さじ2/3
しその葉…適量
しょうが（甘酢漬）…20g
みょうが…20g
卵…30g
炒り白ごま…小さじ2/3

作り方

1 しょうが、しその葉はせん切りに、みょうがは薄く切り、合わせておく。
2 卵は薄焼きにして細く切る。
3 固めに炊いたご飯にAを入れてさっくりとまぜ、1、ごまを加えてまぜる。
4 器に盛り、2をちらす。

アレンジヒント
いくらやさけフレークを散らしても。うなぎのかば焼きを刻んでのせると栄養もおいしさも倍増。

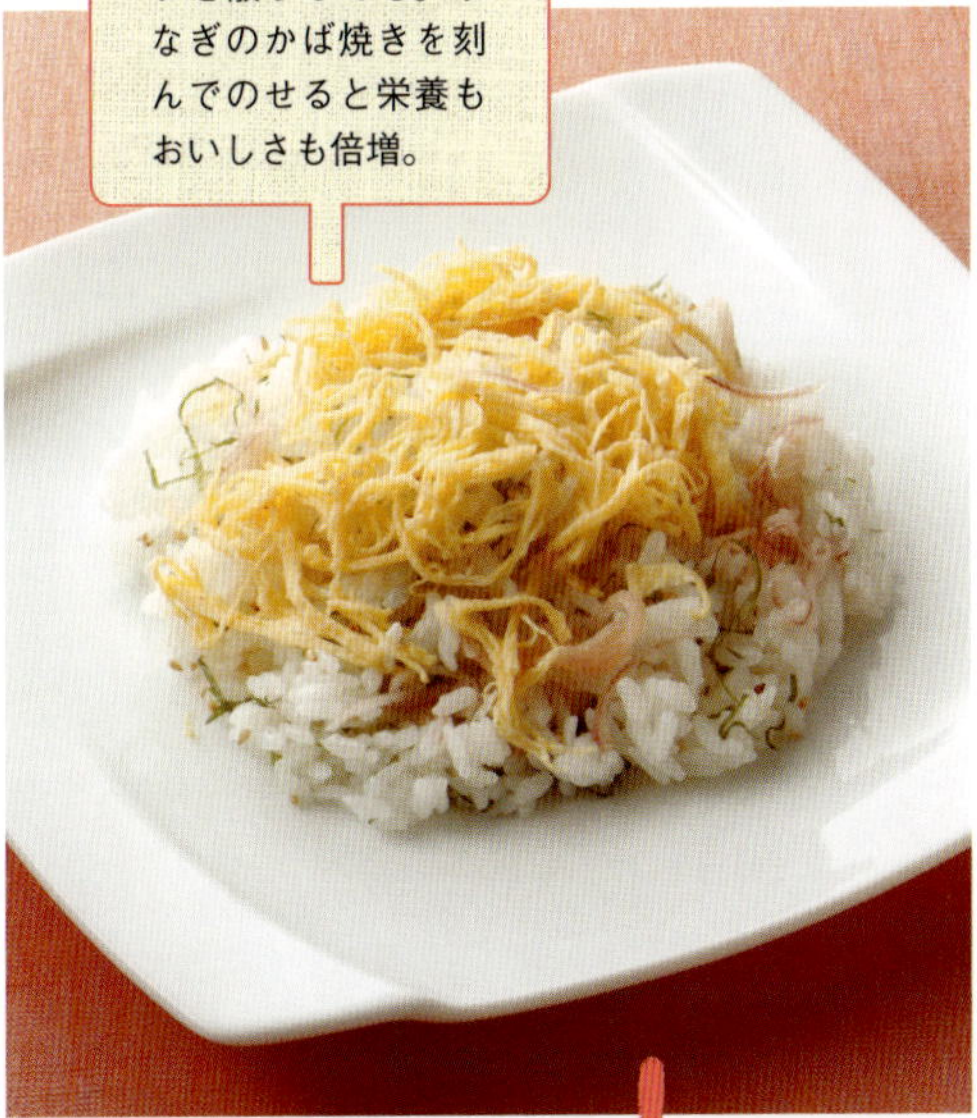

1人分290kcal

胃もたれ・胸やけ

Point

- 刺激の少ない食べやすい調理で
- 消化を助けたり、胃腸を守ったりする成分を含む食品を

症状・要因

ストレスが大きな原因で みぞおちや胸に不快感が

胃もたれとは、みぞおちのあたりが張って重苦しく感じることです。胃の働きが低下して胃酸の分泌量が減り、消化不良を起こしていることが原因に考えられます。

一方、胸やけとは、胸の前のあたりがジリジリと焼けるように感じられることです。食道の炎症がおもな原因です。

胃腸などの消化器官はストレスに敏感で、ストレスの多い生活を続けていると、これらの症状が出やすくなります。また、暴飲暴食、早食いといった胃腸に負担をかける食べ方や喫煙も大きな原因になります。

対策

胃に負担のかかる食べ方を改める

消化能力が落ちていて必要な栄養素が充分に吸収されにくくなっているため、食事では栄養バランスにとくに気を配るようにします。暴飲暴食を避け、消化のよいものをよくかんで食べましょう。油っこいもの、味が濃いもの、熱すぎる・冷たすぎるもの、香辛料の刺激が強いものなどは胃腸に負担をかけるので控えます。

消化を助けるアミラーゼを含む大根や山いもなど、胃腸の粘膜を守るネバネバ成分ムチンを含むなめこやオクラ、里いもなどを取り入れるとよいでしょう。

消化を助け、胃の負担を軽減する食品を取り入れる

アミラーゼ 山いも、大根など　**ムチン** 山いも、モロヘイヤなど

効果的な食べ方

デンプン
＋
アミラーゼ

アミラーゼで消化を促進

アミラーゼとは、デンプン消化酵素のこと。ご飯やめんなどに多く含まれるデンプン（糖質）の消化を促進する作用があり、山いもや大根などに多く含まれます。おろしたり、細かくたたいたりすると、酵素の働きが活性化します。熱に弱いので、生で食べるのがおすすめ。

山いもはムチンも豊富でとくにおすすめ

山いもには、胃の粘膜を保護する働きをもつムチンも多く含まれています。アミラーゼとともに働いて消化吸収を助けてくれます。

オクラとろろ

アミラーゼ　ムチン

胃の粘膜を守る
ネバネバ食品を組み合わせて

材料（2人分）

オクラ…30g
山いも…80g
うずら卵…2個
しょうゆ…小さじ1
だし汁…小さじ1
七味唐辛子…少々

作り方

1 オクラはゆでて小口切りに、山いもは皮をむいてすりおろす。
2 1を合わせて器に盛り、真ん中にうずら卵を割り入れ、だし汁で割ったしょうゆと七味唐辛子をかける。

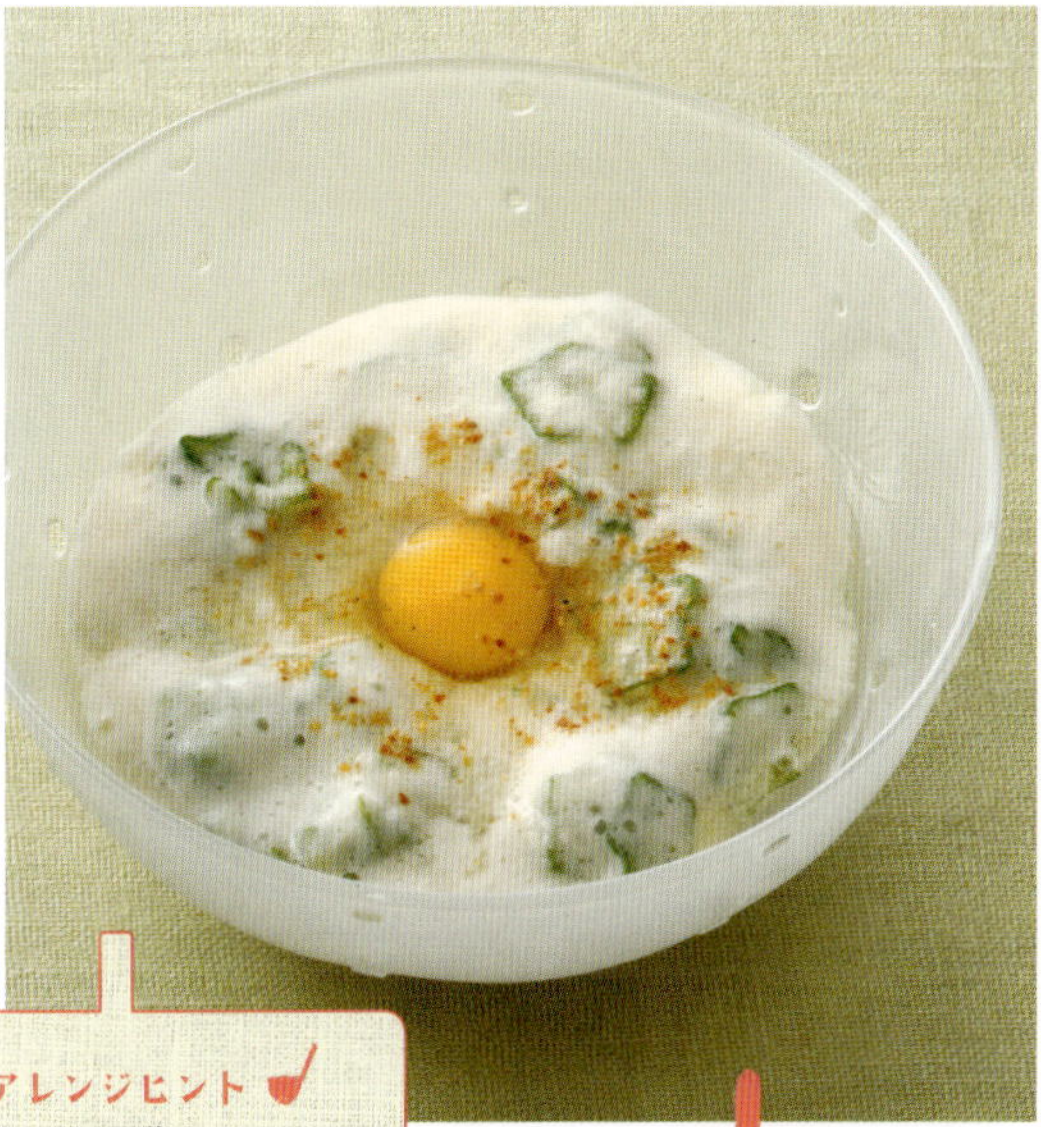

アレンジヒント
山いもの代わりに、ゆでたモロヘイヤをフードプロセッサーにかけて細かくしても。

1人分74kcal

アレンジヒント
ゆでうどんやかまぼこを加えた「小田巻き蒸し」もおすすめ。にんじんや三つ葉を加えても。

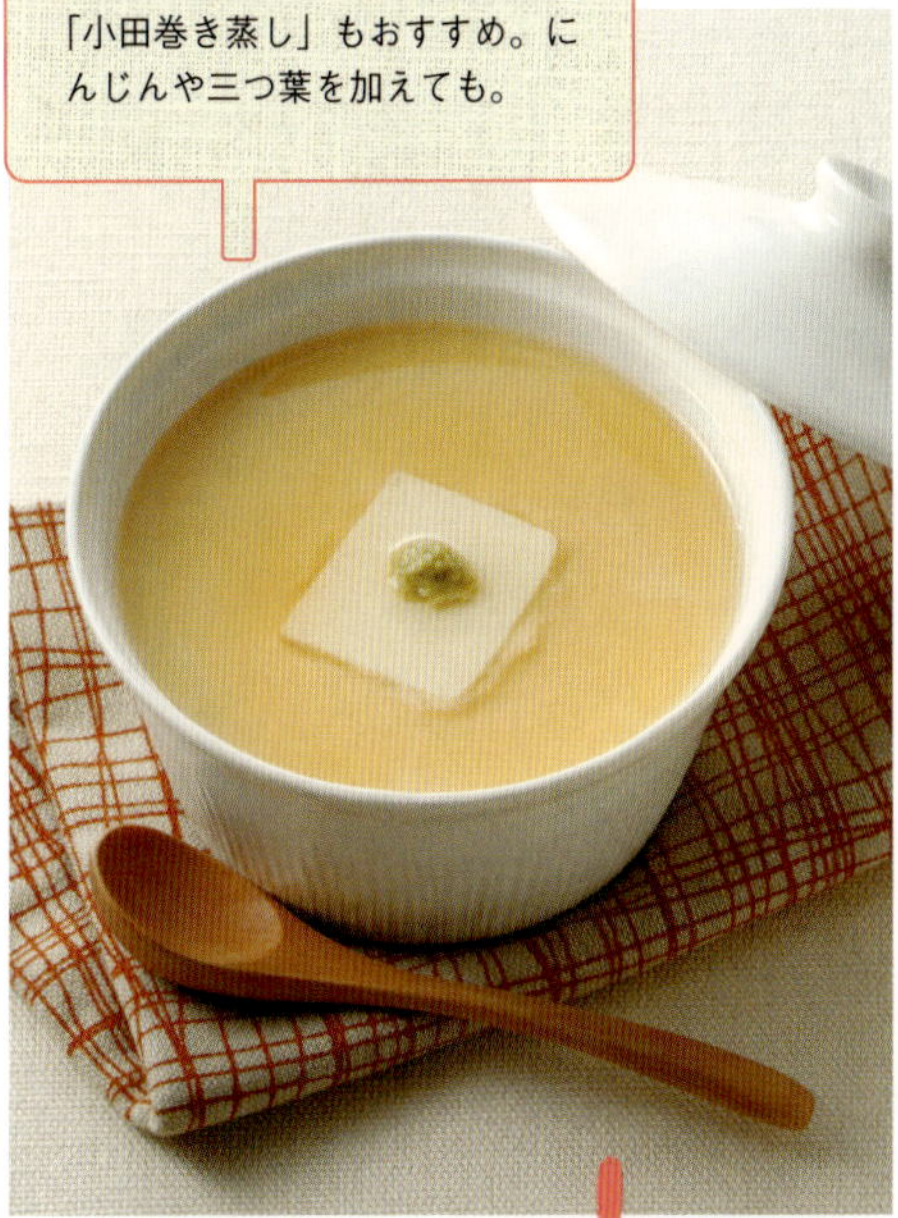

1人分85kcal

空也蒸し

高栄養の卵や豆腐を使った
体にやさしい一品

材料（2人分）

卵…大1個
だし汁…1カップ
塩…少々
しょうゆ…少々
木綿豆腐…1/3丁（100g）
A　だし汁…大さじ2と2/3
　塩…少々
　しょうゆ…少々
B　片栗粉…少々
　水…少々
わさび…少々

作り方

1 だし汁に塩、しょうゆを入れて溶かし、溶き卵と合わせてこす。
2 器にやっこに切った豆腐を入れ、1を注ぐ。
3 蒸気の上がった蒸し器に2を入れ、強火で2分、弱火で12～13分蒸す。
4 Aを煮立て、すまし汁程度の味つけにし、まぜ合わせたBを加えてとろみをつける。
5 3に4をかけ、わさびを添える。

吐き気・嘔《おう》吐《と》

Point

- 食事は吐き気がおさまってから
- 水分を摂り、消化しやすく調理したものを

症状・要因

さまざまな原因があるので症状を見極める

吐き気は胸や胃の近辺に不快感を感じる症状、嘔吐は胃や十二指腸の内容物を吐き戻すことです。

多くは胃腸の不調が原因ですが、食中毒や乗り物酔い、異物を飲み込んだ、つわり、貧血、アレルギーなど、さまざまな場合に起こるため、ほかに症状がないかも見極めて適切に対処しましょう。

対策

水分不足に注意し消化しやすいものを

吐き気があるときは、落ち着くまで飲食しないようにします。嘔吐のあとは、水分不足やミネラルバランスの崩れを起こしやすいため、イオン飲料などで充分に水分補給をしましょう。はじめは消化しやすいおかゆなどが適しています。

古くから吐き気の症状改善に用いられてきた梅（梅干し、梅酢など）を利用してみてもよいでしょう。

乗り物酔いとは

めまいや吐き気、生つばが出るなどの症状が出る乗り物酔い。乗り物に乗っていると、目から入る情報と体が感じる平衡感覚とにずれが生じ、自律神経が失調するのが原因です。症状の有無や程度は個人差やそのときの体調によります。予防には、睡眠を充分にとって体調を整え、食事は腹八分目にしておくこと、進行方向を向いて乗り、遠くの景色を見るようにすることなどが効果的といわれています。

まずは水分を補給し、症状に応じた消化のよい食事を

水分 イオン飲料（スポーツドリンクなど）

効果的な食べ方

水分や電解質をこまめに摂る

脱水状態に陥らないよう、水分をしっかり補給します。イオン飲料（ナトリウムやカリウムを含むスポーツドリンクなど）がおすすめで、こまめに少量ずつ補給するようにしましょう。

消化のよいものから徐々にステップアップ

食べられる状態に回復してきたら、消化のよいおかゆなどを食べてエネルギーを補給します。やわらかく煮込んだ野菜スープなどでも。胃腸を刺激するような香辛料、高脂肪・高塩分の食品は控えます。

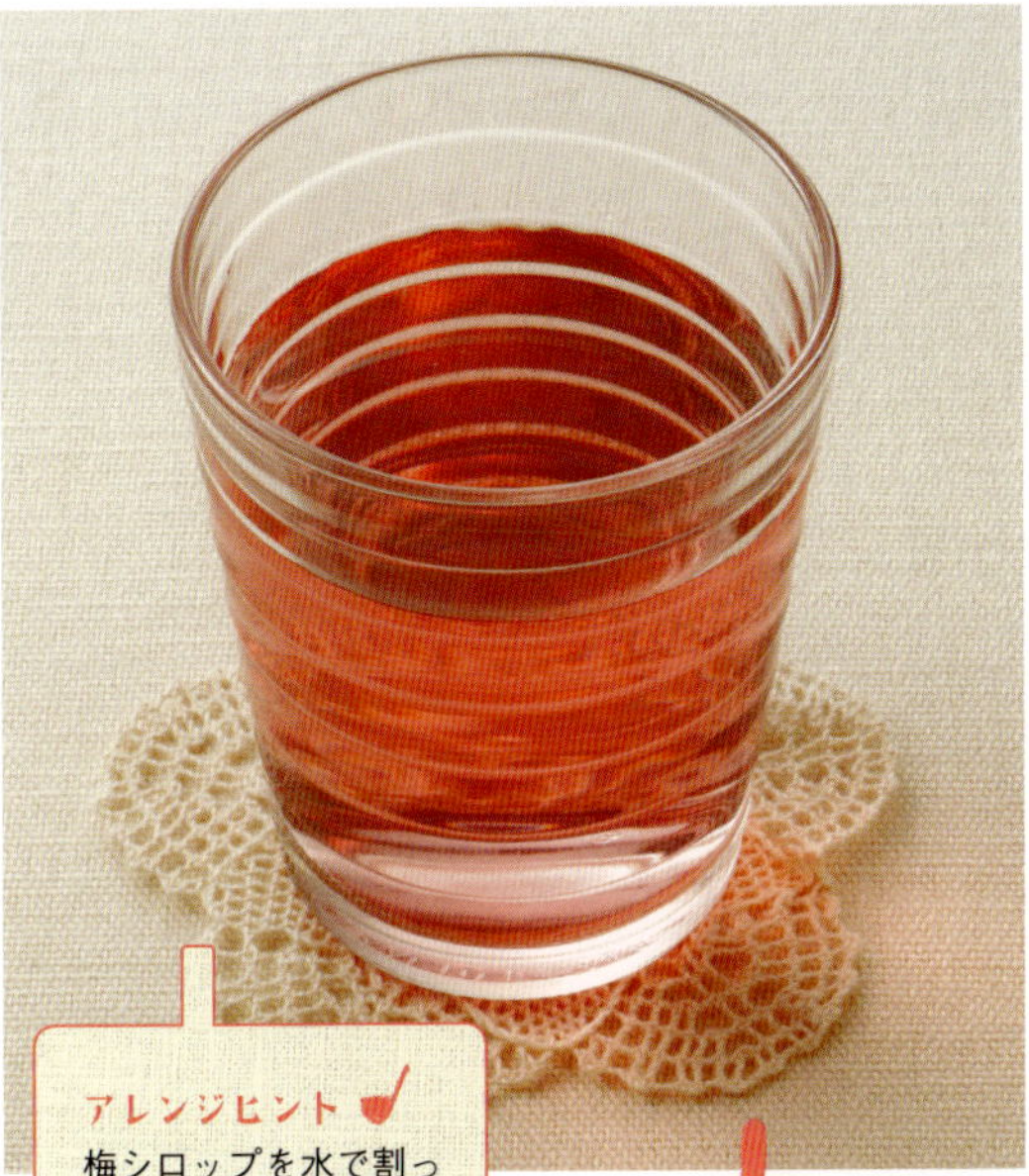

はちみつ梅ジュース

水分

爽快な梅の風味で気分もスッキリ

材料（2人分）

梅酢…大さじ2
水…1と3/4カップ
はちみつ…大さじ1

作り方

1 水にはちみつを入れて溶かす。
2 1に梅酢を加える。
※梅酢は好みで量を加減する。

アレンジヒント
梅シロップを水で割っても。梅干し入りのお湯やお茶にしても、あたたかく飲みやすい。

1人分38kcal

卵がゆ

高栄養の卵を消化のよい半熟仕立てで

材料（2人分）

全かゆ…400g
卵…1個
にんじん…20g
玉ねぎ…40g
塩…小さじ1/3
糸みつば…適量

作り方

1 にんじんはせん切りに、玉ねぎは薄切りにし、だし汁（分量外）でやわらかく煮る。
2 熱い全かゆに1、塩を加え、3cm長さに切った糸みつばを入れる。
3 溶き卵を回し入れ、木じゃくしでさっくりとまぜる。卵が半熟状態になったら器に盛る。

アレンジヒント
回復度に合わせて、しらす干しや納豆など消化のよい具材を加えると、栄養分が充実します。

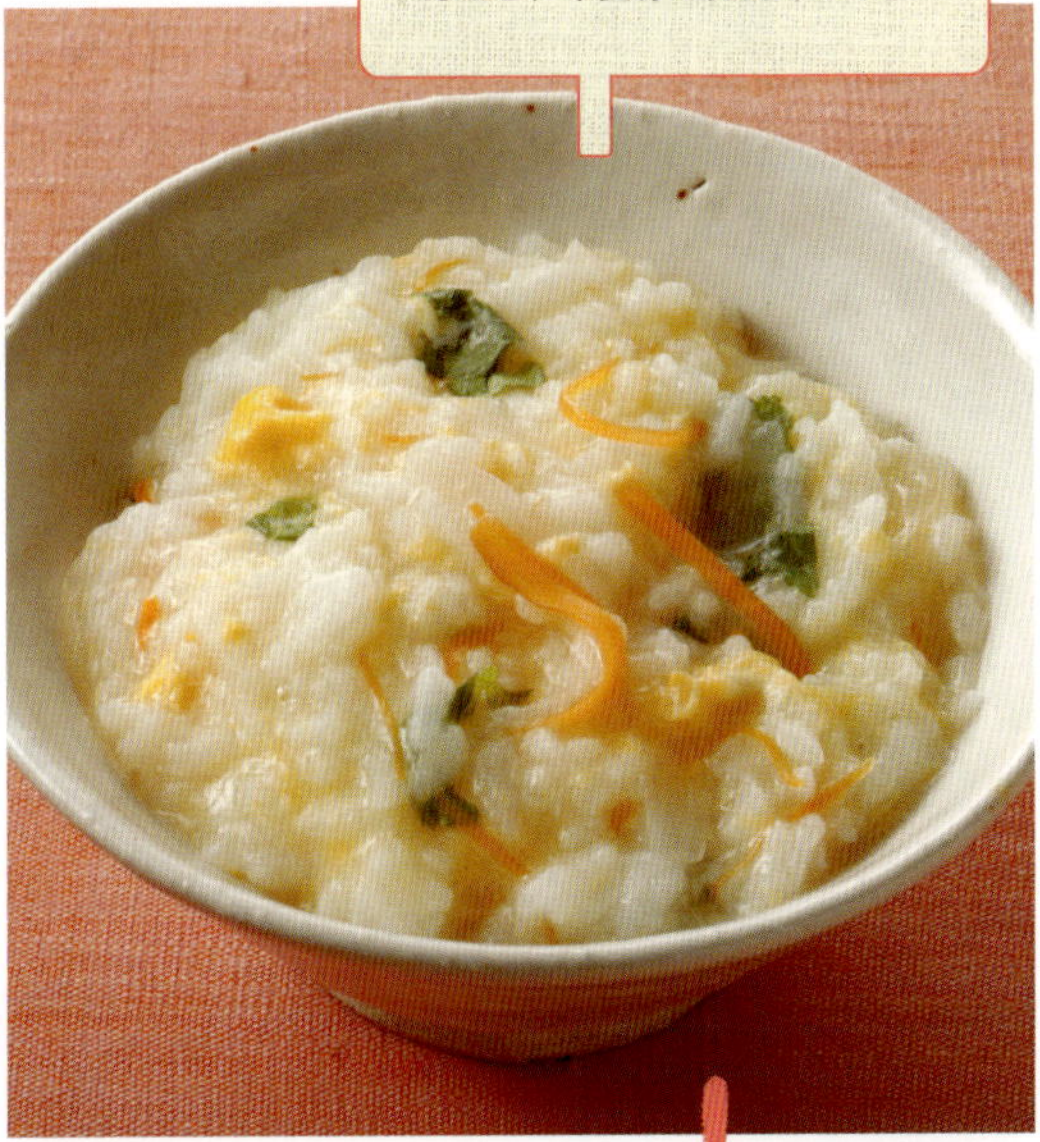

1人分192kcal

胃痛

Point

●規則正しい食事と生活リズムを
●胃を保護・修復する成分を含む食品を利用

症状・要因

みぞおちまわりの痛みは ストレスが原因の可能性も

お腹のみぞおち付近に痛みを感じるのが胃痛の症状で、もたれ感や膨《ぼう》満《まん》感、食欲不振、吐き気などを伴うこともあります。

急性の場合は暴飲暴食などの胃に負担をかける食べ方や食中毒、寄生虫の感染などが、慢性の場合は、ピロリ菌の感染が原因として疑われます。ストレスによることも多く、胃の働きをコントロールしている自律神経に影響を及ぼし、胃の働きを低下させたり、胃酸の分泌を過剰にさせたりします。そうすると消化不良や胃粘膜の炎症が起こり、胃に痛みを感じるのです。

対策

規則正しい食事をし 胃を丈夫にする成分を

胃の痛みがそれほどでもなく、食欲もあるようなら、消化のよいものを適量食べるようにしましょう。

キャベツなどに含まれるビタミンU（正式名キャベジン）は、胃酸過多を抑え、荒れた胃の粘膜の修復を促す作用があるビタミン様物質として知られ、胃腸薬にも配合されています。また、里いもやオクラなどに含まれるムチンという食物繊維の一種は、胃の粘膜を保護します。こうした食品を取り入れ、胃の機能を効果的に回復させましょう。

ふだんから胃に負担をかけない食べ方を心がけることも大切です。暴飲暴食、辛すぎるものをよく食べる、欠食と大食いをくり返すなどはよくありません。

生活全般を規則正しくして、胃に負担をかけないようにします。

胃の天敵ピロリ菌

胃炎だけでなく、胃《い》潰瘍《かいよう》や胃がんなどの原因でもあるピロリ菌。そもそも胃の中は胃酸によって強い酸性になっており、菌は生息できません。しかしピロリ菌は自身がつくり出すアンモニアによって酸を中和するため、生息が可能なのです。このアンモニアや酵素が胃壁を傷つけ、さまざまな胃腸病を招きます。慢性的に胃が痛む場合は、ピロリ菌に感染していないか、検査を受けてみるとよいでしょう。

キッチンで **栄養対策**

ビタミンUやムチンなどで、胃に負担をかけない食事を

必要な栄養素・食品

ビタミンU

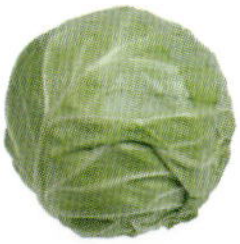

キャベツ、レタス、セロリなど

キャベツ

正式名キャベジンはキャベツに由来しています。ビタミンCやカルシウムなども豊富です。

ムチン

里いも、山いも、モロヘイヤなど

里いも

ムチンとは、ぬめり成分のこと。里いもには糖質も豊富に含まれているので、エネルギー源にもなります。

モロヘイヤ

ゆでるとぬめりが出ます。消化がよくなるように細かく刻むかミキサーにかけるとよいでしょう。

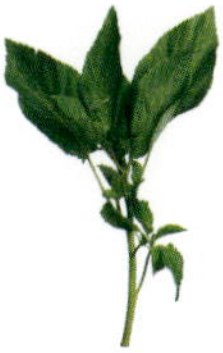

効果的な食べ方

ビタミンUはできるだけ加熱せずに摂取

ビタミンUは比較的熱に弱いので、生で摂取したほうが効果的です。加熱調理をするときはできるだけ短時間で済ませ、栄養損失を抑えます。

ぬめりをあえて生かした調理法で

郷土料理「のっぺい汁」などのように、あえてぬめりを生かした調理法はおすすめです。里いもの煮物はうす味に仕立て、汁ごと味わうとよいでしょう。

デンプンの消化を助ける大根おろしやとろろを

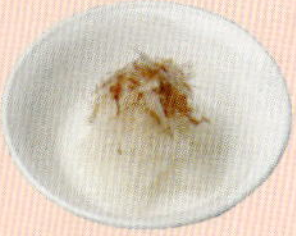

アミラーゼ（デンプン消化酵素）を含む大根や山いもなどを取り入れると、胃に負担をかけずご飯などの消化が進みます。すりおろしたほうが酵素がよく働き、効果的です。

消化のよい食品を優先する

穀類（ご飯、パン、めんなど）、いも、豆腐、牛乳、卵などは比較的胃への負担が少ないので、献立に活用するとよいでしょう。

NG!

胃痛のときに控えたほうがよい食べ物

- 刺激性のある食品（塩辛いもの、香辛料、コーヒーなど）
- 熱すぎるもの、冷たすぎるもの
- 油っぽいもの
- 甘いもの（菓子、飲み物）

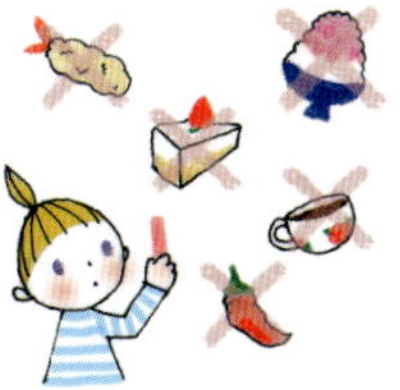

和風ロールキャベツ

ビタミンU

**やわらかく煮込んだ
キャベツをたっぷり味わう**

材料（2人分）

キャベツ…160g
鶏ひき肉…120g
玉ねぎ…40g
塩…少々
卵…1/5個
パン粉…大さじ2

A
だし汁…4/5カップ
みりん…小さじ1
しょうゆ…小さじ1

作り方

1 キャベツはゆでて4等分に、玉ねぎはみじん切りにする。
2 ひき肉、玉ねぎ、塩、溶き卵、パン粉を加えてよくまぜ、4等分にする。
3 キャベツに**2**をのせて、きっちりと包む。
4 **3**をぴったり入る鍋に入れ、Aを加えて火にかける。煮立ったら弱火にしてふたをし、やわらかくなるまで煮る。

アレンジヒント
レタスでつくってもビタミンUが摂れます。セロリを加えるとさらに豊富に。

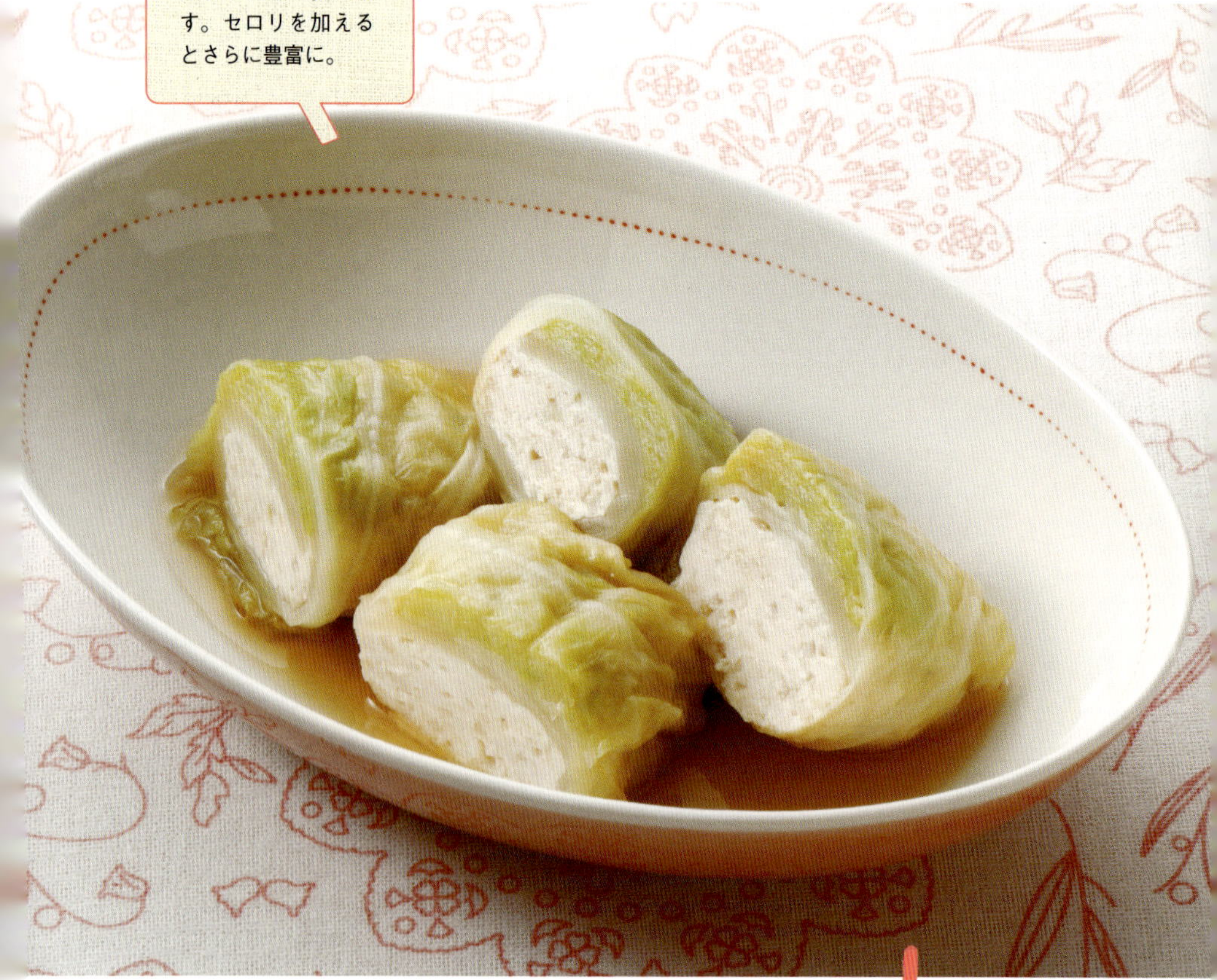

1人分**153**kcal

里いものそぼろあんかけ

ムチン

やわらかく煮て 汁ごと味わいたい

材料（2人分）

里いも…160g
鶏ひき肉…40g
さやいんげん…30g
だし汁…1カップ
砂糖…小さじ2
しょうゆ…小さじ1と2/3
A 片栗粉…小さじ2/3
　水…小さじ1

作り方

1 里いもは皮をむき、2cm厚さに切り、2〜3分ゆでて水洗いし、ぬめりを取る。
2 さやいんげんはゆでて斜めに切る。
3 だし汁をあたため、**1**を加え、砂糖、しょうゆで味を調えて、やわらかくなるまで煮る。
4 里いもを器に盛り、残っただし汁にひき肉を入れてまぜる。煮立ったらアクを取り、**2**を加え、まぜ合わせたAを加えてとろみをつける。

アレンジヒント
里いもの代わりに山いもでも。山いもは生でも食べられるので加熱時間は短めでOK。

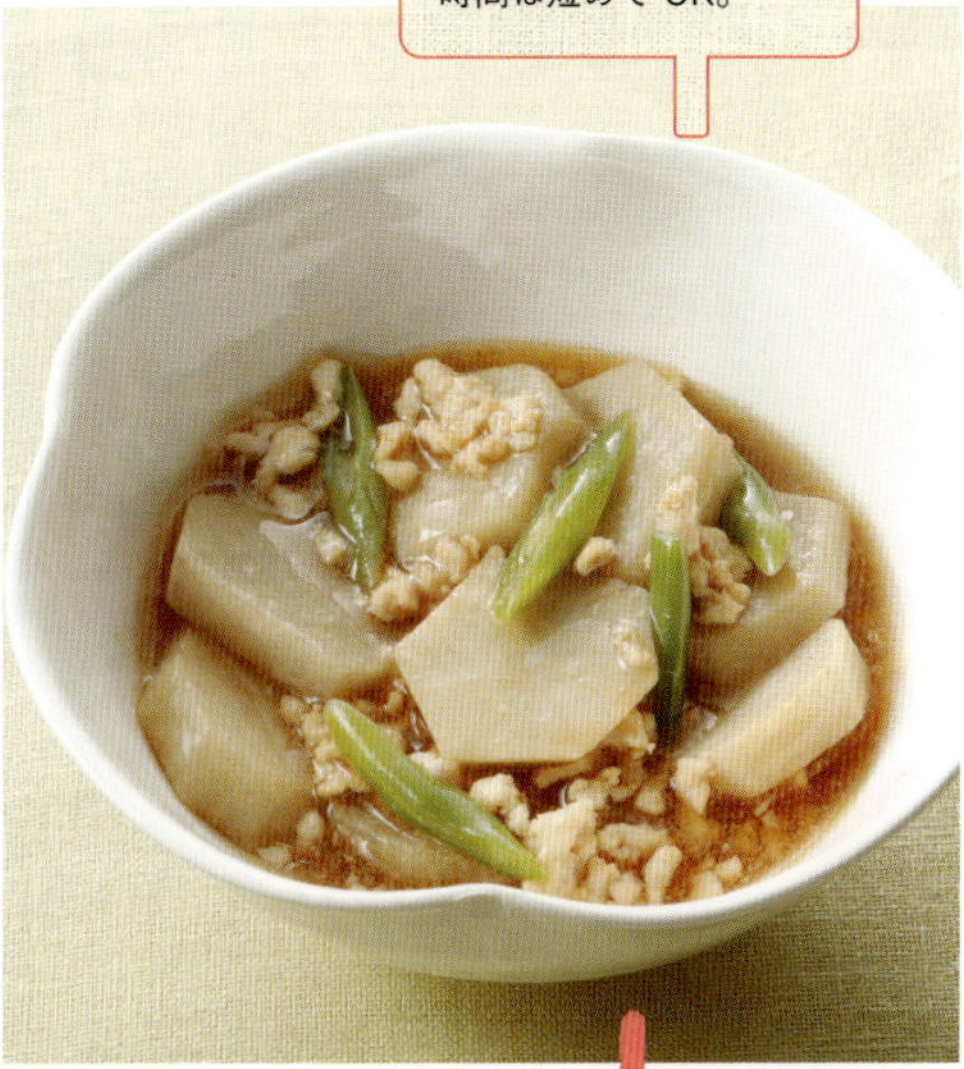

1人分103kcal

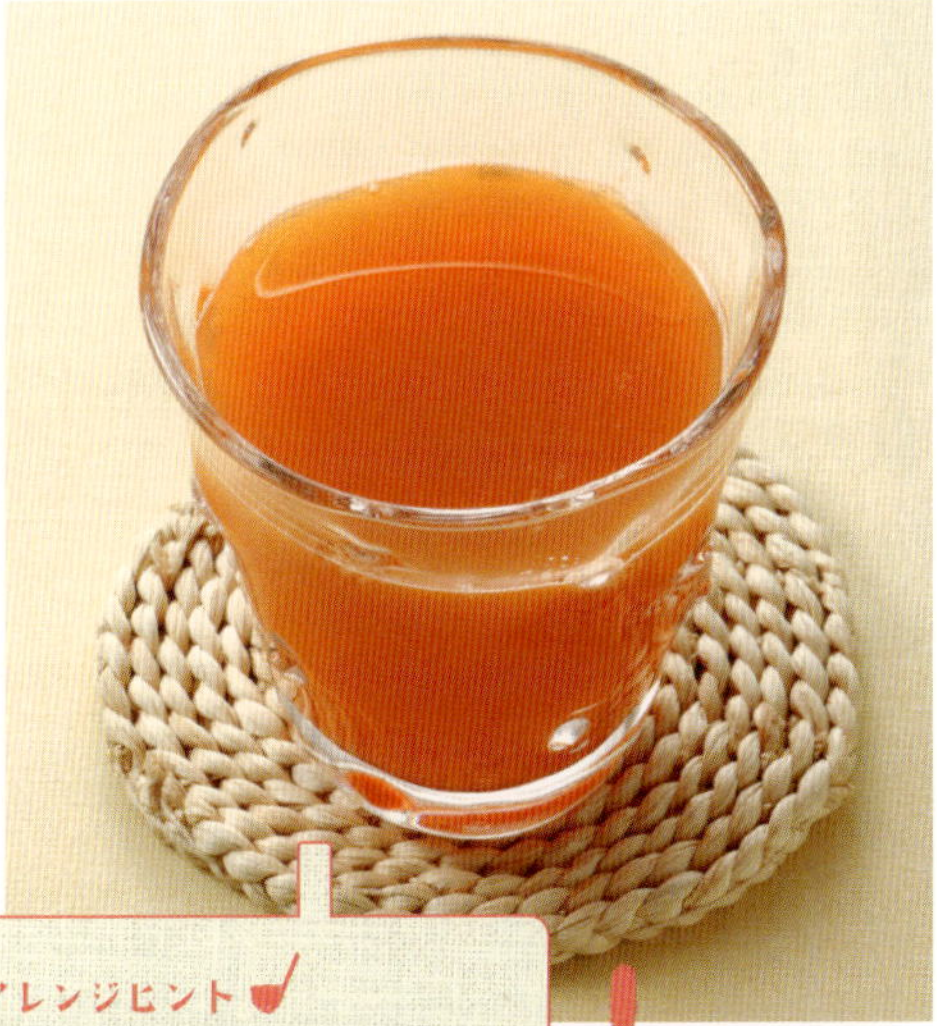

アレンジヒント
りんごやオレンジ果汁を加えると、フルーティーでさらに飲みやすくなります。

1人分102kcal

キャベツにんじんジュース

ビタミンU

生野菜の栄養成分を 丸ごと摂取

材料（2人分）

キャベツ…200g
にんじん…160g
レモン果汁…大さじ2と2/3
はちみつ…大さじ1と1/2

作り方

1 キャベツ、にんじんは適当な大きさに切る。
2 **1**をジューサーにかけ、レモン果汁、はちみつを加える。
※ジューサーがない時は、小さめに切った野菜、レモン汁、はちみつ、水1/3カップ（分量外）をミキサーにかけて、ざるでこす。

腹痛

症状・要因

腹痛は体内の異常を表すサインのひとつ

お腹に痛みを感じるのは体内でなにかしら異常があるということ。食中毒、虫垂炎《ちゅうすいえん》（盲腸）、肝臓や膵臓《すいぞう》、膀胱など臓器の疾患、女性の場合は婦人科系の疾患、がんなど、重いものから軽いものまで原因はさまざまです。激しく痛む場合やなかなか治まらない場合、高熱や激しい嘔吐を伴うような場合は、自己診断せずに医師の診察を受けましょう。

対策

消化のよいものを食べ胃腸の働きを助ける成分を

痛みが強い場合や食欲がない場合は、無理に飲食せず、回復を待って食事を摂ります。食べられるようになったら、消化のよいものから食べ始め、胃腸をいたわりながら栄養を補給するように努めましょう。

消化酵素の一種であるアミラーゼは、デンプンなどの消化を助ける成分で、消化薬などにも使われています。食品ではかぶや大根、山いもなどに含まれます。胃腸が弱っているときは、こうした食品を利用するのもよいでしょう。

乳酸菌類は善玉菌を増やして腸内菌のバランスを整える作用があるといわれています。腸の不調を改善したり、免疫力を高めて腸をじょうぶにしたりするため、乳酸菌類を含む乳酸菌飲料やヨーグルトなどは、ふだんから積極的に摂取しましょう。

Point

- 痛みがあるときは無理に食べない
- 腸内環境を整える乳酸菌食品はふだんから摂取

胃腸にやさしい成分を取り入れた食事に

乳酸菌類 発酵食品（ヨーグルト、みそ、しょうゆなど）

アミラーゼ かぶ、大根、山いもなど

効果的な食べ方

乳酸菌類を含む食品は加熱しすぎない

乳酸菌類は加熱に弱いので、ヨーグルトなどはそのまま食べるのがおすすめ。冷たいデザート菓子に使ってもよいでしょう。みそやしょうゆも必要以上に加熱せず、調味したらすぐ火を止めます。

かぶや大根はすりおろして食べると効果的

かぶや大根には、デンプン（糖質）の消化を助けるアミラーゼが含まれています。すりおろしてそのまま食べるのがいちばん効率的。熱に弱いので、加熱調理の際にはあまり火を通しすぎない工夫を。

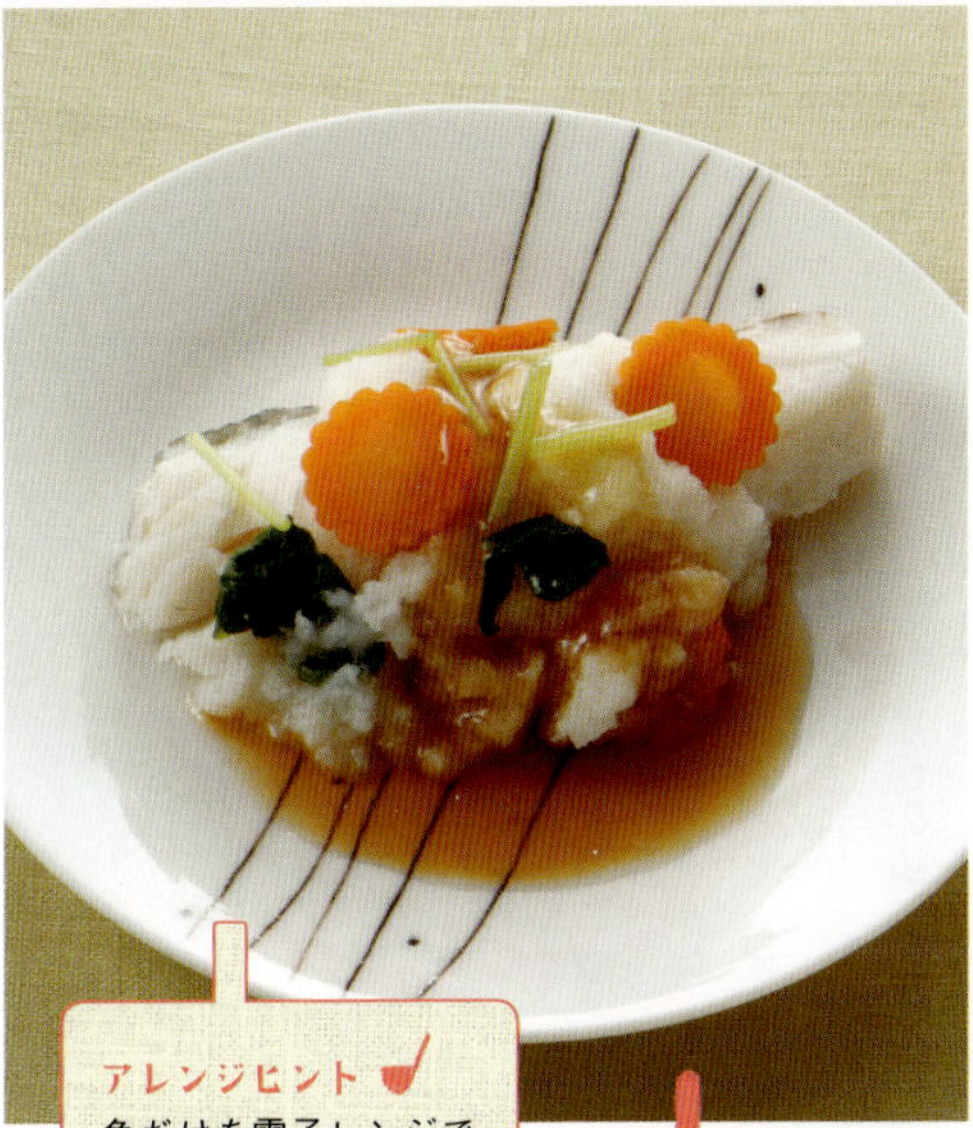

アレンジヒント
魚だけを電子レンジで蒸し、仕上げに大根おろしを加えたあんをかけると、アミラーゼの調理損失を減らせます。

1人分67kcal

たらのかぶら蒸し

アミラーゼ

すりおろしたかぶをのせて ふっくらと

材料（2人分）

たら…小2切れ（120g）
塩…少々
酒…小さじ2
にんじん…適量
かぶ…100g
卵白…1/3個
切りみつば…適量
A　だし汁…大さじ2と2/3
　　みりん…小さじ2/3
　　しょうゆ…小さじ2/3

作り方

1 たらは塩、酒をふる。
2 にんじんは型で抜いてゆでる。
3 かぶはすりおろし、軽く水気をきって卵白とまぜる。
4 バットに1を置き、3をのせ、2をちらして蒸気の上がった蒸し器に入れ、10分蒸す。みつばをのせて少し蒸し、器に盛る。
5 Aをまぜ合わせてあたため、4にかける。

ヨーグルトゼリー

乳酸菌類

生きた乳酸菌を 閉じ込めた ヘルシーゼリー

材料（2人分）

プレーンヨーグルト…200g
砂糖…大さじ2
ゼラチン…小さじ1と1/3
水…大さじ1
あんずジャム…大さじ1
ミント…適量

作り方

1 ゼラチンを水に入れてしばらく置く。
2 ヨーグルトは常温にしばらく置き、砂糖を入れて溶かす。
3 1を湯せんにかけて溶かし、2に加えて手早くまぜる。器に入れ、冷蔵庫で冷やす。
4 3にあんずジャムをかけ、ミントを飾る。

アレンジヒント
あんずジャムの代わりに、お好みでいちごジャムやブルーベリージャムをかけても。

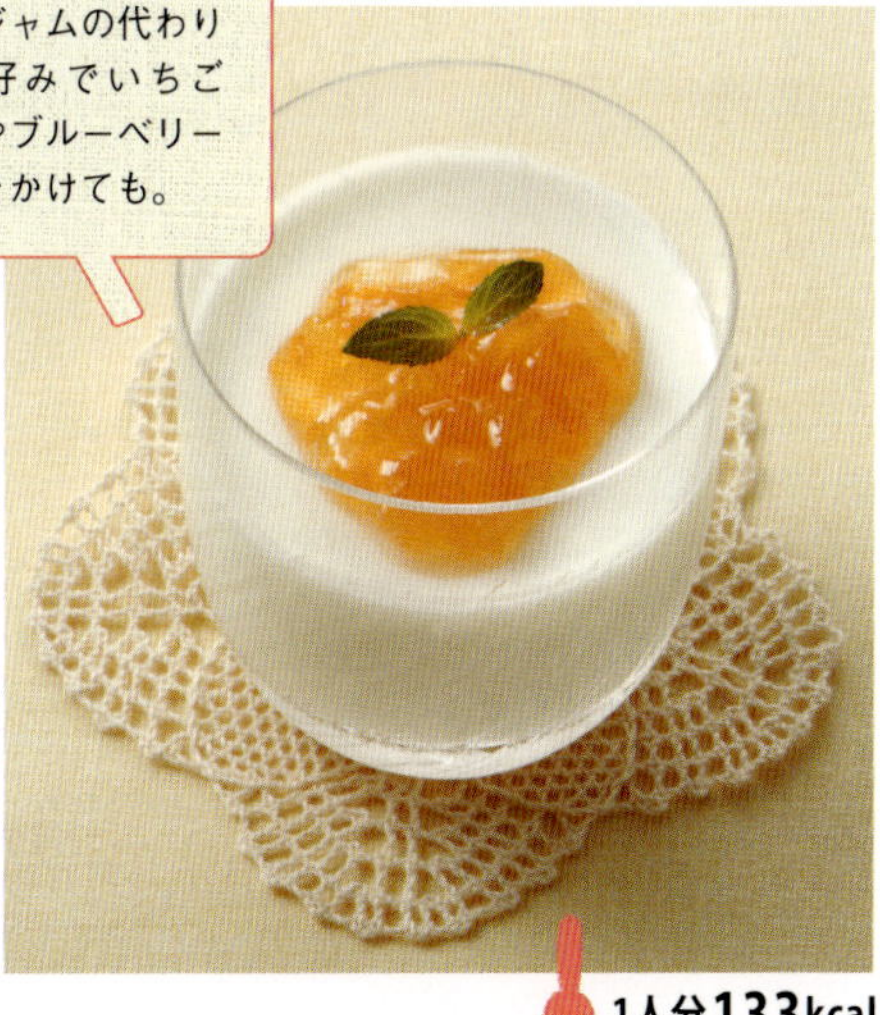

1人分133kcal

下痢

Point

- イオン飲料やスープなどで水分を補給
- 腸を刺激しないよう低脂肪、低食物繊維の温かい食事を

症状・要因

腸が活発に収縮するなどして水分の多い便が出る

下痢は水分が80％以上の液状や液状に近い便が排泄されることで、排便の回数も増える傾向があります。急性と慢性とがあり、急性の場合は多くが腹痛を併発します。

腸に炎症が起こると、腸が刺激に対して敏感になり、収縮して便の回数が増えたり、痙攣《けいれん》が起こったりするのが下痢のメカニズム。腸管から水分を吸収できなくなったり、分泌物が増えて起こることもあります。

原因の多くはウイルスや細菌の感染。暴飲暴食や冷え、腸の病気なども原因になります。血便を伴う急性の下痢の場合はすぐに病院へ。

対策

水分不足に注意して消化のよいもので体力回復

下痢のときは、ふだんよりも多量に水分が排出されるため、水分不足になりやすく、ミネラルバランスも崩れがちです。単なる水よりも、イオン飲料やスープなどを摂って、水分とミネラルを補いましょう。

症状がひどいときは、水分を補給する程度にして、食事は控えます。症状がある程度治まったら、低脂肪で食物繊維が少なく、消化のよい温かい料理から食べはじめます。

腸の働きが鈍っているため、栄養素が吸収されにくくなります。少量でも多様な栄養素が摂れるようにし、とくにたんぱく質は不足しないようにします。乳製品や白身魚などは消化がよいです。腸内環境を整える乳酸菌類も摂るとよいでしょう。

なお、感染性の下痢の場合、薬で症状を無理に抑えると腸内の病原菌の排出を妨げたりするので、薬の服用には注意が必要です。

過敏性腸症候群とは

腸の疾患で急増している過敏性腸症候群。下痢や便秘、腹痛などが起こる慢性の病気で、原因にはストレスが考えられます。比較的女性に多い病気ですが、女性は便秘を、男性は下痢を起こすケースが多いようです。ストレス源をなくす、規則正しい生活をする、腸内環境を整えるなどして、症状をコントロールすることが治療法となります。

キッチンで栄養対策

水分をしっかり摂りながら、おなかにやさしい食事を

必要な栄養素・食品

乳酸菌類

発酵食品
（乳製品、みそ、しょうゆなど）

ヨーグルト

乳酸菌やビフィズス菌が豊富。これらには腸内環境の乱れを修復する作用があります。

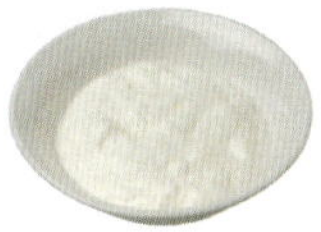

たんぱく質

魚介、肉、卵、大豆製品など

たい

100g 中に 20.6g。高たんぱく質、低脂肪で消化吸収がよいです。

タンニン

お茶（緑茶、紅茶など）

お茶

タンニンは茶の渋味成分のことで、ポリフェノールの一種。便を固くする作用があり、下痢止めに有効とされています。

効果的な食べ方

水分や電解質をしっかり補う

体内の水分が失われやすいので、水分や電解質（ナトリウム、カリウム）をしっかり補給します。スポーツドリンク、野菜スープなどがおすすめです。

消化のよいものをやわらかく調理する

ご飯はおかゆにし、鶏ささ身、白身魚、卵、豆腐など消化のよい食品を組み合わせて、胃腸にやさしい料理にします。じっくり煮込むとやわらかくなるにんじん、かぶ、大根、キャベツなどの野菜を加えても。

ヨーグルトはできるだけそのまま食べる

乳酸菌類は熱に弱いので、そのまま食べるのが効率的。スープなどの料理に用いるときは、粗熱がとれてから仕上げに加えるなど、必要以上に加熱しない工夫を。

煎茶や紅茶で水分補給

下痢止めの作用があるといわれるタンニンを含むお茶を飲むのもよいでしょう。番茶、ほうじ茶、ウーロン茶より煎茶や紅茶のほうがタンニンが多く含まれています。

NG!

慢性下痢のときに避けたいもの

- 食物繊維の多い食品
- 油っぽいもの
- 辛いもの
- 冷たいもの
- アルコール、炭酸飲料
- 豆やいも類（腸で発酵しやすい）

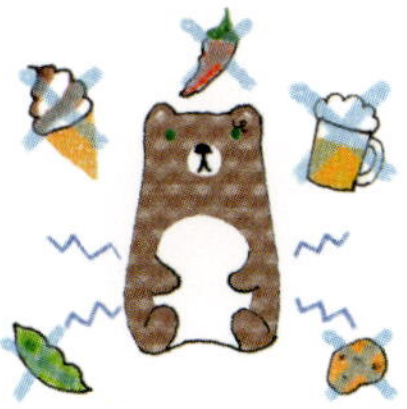

たいと野菜のスープ煮

たんぱく質

消化のよい具材を
やわらかく煮込んで

材料（2人分）

たい…小2切れ（120g）
にんじん…60g
ブロッコリー…40g
水…1と1/2カップ
コンソメスープの素
…小さじ1/4
塩…少々

作り方

1 にんじんはいちょう切りに、ブロッコリーは小房に分ける。
2 たいは1切れを半分に切る。
3 鍋に水、コンソメスープの素をあたため、にんじんを入れて2～3分煮る。**2**、塩を加え、煮立ったらブロッコリーを入れてやわらかくなるまで煮る。

アレンジヒント
たい以外でも、白身魚は消化がよいので最適。かぶやキャベツなどの野菜を加えても。

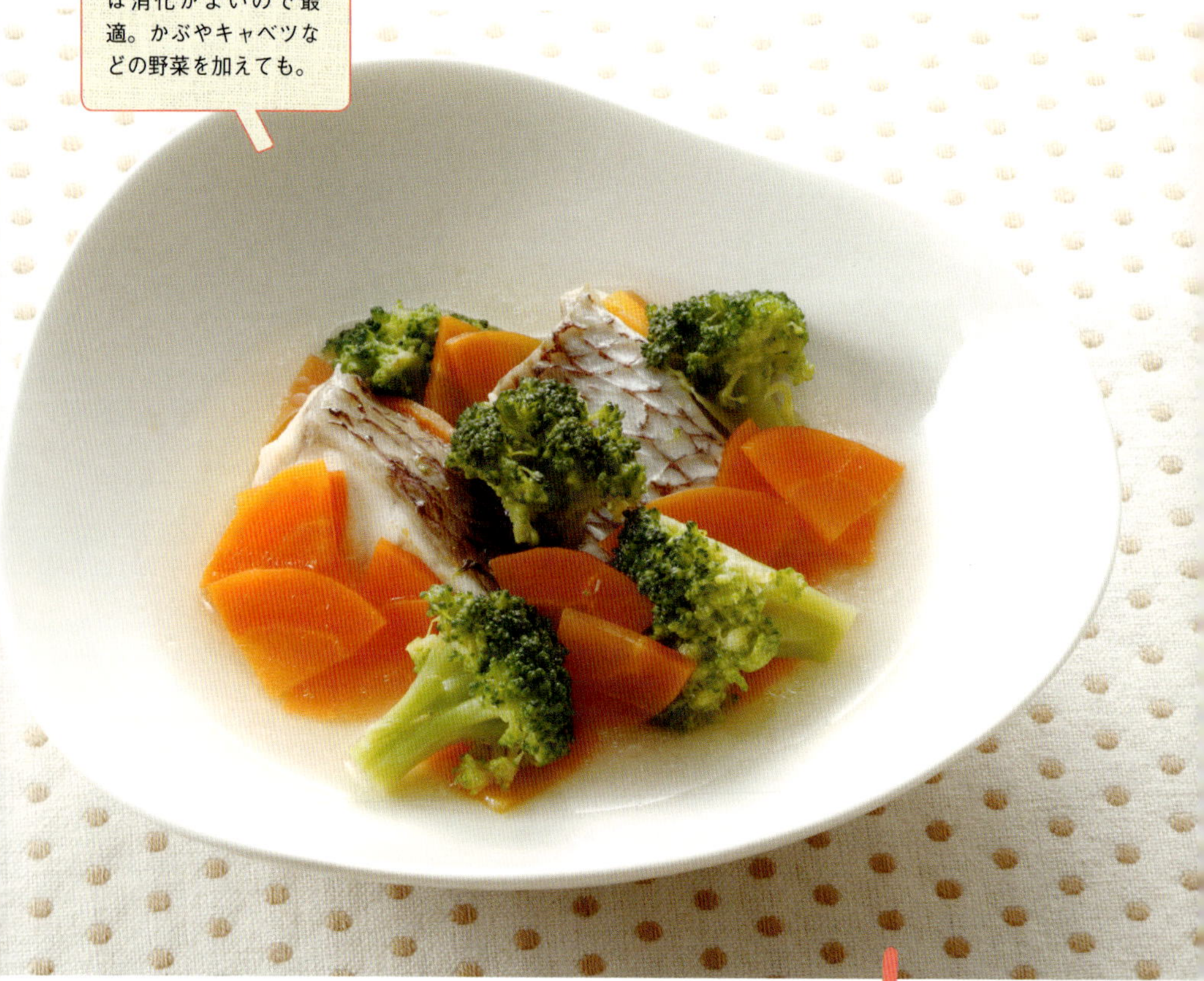

1人分**119**kcal

ミルクがゆ

胃腸にやさしく高栄養の牛乳でマイルド仕立てに

材料（2人分）

ご飯…300g
鶏ささ身…20g
にんじん…20g
コンソメスープの素…小さじ1/2
水…1と1/2カップ
牛乳…1と1/2カップ
ほうれん草…20g
塩…少々

作り方

1 ささ身はそぎ切りに、にんじんはせん切りにする。
2 鍋にコンソメスープの素、水をあたため、ご飯を入れる。
3 煮立ってきたら牛乳を加えて火を弱め、やわらかくなるまで煮る。途中で **1** を加えて煮、塩で味を調える。
4 ほうれん草をやわらかくゆでて細かく切り、**3** に加える。

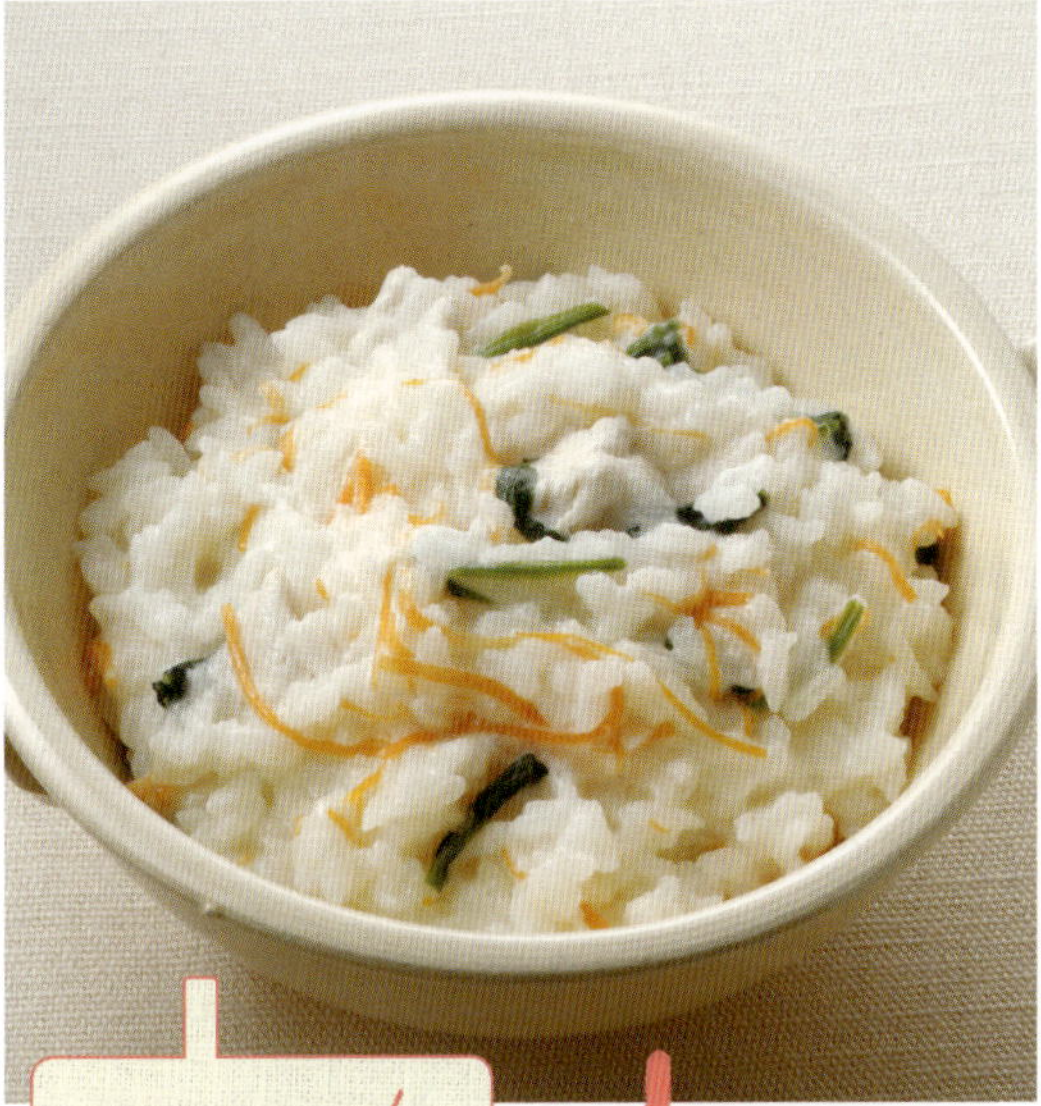

アレンジヒント
牛乳とコンソメスープの代わりに、豆乳とだし汁を使って和風仕立てにしても。

1人分 **371** kcal

ヨーグルトスープ

乳酸菌類

ヨーグルトに火を加えず乳酸菌は生きたまま

材料（2人分）

プレーンヨーグルト…200g
A　水…1/2カップ
　　コンソメスープの素…小さじ1/4
　　塩…少々
にんじん…20g
ブロッコリー…20g

作り方

1 Aを煮立てて冷ます。
2 にんじんは角切りに、ブロッコリーは小房に分け、やわらかくゆでる。
3 ヨーグルトに **1** を入れてまぜ、**2** を加える。

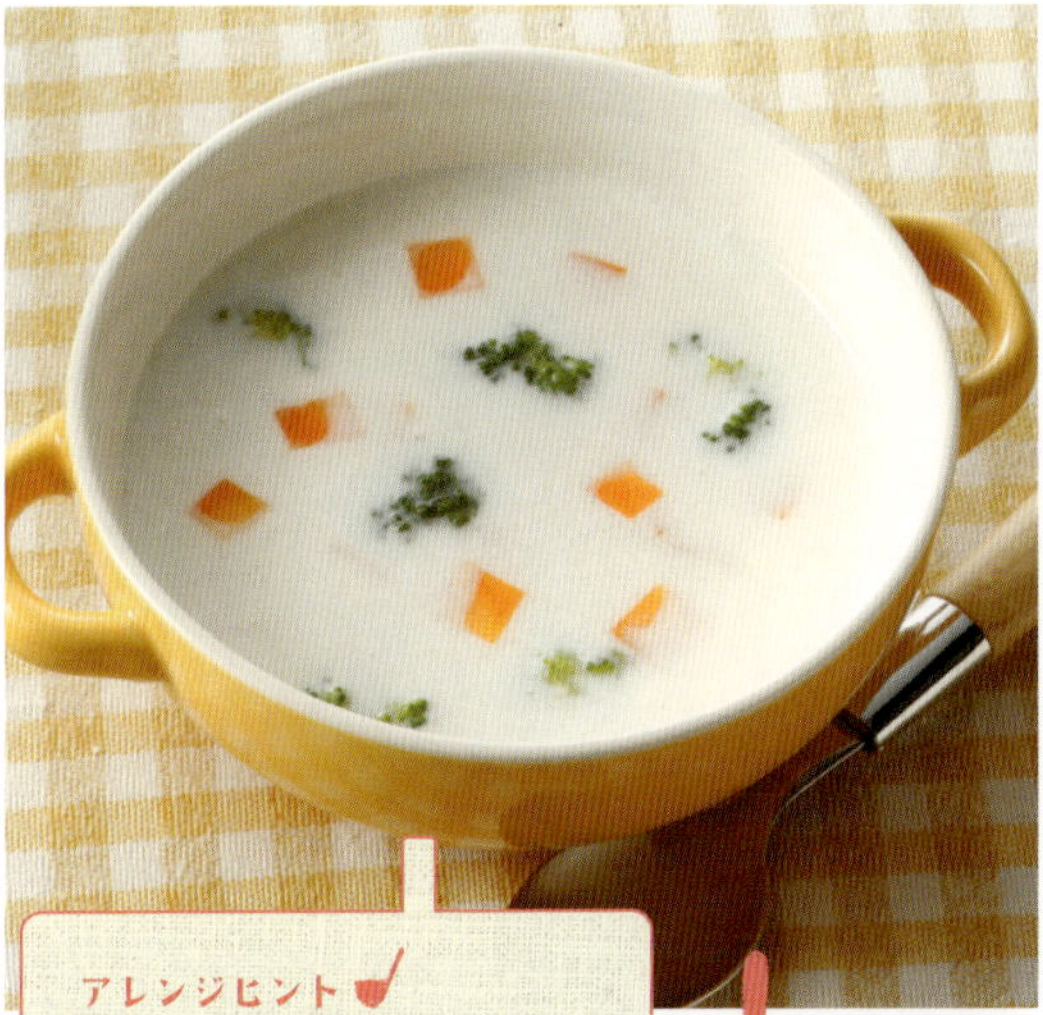

アレンジヒント
トマト、きゅうり、コーン、セロリ、カリフラワー、さやいんげんなどを具材にしても。

1人分 **70** kcal

便秘

Point

- 規則正しい食事など、排便しやすい生活習慣に
- 食物繊維たっぷりの食事にする

症状・要因

腸の働きが低下して便が大腸に停滞する

腸の働きが滞ったり（弛緩《しかん》性）、便意が低下したり（痙攣《けいれん》性）して便が固くなり、排便の回数や量が減ります。重くなると、膨満《ぼうまん》感や腹痛、食欲不振などを起こします。なお、毎日排便があっても量が少なく不快感がある場合は便秘です。

腸の病気が原因の場合もありますが、旅行など環境の変化、ストレス、便意を我慢するなどでも起こります。腸管の運動に関わる自律神経の失調が原因の場合もあり（過敏性腸症候群の症状、66ページ参照）、ダイエットで極端に食事量を減らすことで起こるケースもあります。

対策

朝の食事に気をつけ食物繊維を充分に

便秘解消には、まず生活習慣を見直しましょう。朝食を抜くなどの不規則な食事は改めて、規則正しく食事を摂る、毎日決まった時間にトイレに行く、適度な運動を行う、などの改善を。便の量が減るほどの無理なダイエットはやめ、適切な量の食事を摂りましょう。また、水分不足は便を固くするので、水分はたっぷり摂ります。朝目覚めてすぐに水や牛乳を飲めば、腸が刺激されて便意が生じやすくなります。

整腸作用のあるビフィズス菌や乳酸菌を含む乳酸菌飲料やヨーグルトはおすすめです。キムチなどの発酵した漬け物にも乳酸菌が含まれています。

食物繊維は便のかさを増やし、乳酸菌のエサになって腸内環境を整えたり、腸の運動を活発にさせたりするため、欠かさずしっかり摂りたい成分です。

食物繊維をたっぷり摂るには

- 主食は、雑穀や玄米をまぜたご飯や全粒粉やライ麦入りのパンにする
- 肉や魚のおかずには野菜を組み合わせる
- りんごやバナナなどの果物を適宜食べる
- 豆、乾物、きのこ、海藻、こんにゃくなどを積極的に食べる

キッチンで 栄養対策

弛緩性は腸に刺激を、痙攣性は刺激を与えない食事を

必要な栄養素・食品

食物繊維

野菜、きのこ、海藻、豆、果物など

切り干し大根

10g（乾）中に2.1g。おもに不溶性食物繊維。干すことでビタミンB群やカリウムも凝縮。

干ししいたけ

10g（乾）中に4.1g。おもに不溶性食物繊維。天日に干すことでビタミンDも豊富になる。

乳酸菌類

発酵食品（乳製品、漬け物など）

キムチ

発酵した漬け物全般に多く含まれます。植物性乳酸菌は胃酸にも強く、腸まで生きたまま届きやすいといわれています。発酵が進んだもの（酸味が増したもの）ほど豊富。

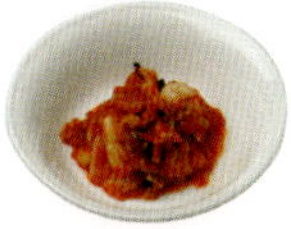

効果的な食べ方

不溶性食物繊維は野菜や豆から

便の水分保持を助け、便のかさを増やす働きがあります。野菜、きのこ、豆などに豊富です。ただし痙攣性便秘の場合は腸への刺激となるので控えましょう。

水溶性食物繊維は果物や海藻から

腸内環境を改善する働きがあります。果物、海藻、こんにゃくなどに豊富です。弛緩性便秘・痙攣性便秘のどちらにも有効です。

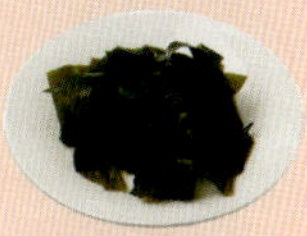

乳酸菌類はできるだけ加熱しない

乳酸菌類は熱に弱いので、キムチなどの漬け物はそのまま食べましょう。料理に用いるときは炒め物より和え物にするなど、できるだけ火を入れないように調理すると効率よく摂取できます。

牛乳や香辛料で腸に刺激を与える

弛緩性便秘の場合は、冷たい牛乳を飲んだり、唐辛子などの刺激のある香辛料を料理に用いたりして、腸に刺激を与えるとよいでしょう。

NG!

痙攣性便秘のときに避けたいもの

腸の緊張を抑えることが大切。腸管粘膜に対して刺激の強いものは控えます。

- 香辛料
- アルコール、炭酸飲料
- 油脂の多いもの
- 不溶性食物繊維の摂りすぎ

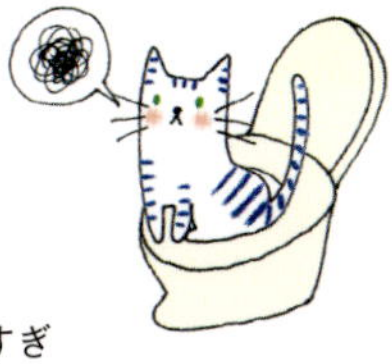

けんちんそば

食物繊維

そばプラス根菜で食物繊維たっぷり

材料（2人分）

乾そば…160g
大根…60g
にんじん…40g
ごぼう…30g
干ししいたけ…1個
油…小さじ2
豚もも薄切り肉…100g
だし汁…3カップ
厚揚げ…60g
しょうゆ…大さじ1と2/3
みりん…大さじ1と1/3
万能ねぎ…適量

作り方

1 大根、にんじんはいちょう切りに、ごぼうは斜めの薄切りにする。干ししいたけは水でもどして薄く切る。
2 鍋に油をあたため、1、一口大に切った豚肉を炒める。
3 2にだし汁を入れ、煮立ったらアクを取り、火を弱めてやわらかく煮る。途中で短冊に切った厚揚げを加え、しょうゆ、みりんで味を調える。
4 そばは袋の表示時間にしたがってゆで、ざるに上げて水洗いし、水気をきる。
5 3に4を入れてあたため、3cm長さに切った万能ねぎを加える。器にそばを入れて、具入りの汁をかける。

アレンジヒント

弛緩性の場合は、七味または一味唐辛子をかけて、辛味で腸を刺激するとより効果的です。

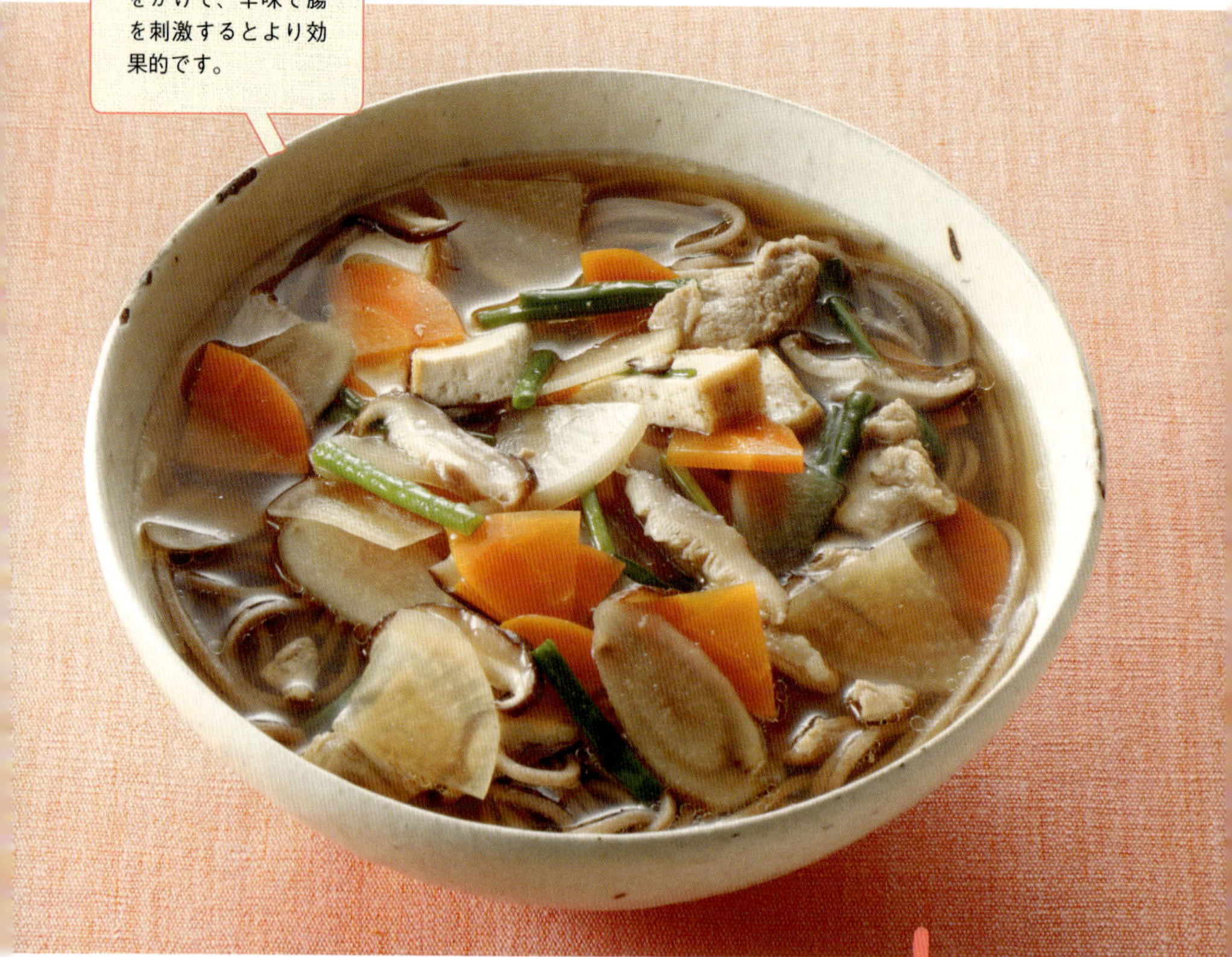

1人分513kcal

切り干し大根のキムチ和え

食物繊維　乳酸菌類

腸内環境を良好にする成分のダブル効果

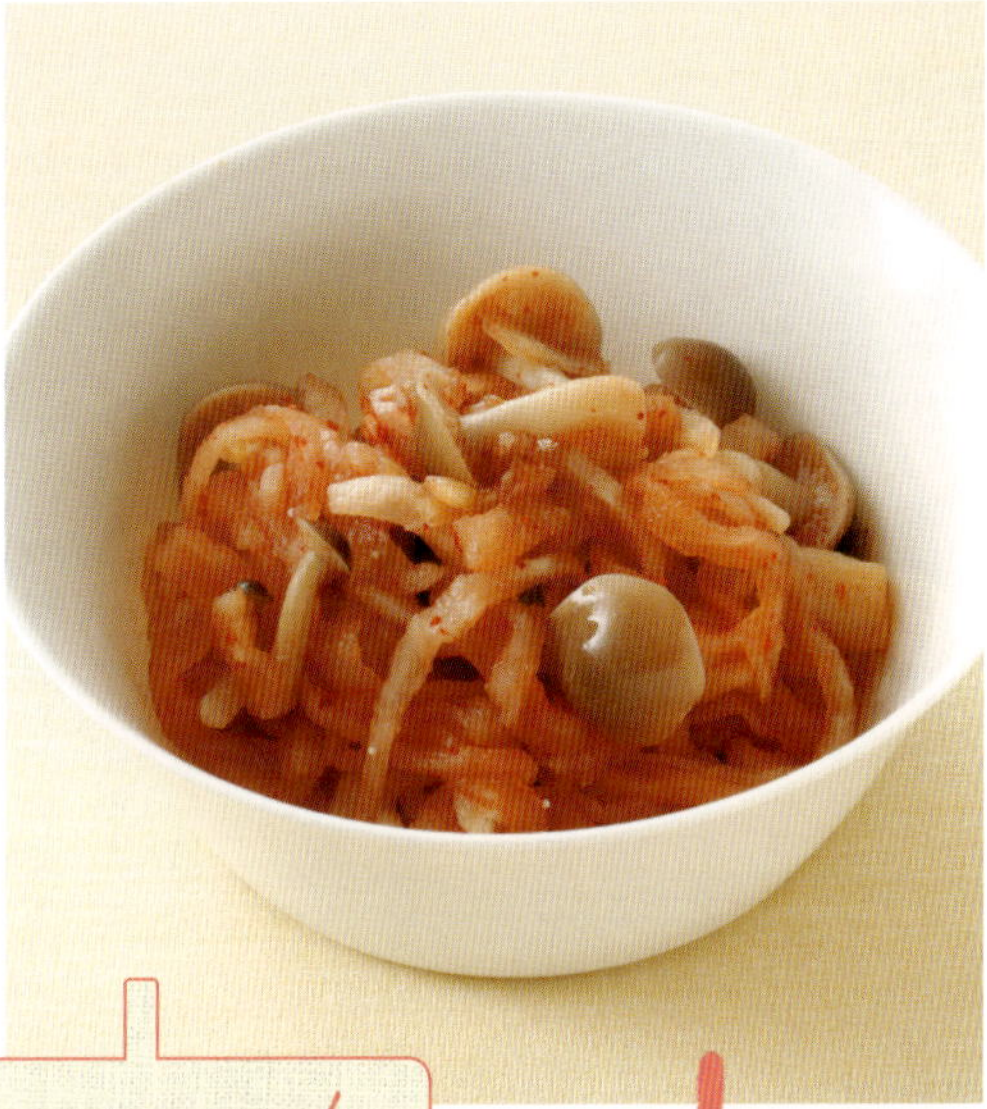

1人分30kcal

材料（2人分）

切り干し大根…10g
しめじ…30g
白菜キムチ…50g
しょうゆ…小さじ1
だし汁…小さじ2

作り方

1 切り干し大根はたっぷりの水で戻し、熱湯で5分ゆで、ざるにとって冷ます。
2 しめじは石づきをとり、小房にわけてゆでる。
3 キムチは細切りにし、しょうゆ、だし汁と合わせて**1**、**2**を和える。

アレンジヒント
切り干し大根の代わりに、大豆もやしやゆでたけのこでも。

フルーツのメープルヨーグルト和え

乳酸菌類　食物繊維

お好みの旬のフルーツで味わいたい

アレンジヒント
メープルシロップの代わりにオリゴ糖甘味料を使うと、腸内でビフィズス菌が増え、効果がアップします。

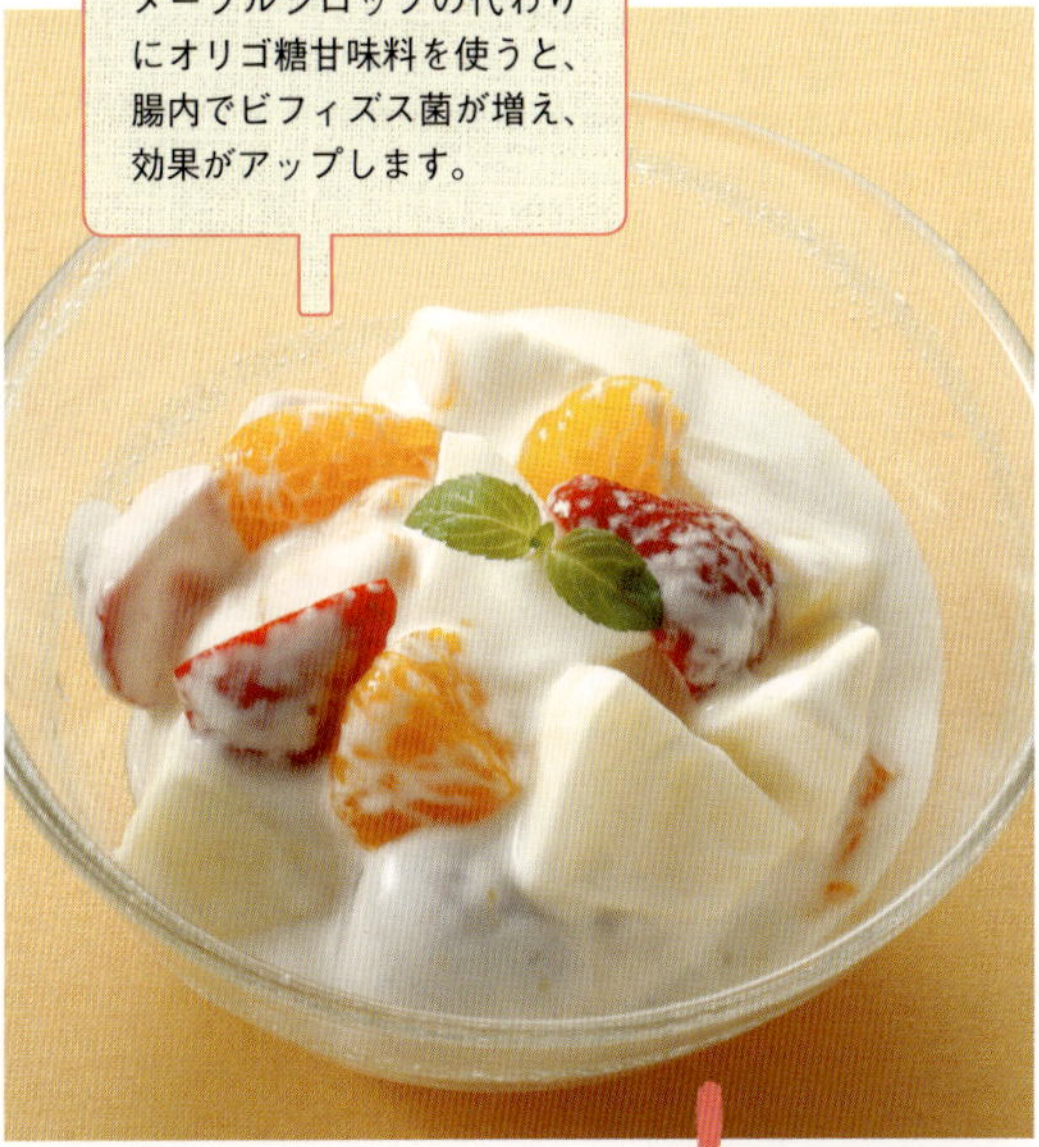

1人分122kcal

材料（2人分）

りんご…80g
みかん…60g
いちご…40g
プレーンヨーグルト…200g
メープルシロップ…小さじ2
ミント…適量

作り方

1 フルーツはすべて一口大の食べやすい大きさに切る。
2 ヨーグルトにメープルシロップを入れてまぜ、**1**を和える。
3 器に盛り、ミントを飾る。

むくみ

Point

- ナトリウムを摂りすぎない塩分を控える
- カリウムを含む野菜、果物、海藻などを不足させない

症状・要因

水分が血液やリンパに回収されない状態

体内には成人男性で60%、女性で55%の水分が存在し、多くは細胞内液や血管内液として機能しています。むくみとは、血液中の水分が染み出して回収されず、血管外の水分量が多くなった状態をいいます。

余分な水分を回収するリンパの流れが悪くなったり、体内の水分量を調整するナトリウムとカリウムのバランスが悪くなったりするのが原因。水分や塩分の摂りすぎ、運動不足などが引き金になります。腎臓や心臓、甲状腺の病気が原因の場合もあり、女性は月経前症候群（１６８ページ参照）の症状の場合もあります。

対策

塩分控えめの調理にし野菜や果物をたっぷりと

塩分を摂りすぎていないか食生活をチェックしましょう。味つけが濃くなっていたり、外食が続いていたり、塩味のスナック菓子をよく食べたりしている人は改善の余地があります。食事は自宅でつくったうす味のものを中心にし、外食や中食《なかしょく》（調理済みのものを買ってきて家で食べること）はなるべく避けましょう。

酸味、スパイスの刺激、だしのうま味を利用して、新鮮な食材を調理すれば、うす味でもおいしくできあがります。

また、余分なナトリウムを排泄してくれるカリウムもしっかり摂りたいもの。野菜や果物、海藻などに多く含まれます。

さらに、ウオーキングなどで運動不足を解消したり、マッサージをしたり、お風呂でよく温まって血行をよくしたりすることも、むくみの解消に効果があります。

午後になると足がむくむ理由は？

動脈内の血液は心臓の働きで勢いよく流れていますが、静脈やリンパは周囲の筋肉が動いて、中の水分はじわじわ押し出されるように流れます。そのため、立ちっぱなしや座りっぱなしで筋肉を動かさないでいると流れが悪くなります。足は心臓から遠く、重力に逆らって流れなければならないため、午後や夕方など時間が経《た》つと水分がたまり、むくみやすくなるのです。

キッチンで**栄養対策**

塩分を減らし、野菜や果物が充実した食事に

必要な栄養素・食品

カリウム

いも、海藻、豆、果物、野菜、魚介など

さつまいも
100g 中に 470mg。ビタミンCや食物繊維なども豊富に含まれています。

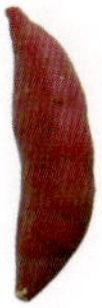

ゆで大豆
100g 中に 570mg。たんぱく質、カルシウム、鉄、食物繊維も多く含まれます。

さけ
100g 中に 350mg。塩さけは日持ちがして便利ですが、塩分の摂りすぎにならないようできれば生さけを優先しましょう。

バナナ
100g 中に 360mg。糖質も豊富なので、エネルギー源になります。

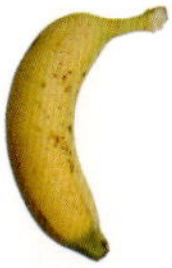

効果的な食べ方

果物でカリウムも丸ごと摂取

調理しなくてもそのままおいしく食べられる果物は、カリウムなどの栄養成分を丸ごと摂取できます。バナナ、メロン、キウイフルーツ、ドライフルーツなどにはとくに豊富です。

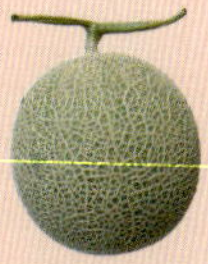

野菜は水なしで、短時間加熱を

食品中のカリウムは煮たりゆでたりすると失われやすく、とくに葉野菜（キャベツ、青菜など）では残存率が低いです。加熱しなくてもおいしく食べられる野菜は、生のまま食べるようにしましょう。

できるだけ手づくりを心がけ、おいしく塩分をカット

＜おいしい減塩のコツ＞
- うま味を生かす（こんぶ、かつお節、干しきのこ、トマトなど）
- 辛味を生かす（唐辛子、わさび、からしなど）
- 酸味を生かす（酢、かんきつ類、梅干しなど）
- 香りを生かす（スパイス、ハーブ、香味野菜など）
- 減塩タイプの調味料・加工食品を利用する
- 汁物は具だくさんにする（汁の摂取量を減らす）
- たれやソースはかけずにつける

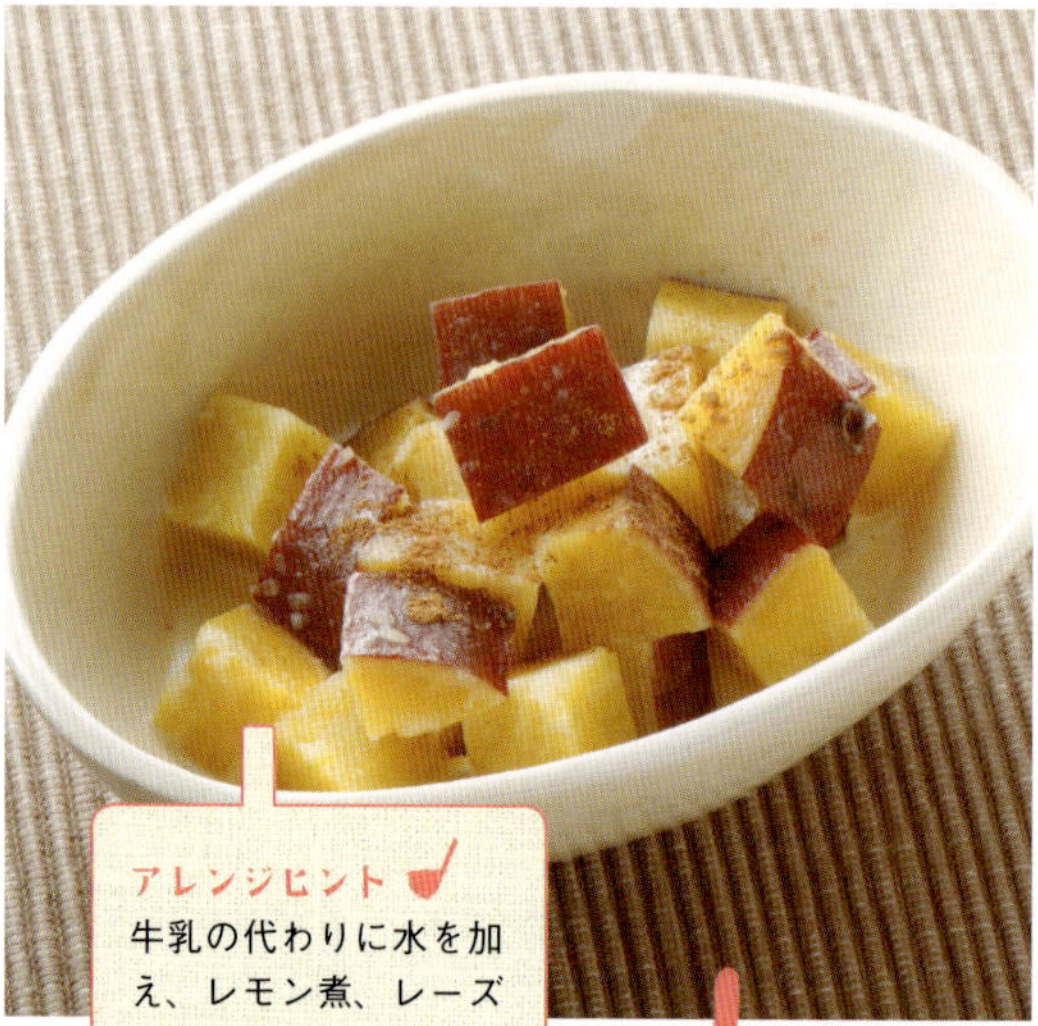

さつまいものミルク煮

カリウム

ミルキーな味わいで栄養分も充実

材料（2人分）

さつまいも…140g
牛乳…2/5 カップ
砂糖…大さじ 1
バター…小さじ 1
シナモン…適量

作り方

1 さつまいもは 2cm 角に切り、水（分量外）に入れてアクを取り、水気をきる。
2 鍋に **1**、牛乳、砂糖、バターを入れて火にかけ、煮立ってきたら火を弱めて紙ふたをし、汁気が少なくなるまで煮る。
3 器に盛り、シナモンをふる。

アレンジヒント
牛乳の代わりに水を加え、レモン煮、レーズン煮などフルーティーに仕上げても。

1人分**149**kcal

さけのカレームニエル

カリウム

カレー風味でおいしく塩分カット

材料（2人分）

生さけ…小 2 切れ（120g）
塩…少々
A カレー粉…小さじ 1
　小麦粉…小さじ 2
油…小さじ 2 と 1/2
ブロッコリー…80g
こしょう…少々
プチトマト…4 個

作り方

1 さけは小骨をとり、塩をふる。
2 A をまぜて **1** にまぶし、油小さじ 1 と 1/2 をひいたフライパンに入れて両面を色よく焼く。
3 ブロッコリーは小房に分けてゆで、油小さじ 1 で炒めてこしょうをふる。プチトマトはへたを取り、焼く。
4 器に **2** を盛り、**3** を添える。

アレンジヒント
こしょうや好みのドライハーブをまぶし、レモンを付け合わせてイタリアン風にしても。

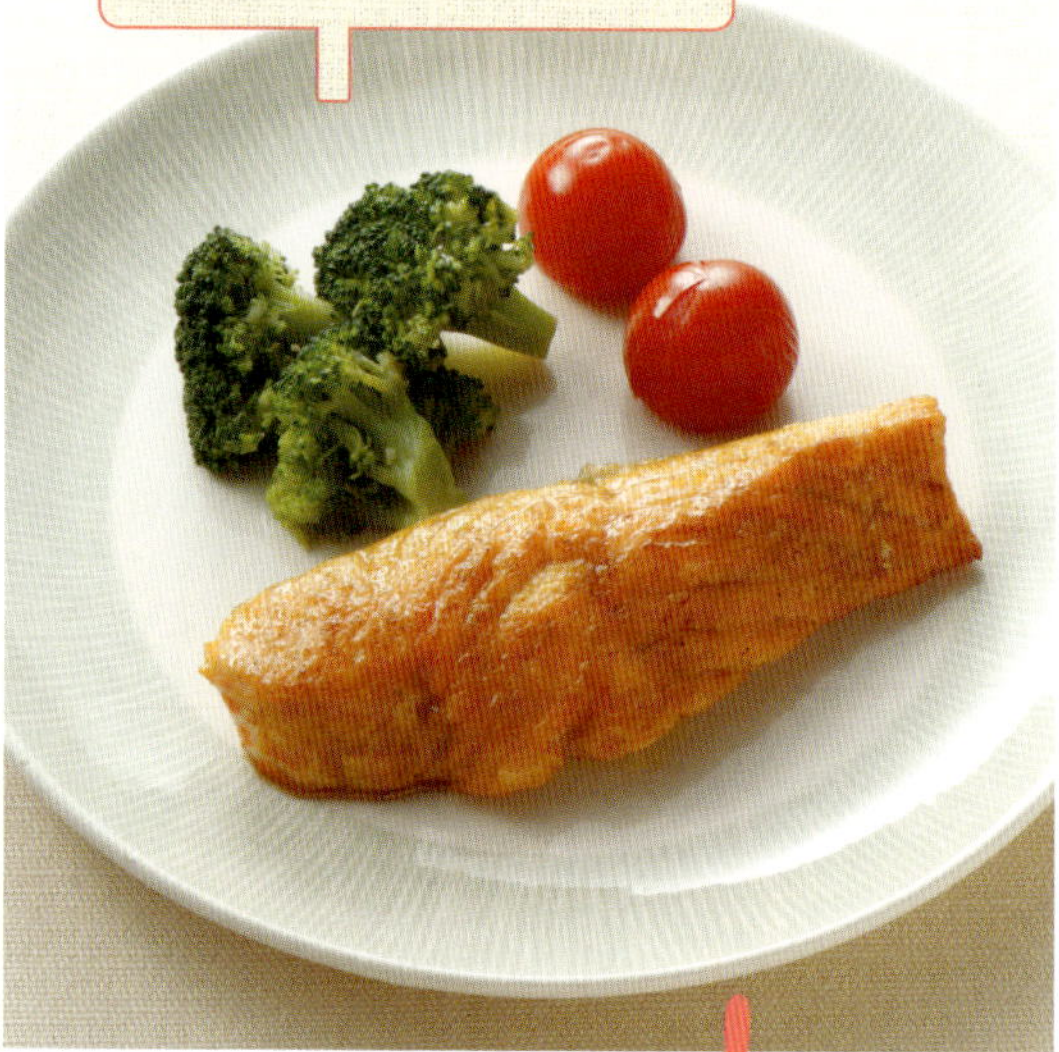

1人分**160**kcal

PART

2

心身の疲れを解消

全身疲労

Point

- 三度の食事をきちんと摂り、生活リズムを整える
- エネルギー代謝に必須のビタミンB群をしっかり摂取

症状・要因

倦怠感《けんたいかん》や無気力状態がなかなか回復しない

運動をしたわけでもないのに体がだるい、ぼんやりしてすっきりしない、食欲がわかない、気持ちが晴れない……、そんな状態になる疲労。休養して回復するようなら心配いりませんが、休んでも解消しないなら慢性化しているおそれがあります。

疲労は、発熱や痛みと同様に体に何かしら異常があるというサインです。無理を続けると、自律神経失調症やうつ病へと進むこともあるので、早めに解消したいものです。

また、糖尿病や肝炎、貧血などが隠れている場合もあるため、長引くようなら診察を受けましょう。

対策

食事を規則正しく摂りビタミンB群が豊富な食品を

疲労回復には、バランスのとれた食事でエネルギーと各栄養素をしっかり補給することが有効です。朝、昼、夕と規則正しく摂ることも効果的で、生活リズムが整いやすくなります。食欲がない場合は、好みの食品を取り入れたり、香りや酸味を利用したりして、箸が進む工夫をしましょう。

食品から摂った栄養素をエネルギーに換えるにはビタミンB群が不可欠。糖質のエネルギーへの変換にはB_1、脂質にはB_2がとくに重要で、豚肉や魚などに豊富です。

また、にんにくに多く含まれるアリシンはビタミンB_1の吸収を促します。玉ねぎなどに含まれる硫化アリルにも同様の働きがあります。アミノ酸の一種アスパラギン酸もエネルギー代謝に関与し、豆やもやしに豊富な成分です。

このような食品を献立に組み入れるとよいでしょう。

慢性疲労症候群とは

とくに病気がないにもかかわらず、日常生活に支障をきたすほどの疲労が半年以上続くのが慢性疲労症候群です。倦怠感《けんたいかん》とともに、微熱、頭痛、不眠、思考力の低下などの症状が現れます。単なる疲労と違い、病気のひとつに認められていますが、詳しい原因はわかっていません。治療が遅れると回復しにくいため、症状に気がついたら専門医へ早めに受診することがすすめられます。

キッチンで栄養対策

エネルギー代謝を活性化させるビタミンB群もしっかり摂取

2　心身の疲れを解消　全身疲労

必要な栄養素・食品

ビタミンB₁

魚介、肉、豆など

ぶり
100g中に0.23mg。たんぱく質、ビタミンB₂、DHA・EPAなども豊富に含まれています。

ビタミンB₂

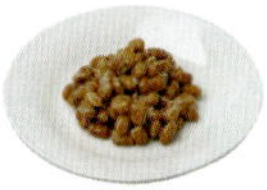

肉、魚介、牛乳、納豆など

納豆
100g中に0.56mg。大豆にはそれほど多くなく、納豆菌によってつくられます。

アリシン　にんにく

硫化アリル

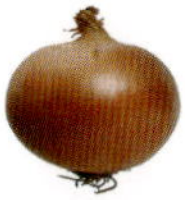

玉ねぎ、ねぎ、にら、らっきょうなど

玉ねぎ
硫化アリルは辛味成分。にんにくのアリシンと同様にビタミンB₁の吸収を高める働きがあります。

アスパラギン酸

豆、大豆もやし、アスパラガス、肉など

大豆もやし
大豆よりも発芽しかけた大豆（もやし）にとくに豊富。スタミナ強化に有効といわれています。

効果的な食べ方

💧 **体力アップのためにエネルギー源はしっかりと**
疲労回復のために何よりも大切なのは、活力の源となる糖質（ご飯などの主食）をしっかり摂ることです。また、じょうぶな体をつくるたんぱく質（魚介、肉、大豆などを主材料にした主菜）も重要です。これらを体内で効率よく利用するためには、ビタミンやミネラルが必要となります。

💧 **ビタミンB群の多い豚肉、魚、納豆などを毎日食べる**
ビタミンB群を多く含む食品を毎日取り入れましょう。刺身や納豆はそのまま食べられるので、栄養損失がなくおすすめです。なお、ビタミンB群は水溶性なので、煮るよりも、焼く・炒めるといった調理法のほうが効率的に摂取できます。

ビタミンB₁ ＋ 硫化アリル

ビタミンB₁は硫化アリルと組み合わせて
ビタミンB₁は水溶性ですが、硫化アリルと結合すると脂溶性の物質になります。体内に吸収されやすくなり、長い時間蓄えておくことができるので、代謝が持続しやすくなります。ビタミンB₁は豚肉にも多く含まれているので、にらやねぎなどといっしょに炒めると効果が高まります。

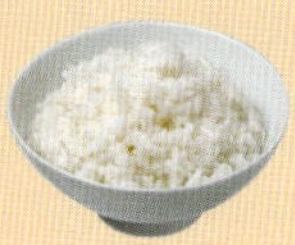

豚肉と大豆もやしの豆板醤炒め

ビタミンB_1　硫化アリル　アスパラギン酸

スタミナアップに
効果的な成分がたっぷり

材料（2人分）

豚もも薄切り肉…120g
玉ねぎ…40g
大豆もやし…120g
ピーマン…20g
赤ピーマン…20g
ごま油…大さじ1
A ｜豆板醤…小さじ1/3
　｜しょうゆ…小さじ2
　｜酒…小さじ2

作り方

1 豚肉は一口大に、玉ねぎは薄切りにする。大豆もやしはできれば根をとる。
2 ピーマン、赤ピーマンは種をとり、細く切る。
3 フライパンにごま油をあたため、豚肉を炒める。玉ねぎ、大豆もやしを加え、玉ねぎがしんなりしてきたら**2**を加えて炒め、Aで味を調える。

アレンジヒント
玉ねぎの代わりに、ねぎ、にらにも硫化アリルが含まれるので、同様の効果が得られます。

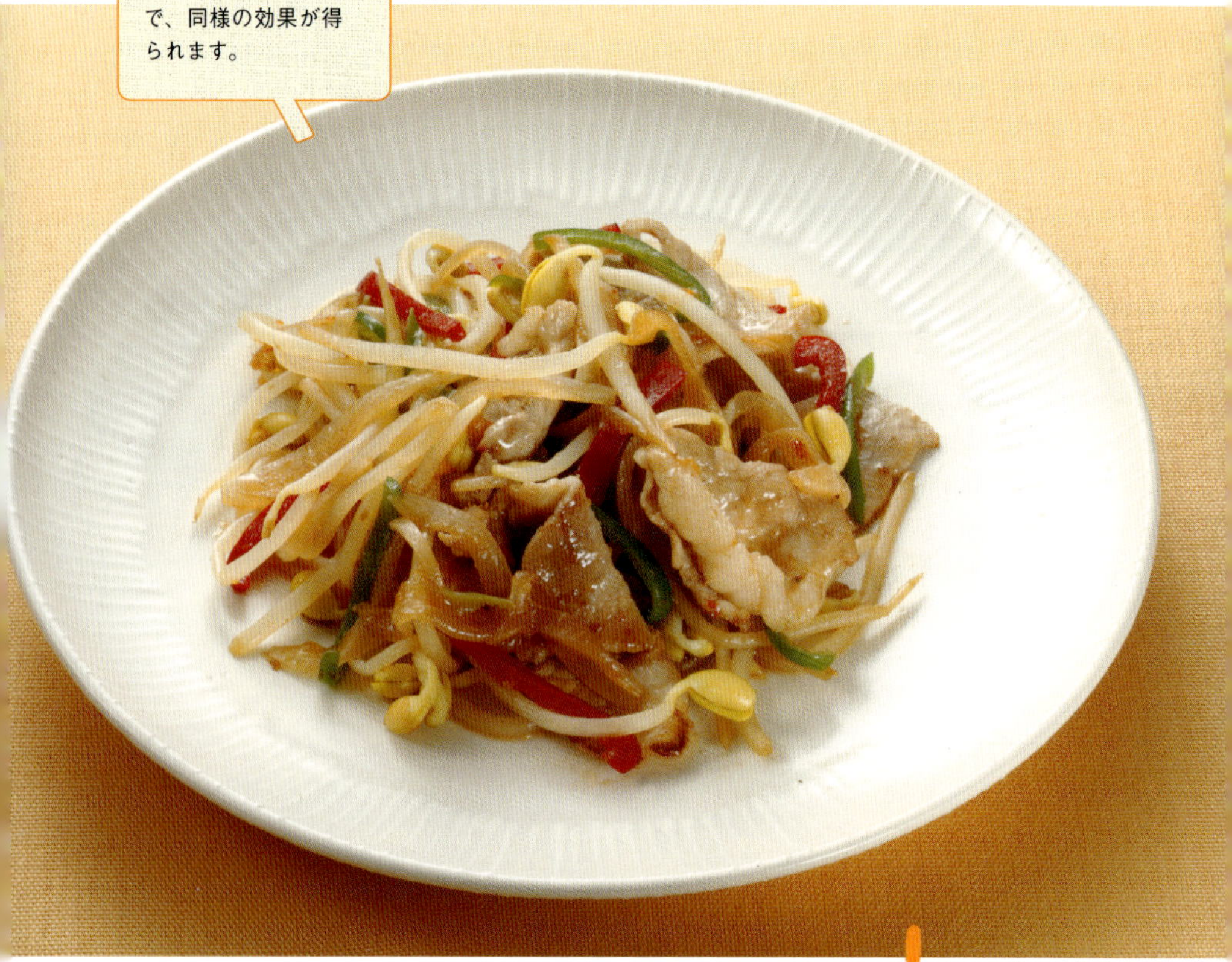

1人分**205**kcal

納豆そば

ビタミンB_2

栄養満点の納豆を大根おろしでさっぱりと

材料（2人分）

乾そば…160g
大根…80g
めんつゆ（ストレート）…3/5カップ
水…4/5カップ
納豆…2パック（80g）
万能ねぎ（小口切り）…適量

作り方

1 大根はすりおろし、軽く水気をきる。
2 そばは袋の表示時間にしたがってゆで、ざるに上げて水洗いし、水気をきる。
3 めんつゆに水を加える。
4 器に2を入れ、納豆、1、万能ねぎをのせ、3をかける。

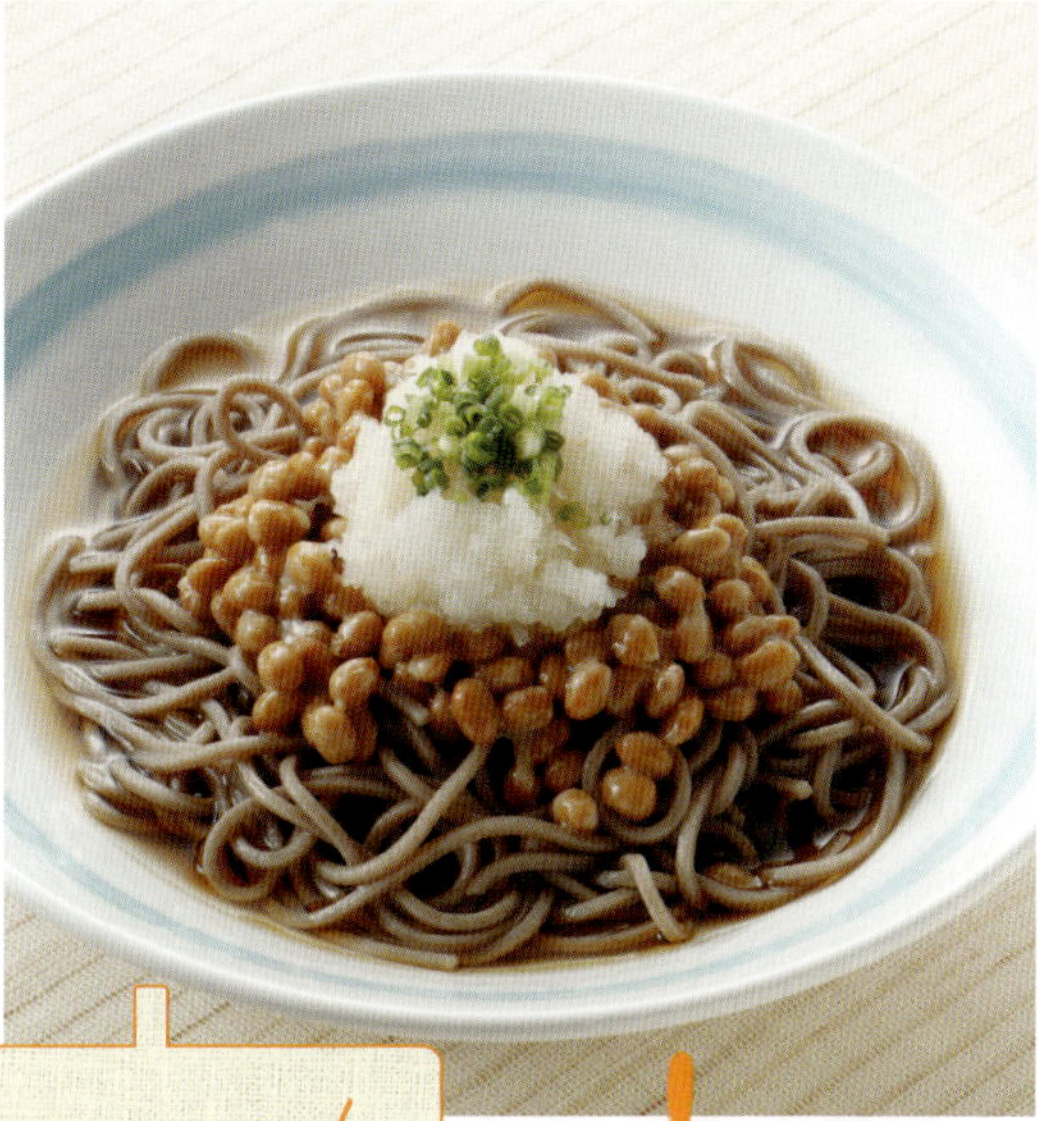

1人分389kcal

アレンジヒント
気温の低い季節には、つゆをあたためて、かけそばにしても。

アレンジヒント
さけやあなごにもビタミンB_1が豊富に含まれています。

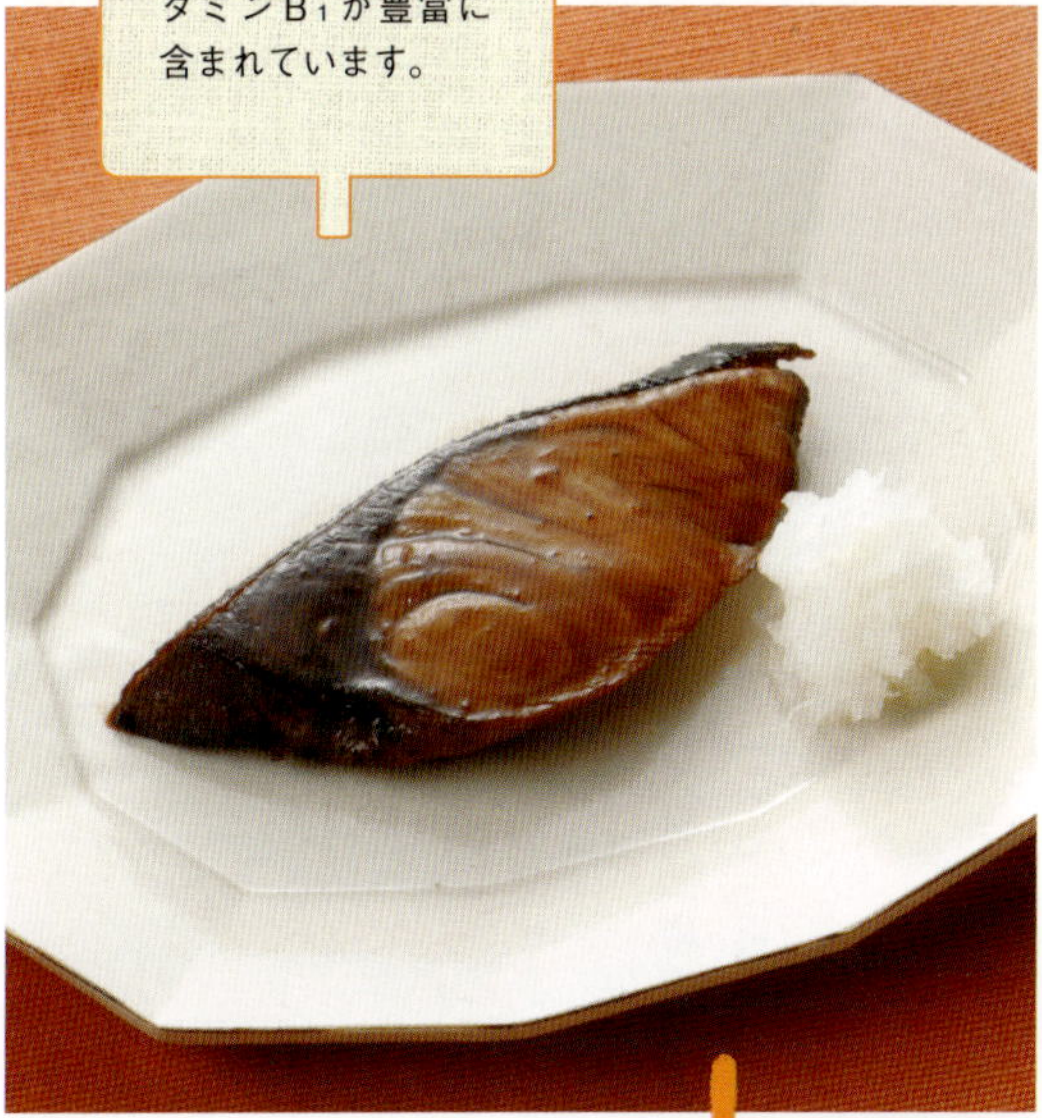

1人分228kcal

ぶりの鍋照り焼き

ビタミンB_1

鍋ひとつで簡単においしく栄養摂取

材料（2人分）

ぶり…小2切れ（140g）
A｜しょうゆ…小さじ2
　｜みりん…小さじ2
油…小さじ1と1/2
大根…60g

作り方

1 Aを合わせ、ぶりを漬ける。
2 大根はすりおろし、軽く水気をきる。
3 フライパンに油をあたため、ぶりを入れて両面を焼き、中まで火を通す。
4 器に3を盛り、2を添える。

目の疲れ

Point

- ●睡眠などで目に充分な休息を
- ●ビタミンやアントシアニンを含む食品を摂る

症状・要因

気づかぬうちに目を酷使させている

目が疲れてくると、目が重い、目の奥が痛む、目がかすむ、小さいものが見えにくい、まぶたが腫れる、目が乾く（ドライアイ）などの症状が現れ、頭痛や肩こり、吐き気をもよおすこともあります。視力低下に気づかず無理に目を使っている、合わない眼鏡やコンタクトレンズを使っている、テレビやパソコン、携帯電話の画面を見続けている、睡眠時間が短いなど。目を休めずに酷使することが原因です。

長時間パソコンを操作している人は、夕方や週末になると目がかすむことがあります。これは「夕方老眼」や「週末老眼」と呼ばれ、毛様体筋という目のピントを合わせる働きがある筋肉が、1日もしくは1週間働き続け、疲労が蓄積するために起こる症状です。

対策

目を休めるとともにビタミンをたっぷりと

目の疲れをとるには、充分に睡眠をとって休ませることが第一。蒸しタオルを当てるなどして目の周囲の血行をよくすることも効果的です。

食事では、ビタミン類をたっぷり摂りましょう。とくに網膜の組織の合成に必要なビタミンAは重要な栄養素で、レバーや赤身の肉、魚、緑黄色野菜などに多く含まれます。視神経の働きを高めるビタミンB_1やB_{12}、目の機能を維持するB_2、角膜などの粘膜の健康を守るビタミンCも摂りたい成分です。

また、ビタミンAと同様の働きがあるアントシアニンも注目の成分です。ブルーベリー、ぶどうなどに豊富に含まれます。

ドライアイとは

目の表面は涙で潤され、保護されています。ドライアイは、涙が出にくくなったり、乾きやすくなったりすること。目の疲れの原因にもなり、重症になると角膜が剝離《はくり》することもあります。エアコンのきいた室内で長時間パソコン画面を見続けるなど、目の酷使や乾燥した環境が原因で、女性に多くみられます。目の疲れを感じたらドライアイを疑ってみては？

キッチンで **栄養対策**

ビタミンA・B群が充実したバランス献立に

必要な栄養素・食品

ビタミンA

緑黄色野菜、レバー、うなぎなど

モロヘイヤ
100g 中に 840 μgRE でにんじんを上回る含有量。ほかのビタミン、ミネラル、食物繊維も豊富です。
※ RE＝レチノール当量

ビタミンB_1

魚介、肉、豆など

ビタミンB_2

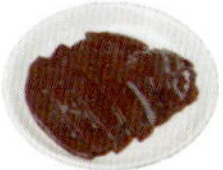

魚介、肉、牛乳など

鶏レバー
100g 中に 1.8mg。牛・豚レバーにも豊富。たんぱく質、ビタミンA、鉄なども多く含まれています。

ヨーグルト
100g 中に 0.14mg。たんぱく質やカルシウムなども豊富に含まれています。

ビタミンB_{12}

魚介、肉など

ビタミンC

野菜、果物など

アントシアニン

なす、ブルーベリー、ぶどうなど

ブルーベリー
色素成分のアントシアニンはポリフェノールの一種。抗酸化作用も期待できます。

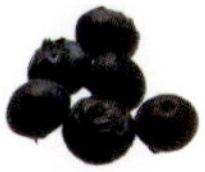

効果的な食べ方

β-カロテン＋油脂

緑黄色野菜は油脂を組み合わせて

緑黄色野菜に含まれるβ-カロテン（体内でビタミンAに変わる）は、油脂に溶け込まないと体内に吸収されにくいので、油脂を使った調理法が最適です。煮物やスープにするときも、軽く炒めてから煮るとよいでしょう。

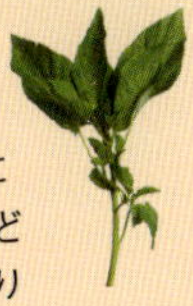

ビタミンB_2は水溶性という特徴を生かして調理

ビタミンB_2はモロヘイヤにも多く含まれています。スープなどにして汁ごと食べれば、汁に流出した分も摂取できます。肉や魚などは、焼く、炒める、揚げるなど、栄養分を逃しにくい調理法を取り入れて。

ブルーベリーはそのまま、なすは皮ごと活用する

ブルーベリーはそのままでもおいしく食べられますが、ジュースやデザートに用いても。なすの場合、アントシアニンは皮の部分（紫色）に含まれるので、皮ごと調理して食べましょう。色素は高温で安定するので、揚げたり炒めたりするときれいに仕上がります。

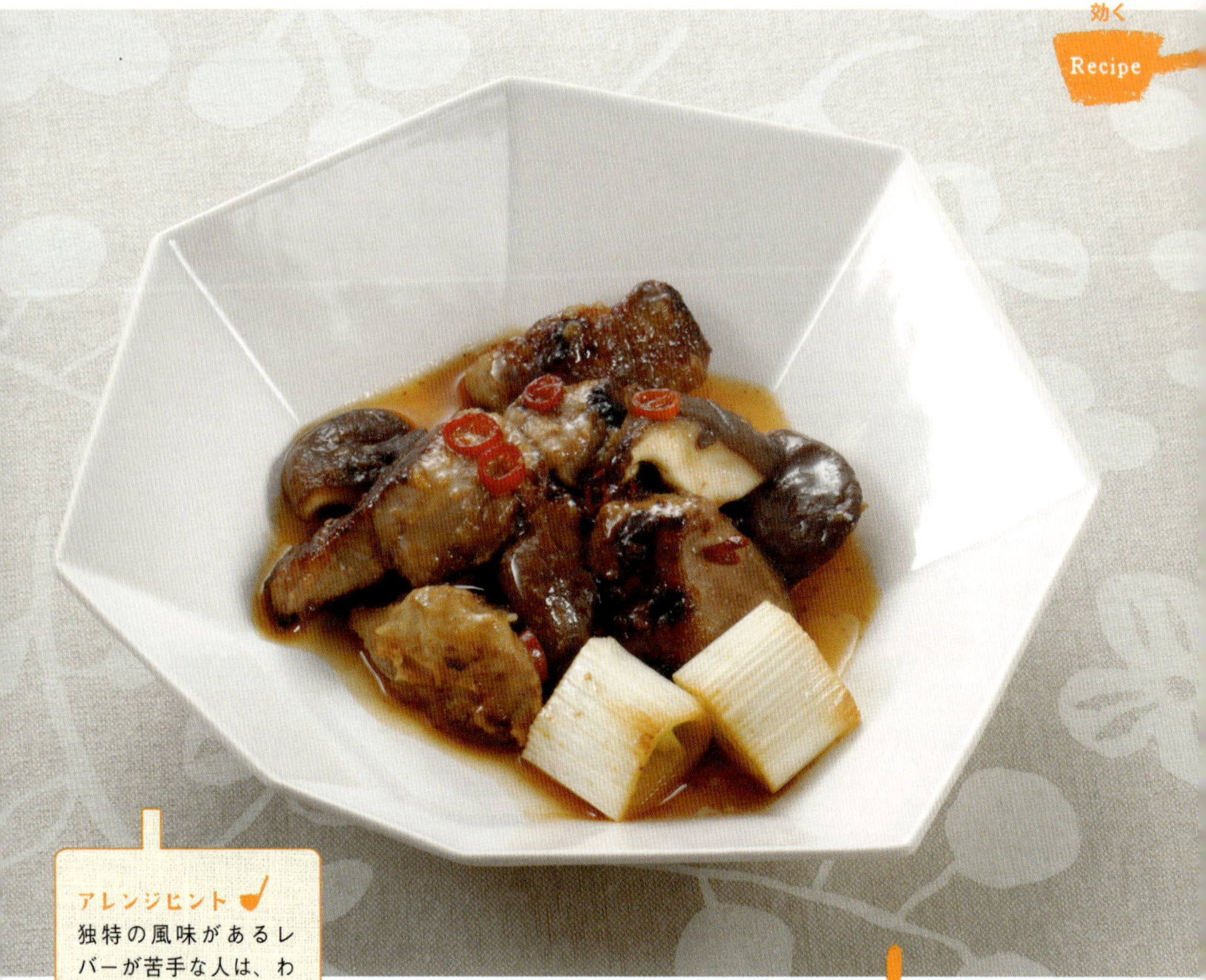

アレンジヒント
独特の風味があるレバーが苦手な人は、わかさぎ、すずき、あなご、銀だらなどでも。

1人分 **127**kcal

鶏レバーの南蛮漬け

ビタミンA　ビタミンB2

**ビタミンの宝庫の
レバーを食べやすく**

材料（2人分）

鶏レバー…120g
酒…小さじ1
小麦粉…小さじ2
長ねぎ…40g
生しいたけ…30g
油…小さじ1と1/2

A
- 酢…小さじ2
- 砂糖…小さじ1と1/3
- だし汁…大さじ1
- 赤唐辛子（小口切り）…少々

作り方

1. レバーは水洗いして血抜きをし、食べやすい大きさに切る。もう一度水洗いして水気をきり、酒をふりかける。
2. 長ねぎは3cm長さに、生しいたけはそぎ切りにする。
3. **1**の水気をふいて小麦粉をまぶす。
4. フライパンに油をあたため、中火にして**3**を入れ、ふたをする。焼き色がついたら裏返し、**2**を加えてさらに焼く。
5. Aを合わせ、焼きたての**4**を入れてしばらく漬ける。

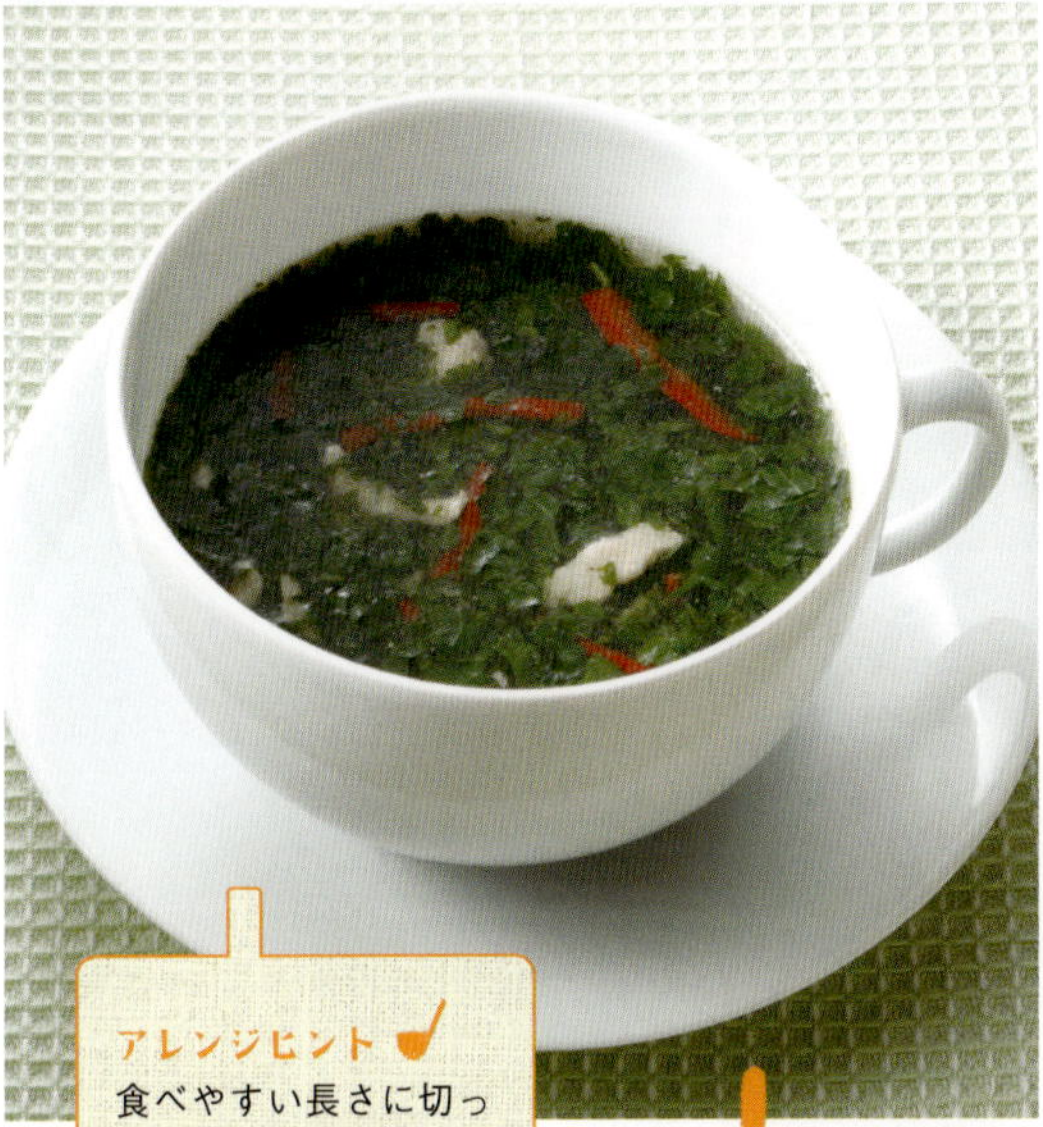

モロヘイヤのスープ

ビタミンA　ビタミンB1

**とろとろスープの中に
栄養分が溶け込む**

材料（2人分）

モロヘイヤ…60g
豚薄切り肉…20g
赤ピーマン…10g
オリーブ油…小さじ1と1/2
水…1と1/2カップ
鶏がらスープの素…小さじ1/2
塩…少々

作り方

1 モロヘイヤはゆでて水にさらし、水気を絞って細かく切る。
2 豚肉、赤ピーマンは細く切る。
3 鍋にオリーブ油をあたため、豚肉を炒め、水、鶏がらスープの素を加える。煮立ったら**1**、赤ピーマン、塩を加え、火を弱めてもう2～3分煮る。

アレンジヒント
食べやすい長さに切ったほうれん草やチンゲン菜でも。旬のものほど栄養分が豊富です。

1人分**61**kcal

ブルーベリーヨーグルトジュース

ビタミンB2　アントシアニン

**ブルーベリーの栄養分を
丸ごとおいしく**

材料（2人分）

ブルーベリー…200g
プレーンヨーグルト…200g
はちみつ…大さじ1

作り方

ブルーベリー、ヨーグルト、はちみつをミキサーにかける。

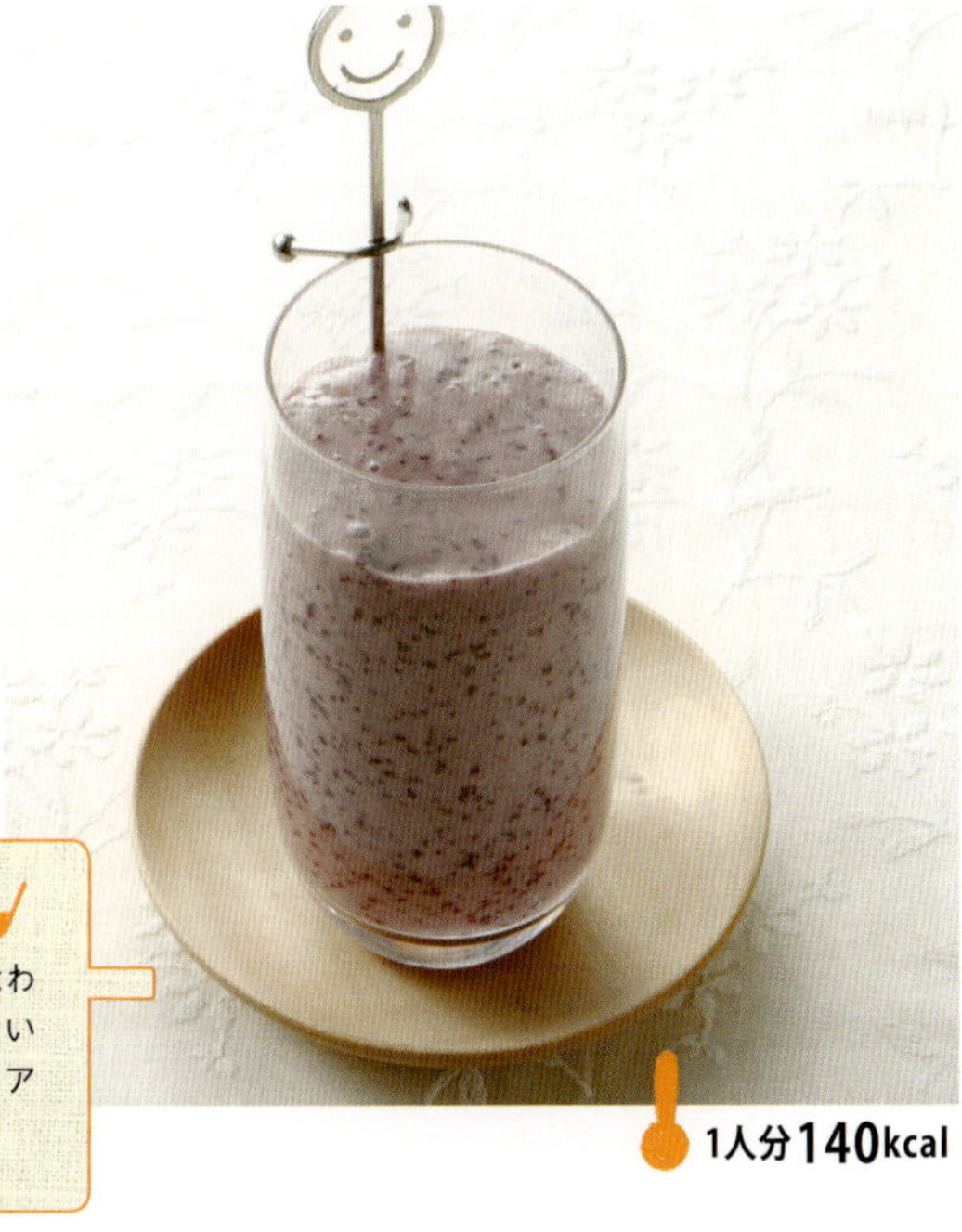

アレンジヒント
ブルーベリーの代わりに、赤ぶどうやいちごにもアントシアニンが豊富です。

1人分**140**kcal

肩こり

Point

- ビタミンB_1やクエン酸で原因物質の乳酸を分解
- 血行を促すビタミンEを摂取

症状・要因

血行不良で生じる乳酸が首や背中の筋肉に蓄積する

後頭部から首、肩、背中にかけての筋肉のこわばりや痛みなどの不快感が肩こりです。ひどい場合は頭痛や吐き気などを伴います。

一定の姿勢を続けたり重い荷物を長時間持ったりすると、筋肉は緊張して血行が悪くなります。すると筋肉内の代謝が悪くなり、疲労物質の一種である乳酸が発生します。これが肩こりのメカニズムと考えられ、姿勢が悪いことなども影響します。

肩こりは日本人特有のものといいますが、海外には肩こりという言葉がないだけのこと。肩ではなく、首や背中の疾患と認識されています。

対策

血行を改善して乳酸の分解成分を摂取

肩こりの解消には、症状がある部分とともに、全身の血行をよくすることが効果的です。ストレッチや温かいお風呂などで筋肉をほぐし、体を温めるとよいでしょう。

食事では、たまった乳酸を取り除く働きがある成分を摂りましょう。乳酸は糖質がエネルギーに変換されるときに完全に燃焼されずにできる、いわば「燃えかす」です。

ビタミンB_1やクエン酸にはこれを分解する作用があり、肩こりに有効だといわれています。また、毛細血管を広げて血流をよくするビタミンEも積極的に摂りたいものです。

疲労物質の乳酸を分解するビタミンB_1、クエン酸を強化

ビタミンB_1 魚介、肉、豆など

ビタミンE 魚介、種実、油脂など

クエン酸 かんきつ類、酢、梅など

効果的な食べ方

魚介を積極的に取り入れる

魚介の主成分はたんぱく質ですが、ビタミンB_1やEなども豊富。また、ビタミンB_1が豊富な豚肉、ビタミンEが豊富なナッツ、かぼちゃ、アボカド、植物油なども活用しましょう。

かんきつ類を日常的に楽しむ

クエン酸が多く含まれるかんきつ類は、飲み物やデザート以外にも、揚げ物や焼き物に添えたり、サラダや和え物に果汁を加えるなど、料理にも取り入れましょう。

たらこときのこのパスタ

ビタミンB1 ビタミンE

うま味もビタミンも豊富なたらこを

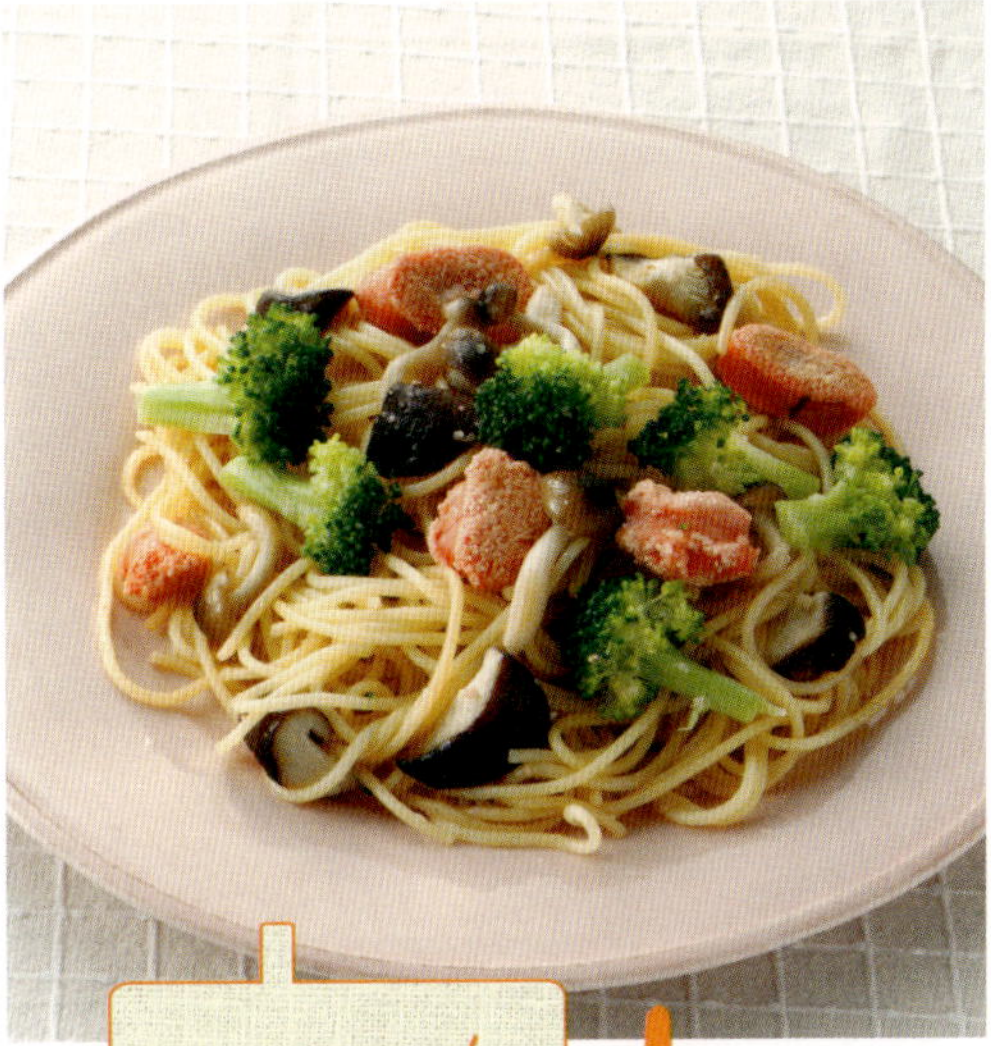

材料（2人分）

スパゲティ…160g
ブロッコリー…40g
生しいたけ…20g
しめじ…20g
オリーブ油…大さじ1と1/3
にんにく（みじん切り）…適量
たらこ…60g
塩…小さじ1/3
しょうゆ…小さじ2/3

作り方

1 ブロッコリーは固めにゆで、小房に分ける。しいたけはそぎ切りに、しめじは小房に分ける。
2 スパゲティは袋の表示時間にしたがってゆでる。
3 フライパンにオリーブ油をあたため、にんにく、輪切りにしたたらこを炒める。1を入れて炒め、ゆであがった2を加えて、塩、しょうゆで味を調える。

アレンジヒント
たらこの代わりに、さけ、ハム、ウインナーソーセージなどでも。

1人分432kcal

グレープフルーツゼリー

クエン酸

ビタミンCもたっぷりのフレッシュデザート

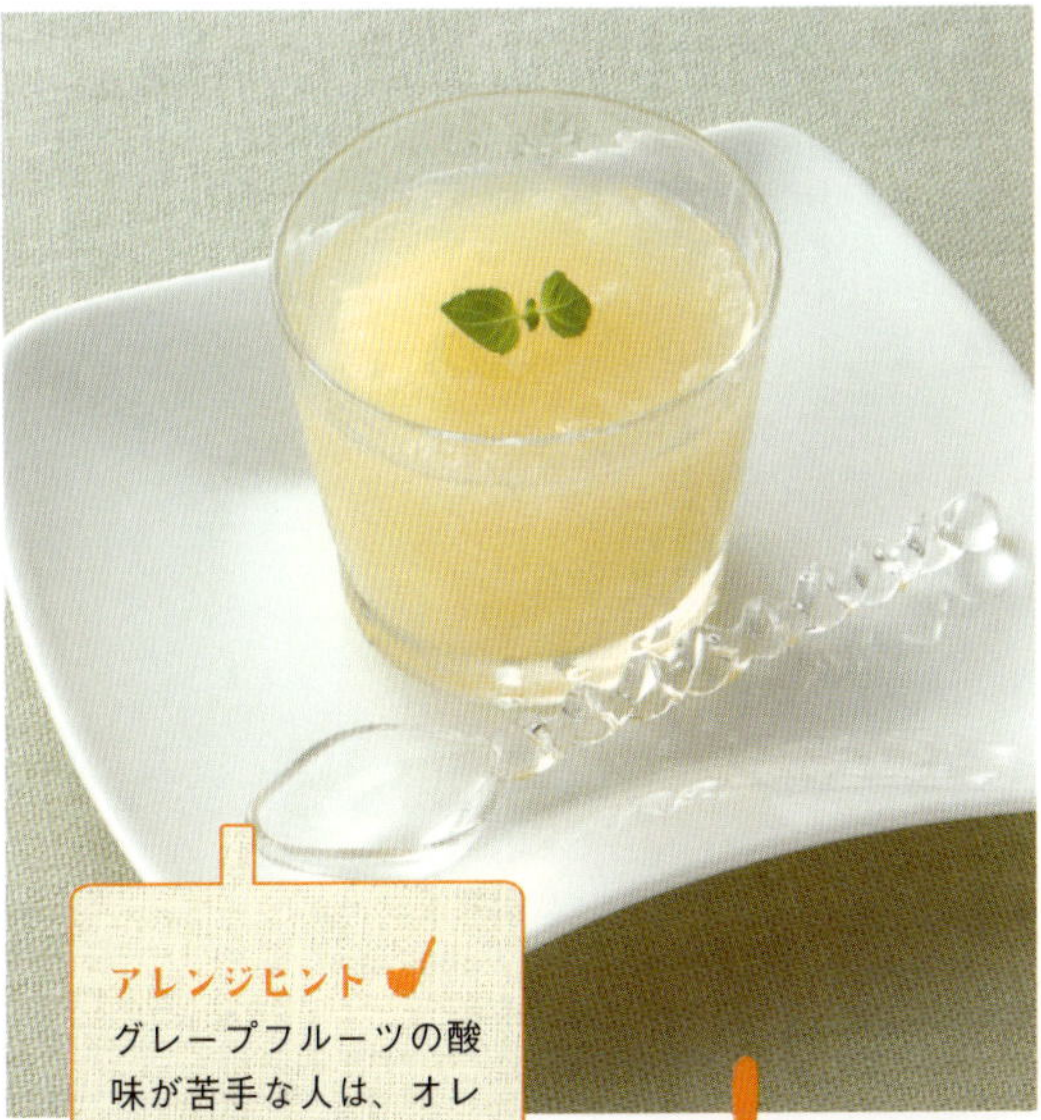

材料（2人分）

グレープフルーツ…80g
ゼラチン…小さじ2/3
水…小さじ2
A グレープフルーツジュース…1/2カップ
　砂糖…大さじ1と2/3
ミント…適量

作り方

1 グレープフルーツは皮をむいて身を取り出し、2～3つにちぎる。
2 ゼラチンを水に入れてしばらく置く。
3 2を湯せんにかけて溶かし、Aをまぜる。冷ましてとろみがついてきたら1を加え、器に注ぎ、冷蔵庫で冷やす。最後にミントの葉を飾る。

アレンジヒント
グレープフルーツの酸味が苦手な人は、オレンジ、みかんでも。

1人分70kcal

筋肉痛

Point

●乳酸の分解を早めるクエン酸を摂取
●分岐鎖アミノ酸（ＢＣＡＡ）を含む食品を摂る

症状・要因

運動後に起きる筋肉の痛み。症状は人によって異なる

肉離れなどのけがによって筋肉に起こる痛みも広い意味では筋肉痛ですが、通常は、運動のあとなどに動かした部分の筋肉が痛むことをいいます。どれぐらい運動すれば症状が出るか、どの程度の症状なのか、回復にどれぐらい時間がかかるかなどは、人や場合によってまちまちです。

筋肉痛がなぜ起きるのかはまだ詳しくわかっていません。運動したときに筋肉に蓄積する乳酸などの疲労物質が痛みを発生させる、運動により筋繊維が傷ついて炎症が起こり痛む、傷ついた筋繊維が回復する過程で痛みが生じるなどの説があります。

対策

クエン酸やアミノ酸に回復促進効果が期待される

筋肉痛は時間とともに自然に治っていくものですが、軽くもみほぐしたりストレッチなどで血流をよくすると回復が早まります。ただし、炎症がひどい場合は逆効果なので、症状を見極めてから行いましょう。

クエン酸は乳酸の分解に働き、筋肉痛をやわらげるといわれます。また、ロイシン、イソロイシン、バリンの3種のアミノ酸は分岐鎖アミノ酸（ＢＣＡＡ）といわれる筋肉組織の主成分で、傷ついた筋肉の修復に欠かせません。筋肉痛の解消だけでなく運動時のスタミナ維持にも効果が期待できます。

たんぱく質をきちんと摂り、クエン酸もプラス

分岐鎖アミノ酸（BCAA） 牛肉、牛乳、チーズなど

クエン酸 梅、かんきつ類、酢など

効果的な食べ方

酸味をきかせた料理を一品プラス

酢や梅、レモンにはクエン酸が豊富。酢の物やサラダなど酸味をきかせた副菜を一品そろえたり、主菜のたれやソースに加えても。献立にメリハリが生まれ、さわやかな味わいで食欲も高まります。

分岐鎖アミノ酸を含む食品を

分岐鎖アミノ酸は、通常の食事では不足しませんが、筋肉痛を緩和したいときには積極的に摂りましょう。牛乳のほか牛肉やチーズもおすすめですが、脂質や塩分の摂りすぎには注意を。

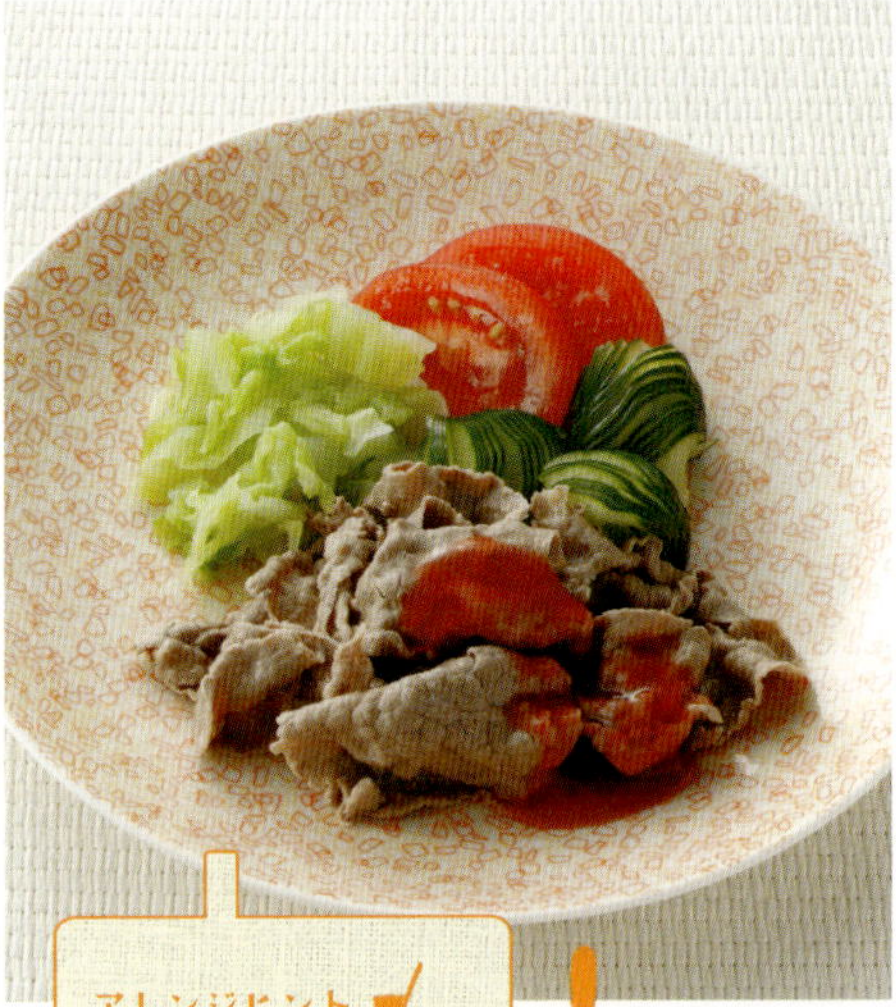

ゆで牛肉の梅ソースがけ

分岐鎖アミノ酸　クエン酸

爽快な梅ソースで体もすっきり

材料（2人分）

牛もも肉…140g
トマト…80g
きゅうり…40g
キャベツ…40g
梅干し…1個
A しょうゆ…小さじ1/3
　みりん…小さじ1
　だし汁…小さじ2

作り方

1 鍋に湯をわかし、長ねぎ・しょうが各適量（分量外）を入れる。
2 1に牛肉を広げて入れ、色が変わり火が通ったら冷水にとり、食べやすい大きさに切る。
3 トマトは皮を湯むきし、くし形に切る。きゅうりは蛇腹切りに、キャベツはゆでて短冊に切る。
4 梅干しは果肉をたたき、Aと合わせる。
5 器に2、3を盛り合わせ、4のソースをかける。

アレンジヒント
かぼす、すだち、ゆずなどのかんきつ類をソースにしても。

1人分169kcal

じゃがいもとチーズのサラダ

分岐鎖アミノ酸

シャキシャキじゃがいもが新食感

材料（2人分）

じゃがいも…80g
赤ピーマン…20g
ブロッコリー…40g
モッツァレラチーズ…40g
フレンチドレッシング…大さじ2と1/4

作り方

1 じゃがいもは短冊に切り、熱湯で1分くらいゆで、ざるに上げて冷ます。赤ピーマンは細切りに、ブロッコリーは小房に分け、それぞれゆでる。
2 食べやすい大きさに切ったチーズ、1をドレッシングで和える。

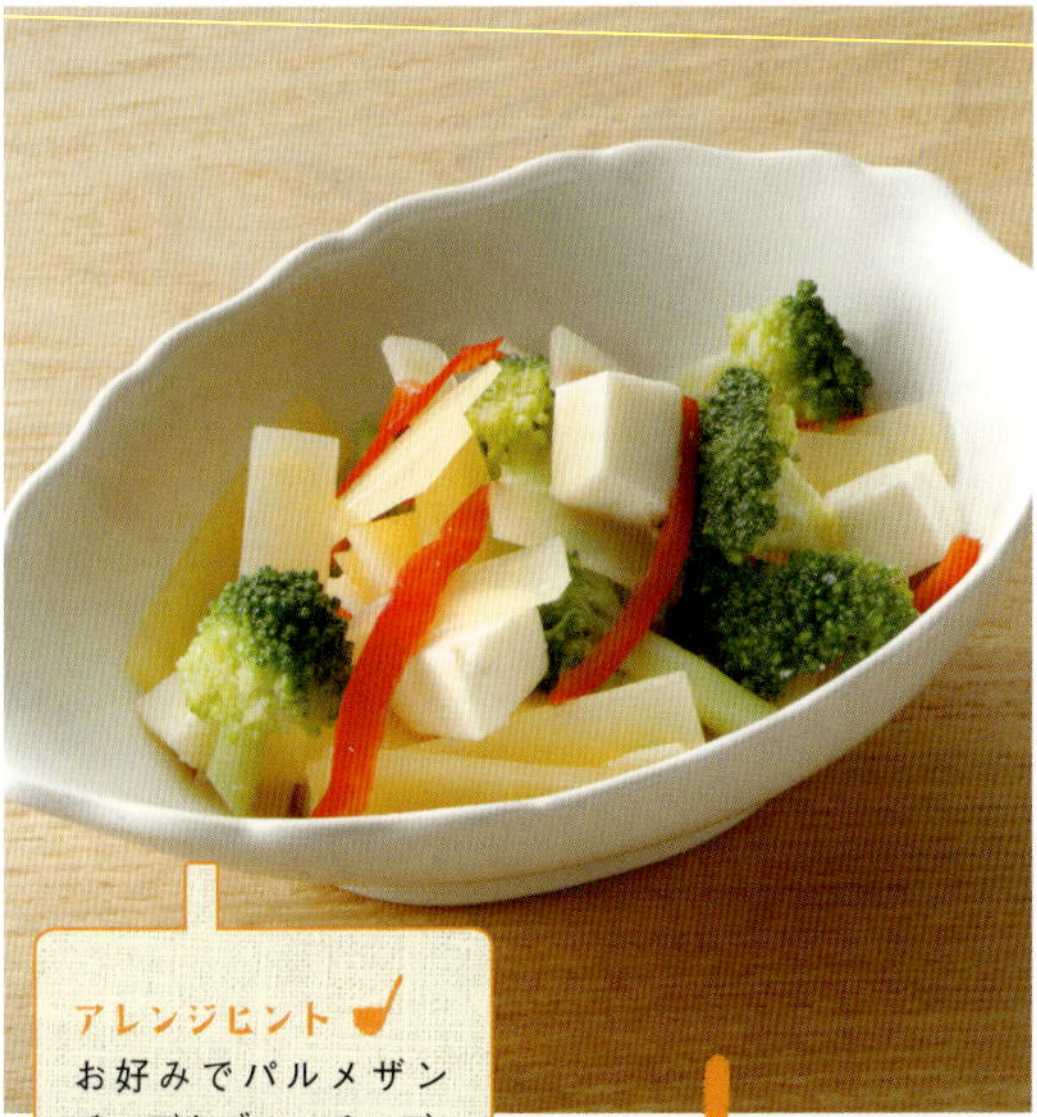

アレンジヒント
お好みでパルメザンチーズやブルーチーズ、プロセスチーズなどでも。

1人分132kcal

夏バテぎみ

Point

- 冷たいものばかり飲食しない
- 少量でも栄養バランスのよい食事を

症状・要因

体温の調整機能や自律神経が不調になる

暑さのために体がだるい、食欲がわかない、夜眠れない、めまいや頭痛がするなどが、典型的な夏バテの症状です。暑い室外と冷房の効いた室内を行き来するとその温度差がストレスになって自律神経が失調したり、体温の調整機能が不調になったりすることがおもな原因だといわれています。

それに加えて、冷たいものばかり飲んだり食べたりする、クーラーや扇風機の風にあたってばかりいる、湯船につからずシャワーで済ませるなどの暑さを避けようとする行動が、夏バテの症状をいっそう強めます。

対策

少量でも質の高い食事でビタミン・ミネラルを充分に

食欲不振を放っておくと栄養不足でますます体力気力が失われます。少量でも栄養バランスを考えた食事を摂りましょう。食べやすいからと、そうめんだけのような食事にすると、エネルギーの転換に必要なビタミンB群が不足し、汗で失われたミネラルや体力の回復に必要なたんぱく質も不充分です。

また、ビタミンB_1の働きを高めるイオウ化合物や、暑さのストレスで消耗されやすいビタミンCを摂りましょう。そうめんには肉、魚、野菜などのおかずを加える、具や薬味をたっぷりにするなどの工夫を。

熱中症はどんな病気？

暑さを感じて汗をかくのは、汗が皮膚上で蒸発するときの気化熱で体温を下げようとするためです。気温が体温より高かったり、湿度が高かったりすると汗が蒸発せず、皮膚から放熱もできなくなり、熱中症を招きます。初期症状は大量に汗をかいたり、吐き気や倦怠感《けんたいかん》を感じたりする程度ですが、重症化すると体温上昇、発汗停止、痙攣《けいれん》、昏迷《こんめい》などを生じ、命を落とすことも。

症状を悪化させないためには、風通しのよい涼しいところに移動する、イオン飲料などで水分を摂る、体を冷やすなどの処置を早めに行うことが大切です。

なお、熱中症は真夏に特有のものだと思いがちですが、条件が調えば、梅雨の時期や冬の室内などで起こることもあるので、油断は禁物です。

キッチンで **栄養対策**

糖質だけでなく、たんぱく質やビタミンもしっかりと

必要な栄養素・食品

たんぱく質　**魚介、肉、卵、大豆製品など**

ビタミンB_1

魚介、肉、豆など

豚肉

ももの場合、100g 中に 0.9mg。たんぱく質、ほかのビタミン B 群も豊富に含まれます。

ビタミンC

野菜、果物など

ゴーヤ

100g 中に 76mg。特有の苦味成分には抗酸化作用があります。

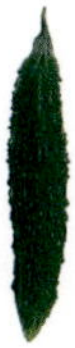

イオウ化合物

にんにく、にら、ねぎなど

にんにく

イオウ化合物の一種であるにんにくの臭い成分アリシンには、ビタミンB_1の吸収効率を高める働きがあります。

にら

イオウ化合物の一種である硫化アリルが含まれ、アリシンと同様の働きをします。にらにはビタミンA・Cも豊富。

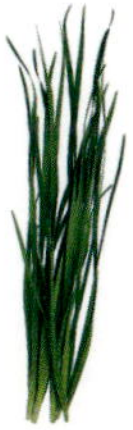

効果的な食べ方

たんぱく質
＋
ビタミンB_6

たんぱく質はビタミンB_6といっしょに

たんぱく質が体内で分解、再合成されるためにはビタミンB_6のサポートが必要です。魚や肉などの動物性食品にはたんぱく質もビタミンB_6も多く含まれるので効率的です。

ビタミンB_1
＋
イオウ化合物

ビタミンB_1とイオウ化合物を組み合わせる

ビタミンB_1もイオウ化合物ももとは水溶性ですが、これらが結合すると脂溶性の物質になります。水に溶けにくく、熱にも強いので、調理損失はあまり気にする必要がありません。糖質やビタミンB_1が多いパスタや玄米に、イオウ化合物が多いにんにくやねぎを組み合わせた料理は、糖質のエネルギー代謝が非常に高まります。

野菜や果物からビタミンを効率よく摂る

食欲不振のときは野菜や果物をフレッシュジュースにし、ビタミンCなどの栄養成分を丸ごと摂りましょう。野菜は加熱してかさを減らせばたっぷり食べられますが、ビタミンB群・Cは水溶性なのでその特性を生かした調理法で。

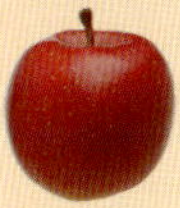

高栄養のうなぎは効果抜群

夏バテ解消にはうなぎが最適といわれますが、これはうなぎひとつでたんぱく質、各種のビタミン、ミネラルが摂れるため。香ばしい香りには食欲を呼び覚ます効果もあります。

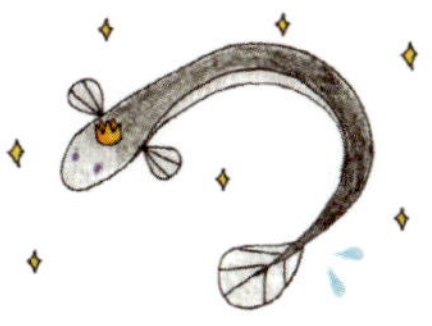

にら餃子

たんぱく質　ビタミンB_1　イオウ化合物

夏バテに効く成分を
ギュッと包み込んで

材料（2人分）

豚ひき肉…100g
にら…60g
長ねぎ…20g
しょうが…適量
しょうゆ…小さじ1
片栗粉…小さじ2/3
餃子の皮…12枚
油…大さじ1
A しょうゆ…小さじ1と1/3
A ラー油…適量
A 酢…小さじ2

作り方

1 にら、長ねぎ、しょうがはみじん切りにし、ひき肉、しょうゆ、片栗粉と合わせてよくまぜ、12等分する。
2 餃子の皮に1をのせる。合わせ目に水を少量つけ、2つに折り、ひだを寄せて包む。
3 フライパンに油をあたため、2を並べてきつね色になるまで焼く。さらに水1/3カップ（分量外）を注ぎ、ふたをして蒸し焼きにする。
4 ふたを取り、水分を蒸発させて焼き上げ、器に盛る。Aを合わせたたれを添える。

アレンジヒント
イオウ化合物の含まれる玉ねぎやにんにくをみじん切りにして入れるとより効果がアップ。

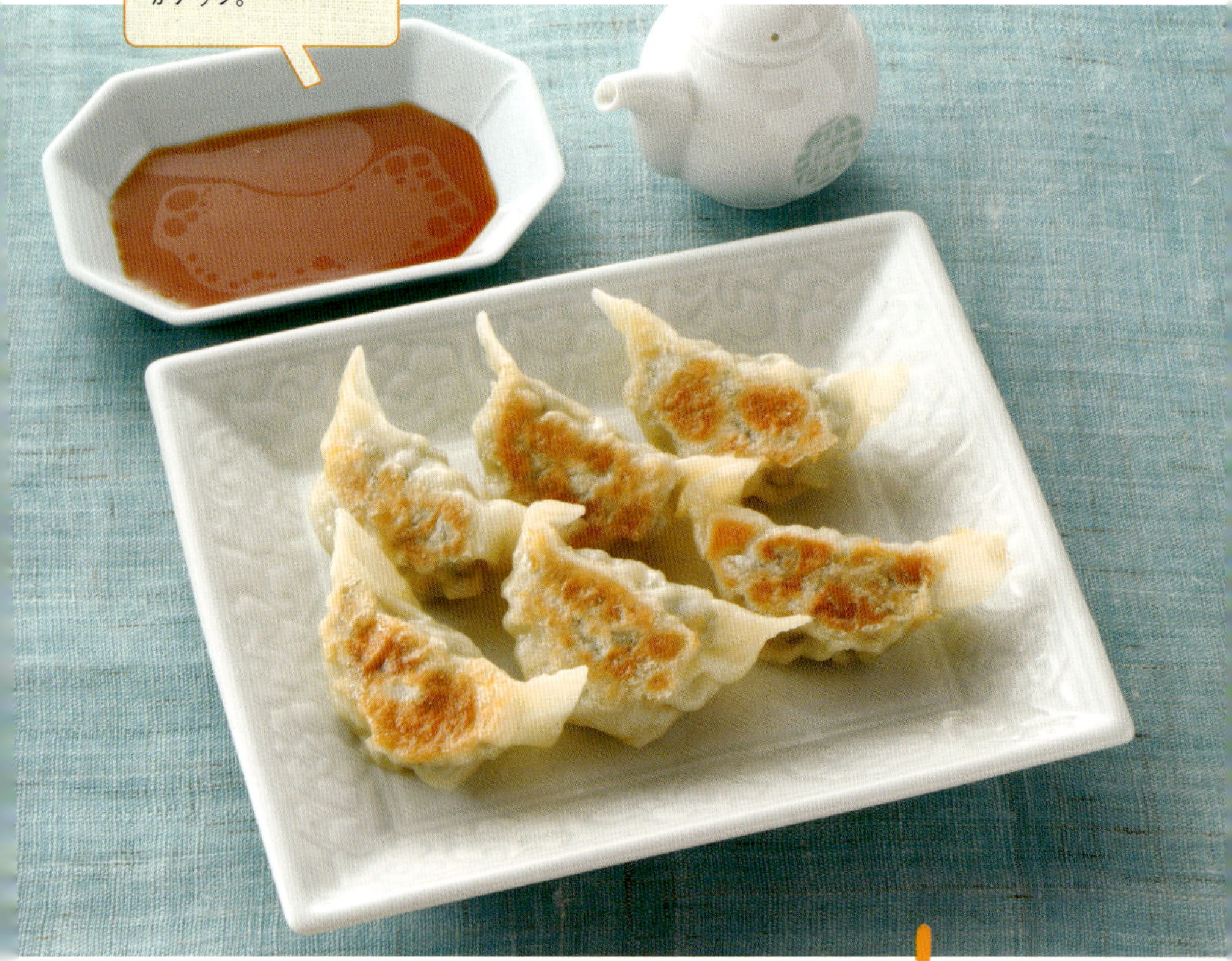

1人分**294**kcal

ゴーヤチャンプルー

たんぱく質　ビタミンB_1　ビタミンC　イオウ化合物

夏バテ予防に効く 成分がぎっしり

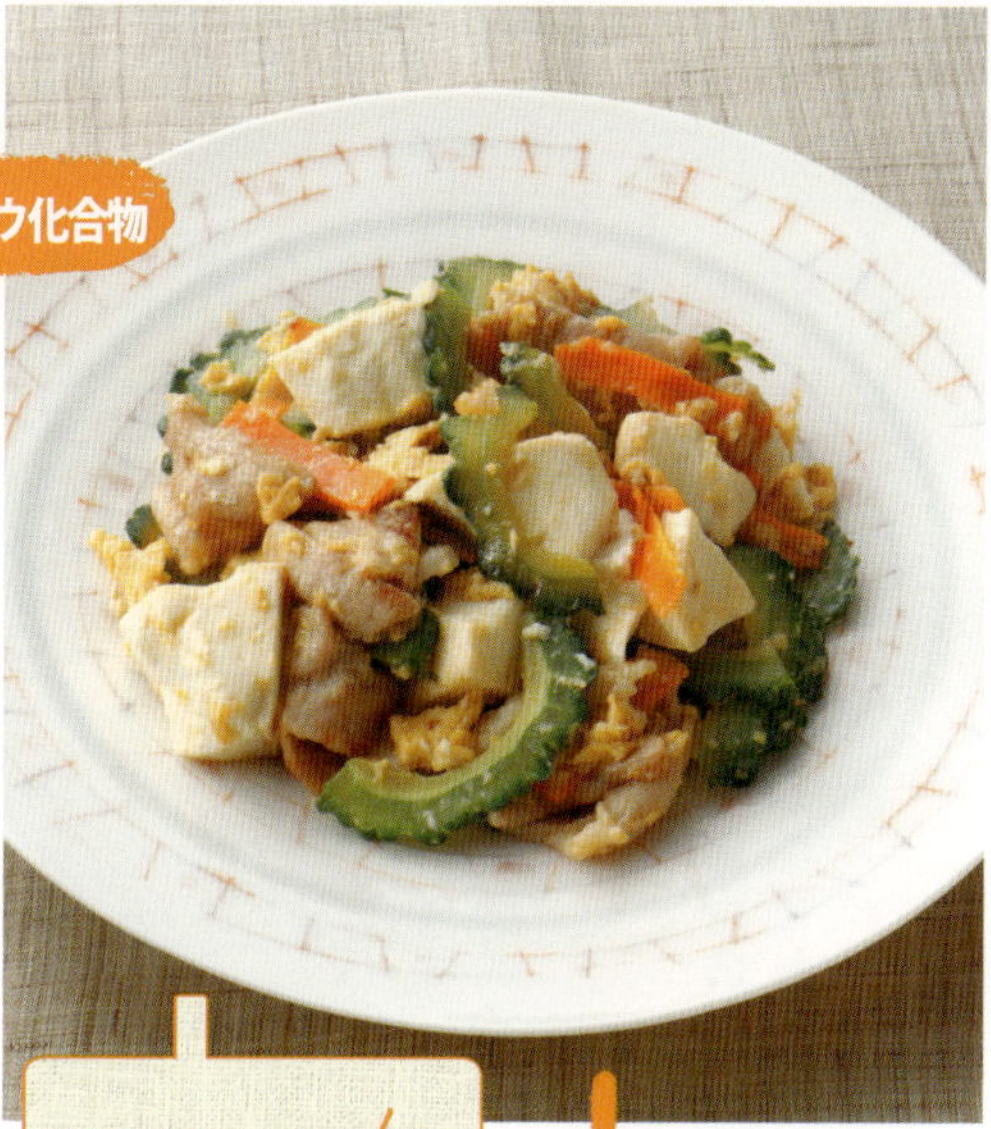

材料（2人分）

- ゴーヤ…120g
- 豚もも薄切り肉…80g
- しょうゆ…小さじ2/3
- みりん…小さじ2/3
- 片栗粉…小さじ2/3
- にんじん…40g
- 油…大さじ1
- にんにく…適量
- しょうが…適量
- 木綿豆腐…1/2丁（150g）
- A
  - 塩…小さじ1/3
  - しょうゆ…小さじ1
  - みりん…小さじ1
- 卵…1個

作り方

1. 豚肉は一口大に切り、しょうゆとみりんで下味をつけて汁気をきり、片栗粉をまぶす。
2. ゴーヤは半分に切って種とわたを除き、薄切りにする。にんじんは短冊に切る。
3. フライパンに油をあたため、薄切りにしたにんにく、しょうがを炒め、香りが出たら**1**を加える。肉の色が変わったら、**2**、豆腐をくずしながら加え、Aで味を調え、溶き卵を回し入れて炒め合わせる。

アレンジヒント

豚肉の代わりに、焼豚、ハムなどでもビタミンB_1が豊富です。

1人分**257**kcal

パプリカ豆乳ジュース

たんぱく質　ビタミンC

パプリカとはちみつの ナチュラルな甘味

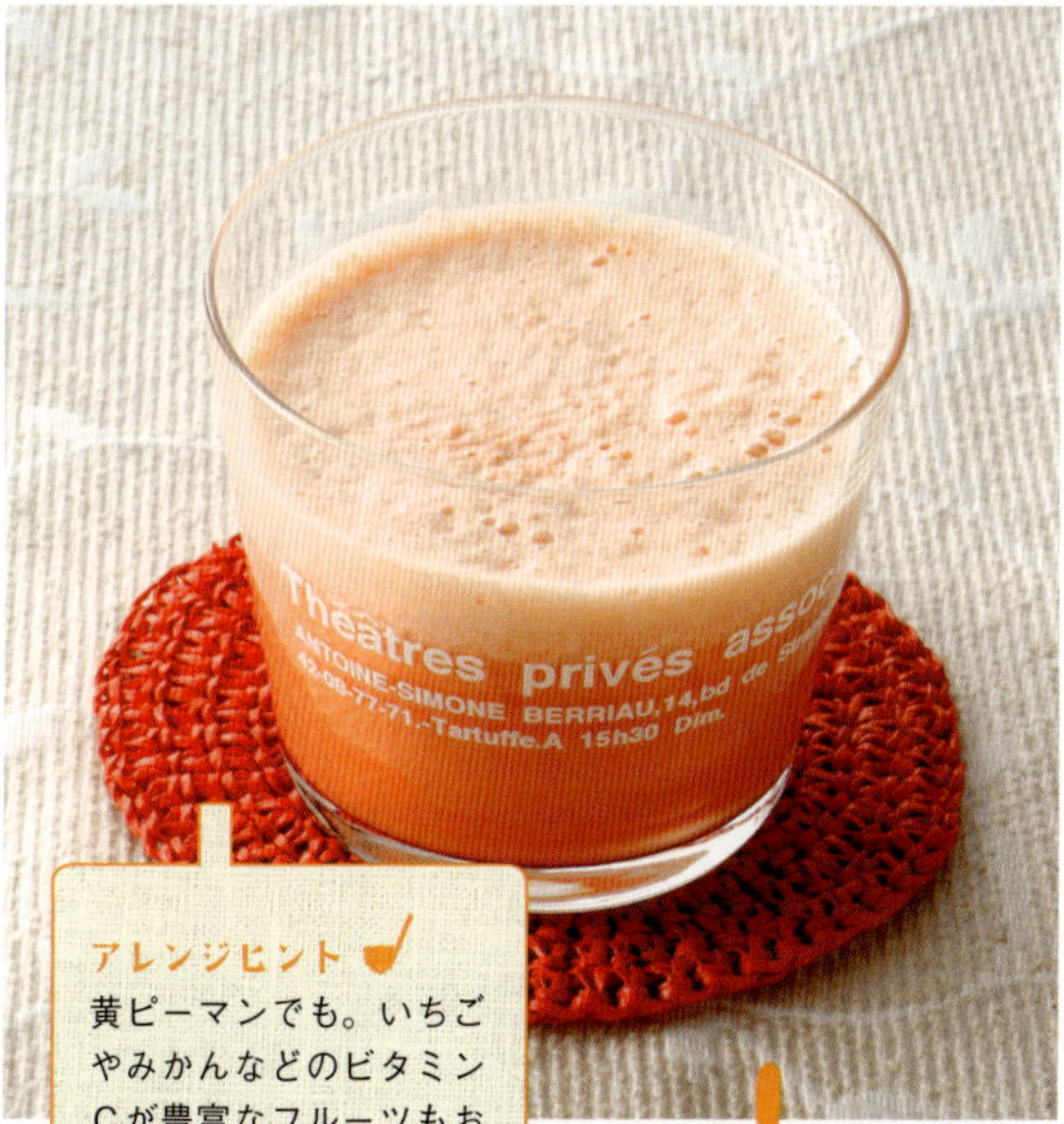

材料（2人分）

- 赤ピーマン…120g
- 豆乳…1カップ
- はちみつ…大さじ1

作り方

適度な大きさに切ったパプリカ、豆乳、はちみつをミキサーに入れ、よくまぜる。

アレンジヒント

黄ピーマンでも。いちごやみかんなどのビタミンCが豊富なフルーツもおすすめ。

1人分**93**kcal

スタミナ不足（体力の低下）

Point

- ●食事、休息、運動で体力の回復を
- ●ビタミンB群とそれに類する働きのある成分を補給する

症状・要因

栄養不足や睡眠不足で心身が思うように働かない

体に力が入らない、息切れしやすくなった、気力はあるのに体がついてこない、疲れがとれない、集中力や意欲がなくなった……病気でもないのに、このような症状があったらスタミナ不足によって体力が低下した状態だと考えられます。

原因には、栄養不良、運動不足、睡眠不足、加齢などが考えられます。不規則な生活が続いて食事や睡眠が充分にとれないと、疲労が蓄積して体力はなかなか回復しません。

なお、自覚症状が出にくい糖尿病や高血圧などが隠れていることもあるので、長引く場合は要注意です。

対策

運動で体力をつけエネルギーを活用できる栄養素を

規則正しい生活をして充分な休息をとり、定期的に適度な運動をしましょう。疲れるからといって体を動かさずにいると、体力低下に拍車がかかり、悪循環に陥りかねません。

食事は量だけでなく内容を重視しましょう。スタミナをつけようとしてご飯ものや油っこいものばかり食べていると、バランスが偏ります。エネルギーへの変換に不可欠なビタミンB群（とくにB_1、B_2）が不足し、せっかくのエネルギーが有効活用できません。

ねぎなどに多い硫化アリル、豆やアスパラガスに多いアスパラギン酸などもエネルギー代謝を円滑にする有効な成分です。

なお、手軽さにつられて栄養ドリンクやサプリメントにばかり頼るのは考えもの。これらはあくまでも補助的に利用し、バランスのよい食事で必要な栄養素を摂取しましょう。

カフェインの効用

寝る前にコーヒーやお茶を飲むと眠れなくなるといいますが、これはカフェインの作用です。カフェインには脳や筋肉を刺激して、倦怠感《けんたいかん》を取り除いたり、眠気を覚まさせたりします。栄養ドリンク剤やかぜ薬などにも配合されており、医薬品にも使われる成分です。カフェインを摂りすぎると不眠や神経過敏などを招くので注意が必要です。

キッチンで **栄養対策**

ビタミンB群を充実させてスタミナアップの食事を

必要な栄養素・食品

ビタミンB_1

魚介、肉、豆、穀類など

うなぎ
かば焼きの場合、100g 中に 0.75mg。たんぱく質をはじめビタミンA・B群・D・Eなども豊富。

玄米
玄米ご飯の場合、100g 中に 0.16mg。白米よりもビタミンB群やミネラル、食物繊維が多く含まれています。

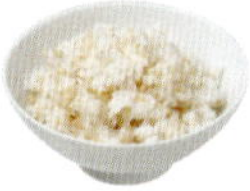

ビタミンB_2

魚介、肉、納豆など

納豆
100g 中に 0.56mg。たんぱく質、ビタミンB_6、ビタミンKなども豊富です。

硫化アリル

ねぎ、玉ねぎ、にらなど

ねぎ
特有の臭い成分で、イオウ化合物の一種。ビタミンB_1の吸収を高める作用があります。

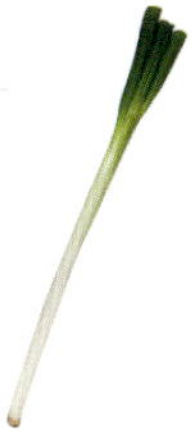

アスパラギン酸

肉、アスパラガス、豆など

アスパラガス
アスパラギン酸は最初にアスパラガスから発見された、アミノ酸の一種。

効果的な食べ方

主食は玄米や胚芽米・パンに

精白度の低い穀類には、ビタミンB_1をはじめ、ミネラルや食物繊維などが残存しています。毎日食べる主食を、白米や普通の食パンから、玄米や胚芽米、全粒粉パン、ライ麦パンなどに切り替えると、糖質のエネルギー代謝が高まり、スタミナアップにつながります。

ビタミンB_1
＋
硫化アリル

ビタミンB_1は硫化アリルといっしょに

ビタミンB_1は水溶性なので余分に摂ると体外へ排泄されてしまいますが、硫化アリルといっしょに摂取すると脂溶性の物質となって、体内に長く留めることができます。

アスパラギン酸を含む食品を

アスパラギン酸には疲労に対する抵抗力を高める作用があることから、スタミナアップのドリンク剤にも用いられています。肉、大豆もやし、アスパラガスなどに多く含まれているので、積極的に取り入れましょう。なお、ビタミンB_6を含む食品（まぐろ、かつお、さけ、鶏肉など）をいっしょに摂ると、代謝が高まります。

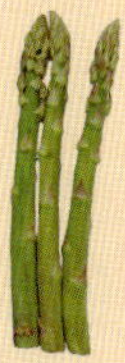

牛肉とアスパラガスのオイスターソース炒め

アスパラギン酸　硫化アリル

**ビタミンB_6も豊富な
牛肉でスタミナアップ**

材料（2人分）

牛もも肉…120g
しょうゆ…小さじ1
みりん…小さじ1
グリーンアスパラガス…120g
油…大さじ1
しょうが（せん切り）…適量
長ねぎ…40g
A
　オイスターソース…小さじ2
　塩…少々
　酒…小さじ2

作り方

1 牛肉は食べやすい大きさに切り、しょうゆとみりんで下味をつける。
2 アスパラガスは根元の固いところを除いてさっとゆで、4cm長さに切る。長ねぎは斜めに切る。
3 フライパンに油をあたため、しょうがと長ねぎをさっと炒め、**1**を加える。肉の色が変わったら、アスパラガスを加え、Aで味を調える。

アレンジヒント
牛肉の代わりに豚肉にすると、ビタミンB_1が豊富になります。

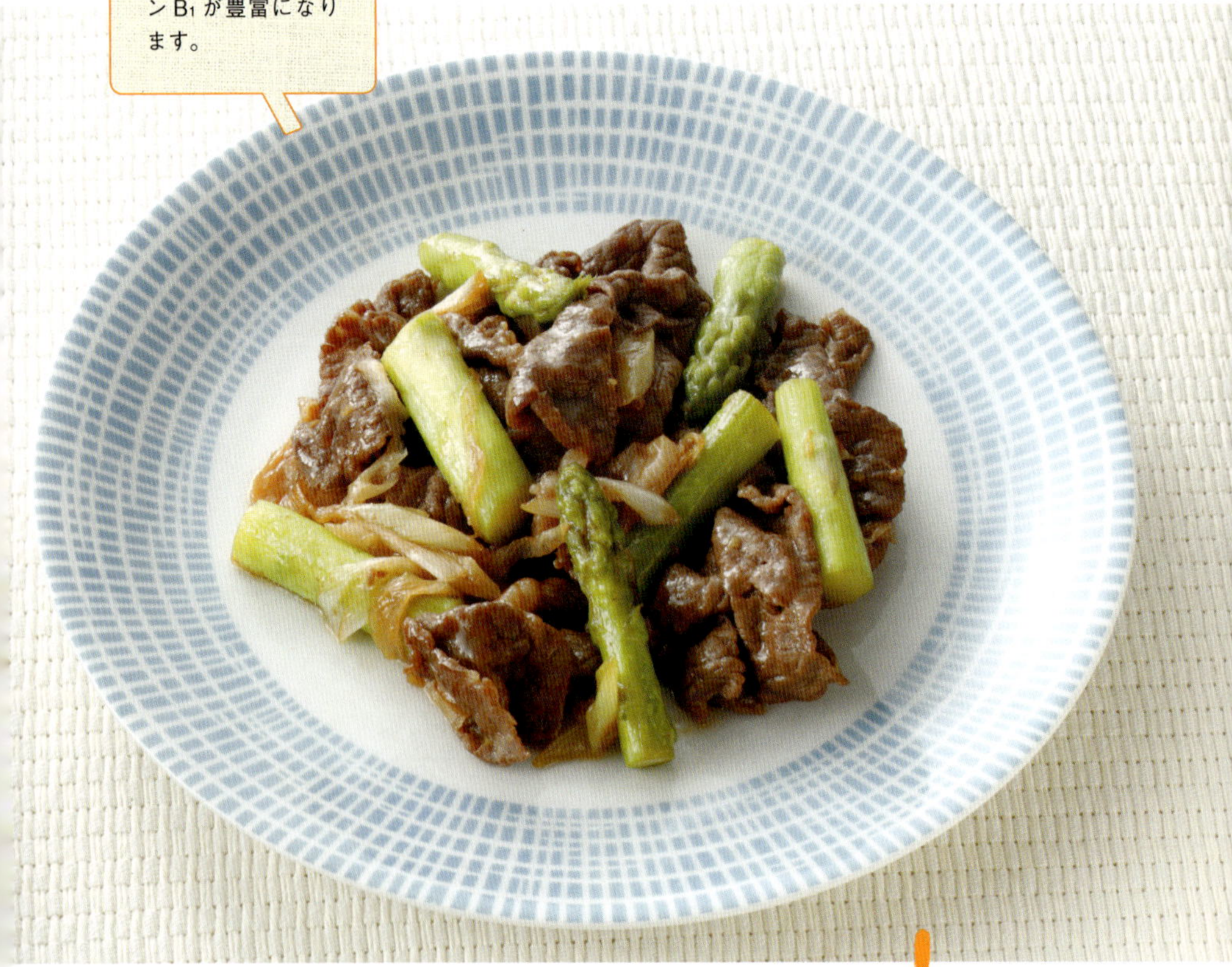

1人分**212**kcal

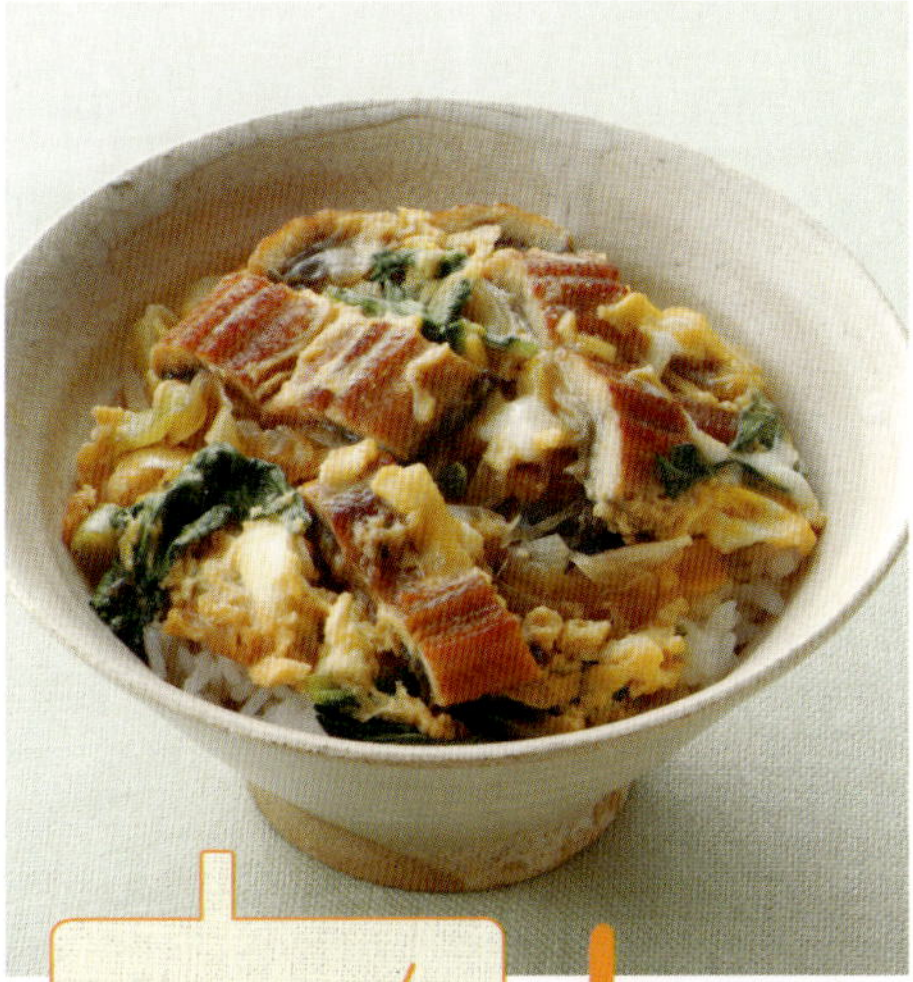

うなぎの卵とじ丼

ビタミンB1　硫化アリル

高栄養のうなぎと卵の組み合わせ

材料（2人分）

ご飯…400g
うなぎのかば焼き…120g
玉ねぎ…60g
チンゲン菜…60g
だし汁…2/5カップ
しょうゆ…小さじ2
みりん…小さじ2
卵…1個

作り方

1 玉ねぎは薄切りにする。チンゲン菜は4cm長さに切り、軸は細く切る。
2 鍋にだし汁、1を入れ、やわらかくなるまで煮る。しょうゆ、みりんで味を調える。短冊に切ったうなぎを加え、煮立ったら溶き卵を回し入れ、半熟状になるまで煮る。
3 器にご飯を盛り、2をのせる。

1人分579kcal

アレンジヒント
玉ねぎの代わりにねぎでも。うなぎに多いビタミンB1の利用効率が同様に高まります。

玄米納豆チャーハン

ビタミンB1　ビタミンB2　硫化アリル

ビタミンB2が豊富な納豆をプラス

材料（2人分）

玄米ご飯…300g
納豆…2パック（80g）
長ねぎ…40g
ピーマン…30g
赤ピーマン…20g
油…大さじ1と1/3
卵…1個
豆板醤…小さじ1/3
塩…小さじ1/3
しょうゆ…小さじ2/3

作り方

1 長ねぎ、ピーマン、赤ピーマンはみじん切りにする。
2 フライパンに油大さじ1/3をあたため、溶き卵を入れて炒り卵をつくり取り出す。
3 残りの油をあたため、1、納豆を炒め、豆板醤、塩で味を調える。玄米ご飯を加えて炒め、卵を戻し入れ、しょうゆを加えてさらに炒める。

アレンジヒント
小さく切った豚肉やハムを加えれば、ビタミンB1の量もアップ。

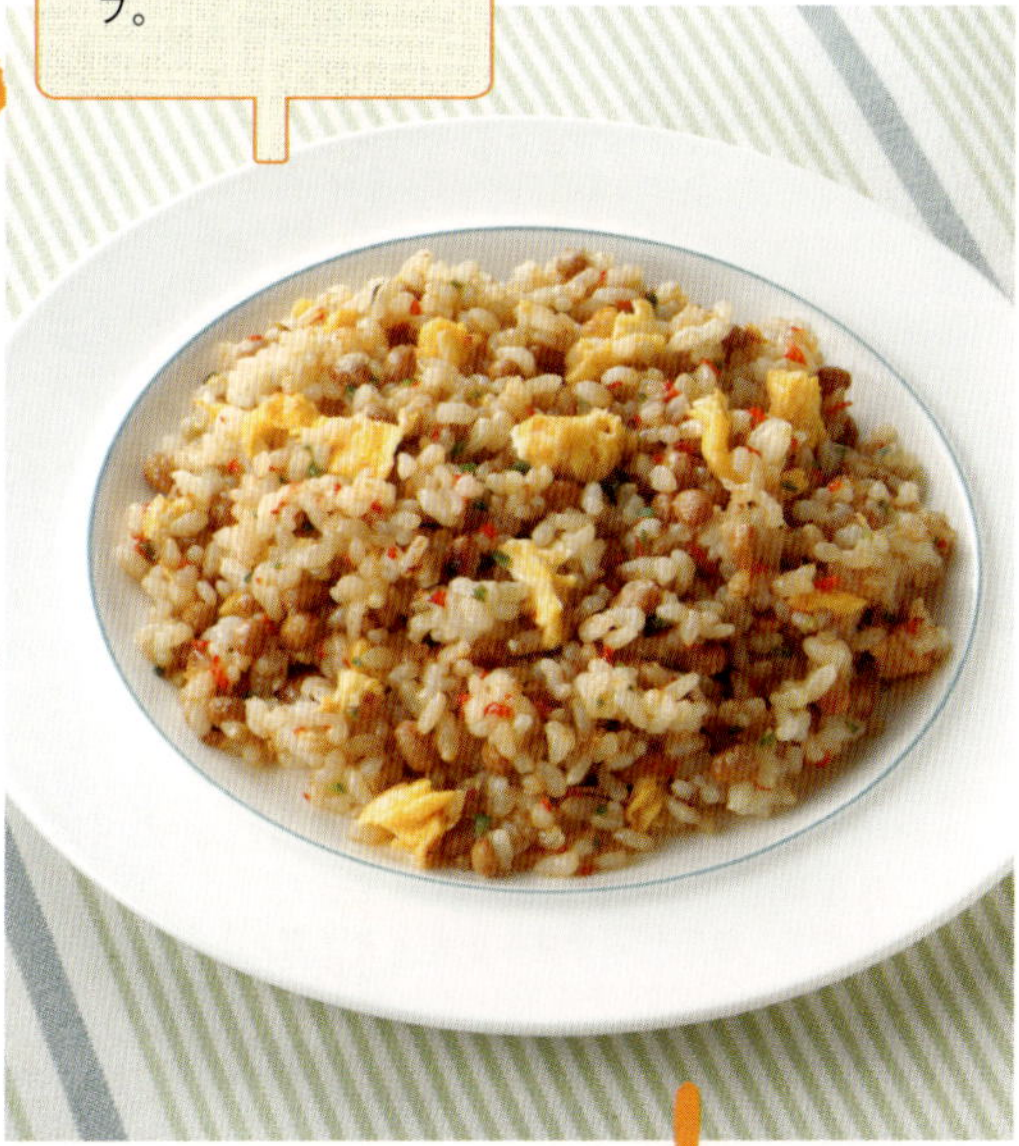

1人分453kcal

二日酔い

Point

- 水分をたっぷり摂り、アセトアルデヒド濃度を下げる
- タウリンやクルクミンなどを含む食品で肝機能を高める

症状・要因

有害なアセトアルデヒドが二日酔いの主犯

アルコール飲料の飲みすぎで、翌日になっても酔いが抜けず、頭痛や吐き気、食欲不振、不快感などがあることが二日酔いです。

アルコールは、胃や腸で吸収されたあと、肝臓でアセトアルデヒドから酢酸と水に分解されます。アルコールの量が分解能力を超えると、人体に有害なアセトアルデヒドの血中濃度が上昇します。この成分が動《どう》悸《き》や頭痛の原因になります。また、アルコールの利尿作用による水分不足、肝臓がアルコールの処理にかかりっきりになって起こる低血糖などが重なって二日酔いを招きます。

対策

水分をたっぷり摂って肝臓を助ける成分を補給

吐き気があったり食欲不振だったりする場合にも水分は充分に補給しましょう。血中アセトアルデヒド濃度が下がります。

二日酔いは時間さえかければ回復しますが、できるだけ早く不快感から逃れたいもの。それには肝臓の働きを促す成分を摂りましょう。タウリンやクルクミンはドリンク剤などにも配合される、よく知られた成分です。食品の場合、タウリンはしじみなどの貝にとくに豊富で、クルクミンはターメリック（うこん）やカレー粉に豊富です。

また、アルコールは胃腸の粘膜を荒らしてしまいます。水分が多いもの、消化しやすいようにやわらかく調理したものを食べましょう。

二日酔いは予防も重要です。何といっても飲みすぎないことがいちばん。そして、空腹で飲まない、食べながら飲む、ゆっくり飲む、ときどき水を飲む、などが有効です。

急性アルコール中毒とは

血液中のアルコール濃度が急激に上昇して現れる急性アルコール中毒。何度も同じことを言ったり、千鳥足《ちどりあし》になったり、記憶がとんだりするのは、アルコールによって脳が麻痺《まひ》するためです。麻痺が脳全体に広がると、意識を失ったり呼吸困難になったりして最悪の場合は死に至ります。くれぐれも無理な飲み方はやめましょう。

キッチンで **栄養対策**

肝機能アップに有効な食品で、胃にやさしい食事を

必要な栄養素・食品

タウリン

貝、いか、たこなど

あさり

タウリンはアミノ酸の一種。このほか、たんぱく質、カルシウム、鉄、亜鉛なども多く含まれます。

しじみ

たんぱく質、カルシウム、鉄、ビタミンB_2なども豊富。小粒ですが栄養満点です。

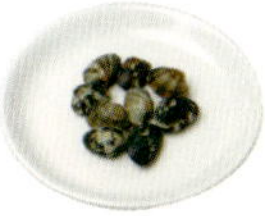

クルクミン

カレー粉、うこん茶など

ターメリック（うこん）

黄色の色素成分のこと。うこん茶として飲用されたり、カレー粉やマスタードの色や香りづけに使われています。解毒作用や胆汁分泌促進作用があります。

効果的な食べ方

水分をしっかり摂る

二日酔いになってしまった場合は、水分を充分に摂取して血中アセトアルデヒドの濃度を下げましょう。うこん茶などはおすすめです。

貝は汁ごと味わえる料理に

貝に多く含まれるタウリンは、熱に強く、水に溶けやすいという性質を持っています。煮汁に流出しやすいので、汁ごと味わえる料理にするとよいでしょう。うま味も豊富に溶け出しているので、おいしく栄養分を摂取できます。

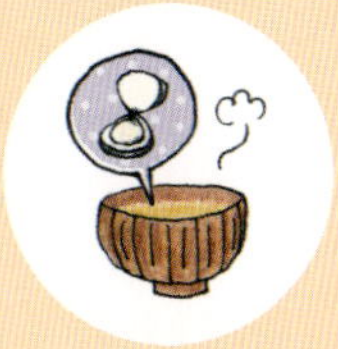

ターメリックをスパイスのひとつとして常備

ターメリックの鮮やかな黄色は、食欲を増進させる視覚的効果もあります。ターメリックライスなどの炊き込みご飯、スープ、炒め物、揚げ物、煮物など、いろいろな使い方が楽しめます。

ビタミンB_{12}の多い食品も有効

ビタミンB_{12}も肝機能強化に有効であるといわれています。さんまやいわしのほか、あさりやしじみなどの貝にも豊富なので、タウリンとともに二日酔いの解消に働きます。

梅の酸味も取り入れる

梅に含まれる有機酸（ピクリン酸）には、肝機能を高める働きがあるといわれています。梅の爽快な酸味で食欲も高まるので、梅干しや梅酢などを料理のアクセントに利用するとよいでしょう。

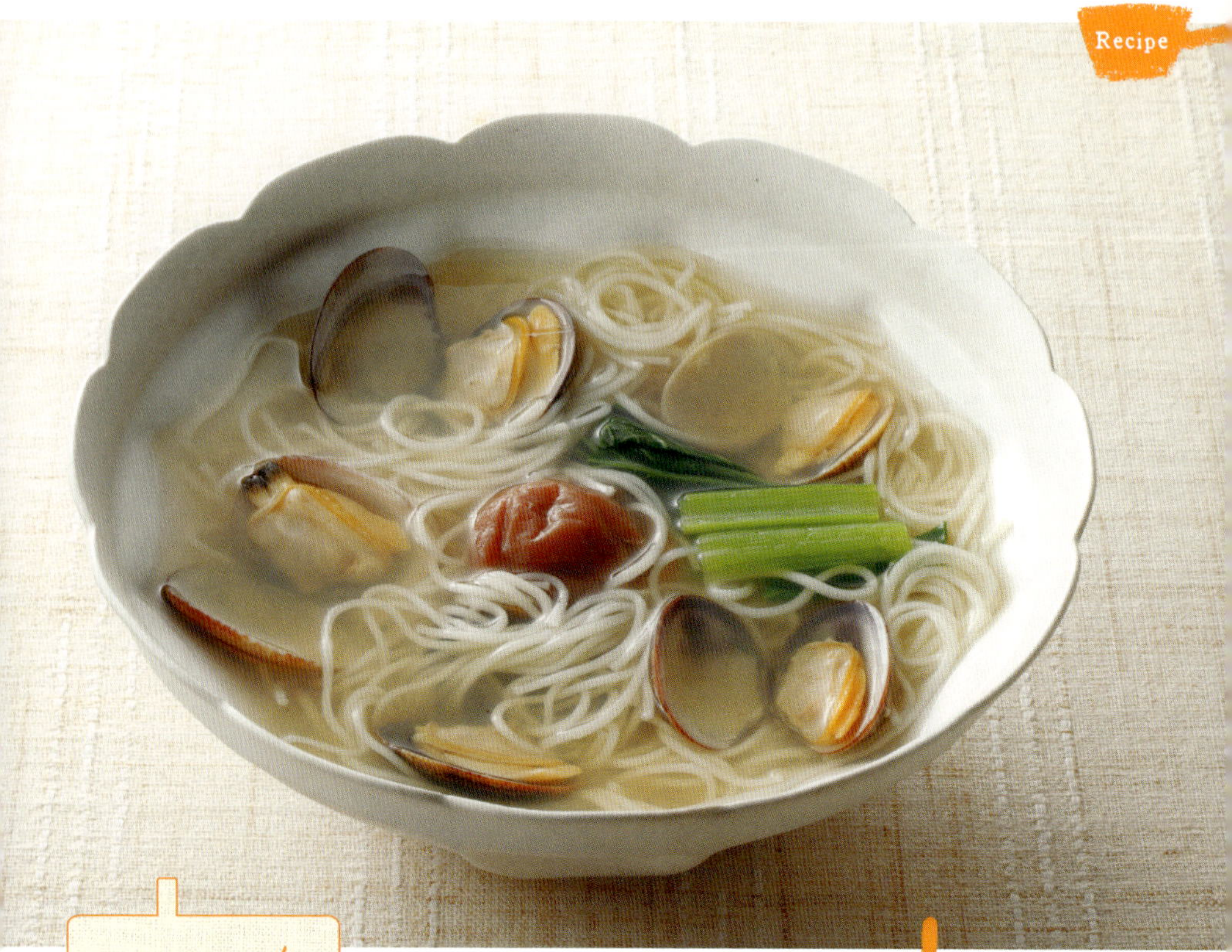

アレンジヒント
熱い汁でもおいしいです。あさりの代わりに、ほたて、かきなどお好みの魚介類を加えても。

1人分**220**kcal

あさり梅そうめん

タウリン

**あさりと梅のエキスで
濃厚な味わいに**

材料（2人分）
そうめん…120g
だし汁…2カップ
梅干し…大1個
あさり（殻つき）…100g
塩…少々
しょうゆ…小さじ2/3
小松菜…30g

作り方

1 だし汁に梅干しを入れ、20分ほど弱火にかける。あさりを加え、口が開いたら塩、しょうゆで味を調え、火を止めて冷やす。

2 小松菜はゆでて4cm長さに切っておく。

3 そうめんは袋の表示時間にしたがってゆで、ざるに上げて水洗いし、水気をきる。

4 器に**3**を盛り、**2**、あさり、梅干しをのせ、**1**の汁をかける。

しじみの酒蒸し

タウリン

**ふっくら蒸して
粉山椒で香り豊かに**

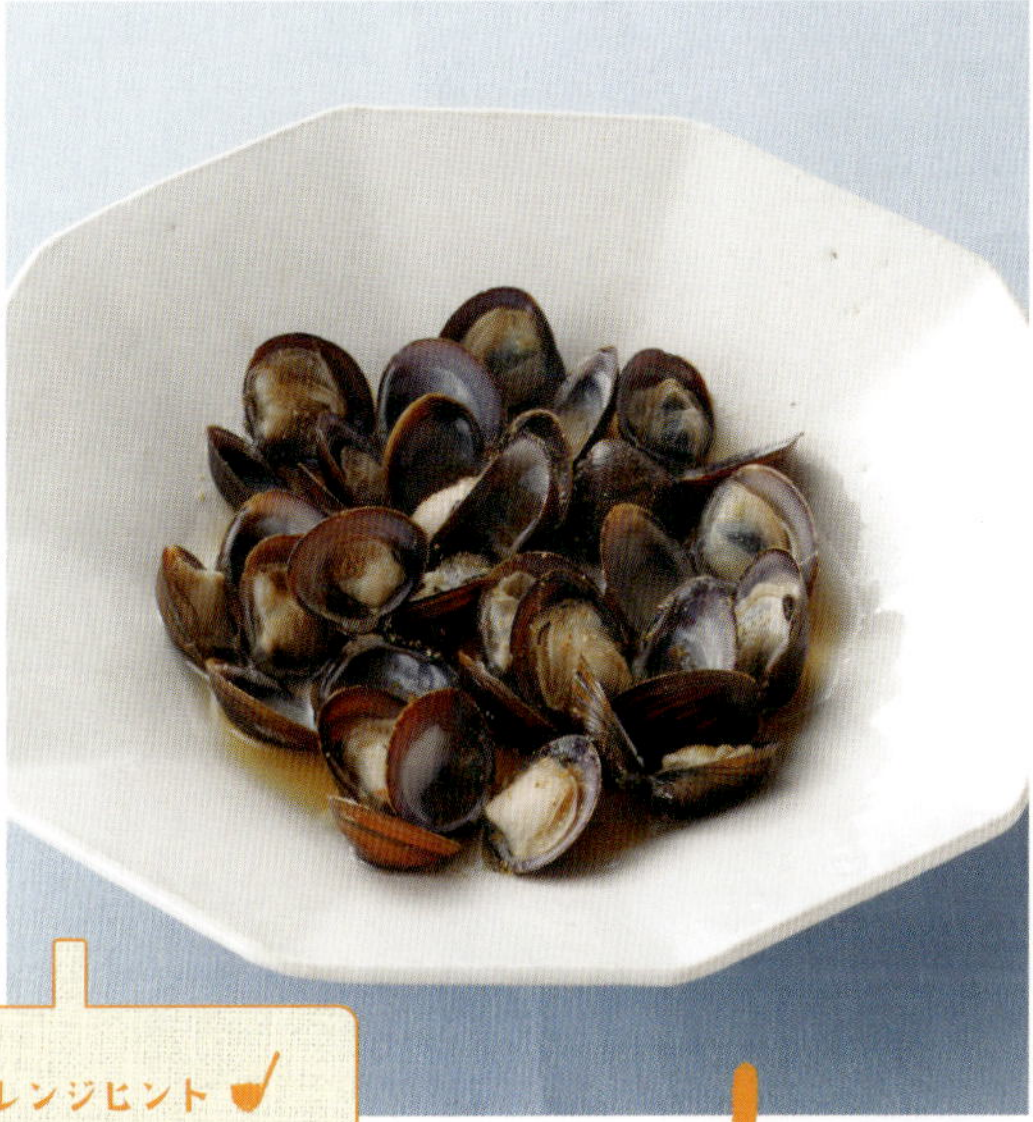

材料（2人分）

しじみ（殻つき）…300g
酒…適量
しょうゆ…小さじ1
粉山椒…少々

作り方

1 鍋にしじみを入れ、水少々（分量外）、酒を加えてふたをし、火にかける。
2 しじみが開いたらしょうゆをかけ、粉山椒をふる。

アレンジヒント
定番のしじみ汁にしても。汁も身も味わって栄養分を残さず摂りましょう。

1人分23kcal

豆腐とチンゲン菜のターメリックスープ

クルクミン

**鮮やかな黄色で
食欲も引き立つ**

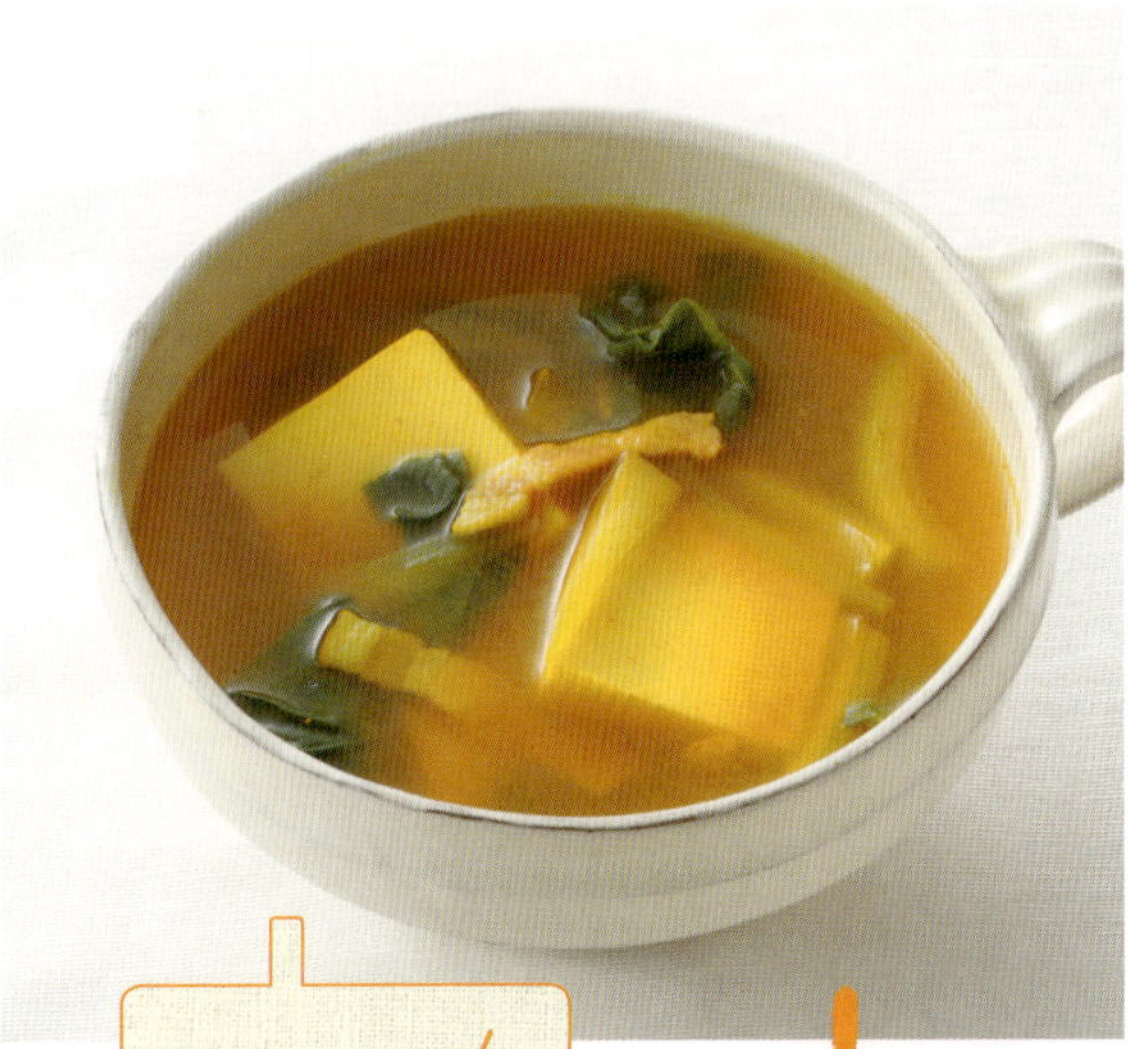

材料（2人分）

木綿豆腐…1/3丁（100g）
チンゲン菜…100g
ベーコン…10g
水…1と1/2カップ
コンソメスープの素…小さじ1/4
ターメリック…小さじ1/2
塩…少々

作り方

1 豆腐は色紙切りに、チンゲン菜は3cm幅、ベーコンは1cm幅に切る。
2 鍋に水、コンソメスープの素、ベーコンを入れて煮、チンゲン菜を加える。ターメリック、塩を入れ、豆腐を加え、さらに少し煮る。

アレンジヒント
食欲に応じてカレー粉を代用すると、スパイシーに仕上がります。

1人分64kcal

免疫力低下

Point

- たんぱく質の不足に注意
- 抗酸化ビタミンなど各種栄養素をたっぷり摂る

症状・要因

細菌やウイルスなどに感染しやすくなる

免疫とは、病原体や毒素などを異物として認識し、排除しようとする生体の自己防衛機能のこと。皮膚や粘膜、白血球、リンパ球、酵素などの器官や組織が役割を担っています。

免疫力が低下するということは細菌やウイルスに感染しやすくなることで、かぜをひきやすくなる、病気が治りにくくなる、疲れやすくなるなどの自覚症状として現れます。

免疫力が低下する原因は、たんぱく質や抗酸化成分などの栄養不足、体力の低下、睡眠不足などの休養不足、ストレス、低体温などが考えられます。

対策

栄養バランスのよい食事で免疫機構強化の成分を

免疫を担う組織はたんぱく質が主成分です。ダイエットなどで食事を制限したり、欠食や偏食で食事をおろそかにしたりすると、たんぱく質が不足して免疫力低下につながります。たんぱく質を含む食品はしっかり摂りましょう。

免疫機構を強化する成分は多種あります。基本的にはバランスのよい食事を摂っていれば自然に補うことができますが、意識して摂取したい成分には以下があります。

ビタミンA（β-カロテン）・C・Eは、重要な免疫細胞であるリンパ球を酸化のストレスから守ります。ビタミンAやCは粘膜を健康に保つ働きもあり、粘膜から細菌やウイルスに感染することを防ぎます。また、腸内環境が良好に保たれていると免疫系の働きが活発になるので、食物繊維や乳酸菌なども重要です。そのほか、免疫機能を高める亜鉛、β-グルカンなども注目の成分です。

自己免疫疾患とは

免疫システムが正常に働いているときは、細菌やウイルスなど外部からの異物を排除しようとしますが、何らかの理由で異常が発生すると、自分の組織を異物と勘違いして攻撃しはじめることがあります。これが自己免疫疾患です。関節リウマチやバセドウ病などが代表的で、アレルギーも一種の自己免疫疾患といえます。

キッチンで栄養対策

野菜などの副菜を充実させた、バランスのよい食事を

必要な栄養素・食品

たんぱく質

魚介、肉、卵、大豆製品など

抗酸化ビタミン

野菜など

ビタミンA（β-カロテン）やビタミンCはにんじん、かぼちゃ、モロヘイヤ、ほうれん草、ブロッコリーなどの緑黄色野菜に豊富。ビタミンEは植物油、ナッツに多いです。

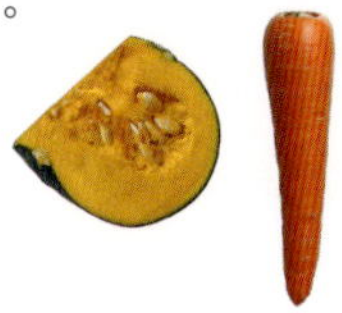

亜鉛

魚介、肉など

食物繊維

野菜、果物、きのこ、海藻など

きのこ

食物繊維の一種であるβ-グルカンが多く含まれています。日光に当てた干しきのこにはビタミンDも豊富です。

おから

大豆から豆乳を絞ったあとのいわゆる絞りかすですが、栄養的には優れています。食物繊維をはじめ、たんぱく質やカルシウムが豊富です。

効果的な食べ方

ビタミンA
＋
ビタミンC
＋
ビタミンE

抗酸化ビタミンたっぷりの野菜料理を

ビタミンA（β-カロテン）・C・Eにはそれぞれ強い抗酸化力があり、免疫力アップに役立ちますが、これらが2つ、3つそろうと、その力がさらに高まります。緑黄色野菜のソテーやサラダにすると、栄養素がたっぷり摂れます。

食物繊維たっぷりのきのこを活用

きのこに多く含まれる食物繊維の一種β-グルカンは、免疫力アップ、抗ウイルス効果などが期待される成分。うま味が豊富で、食感もよいので、いろいろな料理に活用しましょう。

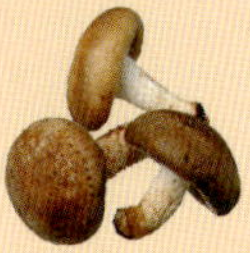

亜鉛などのミネラルも大切

免疫機能を正常に維持するためには、微量ながらも亜鉛などのミネラルを摂ることが大切。亜鉛を多く含む魚介や肉などは、ビタミンEの多い植物油などで調理すると吸収率が高まります。

植物性食品の色素や香りの成分も生かす

植物に含まれる色素や香りの成分には、免疫細胞を活性化させる作用があります。とくに注目されている食品は、にんにく、しょうが、にんじん、大豆など。ただし、にんにくは生のまま食べすぎると胃の粘膜を刺激するので注意。加熱すれば問題ありません。

かきと豆腐のみそ炒め

亜鉛　抗酸化ビタミン　食物繊維

**免疫力アップに効く
成分が充実**

材料（2人分）

かき…120g
木綿豆腐…2/3丁（200g）
乾きくらげ…2g
ブロッコリー…60g
油…小さじ2
しょうが（せん切り）…適量
A　みそ…小さじ2
　　みりん…小さじ1

作り方

1 豆腐は角切りにする。きくらげは水で戻し、ひと口大に切る。ブロッコリーはゆでて小房に分ける。

2 フライパンに油をあたため、しょうが、かきを炒める。かきがふっくらしてきたら、**1**を加えて炒め、合わせておいたAを加えて味を調える。

アレンジヒント
牛肉や豚肉にも亜鉛が豊富に含まれています。

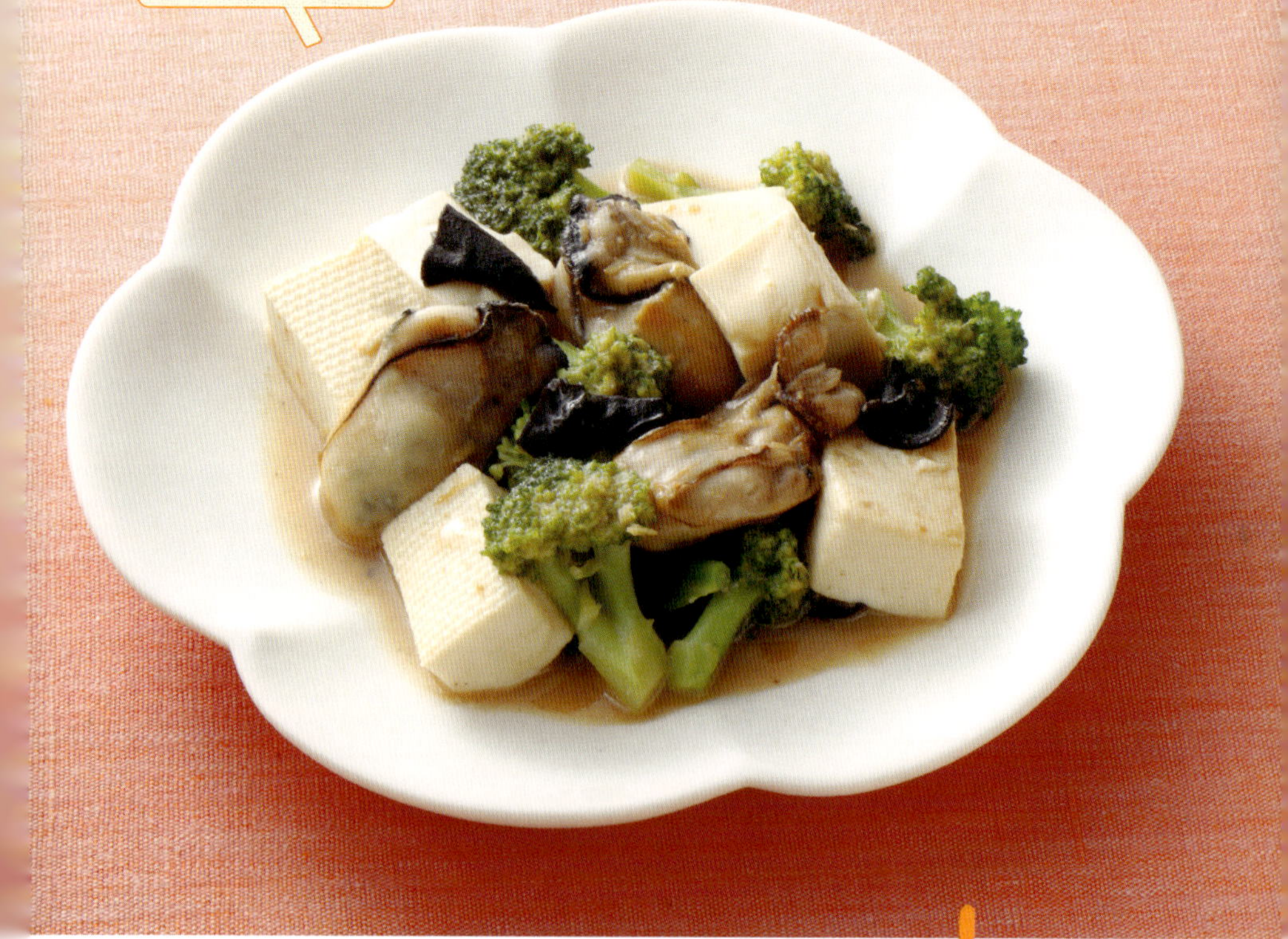

1人分**173**kcal

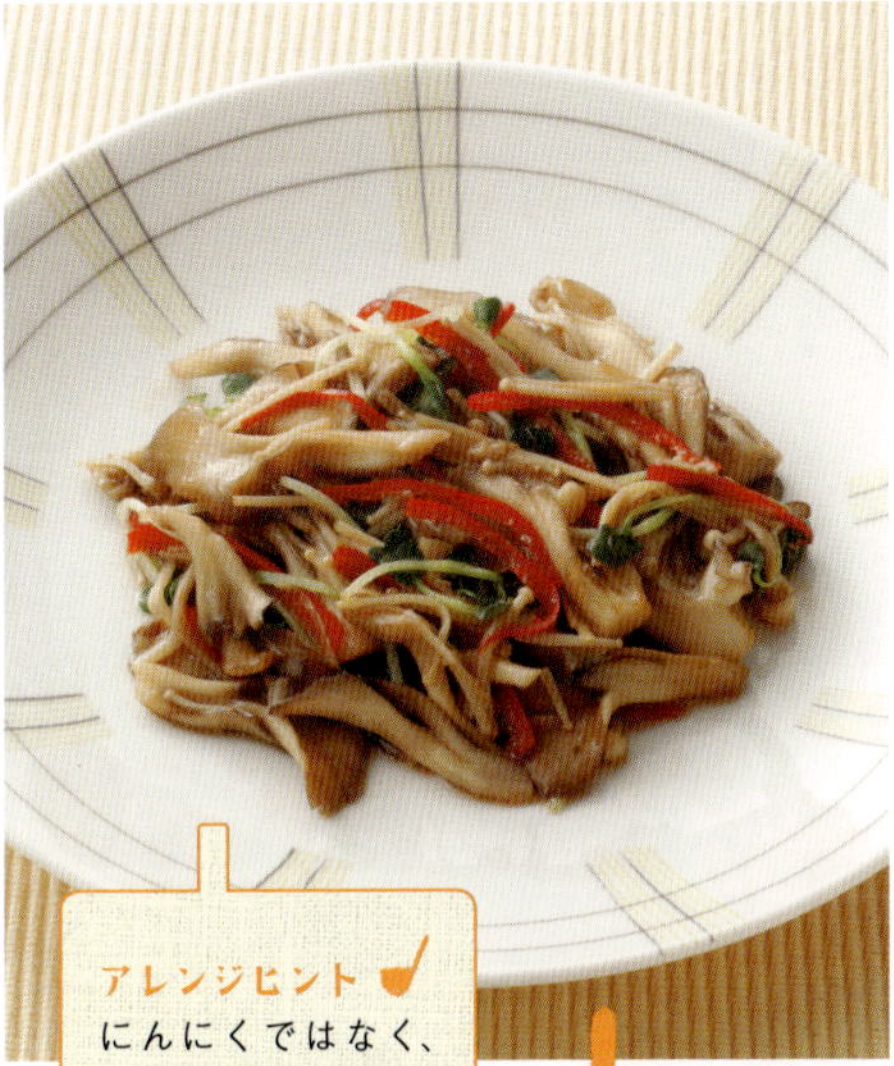

きのこのガーリックソテー

食物繊維

お好みのきのこを組み合わせて

材料（2人分）

まいたけ…60g
えのきたけ…40g
赤ピーマン…20g
かいわれ大根…20g
油…小さじ1と1/2
にんにく…適量
しょうゆ…小さじ1
酒…小さじ2

作り方

1 まいたけは石づきを除き、小房に分ける。えのきたけは石づきを除き、半分に切る。
2 赤ピーマンはせん切りに、かいわれ大根は根元を除き、半分に切る。
3 フライパンに油をあたため、みじん切りにしたにんにくを炒める。1、2を加えて炒め、しんなりしてきたら、しょうゆ、酒で味を調える。

アレンジヒント
にんにくではなく、しょうがでソテーするとひと味違う風味が楽しめます。

1人分44kcal

おからのスープ

食物繊維

おからをスープ仕立てにして食べやすく

材料（2人分）

おから…40g
鶏ひき肉…20g
にんじん…20g
長ねぎ…20g
しょうが…適量
水…1と1/2カップ
鶏がらスープの素…小さじ1/2
塩…少々
しょうゆ…小さじ1/3
A 片栗粉…小さじ2/3
　水…小さじ1
万能ねぎ（小口切り）…適量

作り方

1 にんじん、長ねぎ、しょうがはせん切りにする。
2 鍋に水、鶏がらスープの素、1を入れて煮る。煮立ったらひき肉を入れてほぐし、アクを取る。
3 にんじんがやわらかくなったらおからを加え、塩、しょうゆで味を調える。まぜ合わせたAを加えてとろみをつけ、万能ねぎを加える。

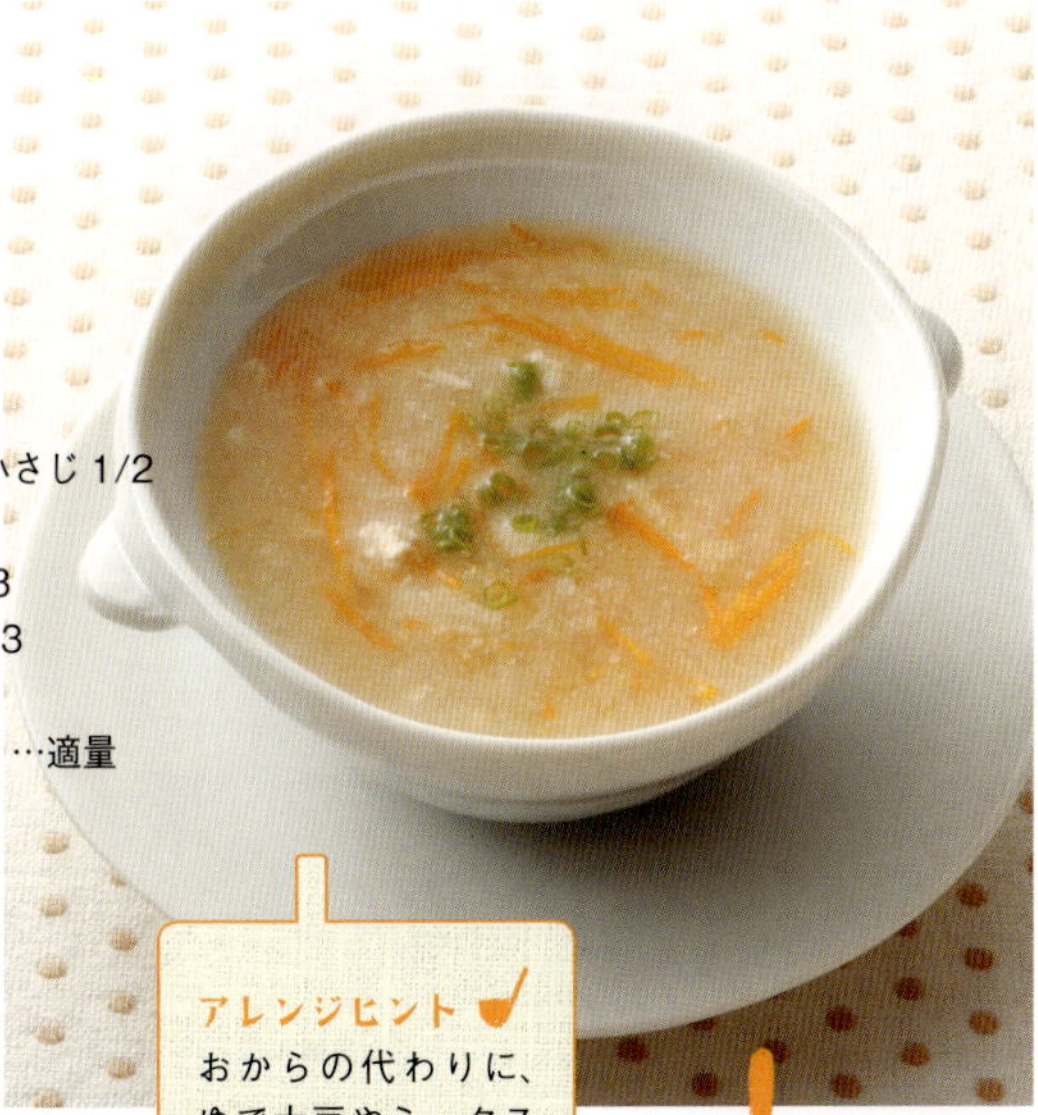

アレンジヒント
おからの代わりに、ゆで大豆やミックスビーンズでも食物繊維が充実。

1人分52kcal

脳の働きの低下、もの忘れ

Point

- 栄養や休息をきちんととる
- 酸化の害から脳を守る抗酸化成分をたっぷり摂取

症状・要因

情報の伝達速度の低下がもの忘れの正体

名前や昨日食べたものがなかなか思い出せなかったり、聞いたはずなのに忘れてしまったり。このような経験はだれにでもあるもの。記憶が抜けるのではなく、思い出すのに時間がかかることが、もの忘れです。

脳内では神経回路を通じて情報をやりとりしており、情報の伝達速度が遅くなるのが原因で、多くが加齢による脳の変化によります。

もの忘れが頻繁に起こると認知症を疑ってしまいますが、判断力が落ちたり、忘れたこと自体がわからなくなったりしなければ心配いりません。ただし、気力がわかない、倦怠《けんたい》感《かん》がある、イライラするなどの症状が続くようであれば、早めに医師に相談しましょう。

対策

規則正しい生活を送りDHA・EPAや抗酸化成分を摂取

脳の老化防止には、毎日バランスのとれた食事を摂ること、睡眠などの休息を充分にとること、ストレスをためないこと、喫煙量やアルコール飲料を減らすことなどがあります。

食事では、脳機能を高める脂肪酸の一種DHA・EPAをしっかり摂ります。また、ビタミンA（β-カロテン）・C・Eは抗酸化ビタミンといわれ、脂質を活性酸素から守る効果が期待できます。抗酸化作用のあるポリフェノールも積極的に摂りましょう。抗酸化成分は野菜や果物に豊富です。

ぼんやりして注意力が散漫だという場合は、脳にエネルギーが行きわたっていないおそれがあります。脳のエネルギー源である糖質（ブドウ糖）不足ではないかチェックを。

よくかむと記憶力がアップする？

「かむ」ことのメリットには、唾液分泌による虫歯予防や消化促進、食べすぎ防止によるダイエット効果などがありますが、近年注目されているのは記憶力の低下を防ぐというもの。脳の海馬という部位は新しいことを覚えるときに重要な働きがあり、かむと海馬が活性化することが実験で証明されています。よくかんでゆっくり食べることを習慣にしましょう。

キッチンで 栄養対策

魚介や野菜で抗酸化成分たっぷりに

必要な栄養素・食品

DHA・EPA

青背魚など

さば

たんぱく質、ビタミンB群なども多く含まれています。

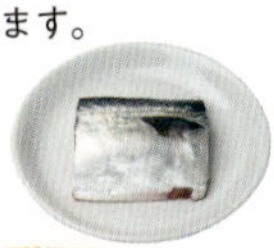

抗酸化ビタミン

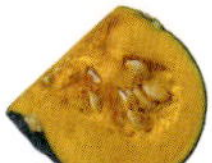

野菜、果物など

かぼちゃ

β - カロテン、ビタミンC・Eのほか、糖質などが充実しています。

ほうれん草

β - カロテン、ビタミンCのほか、カルシウム、鉄などが豊富。

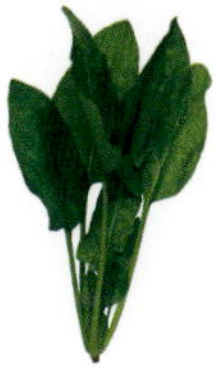

糖質

穀類、いもなど

ポリフェノール

植物性食品（色素やアクなど）

効果的な食べ方

ビタミンA + ビタミンC + ビタミンE

抗酸化ビタミンは3つ同時に摂取

抗酸化ビタミンであるβ - カロテン（体内でビタミンAに変わる）、ビタミンC・Eは単独で摂るよりも、3種を同時に摂取したほうが抗酸化作用がさらに増強するといわれています。これらが豊富なかぼちゃの料理、緑黄色野菜のナッツサラダやソテーなどを取り入れましょう。

DHA・EPA + 緑黄色野菜

DHA・EPAは緑黄色野菜を組み合わせて

魚に多い脂肪酸DHA・EPAは酸化しやすいので、体内で酸化するのを防ぐために、抗酸化ビタミンを多く含む緑黄色野菜をいっしょに摂るのがおすすめです。

ごまやごま油を風味づけに活用

ごまに含まれるセサミノールという成分には、抗老化作用が期待されています。粒状のいりごまよりも、すりごま、ねりごま、ごま油のほうが体内での消化吸収率が高まります。

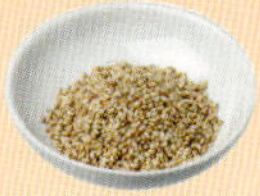

葉酸不足は認知症の発症リスクを高める？

血液中にホモシステインというアミノ酸が増加すると、認知症、動脈硬化などの発症リスクが高まると報告されています。原因としては、加齢や喫煙のほか、ビタミンB群の葉酸やビタミンB_6・B_{12}の不足があります。認知症予防のためには、これらのビタミンB群を摂ることも大切です。

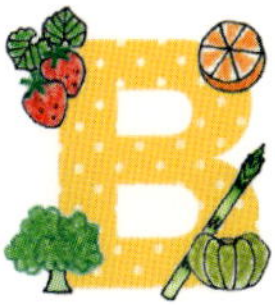

脳の働きの低下、
もの忘れに効く
Recipe

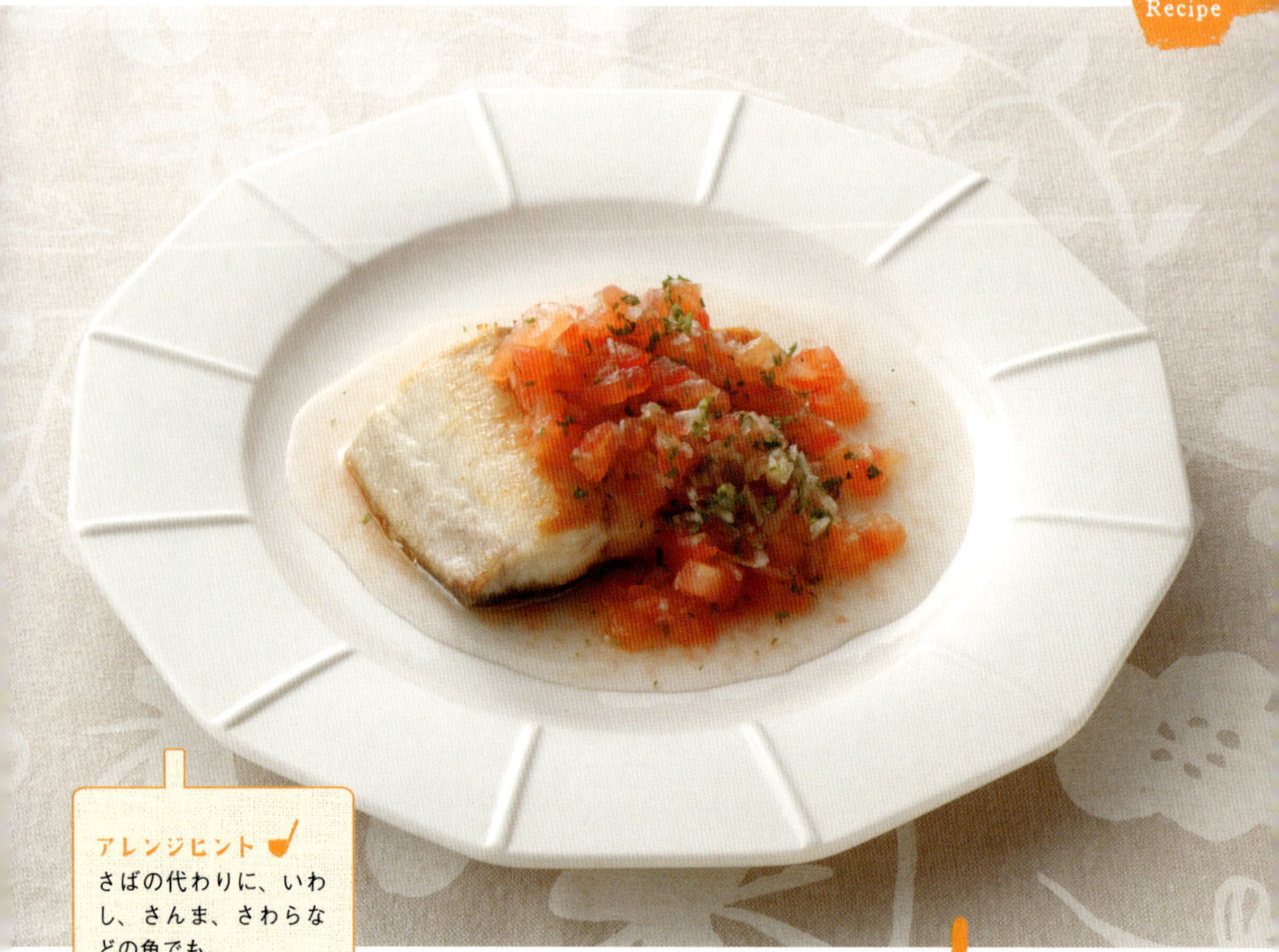

アレンジヒント
さばの代わりに、いわし、さんま、さわらなどの魚でも。

1人分**190**kcal

さばのソテー　ラヴィゴットソース

DHA・EPA　抗酸化ビタミン

油がのったさばを野菜ソースでさっぱりと

材料（2人分）

さば…小2切れ（120g）
塩…少々
小麦粉…小さじ2
トマト…60g
玉ねぎ…20g
パセリ（みじん切り）…適量
油…小さじ1と1/2
A
- オリーブ油…小さじ1
- 塩…少々
- ワインビネガー…小さじ2
- だし汁…小さじ2

作り方

1 さばは塩をふり、水気をふいて小麦粉を薄くまぶす。
2 トマトは粗みじん切りに、玉ねぎはみじん切りにして流水にさらす。
3 2とAを合わせ、よくまぜる。
4 フライパンに油をあたため、1を両面色よく焼き、器に盛る。3のソースをかけ、パセリをふる。

かぼちゃのごま煮

抗酸化ビタミン

ほくほくかぼちゃを
香ばしいごま風味で

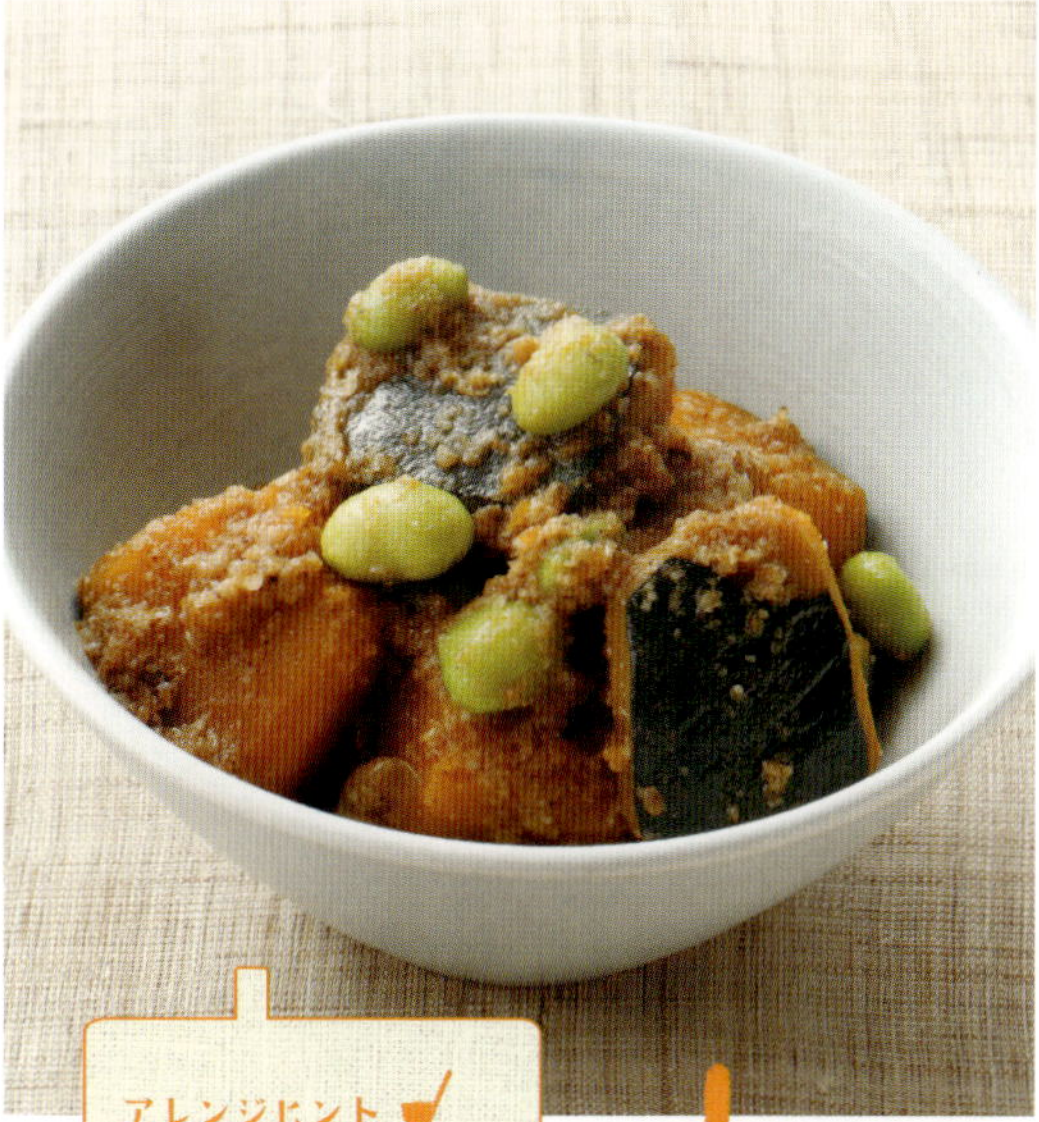

材料（2 人分）

かぼちゃ…160g
ゆで枝豆…30g
だし汁…1 カップ
A｜すり白ごま…小さじ 2
　｜砂糖…大さじ 2/3
　｜しょうゆ…小さじ 1 と 2/3

作り方

1 かぼちゃは角切りにする。
2 鍋にだし汁、**1** を入れて 3 ～ 4 分煮る。枝豆、合わせておいた A を加え、やわらかくなるまで煮る。

アレンジヒント
にんじん、れんこん、ごぼうなどの根菜でも。

1人分**146**kcal

ほうれん草のくるみ和え

抗酸化ビタミン

ビタミンEが豊富な
ナッツを組み合わせて

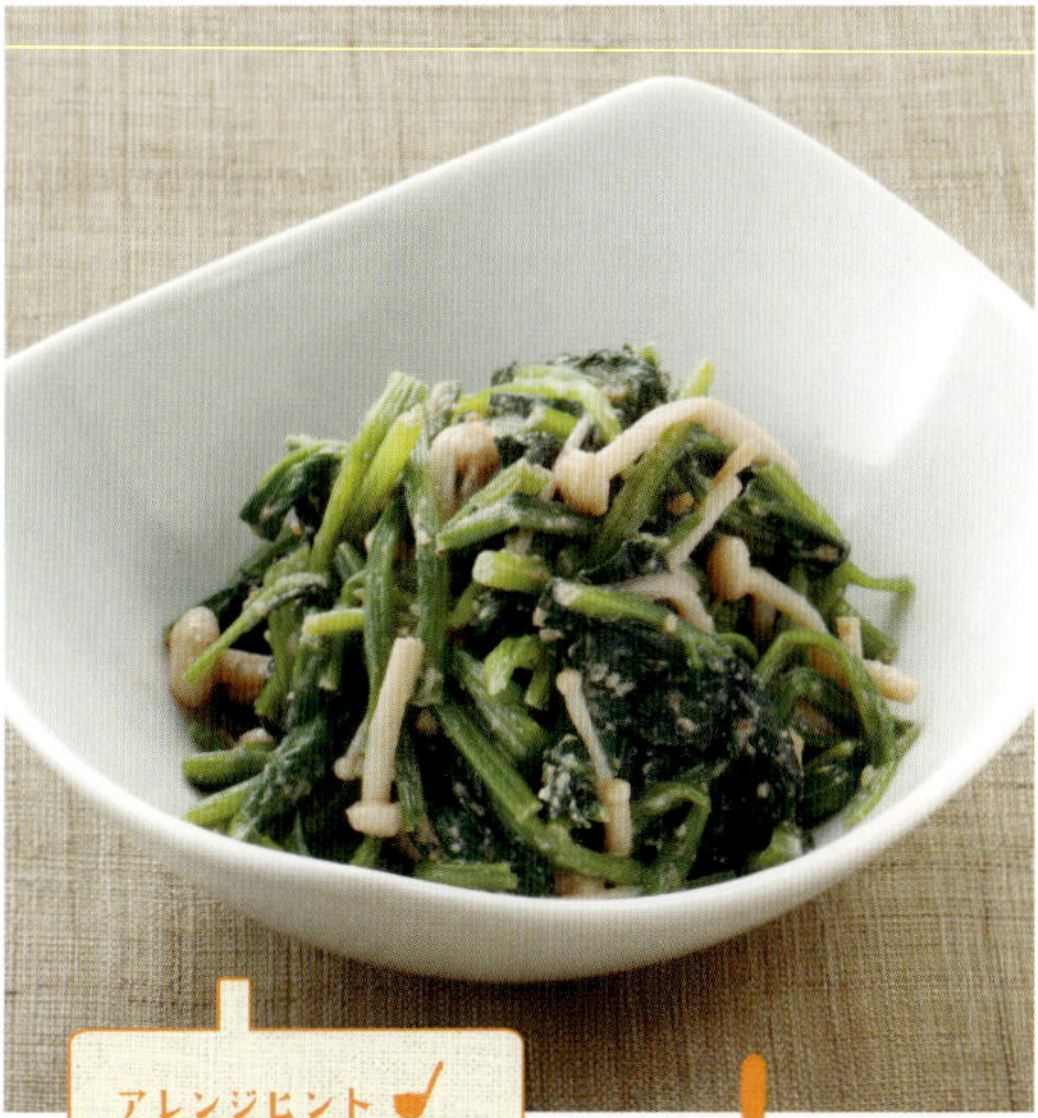

材料（2 人分）

ほうれん草…120g
えのきたけ…20g
くるみ…10g
A｜砂糖…小さじ 2/3
　｜しょうゆ…小さじ 1
　｜だし汁…小さじ 2

作り方

1 ほうれん草はゆでて、水にとって水気を絞り、4cm 長さに切る。
2 えのきたけは石づきを除き、半分に切ってゆでる。
3 くるみはフライパンでから煎りし、すり鉢に入れすりこぎでつぶす。合わせておいた A を加え、**1**、**2** を和える。

アレンジヒント
青菜には葉酸も豊富。そのほかモロヘイヤ、春菊などでも。

1人分**54**kcal

ストレス（イライラ・不安・うつぎみ）

Point

- 栄養バランスのよい食事でストレスに強い体に
- 神経の働きを強化する成分を摂る

症状・要因

さまざまな刺激に対する心身の防御反応

本来ストレスとは、心身に加わる各種の刺激（ストレッサー）から体を守ろうとして生じる心身の「ゆがみ（ストレス反応）」のこと。

適度なストレッサーは気力や意欲、達成感などにつながります。しかし強すぎると、過剰にホルモンが分泌されるなどして、イライラや不眠、自律神経失調、うつなど、さまざまな身体的・精神的な不調が現れます。現代はストレス社会。ストレスを感じないという人に限って、じつは強いストレッサーにさらされており、突然不調になることもあるので油断は禁物です。

対策

充分な栄養と休息でストレスに対する耐性を

ストレスに対抗するには、栄養バランスの整った食事と充分な休息でストレスに負けない体をつくり、じょうずに発散させる方法を身につけることです。

ストレスの多い人の食生活は不規則になりがちで、これがさらにストレスに拍車をかけます。朝、昼、夕の食事をしっかり摂り、そのなかでストレスを解消する栄養素を取り入れます。

また、神経の働きを正常な状態にするさまざまな成分も不足しないようにしたいものです。ビタミンB群、カルシウム、マグネシウムは神経の興奮を鎮める作用があり、トリプトファンやフェニルアラニンは神経伝達物質の材料になる必須アミノ酸の一種です。

食事はゆったりと落ち着いた雰囲気で摂り、ときには外食などをするとストレス発散の一助となります。

いろいろなストレッサー

さまざまな刺激が複合して強い刺激（ストレッサー）となり、ストレス反応を引き起こします。

●物理的刺激

- 気温などの温度の高低
- 騒音など

●化学的刺激

- 栄養不足
- アルコール飲料やたばこ
- 薬の副作用など

●生物的刺激

- 細菌やウイルスの感染など

●精神的刺激

- 人間関係のトラブル
- 緊張
- 怒りや苦しみなど

精神がリラックスできる成分を取り入れた食事を

イライラするときには

ビタミンB群
（B_1・B_6・B_{12}、葉酸など）

魚介、肉、豆など

カルシウム

牛乳・乳製品、小魚、大豆製品など

牛乳
100g中に110mg。たんぱく質やビタミン、ミネラルなどがバランスよく含まれています。

マグネシウム

ナッツ、魚介、野菜、豆など

うつぎみには

トリプトファン

牛乳・乳製品、卵、ナッツ、バナナ、大豆製品など

フェニルアラニン

肉、魚介、卵、乳製品、ナッツなど

DHA・EPA

青背魚など

かつお
たんぱく質やビタミンB群なども多く含まれています。

効果的な食べ方

魚料理を積極的に取り入れる

魚にはストレス緩和に効果的な栄養素がバランスよく含まれています。1日1食は魚を主菜にした食事にするとよいでしょう。DHA・EPAが多い青背魚、カルシウムが多い小魚はとくにおすすめ。

牛乳をじょうずに活用する

カルシウムを多く含む食品の中でも牛乳の吸収率は非常に高く、効率よく摂取できます。アミノ酸の一種であるトリプトファンなども含まれるので、ストレス解消に効果絶大。そのまま飲むのもよいですが、気持ちが安らぐあたたかいスープやグラタンなどに活用しても。

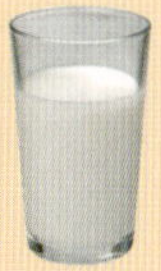

食欲がないときは、高栄養の食品を

食欲が低下しているときは、少量でも栄養素が摂れるように高栄養の食品を取り入れましょう。エネルギー源となる主食（ご飯、パン、めん）を中心に、牛乳・乳製品、卵、うなぎ、にんじん・かぼちゃ・ほうれん草などの野菜がおすすめです。食欲が高まるように辛味や酸味をきかせても。

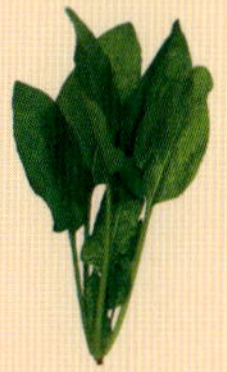

うつ予防には葉酸もおすすめ

ビタミンB群の一種である葉酸も、うつの予防効果が期待されています。青菜やブロッコリー、枝豆などに多く含まれています。水溶性なので、電子レンジ加熱や炒め物などにすると栄養損失が少なくなります。

かつおの中華風ピリ辛炒め

ビタミンB群　DHA・EPA

かつおのうま味や栄養分を閉じ込めて

材料（2人分）

かつお…120g
しょうゆ…小さじ2/3
しょうが汁…少々
片栗粉…小さじ2
玉ねぎ…80g
にんじん…40g
ピーマン…30g
油…小さじ2
しょうが（せん切り）…適量
にんにく（せん切り）…適量
A
豆板醤…小さじ1/3
しょうゆ…小さじ1
みりん…小さじ1

作り方

1 かつおはそぎ切りにして、しょうゆ、しょうが汁で下味をつけ、水気をきって片栗粉をまぶす。
2 玉ねぎは薄切りに、にんじんは半月切りに、ピーマンは乱切りにする。
3 フライパンに油をあたため、しょうが、にんにくを炒め、かつおを入れて両面を焼き、取り出す。**2**の野菜を炒め、かつおを戻して、合わせておいたAを加えて味を調える。

アレンジヒント
かつおの代わりに、あじ、ぶり、まぐろなどの魚でも。

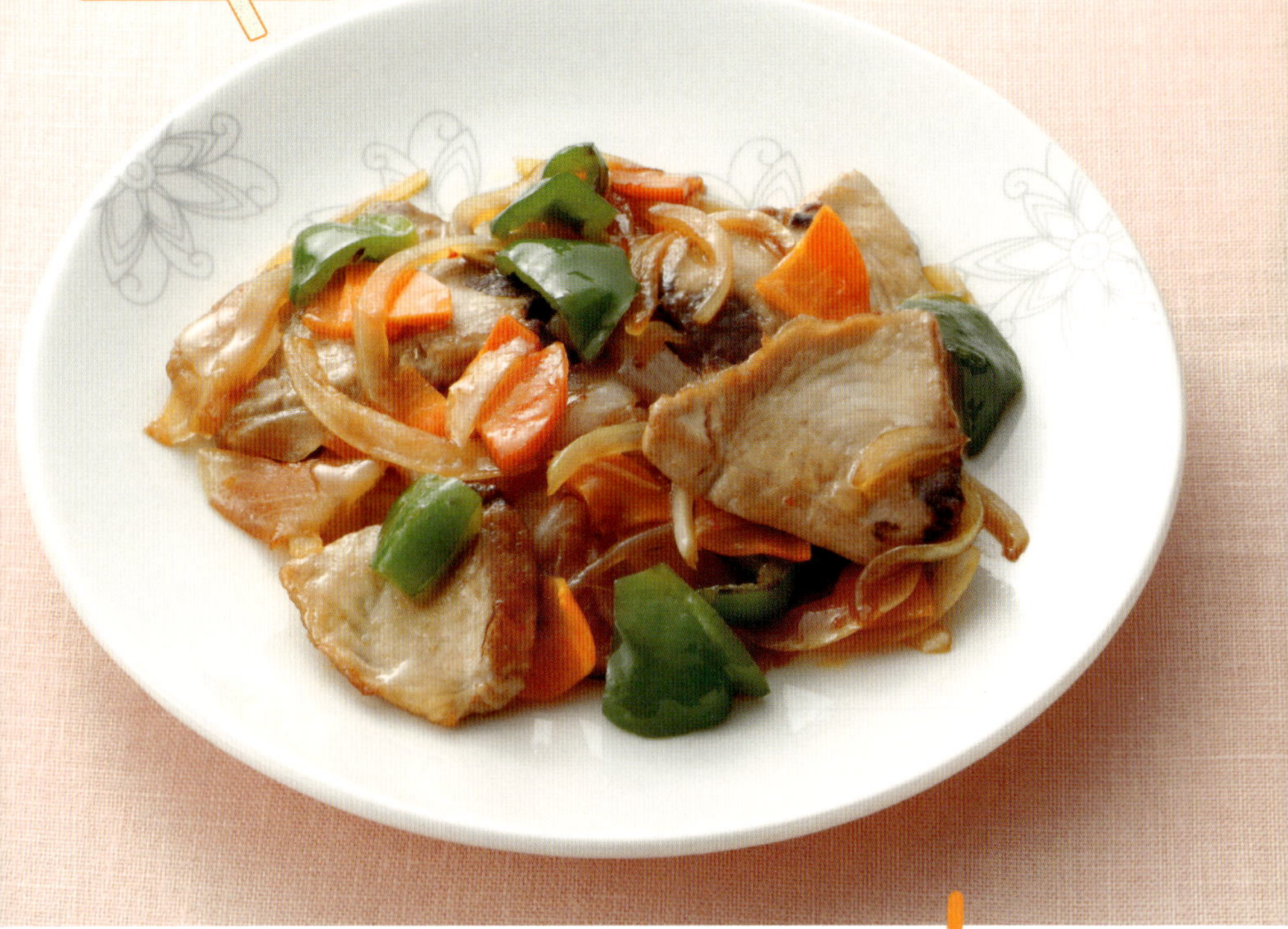

1人分**181**kcal

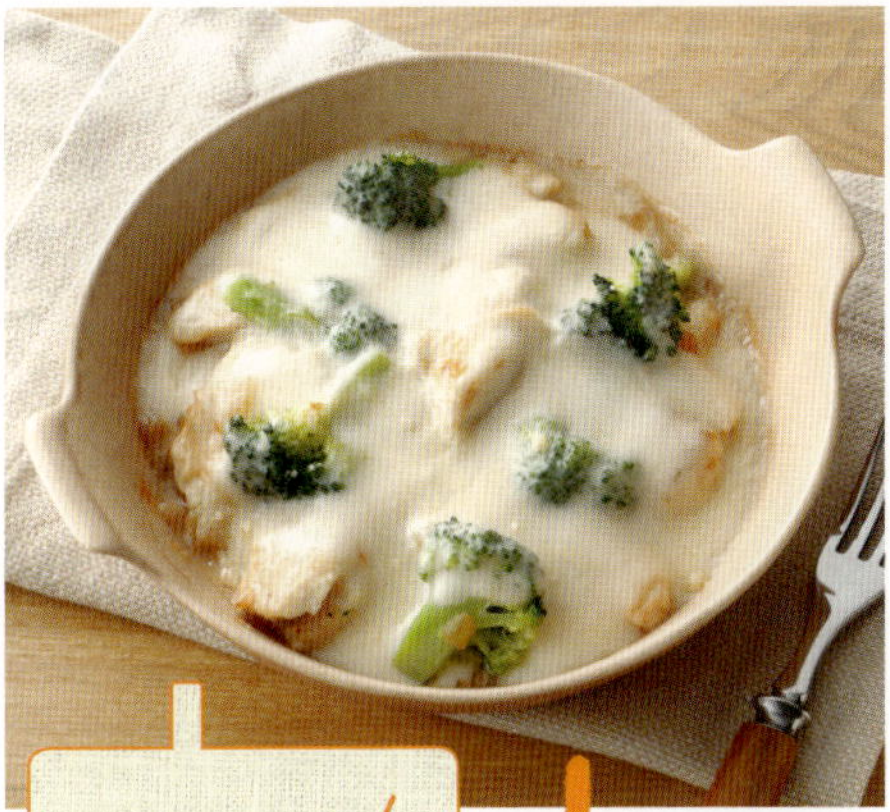

チキングラタン

カルシウム　ビタミンB群

まろやかな味わいでリラックス

アレンジヒント
ホワイトソースのグラタンでなくチーズ焼きにしても手軽に楽しめます。

1人分309kcal

材料（2人分）

鶏むね肉…140g
塩…少々
ブロッコリー…80g
油…小さじ1と1/2
玉ねぎ…60g
ホワイトソース…200g
牛乳…大さじ2
粉チーズ…小さじ2

作り方

1 鶏肉はそぎ切りにして、塩をふって下味をつける。
2 ブロッコリーはゆでて小房に分ける。
3 フライパンに油をあたため、薄切りにした玉ねぎ、1の順に炒める。
4 ホワイトソースは牛乳でのばし、半量を3に加えてまぜ、2を入れる。
5 耐熱皿に4を入れ、残りのホワイトソースをかけて粉チーズをふる。200℃のオーブン（またはオーブントースター）で焼き色がつくまで10分ほど焼く。

ふんわり卵のチーズスープ

カルシウム　トリプトファン
フェニルアラニン

ほんのりチーズ風味でコクのある一品

アレンジヒント
牛乳を加えてミルクスープにすると栄養価が高まります。

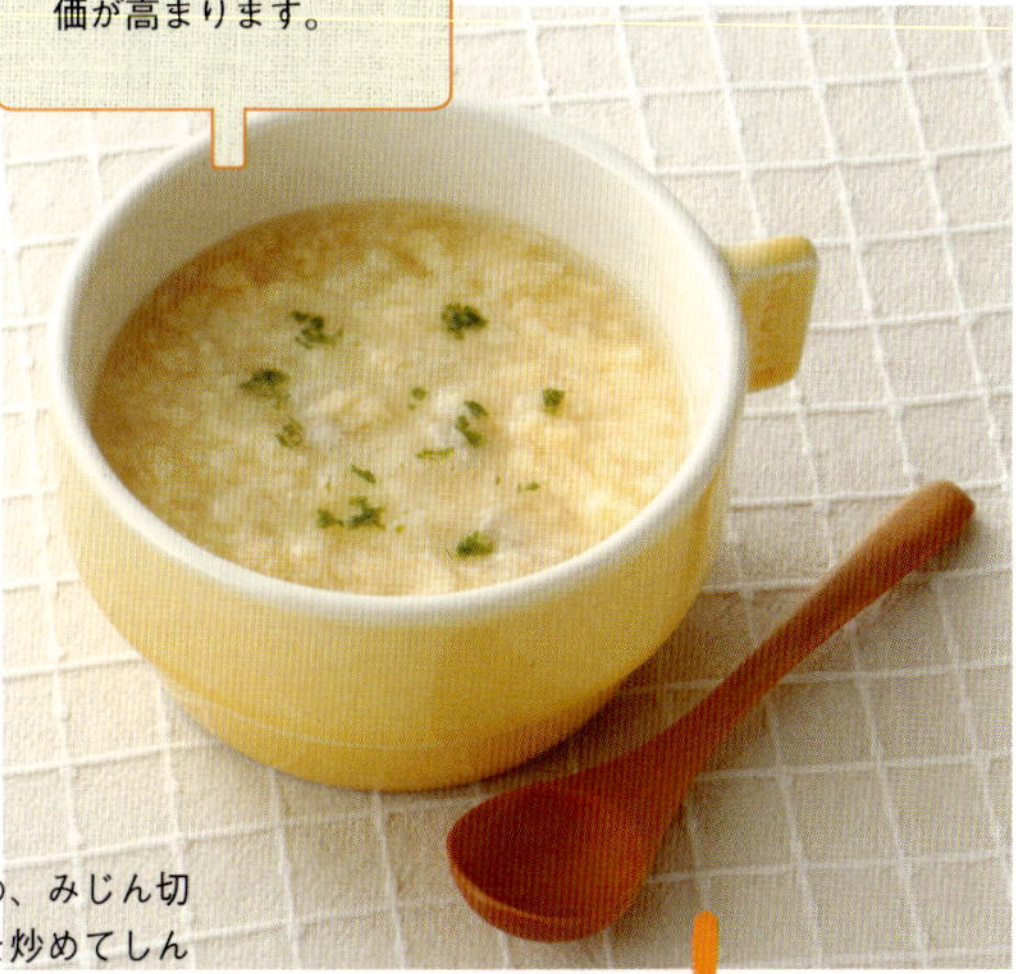

1人分174kcal

材料（2人分）

玉ねぎ…40g
油…小さじ1
A　コンソメスープの素…小さじ1/2
　　水…2カップ
塩…少々
こしょう…少々
B　粉チーズ…40g
　　卵…大1/2個
　　パン粉…大さじ4
パセリ（みじん切り）…適量

作り方

1 鍋に油をあたため、みじん切りにした玉ねぎを炒めてしんなりさせる。
2 Aを加えて煮立たせ、塩、こしょうで味を調える。
3 合わせておいたBを加え、浮き上がってきたら火を止めて器に盛り、パセリをちらす。

不眠

Point

- 規則正しい生活で体内時計のリズムを整える
- 寝る直前の飲食は避ける

症状・要因

環境やストレスなどの影響で睡眠障害に

厚生労働省の国民健康・栄養調査によると、睡眠による休養がとれていないと感じている人は男女ともに18％以上。睡眠時間が足りない、すぐに眠れない、熟睡できないなど、内容は違っていても、睡眠への不満を抱える人は多いものです。

不眠の原因として挙げられるのは騒音や光、合わない寝具など睡眠環境の問題です。寝る直前に飲食する、カフェイン飲料を多量に飲むなどの食生活も原因になります。

そして現在、とくに問題になっているのは、ストレスなどによって体内時計のリズムが乱れることです。

対策

規則正しい食生活で体内時計のリズムを整える

体内時計を整えて、眠りにつきやすくすることが大切です。それには規則正しい生活、とくに朝、昼、夕の食事をリズムよく摂ることが効果的です。なかでも朝食には体内時計を正常化させる作用が強いので、朝食抜きの習慣は改善しましょう。

満腹や空腹だと目がさえてしまうことがあるので、食事は床に入る2時間前には済ませ、量は腹八分目程度に。寝る直前にアルコール飲料やカフェイン飲料を大量に摂るのも避けましょう。

飲み物は鎮静効果のあるカモミールティーなどのハーブティーがおすすめです。

必須アミノ酸の一種トリプトファンは、催眠効果のある神経伝達物資セロトニンの材料で、不眠に効果的だといわれています。これを摂りやすいのは牛乳で、神経を静めるカルシウムも豊富なため、一石二鳥です。

睡眠は充分なのに昼間も眠いときは…

ちゃんと寝ているはずなのに昼間に強い眠気を感じたり、居眠りをくり返したりするなら睡眠時無呼吸症候群の危険性が。睡眠中にのどや口がふさがって呼吸が止まるため、体が休まらず、日中の眠気につながります。高血圧や動脈硬化などを併発していることも多く、患者によって重大な事故が起きたことから社会的な問題にもなっています。

キッチンで**栄養対策**

神経の興奮を鎮め、安眠を促す成分を含む食品を取り入れて

必要な栄養素・食品

トリプトファン

牛乳・乳製品、卵、ナッツ、バナナ、大豆製品など

バナナ

糖質が豊富で、エネルギー源となる果物です。ビタミンやミネラルも含まれます。

きな粉

炒った大豆を粉にしたものなので、大豆の栄養成分がそのまま。たんぱく質やビタミン、ミネラルが豊富です。

カルシウム

牛乳・乳製品、小魚、大豆製品など

牛乳

100g 中に 110mg。カルシウムの吸収率の高さは食品中で No.1。トリプトファンも多く含まれています。

チーズ

プロセスチーズの場合、10g 中に 63mg。牛乳の栄養成分やうま味が凝縮しています。

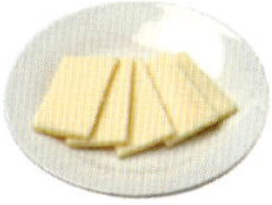

効果的な食べ方

トリプトファンだけでなくビタミンB_6も

催眠・精神安定作用のある神経伝達物質セロトニンの原料として、トリプトファンと同様に、ビタミンB_6やマグネシウムも重要です。バナナにはこれらがバランスよく含まれています。

優れた栄養食品である牛乳でリラックス

牛乳にはトリプトファンやカルシウムが豊富で不眠症に好適。カゼイン（たんぱく質の一種）も豊富で、これが体内で分解されると、カルシウムの吸収を高めたり、精神を安定させたり、免疫力をアップさせたりと、さまざまに作用します。

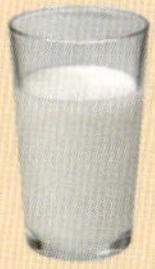

緑茶は水出しがおすすめ

緑茶には、覚醒作用のカフェインが多く含まれています。カフェインは高温で抽出されやすいので、低温で抽出するとよいでしょう。また、リラックス作用のあるテアニンという成分も含まれますが（甘味・うま味成分）、低温で時間をかけると抽出されやすいことから、不眠対策には水出し茶が適しています。

寝酒は逆効果？

不眠解消のために寝酒を飲む人がいます。お酒には神経の緊張を和らげる作用があるので、寝入りはよくなります。しかし、飲酒量が多い場合は眠りが浅く、すぐに覚醒してしまうため、体が充分に休まりません。寝酒が習慣化している人は、徐々に飲酒量が増えていく傾向もあるので、お酒には頼らないのが賢明です。

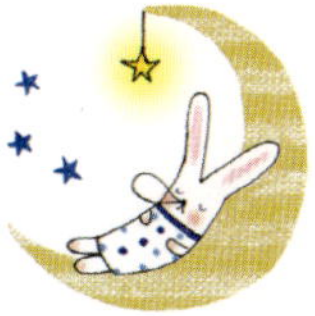

かぼちゃのポタージュ

カルシウム　トリプトファン

**ほんのり甘くて
まろやかな味わい**

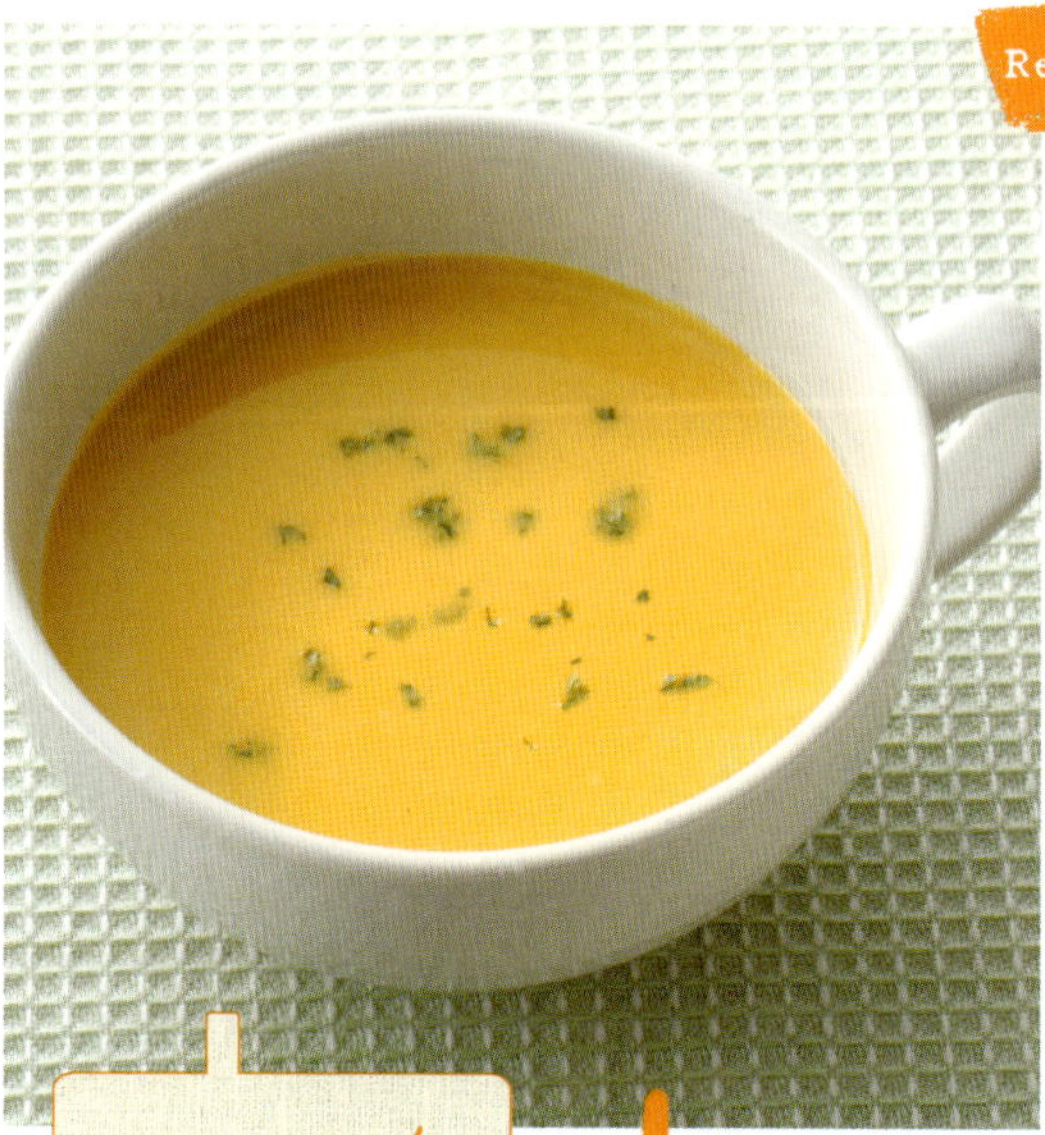

材料（2人分）

かぼちゃ…120g
玉ねぎ…40g
バター…小さじ1と1/2
A
- 水…1カップ
- コンソメスープの素…小さじ1/2
- 牛乳…1と1/4カップ
- 塩…少々

パセリ（みじん切り）…適量

作り方

1 かぼちゃは皮とワタを除いて薄く切り、玉ねぎは薄切りにする。
2 鍋にバターを溶かし、1を炒め、Aを入れて15分程煮る。
3 ミキサーに2を入れてよくまぜ、鍋に戻してあたためる。
4 器に盛り、パセリをふる。

アレンジヒント
さつまいもやじゃがいも、にんじんなどでも。ミキサーでなめらかに仕上げましょう。

1人分**140**kcal

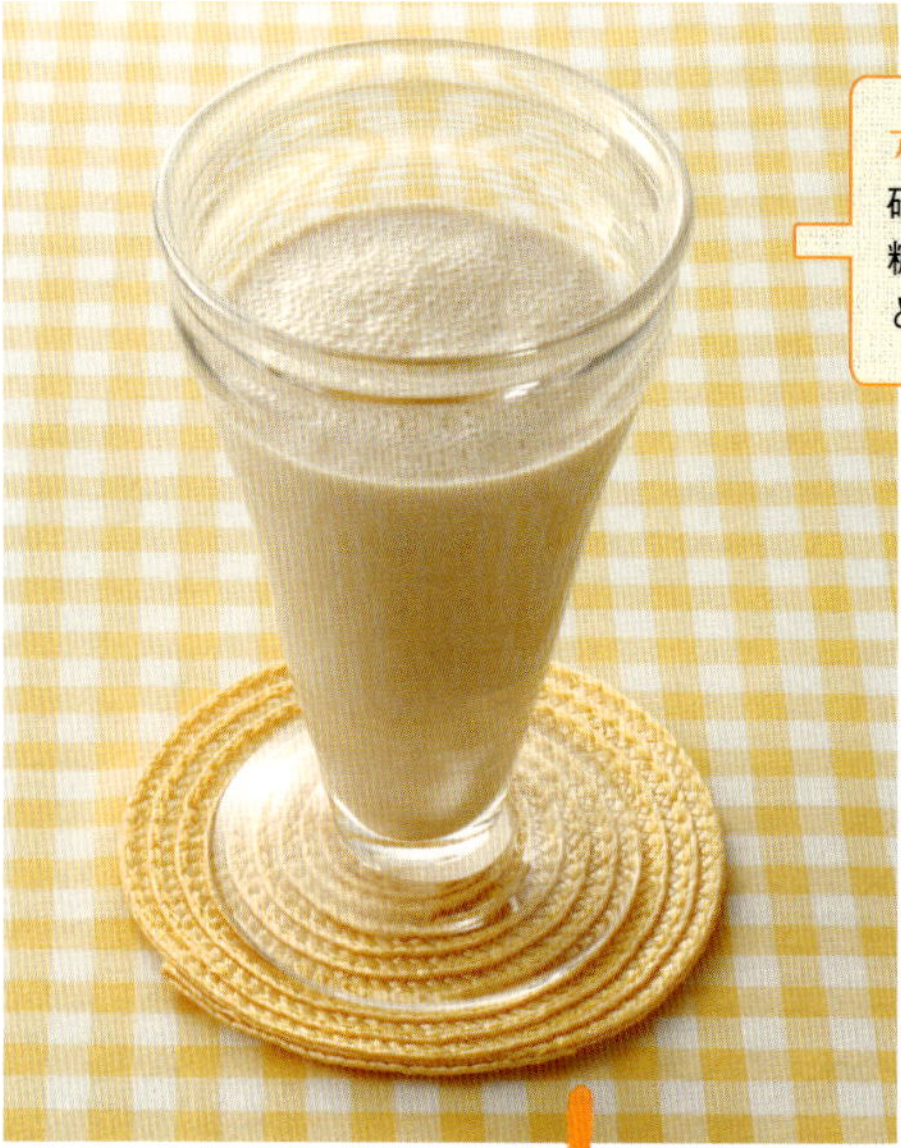

アレンジヒント
砂糖の代わりに、黒糖やはちみつを使うとコクが深まります。

バナナきなこミルク

カルシウム　トリプトファン

ミルクとバナナで栄養満点

材料（2人分）

バナナ…1本（100g）
牛乳…1と1/2カップ
砂糖…小さじ2
きな粉…大さじ2と1/2

作り方

一口大に切ったバナナ、牛乳、砂糖、きなこをミキサーに入れ、よくまぜる。

1人分**181**kcal

PART 3

気になる病態・体質を解消・改善

肥満

Point
- 食事から摂るエネルギーを適量にする
- 肥満につながる生活習慣をあらためる

症状・要因

体にエネルギーが過剰に蓄積された状態が肥満

体重は体にどれだけエネルギーが貯蔵されているかを表しており、肥満とは、エネルギーがおもに体脂肪のかたちで過剰に蓄積されている状態のことです。消費エネルギーよりも摂取エネルギーが多い食事を長期間続けることが原因で、食生活をはじめとした生活習慣の乱れ、加齢による基礎代謝の低下、運動不足などが影響します。

肥満の判定は下の表のように行います。動脈硬化や脂質異常症、糖尿病、高血圧、高尿酸血症など、さまざまな生活習慣病を引き起こすため、肥満は万病の元といわれます。

対策

適切なエネルギーの食事を一日三食規則正しく

適切な食事量を保ち、適度な運動を続けることが基本です。夜遅く食べない、間食しないなど、肥満につながる食べ方や行動を改めることも効果を上げるポイントです。ひとつの食品を食べ続ける単品ダイエットや絶食は、リバウンドや体調不良を招きやすいのでよくありません。

1日の摂取エネルギーを適量にし、朝、昼、夕の三食をできるだけ均等のエネルギーにすると理想的です。エネルギーが適切でも、野菜料理やご飯ものばかりだと栄養バランスが崩れます。幅広い食品を食べて栄養バランスを整えましょう。

ダイエット効果のある成分を含む食品を取り入れるとさらに効果的です。食物繊維が多いごぼうなどはかむ回数が増えるので、満腹感を得やすくなります。また、赤唐辛子に多いカプサイシン、緑茶に多いカテキンなどは、体脂肪の分解を促すといわれています。

肥満の判定法

肥満かどうかはＢＭＩ（Body Mass Index ボディ・マス・インデックス）で判定します。

ＢＭＩ＝現在の体重 kg ÷（身長m×身長m）

判定	ＢＭＩ
低体重	18.5 未満
普通体重	18.5 以上～ 25 未満
肥満度１	25 以上～ 30 未満
肥満度２	30 以上～ 35 未満
肥満度３	35 以上～ 40 未満
肥満度４	40 以上

（日本肥満学会による）

キッチンで**栄養対策**

多様な食品を摂りながら1日の摂取エネルギーを減らす

必要な栄養素・食品

食物繊維

野菜、海藻、果物など

ごぼう

100g 中に 5.7g。水溶性・不溶性どちらの食物繊維も豊富で、肥満や生活習慣病予防に効果的。

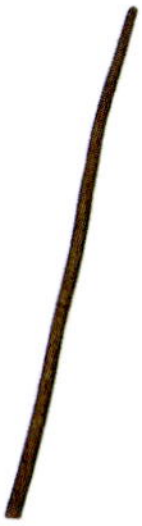

りんご

100g 中に 1.5g。皮ごと食べれば食物繊維の量はさらに増えます。皮には抗酸化作用のあるポリフェノールも含まれます。

カプサイシン

唐辛子

辛味成分。辛味の程度は品種によって異なり、赤唐辛子（鷹の爪）にはとくに豊富。

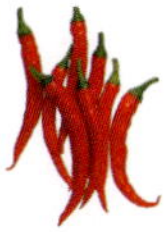

カテキン

緑茶

ポリフェノールの一種。抗酸化作用や殺菌作用のほか、脂肪燃焼効果、血中コレステロール低下作用などが期待されています。

効果的な食べ方

主食は１食で約 250kcal に

ご飯やパン、めんの主成分は、エネルギー源となる糖質。肥満の予防や改善のためには、１食で約 250kcal に相当する量を摂るとよいでしょう。ご飯なら 150g、食パンなら６枚切り１枚半となります。

主菜は１食で１品。低脂肪の種類・部位のものを

肉ばかりに偏らず、魚介や大豆製品も取り入れます。揚げ物は控え、野菜を組み合わせてボリュームを出したり、ピリ辛味にしたりして、満足感が高まる工夫を。

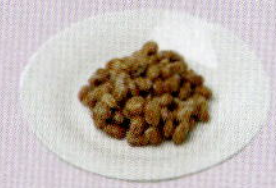

副菜は毎食１～２品そろえる

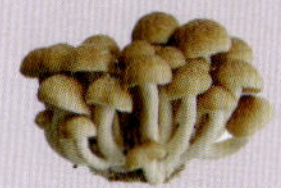

野菜や海藻、きのこを主材料にしたおかずを充実させましょう。低エネルギーで食物繊維が多いのでたっぷり食べても安心。１食で 100g 以上摂れるようにします。

おすすめの飲み物はお茶

お茶に含まれるカテキンには、脂肪を燃焼させる働きがあります。とくに緑茶に多いですが、紅茶やウーロン茶にも含まれ、高温で抽出するほどカテキン量が増えます。いつもより茶葉を増やして濃いめにするとより効果的です。

甘い菓子やアルコール飲料は控える

砂糖や脂肪が多い菓子は控え、間食をとるなら果物や牛乳・乳製品を。また、アルコール飲料は中性脂肪の増加や脂肪肝などにつながるので控えましょう。

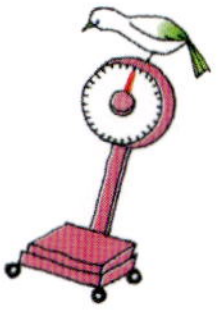

ヒレカツ風

食物繊維

揚げずに トースターで焼き カロリーオフ

材料（2人分）

豚ヒレ肉…140g
塩…少々
こしょう…少々
パン粉…大さじ5
小麦粉…小さじ2
卵…1/5個
キャベツ…60g
プチトマト…4個
とんかつソース…小さじ2

作り方

1 豚肉は1cm厚さに切り、塩、こしょうをふる。
2 パン粉はフライパンできつね色になるまでから煎りする。
3 1に小麦粉、溶き卵、パン粉の順に衣をつけ、天板に並べる。
4 200℃のオーブン（またはオーブントースター）で、6〜7分焼き、中まで火を通す。
5 器に4を盛り、プチトマトとせん切りにしたキャベツを添え、とんかつソースをかける。

アレンジヒント
えび、いか、鶏肉なども同様の調理法で油を抑えられます。

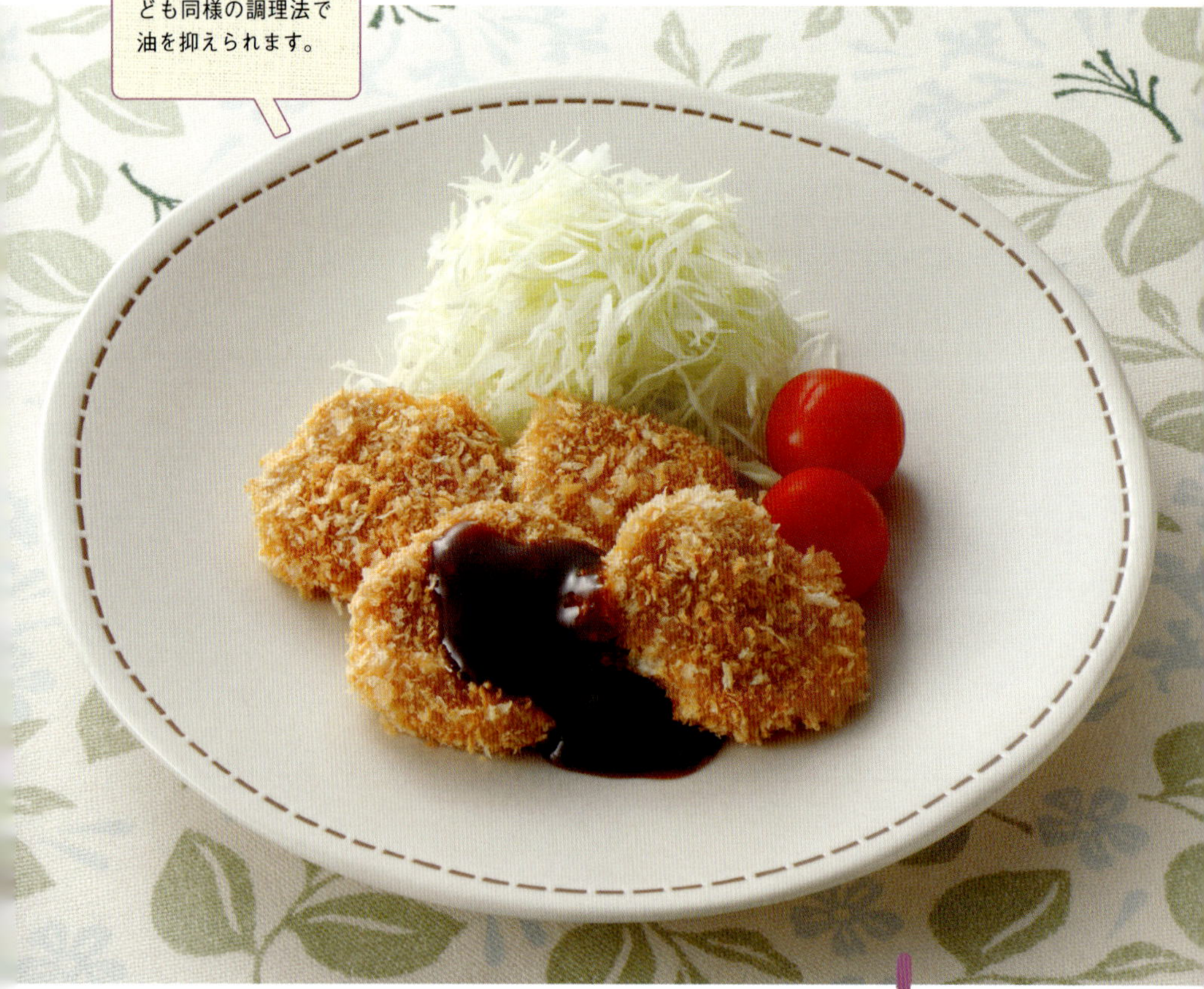

1人分146kcal

豚肉とごぼうのピリ辛炒め煮

食物繊維　カプサイシン

好みの辛さで体脂肪を燃焼

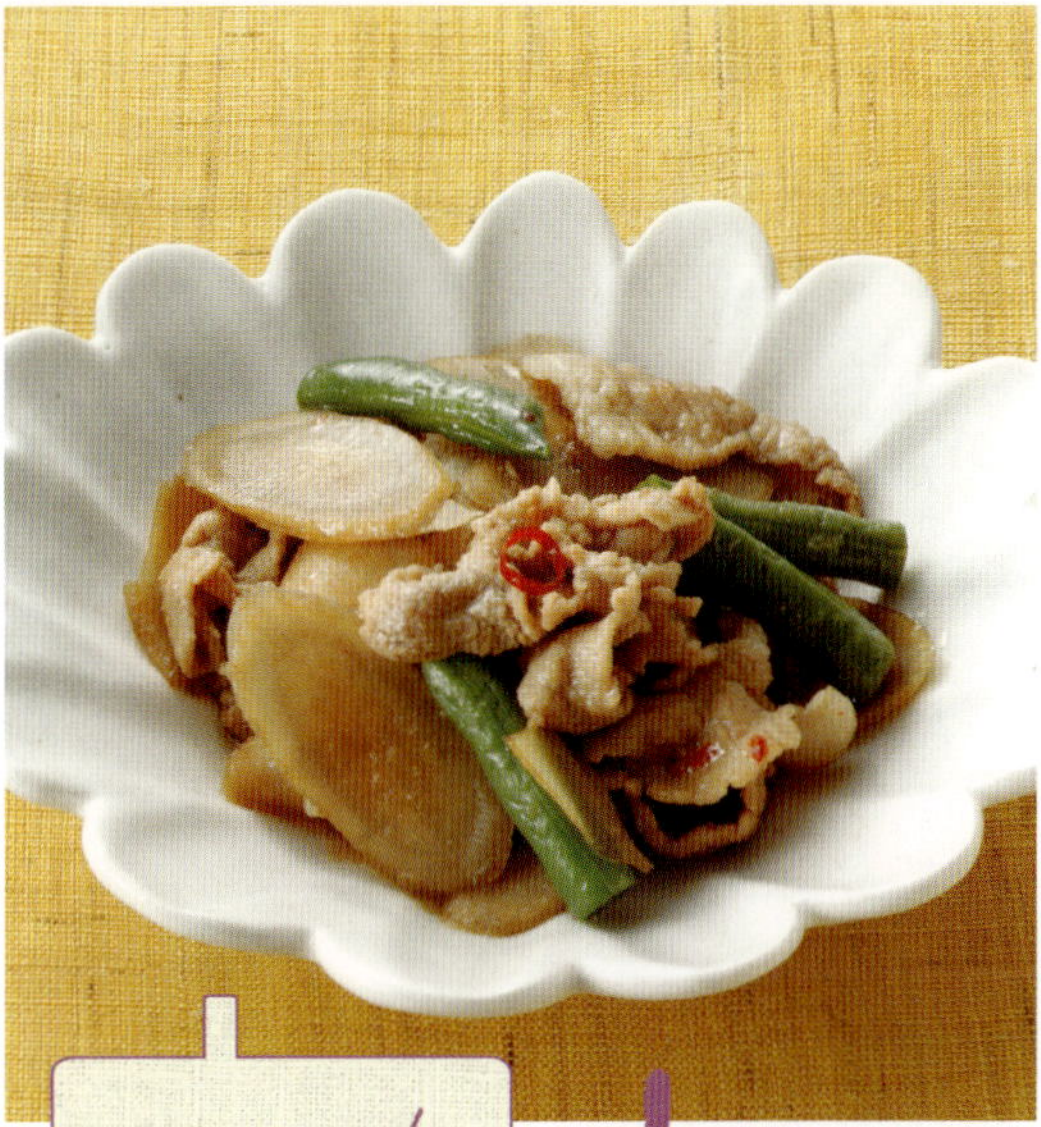

材料（2人分）

豚もも薄切り肉…120g
ごぼう…100g
さやいんげん…30g
油…小さじ1
赤唐辛子（小口切り）…少々
だし汁…1/2カップ
砂糖…小さじ2
しょうゆ…小さじ2

作り方

1 豚肉は食べやすい長さに切る。
2 ごぼうは斜めの薄切りにし、水にさらしてアクを取る。さやいんげんはゆでて3cm長さに切る。
3 鍋に油をあたため、赤唐辛子、1、ごぼうの順に入れて炒める。だし汁を加え、煮立ったらアクを取り、火を弱めて3～4分煮る。砂糖、しょうゆを入れ、ごぼうがやわらかくなったらさやいんげんを加える。

アレンジヒント
豚肉の代わりに、牛肉や油揚げなどを加えても。

1人分**181**kcal

えびのタイ風スープ

カプサイシン　食物繊維

タイ料理の定番ピリ辛スープ

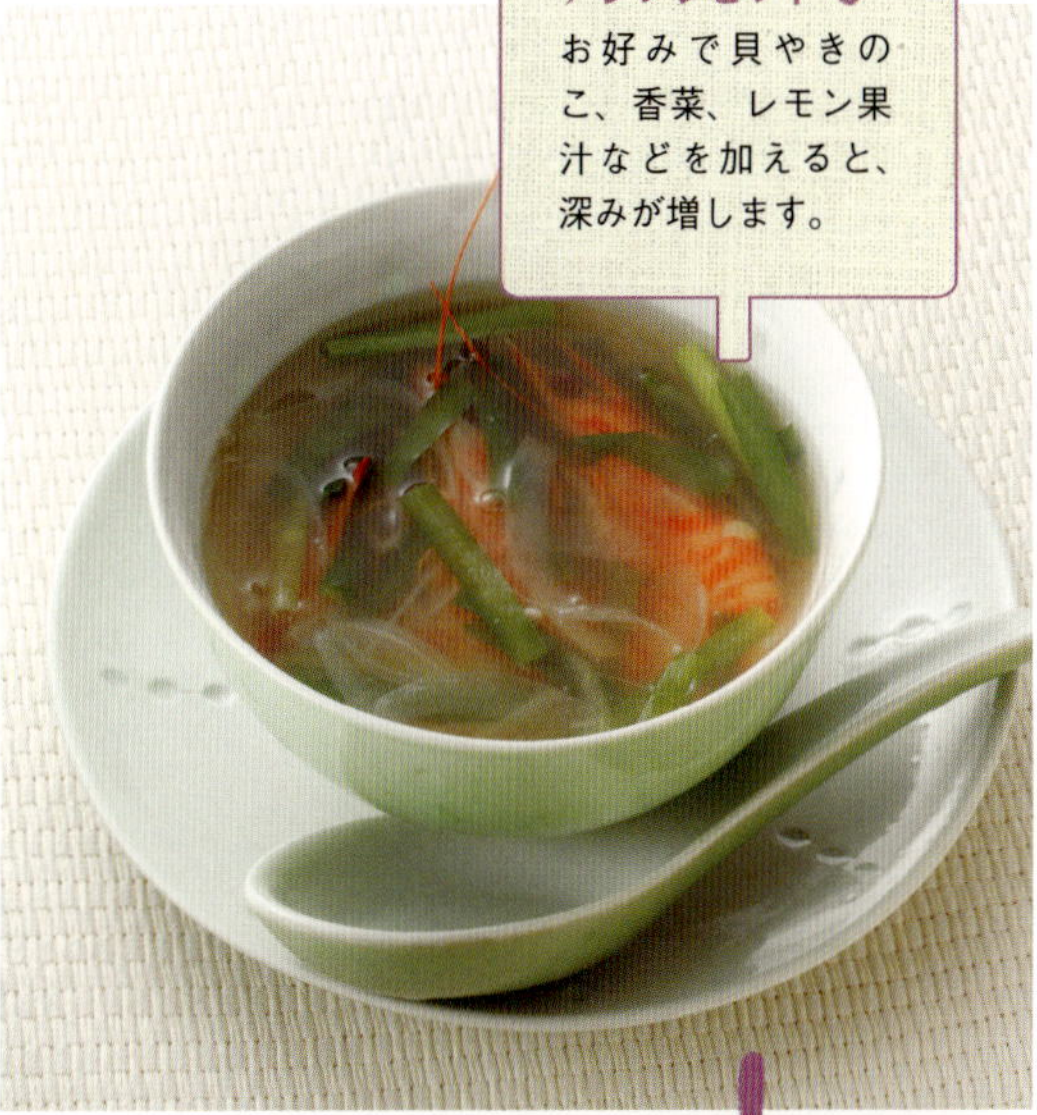

アレンジヒント
お好みで貝やきのこ、香菜、レモン果汁などを加えると、深みが増します。

1人分**35**kcal

材料（2人分）

えび（殻つき）…4尾
玉ねぎ…60g
にら…40g
A 水…1と1/2カップ
A 鶏がらスープの素…小さじ1/4
赤唐辛子（小口切り）…少々
レモングラス…適量
ナンプラー…小さじ1と1/3

作り方

1 えびは背ワタを取る。玉ねぎは薄切りに、にらは4cm長さに切る。
2 鍋にAをあたため、赤唐辛子、レモングラス、玉ねぎを入れ、2～3分煮る。えびを加え、色が変わったらにらを加え、ナンプラーで味を調える。

やせすぎ

Point

- 適切なエネルギーの食事にする
- たんぱく質、糖質を含む食品をしっかり食べる

症状・要因

標準体重と比較した「やせ度」で判断

医学上は、標準体重（BMI*が22のときの体重）よりも20％以上体重が少ないと「やせ」です。やせすぎると、体力の低下、倦怠感《けんたいかん》、無気力、肌荒れなどの症状が現れることがあります。免疫力が低下し、かぜにもかかりやすくなります。

ダイエット以外の原因は、消化吸収の不良、偏食などによる栄養バランスの不良、虫歯などの痛みから派生する食欲不振、糖尿病などの病気、ストレスなどが考えられ、摂食障害が隠れていることもあります。

若い女性には、やせているほどよいと考える人が増えていますが、やせすぎは骨粗鬆症《こつそしょうしょう》、貧血、無月経、不妊などを招き、将来にわたって健康を損ないます。健康を害するようなダイエットはすぐに中止を。

対策

適切なエネルギー、糖質、たんぱく質を充分に摂取

身長や活動量に見合ったエネルギーの食事を摂ることが大切です。食事量が確保できているか、なぜ少なすぎるのか、食事を見直してみます。一度にたくさん食べられないなら食事回数を増やし、多忙で食事が摂れないなら生活スタイルを見直し、活動量（運動量）が多いならそれに見合った食事にしましょう。やせている人の食事では、たんぱく質や糖質が不足していることが多いものです。肉や魚介などの動物性食品やご飯などの主食は、意識してしっかり摂りましょう。

食卓の雰囲気を変えてみる、家族や友人といっしょに食べる、好みの味つけや調理にするなど、食欲がわきやすくなる工夫を。

＊BMI（Body Mass Index、ボディ・マス・インデックス）は体格指数。
標準体重kg＝身長m×身長m×22

やせすぎかどうかチェック！

やせ度20％の体重以下ならやせすぎと判断

身長	標準体重	やせ度20％の体重
150cm	49.5kg	39.6kg
155cm	52.9kg	42.3kg
160cm	56.3kg	45.0kg
165cm	59.9kg	47.9kg
170cm	63.6kg	50.9kg
175cm	67.4kg	53.9kg
180cm	71.3kg	57.0kg

キッチンで栄養対策

エネルギー源となる主食を中心に、たんぱく質源もしっかりと

必要な栄養素・食品

糖質

穀類、いもなど

玄米
たんぱく質も含まれます。白米よりもビタミンB群、ミネラル、食物繊維が豊富。

じゃがいも
ビタミンCやカリウム、食物繊維なども多く含まれます。

たんぱく質

肉、魚介、卵、大豆製品など

卵
100g中に12.3g。ビタミンやミネラルもバランスよく含む高栄養食品なので、食が細いときに最適です。

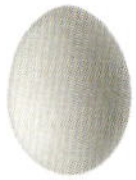

鶏肉
皮つきむね肉の場合、100g中に19.5g。ささ身はさらに高たんぱく質で、身がやわらかく消化もよいのでおすすめです。

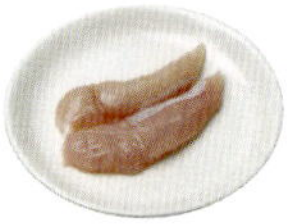

効果的な食べ方

主食は毎食きちんと

糖質が多い主食は活力源となるので、毎食きちんと摂りましょう。玄米や全粒粉パン、パスタ、そばなどはビタミンB_1も豊富なので、糖質が効率よくエネルギーに変換されます。

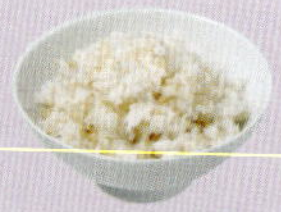

主菜は高栄養で消化のよい食品を

卵やうなぎにはたんぱく質以外にも多様な栄養素がバランスよく豊富に含まれるので、少量しか食べられないときにはとくにおすすめ。また、高たんぱく質で消化のよい白身魚、鶏ささ身などを利用しても。

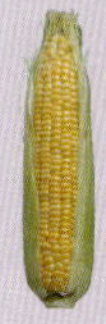

副菜は高エネルギーの食品を

いも、かぼちゃ、とうもろこしなどは糖質が多く、比較的高エネルギーなので、活用するとよいでしょう。サラダや炒め物、揚げ物などの油脂を使った料理も取り入れ、できるだけエネルギーが摂取できるように工夫を。

食欲に応じてワンプレート・ワンボウルメニューでも

主食・主菜・副菜がそろった献立でなくても、一皿でもバランスのとれた内容にすればOK。めん類は比較的食が進みやすいので、肉や卵、野菜などを多種類組み合わせた具だくさんの料理にします。

油脂をじょうずに活用する

植物油（サラダ油、オリーブ油、ごま油など）は小さじ1で37kcal、バターは小さじ1で30kcalと、少量でも高エネルギー。油脂をじょうずに料理に取り入れることで、コクが生まれ、腹持ちもよくなるので、少量しか食べられないときは、炒め物や揚げ物を。

チキンピカタ

たんぱく質

ほんのりチーズ風味で満足感アップ

材料（2人分）

鶏むね肉…140g
塩…少々
こしょう…少々
小麦粉…小さじ2
A 卵…小1個
　粉チーズ…小さじ2
油…小さじ2
トマトソース…30g
　さやえんどう…40g
　油…小さじ1/2
　塩…少々
　にんじん…60g
　バター…小さじ1/2
　塩…少々

作り方

1 鶏肉はそぎ切りにして塩、こしょうで下味をつける。小麦粉を薄くまぶし、合わせておいたAをたっぷりつける。
2 フライパンに油をあたため、**1**を中火で両面焼く。
3 さやえんどうは筋を除いてさっとゆで、油でソテーして、塩をふる。にんじんは輪切りにし、バター、塩、水（分量外）といっしょに鍋に入れ、紙蓋をしてやわらかくなるまで煮る。
4 器にトマトソースを敷き、**2**を盛り、**3**を添える。

アレンジヒント
白身魚、豚肉などでもたんぱく質をしっかり摂れます。

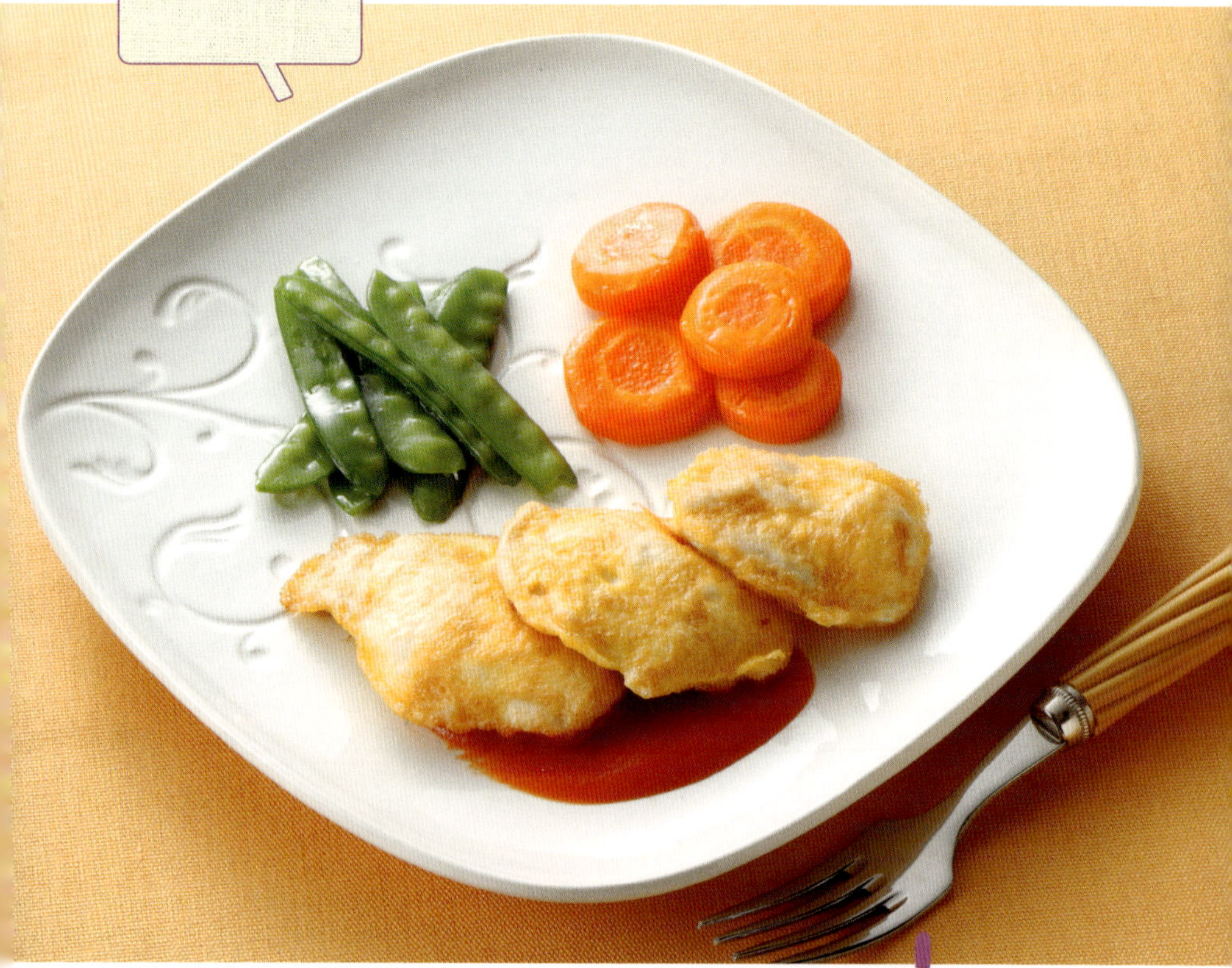

1人分**263**kcal

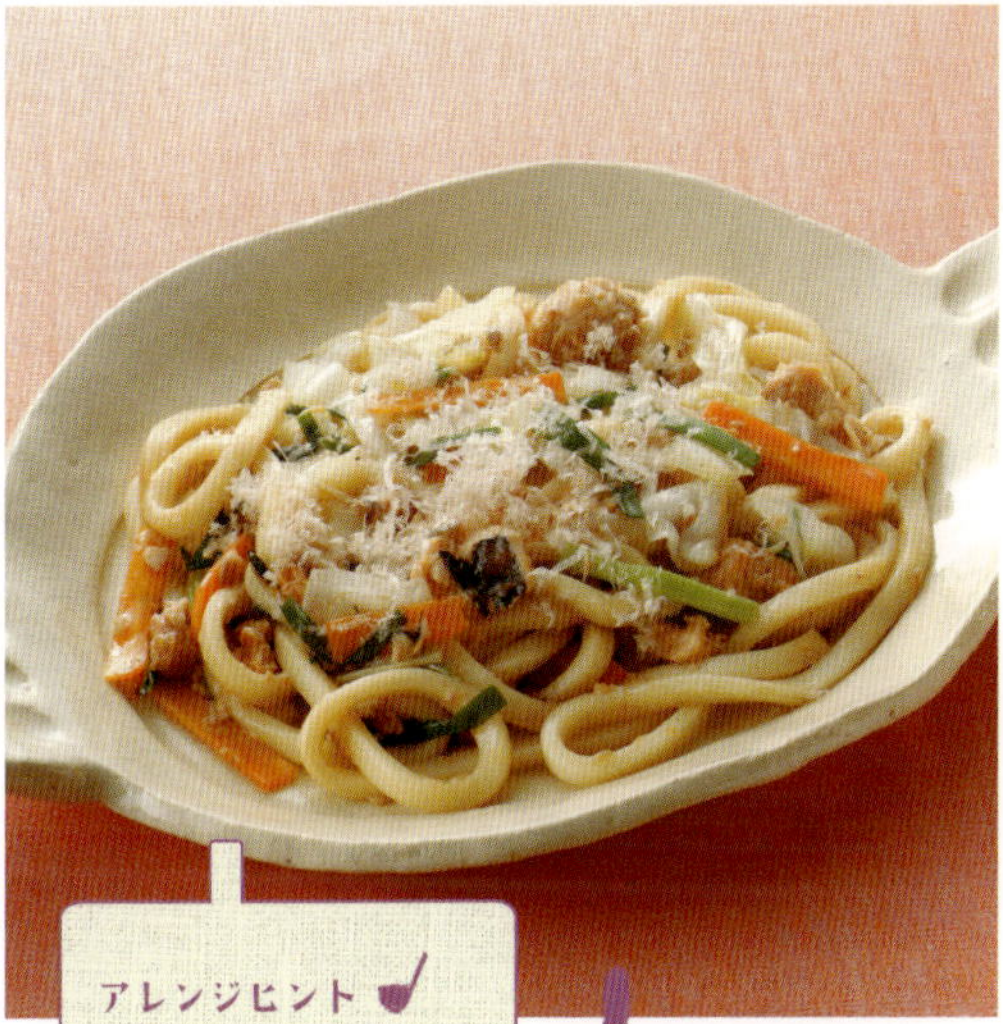

さけ缶とキャベツの焼きうどん

糖質　たんぱく質

1品でも具だくさんでバランス満点

材料（2人分）

ゆでうどん…400g
キャベツ…120g
にんじん…40g
さけ缶…100g
油…大さじ1と1/3
万能ねぎ…20g
塩…少々
しょうゆ…小さじ2
かつお節…適量

作り方

1 キャベツ、にんじんは短冊に切る。
2 さけは粗くほぐす。
3 フライパンに油をあたため、1を炒める。2、3cm長さに切った万能ねぎを加えて炒め、うどんを入れて、塩、しょうゆで味を調える。
4 器に盛り、かつお節をちらす。

アレンジヒント
さけ缶の代わりに、いか、ツナ缶、豚肉などを具にしても。

1人分**401**kcal

玄米親子丼

糖質　たんぱく質

彩り野菜もふんわりとじて

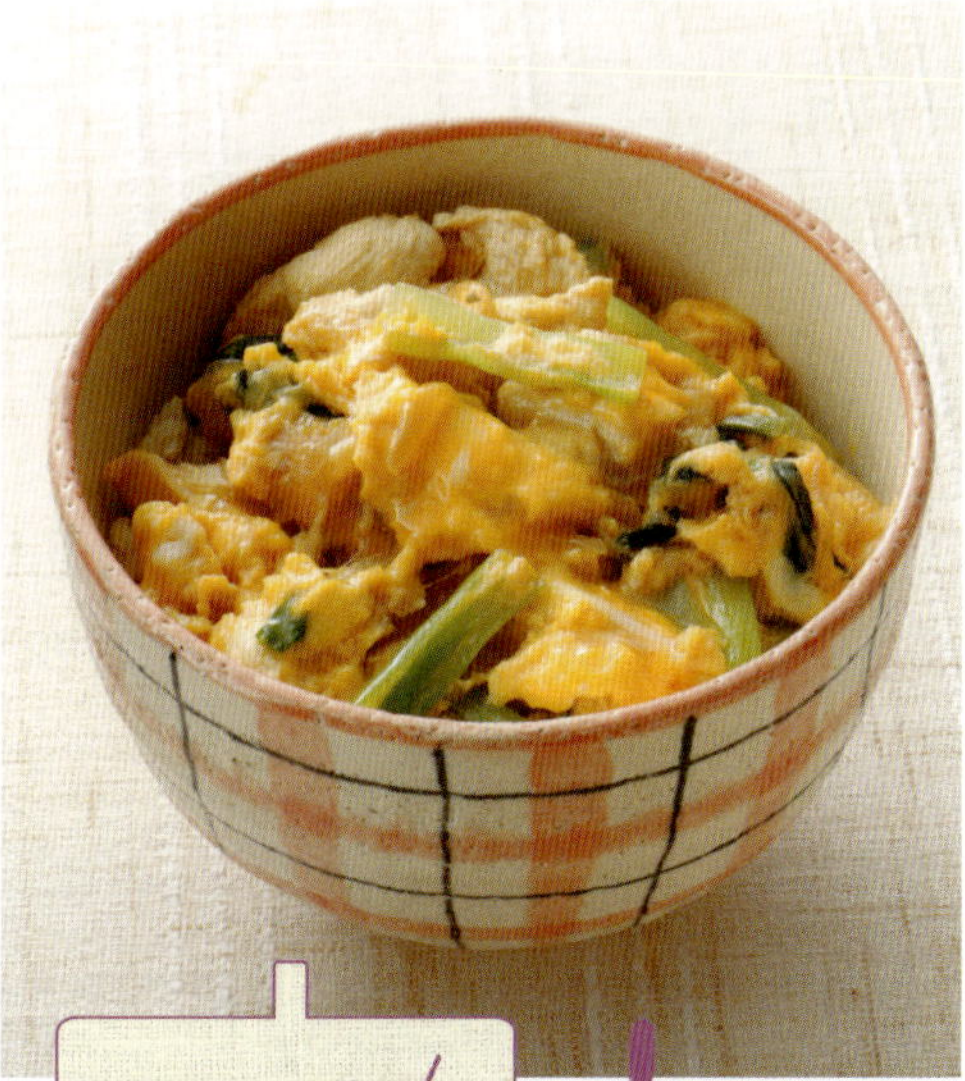

材料（2人分）

玄米ご飯…360g
鶏むね肉（皮なし）…80g
玉ねぎ…60g
小松菜…40g
卵…2個
A　しょうゆ…大さじ1
　　みりん…大さじ1
　　だし汁…1カップ

作り方

1 鶏肉は薄いそぎ切りにする。
2 玉ねぎは薄切りに、小松菜はゆでて3cm長さに切る。
3 鍋にAを煮立て、玉ねぎを入れる。煮立ったら1を加え、色が変わったら小松菜を入れて、溶き卵を回し入れる。ふたをして卵が半熟状になるまで煮る。
4 器に玄米ご飯を盛り、3をのせる。

アレンジヒント
うなぎの卵とじ、油揚げの卵とじでもたんぱく質が豊富。

1人分**451**kcal

膀《ぼう》胱《こう》炎

Point

- 水分をたっぷり摂る
- 充分な休息とバランス食で菌への抵抗力をつける

症状・要因

細菌が膀胱に侵入して炎症を起こす

トイレが近い、排尿後に痛みがある、尿が濁ったり血がまじる、残尿感があるなどの症状があったら膀胱炎のおそれがあります。膀胱炎は尿道から侵入した細菌に感染し、菌が膀胱で増殖して炎症を起こすこと。長時間トイレをがまんすることや、性行為、免疫力が低下することなどがおもな原因です。

尿道から膀胱までの距離が短いため女性に多くみられる病気です。進行すると腎臓にまで感染が広がって腎《じん》盂《う》腎《じん》炎《えん》になりますが、一般的には抗菌薬や水分の補給などの適切な治療を行えば、回復の早い病気です。

対策

水分をたっぷり摂りトイレの回数を増やす

抗菌薬を内服し、水分を摂って尿とともに菌を排出させるのが治療の基本です。利尿作用のあるお茶などをたっぷり摂り、がまんせずに何度でも排尿すると回復が早まります。ストレスや疲労などで免疫力が低下しているとなりやすく、一度なるとくり返しやすいので、ストレスなどの原因は取り除くように努め、充分な休息と栄養バランスのよい食事で体調を整えましょう。

なお、クランベリージュースには膀胱炎の再発防止効果があるという報告があります。一度かかった人は利用するとよいでしょう。

できるだけ水分が多く摂れる食事構成に

水分 お茶、クランベリージュースなど

効果的な食べ方

こまめに水分を摂取する

のどが渇いていなくても、できるだけ水分を摂りましょう。汁やスープを食事に取り入れるほか、利尿作用のあるカフェインを含むお茶やコーヒーでも。カフェインの量は高温で抽出するほど増えます。

再発防止にクランベリージュースを

トイレに行かない夜間は、菌の増殖が活発に。寝る前にクランベリージュースを飲むと再発を防ぐともいわれているので、利用してみるのもよいでしょう。

フルーツスープ

好みのフルーツといっしょに水分を摂取

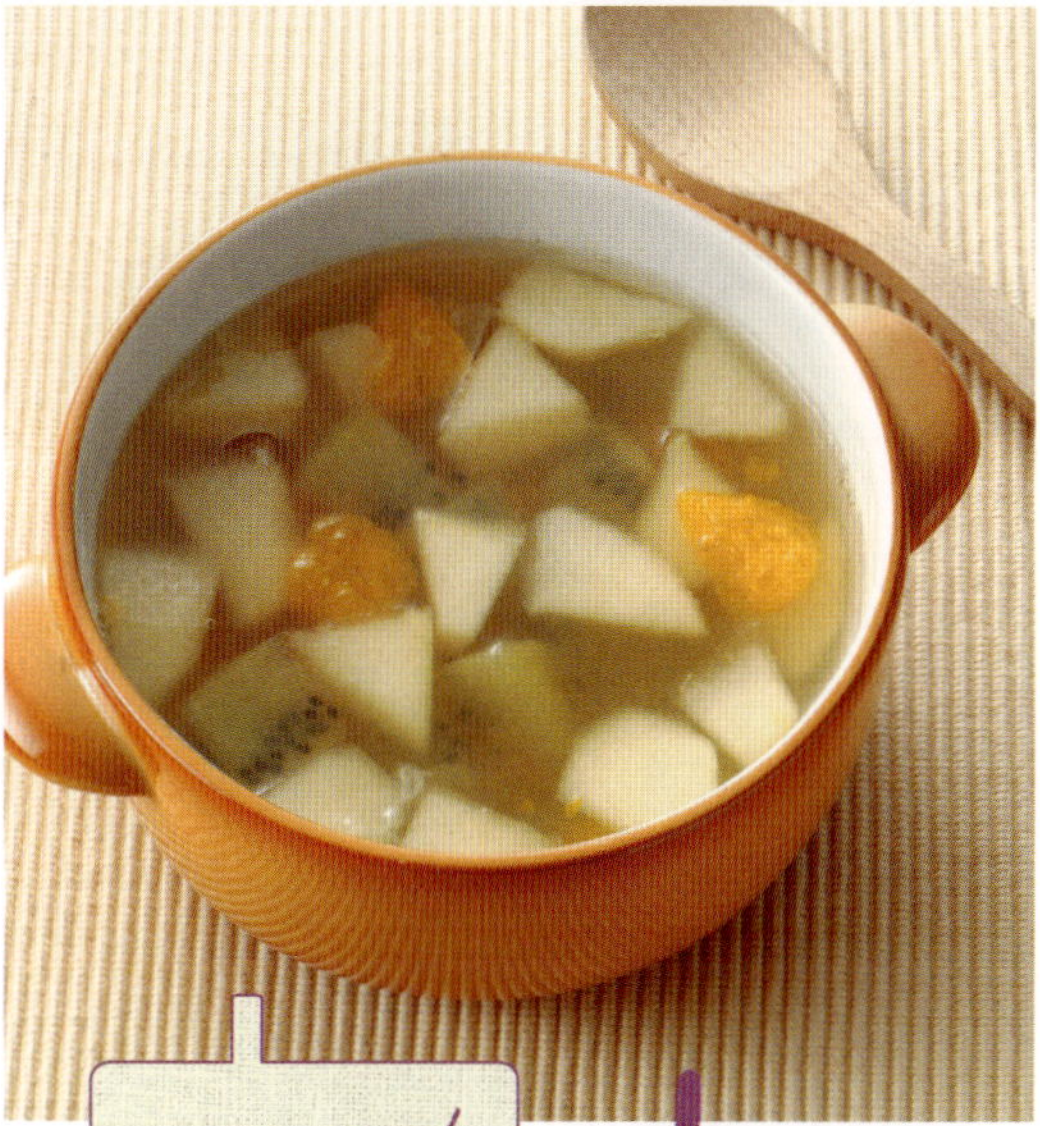

材料（2人分）

りんご…80g
バナナ…40g
キウイフルーツ…40g
みかん…40g
水…1と1/2カップ
コンソメスープの素…小さじ1/4
塩…少々
レモン果汁…少々

作り方

1 りんごは8等分に切り、種と皮を除き、小さめの乱切りにする。バナナ、キウイはりんごと同じくらいの半月かいちょう切りに、みかんは房を取り半分に切る。

2 鍋に水、コンソメスープの素を煮立て、**1**を加えてもう2～3分煮る。塩、レモン果汁で味を調える。

1人分60kcal

アレンジヒント
コンソメスープの代わりに、炭酸水とシロップにすると甘い仕上がりに。

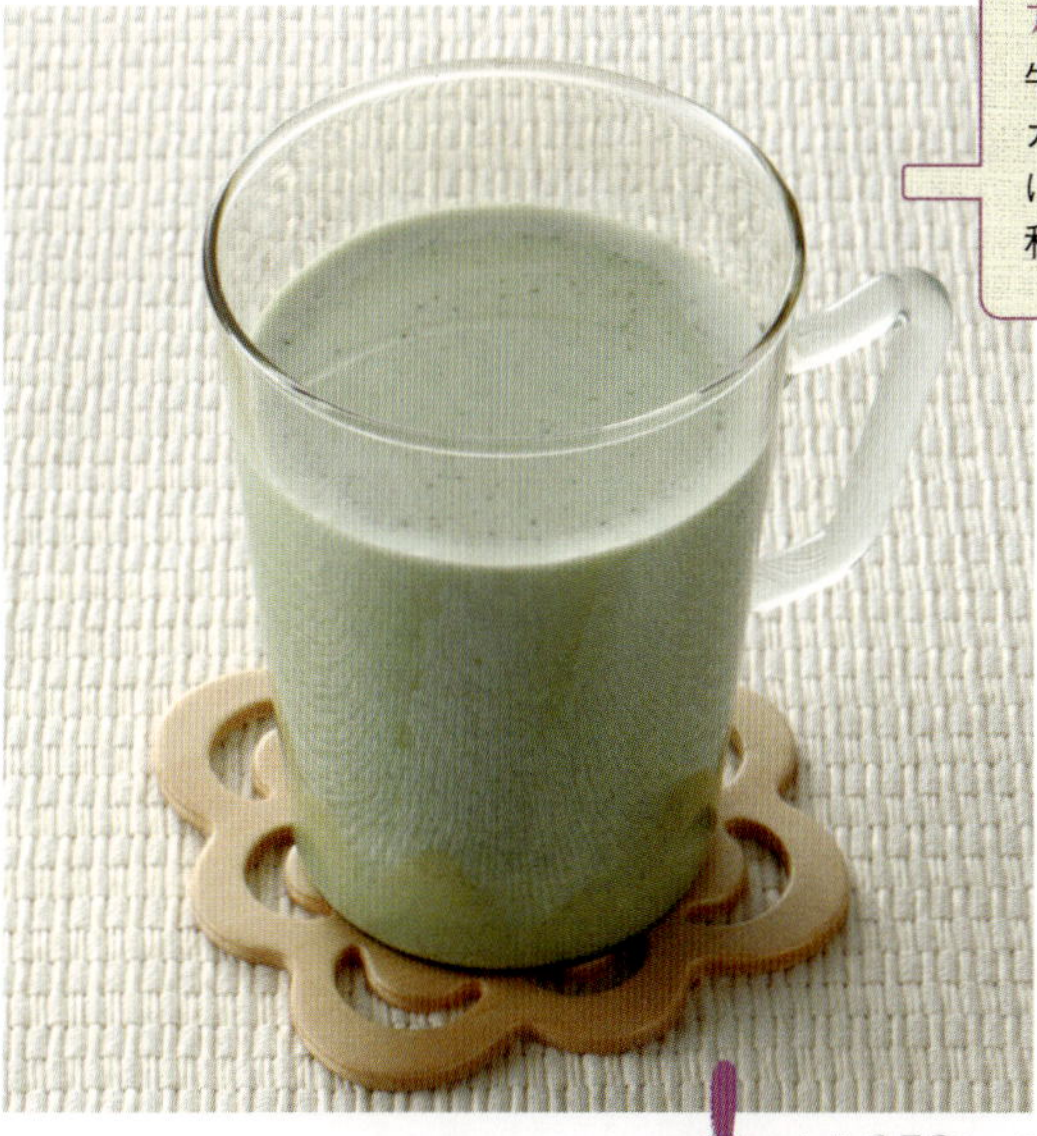

1人分152kcal

アレンジヒント
牛乳を使った飲み物では、カフェオレやミルクティーにもカフェインが含まれ、利尿作用があります。

抹茶ミルク

ほのかに広がる抹茶の香りとほろ苦さ

材料（2人分）

牛乳…2カップ
抹茶…小さじ2
砂糖…小さじ2

作り方

1 抹茶は少量の湯（分量外）で溶く。

2 **1**、牛乳、砂糖を合わせ、よくまぜる。

痔

Point

- 規則正しい食事で、便秘を解消する
- 食物繊維、乳酸菌類で腸内環境を整える

症状・要因　だれにでも起こりうる生活習慣病の一種

日本人の3人に1人がかかるといわれるほど、だれにでも起こりうる病気です。いぼ痔、切れ痔、痔瘻《じろう》の3つのタイプがあります。

いぼ痔は肛門周囲の静脈がうっ血して静脈の一部が腫れるというもので、血行不良がおもな原因です。切れ痔は排便時の刺激で皮膚が切れたり裂けたりするもので、固い便や下痢で皮膚が傷つくために起こります。痔瘻は肛門付近の穴が細菌に感染して化膿するもので、化膿しているときは激しい痛みを伴います。

痔の多くは、便秘や便秘を招く生活や食事の習慣が原因です。

対策　便秘を解消する食事と生活習慣を

痔の予防・解消には、便通を整えることが第一。便秘を解消するとともに、便をやわらかくして排便しやすくしましょう。ダイエットなどで食事量を減らすと便の量が減り、排便しにくくなります。これが原因の便秘が、とくに女性に多くみられるため、食事量は一定量の確保を。

乳酸菌類と不溶性食物繊維は便のかさを増やす作用があり、これらを含む食品は積極的に摂りましょう。便の量が増えれば排便がスムーズになります。

食物繊維は低エネルギーなのでダイエットにもおすすめの成分で、腸内環境も整います。なお、水分を充分に摂ると便がやわらかくなります。

また、毎朝排便する習慣をつけたいものです。早起きして朝食をしっかりとり、冷たい水を飲むなど腸を刺激し、トイレタイムをゆっくりとるようにしましょう。

もしかしたら大腸がん？

日本人に増えているがんのひとつが大腸がんです。その症状に、排便時の出血や下血がありますが、排便時に真っ赤な血が出た場合は大腸がんではなく痔であることがほとんど。大腸がんでは血液が便の表面についていたり、便にまじるのが一般的です。とはいえ、気になる場合は早めに詳しい検査を受けましょう。大腸がんも痔も早期発見、早期治療が完治への早道です。

キッチンで栄養対策

食物繊維や乳酸菌類で、腸内環境を整える

必要な栄養素・食品

食物繊維

野菜、豆、海藻、果物など

れんこん

100g 中に 2.0g。ビタミン C やカリウムなども多く含まれます。

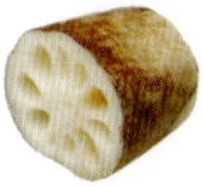

ゆで大豆

100g 中に 7.0g。たんぱく質、脂質、カルシウム、鉄なども豊富。

乳酸菌類

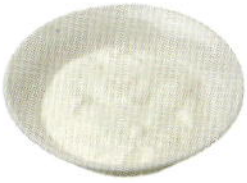

発酵食品

ヨーグルト

牛乳と同様に高栄養ですが、乳酸菌やビフィズス菌が豊富でさらに健康効果が高いのでおすすめです。

効果的な食べ方

食物繊維をたっぷり摂る

食物繊維は野菜以外の食品にも多く含まれています。大豆製品であればゆで大豆やおから、ご飯は白米ではなく玄米、パンは全粒粉のもの、めんはそばにするなど、できるだけ食物繊維が多いものを選びます。

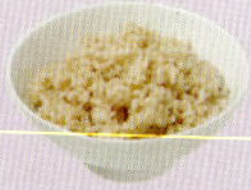

発酵食品をそのまま食べる

乳酸菌類は熱に弱いので、ヨーグルトはそのまま食べるとよいでしょう。ドリンクタイプを利用するのも手です。ぬか漬けや野沢菜漬けなどの発酵した漬け物にも乳酸菌は多く含まれるのでおすすめです。

水分を充分に摂取する

食事中は汁物やお茶、牛乳などを取り入れましょう。また、野菜や果物の多くは、成分のほとんどが水分なので、これらの食品を積極的に摂るようにしましょう。

NG!

下痢による痔の場合避けたいもの

- 油っぽい料理
- 辛い料理
- アルコール飲料

腸を刺激する食べ物を控え、安静に保つことが大切です。水分補給は大切ですので、乳酸菌飲料などを摂るとよいでしょう。

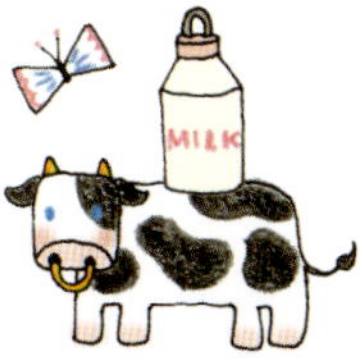

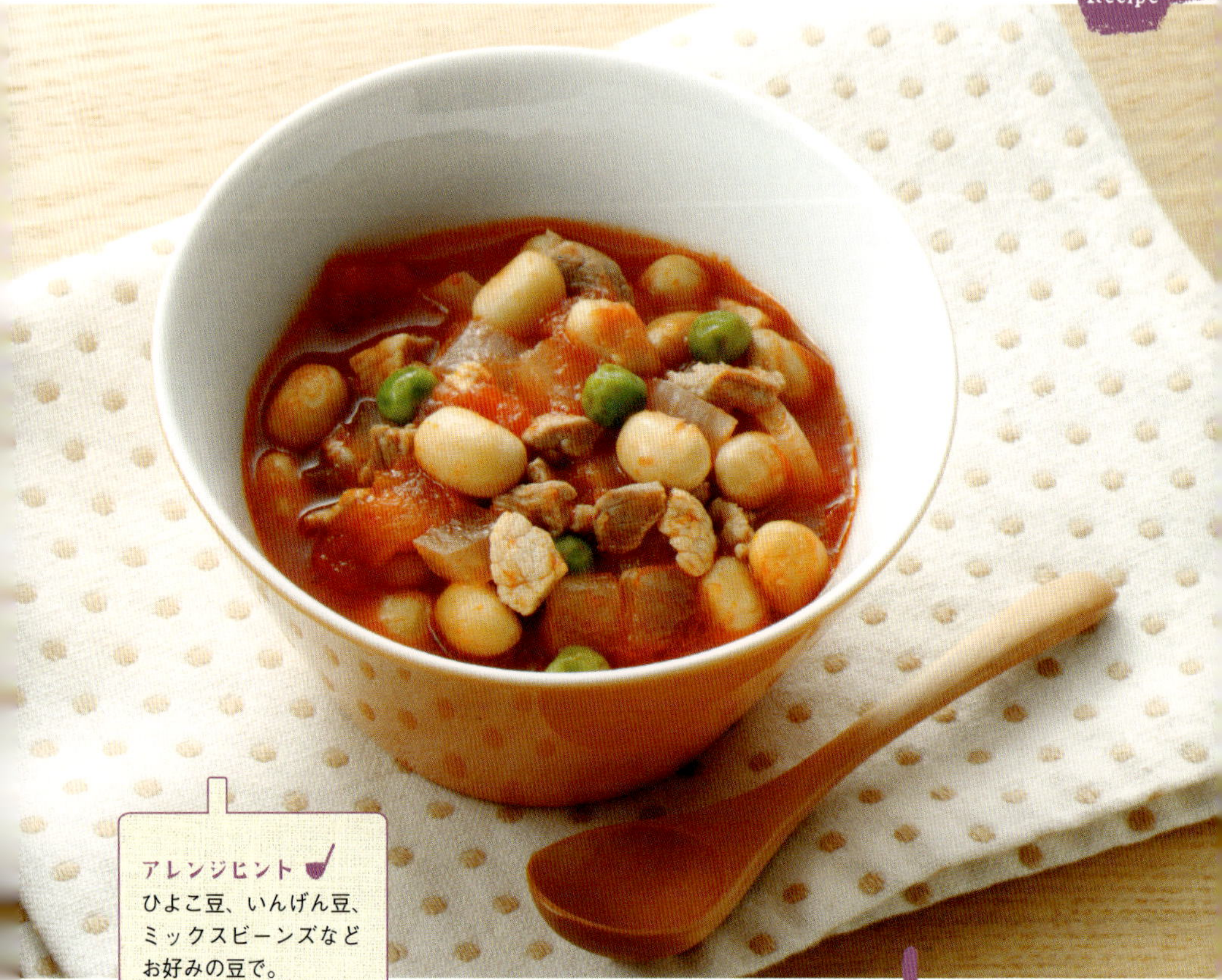

アレンジヒント
ひよこ豆、いんげん豆、ミックスビーンズなどお好みの豆で。

1人分187kcal

ポークビーンズ

食物繊維

丸ごと大豆で食物繊維たっぷり

材料（2人分）

ゆで大豆…80g
豚もも肉…60g
玉ねぎ…60g
トマト（水煮缶詰）…100g
油…小さじ1と1/2
A｜水…1カップ
A｜コンソメスープの素…小さじ1/4
A｜塩…少々
グリンピース（冷凍）…20g

作り方

1 豚肉、玉ねぎは1cmの角切りにする。
2 トマトの水煮は粗く刻んでおく。
3 鍋に油をあたため、**1**を炒める。肉の色が変わったら**2**、Aを加える。煮立ったらゆで大豆を加え、アクを取り、火を弱めて15分煮る。最後にグリンピースを加えて少し煮る。

変わりきんぴら

食物繊維

3種の根菜に ベーコンでコクをプラス

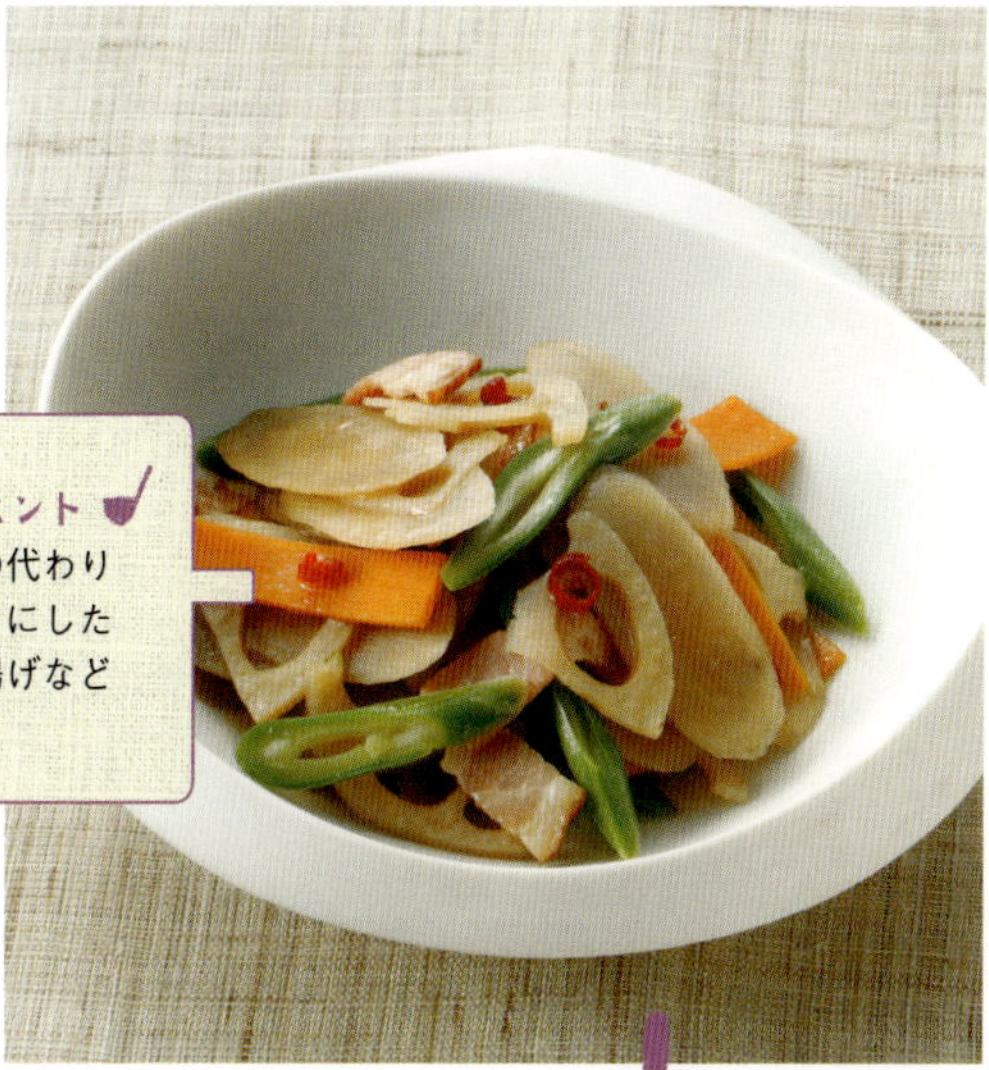

材料（2人分）

ごぼう…60g
にんじん…40g
れんこん…60g
ベーコン…10g
ごま油…小さじ2
赤唐辛子（小口切り）…少々
A　しょうゆ…小さじ1と1/3
　　みりん…小さじ1と1/3
　　だし汁…大さじ3
さやいんげん…20g

アレンジヒント
ベーコンの代わりに、薄切りにした豚肉や油揚げなどでも。

1人分116kcal

作り方

1 ごぼうは斜めの薄切りにし、水にさらしてアクを取る。にんじんは短冊に、れんこんは皮をむいていちょう切りにし、酢水にさらして、水気をきる。
2 ベーコンは1cm幅に切る。
3 鍋にごま油をあたため、赤唐辛子、2、1の順に入れて炒める。Aを加え、汁気が少なくなるまで煮て、ゆでて斜めに切ったさやいんげんを入れる。

アレンジヒント
オリゴ糖甘味料を使うと、便秘予防の効果がさらにアップします。

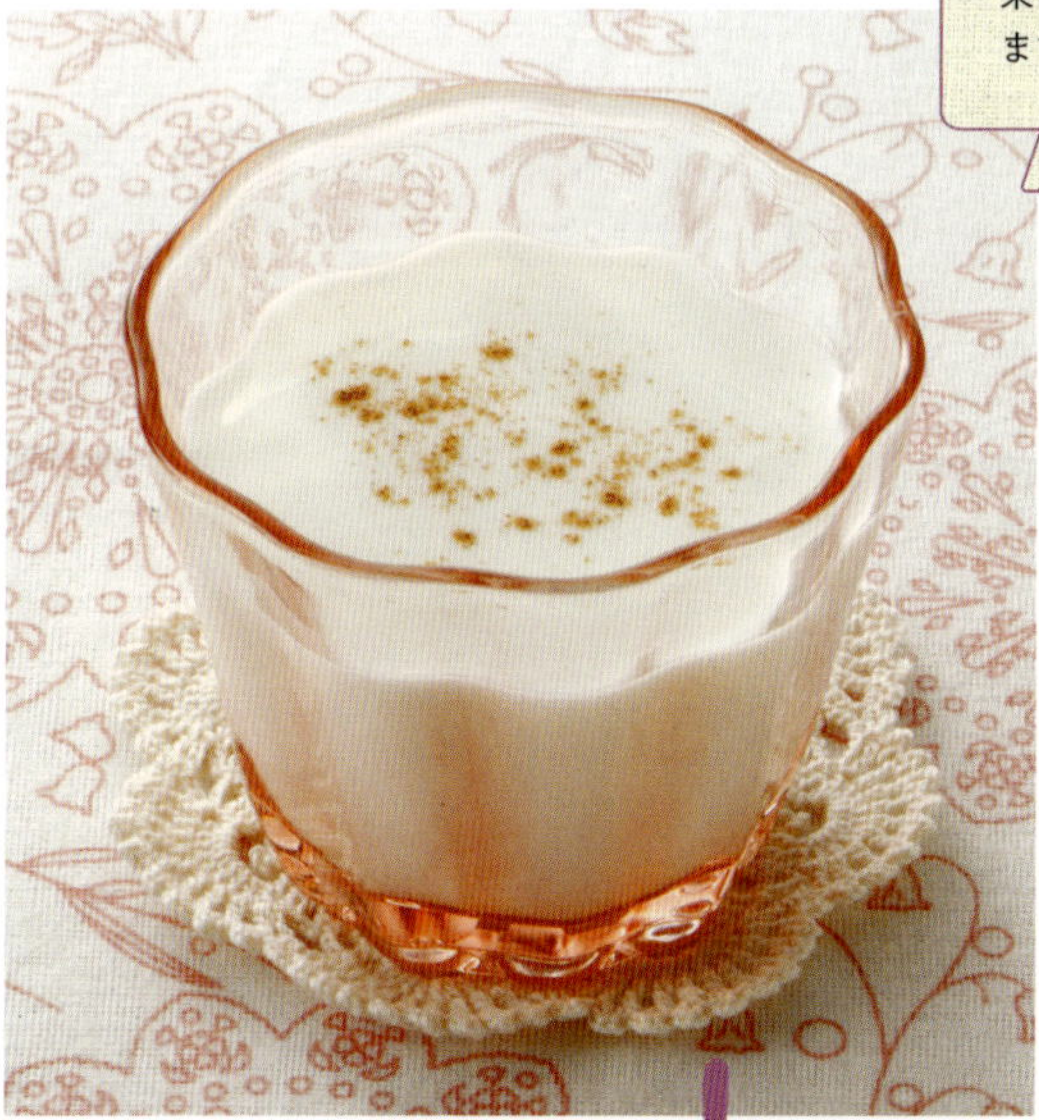

1人分117kcal

レモンヨーグルトドリンク

乳酸菌類

ヨーグルトと レモンの酸味ですっきり

材料（2人分）

プレーンヨーグルト…300g
レモン果汁…大さじ2と2/3
砂糖…大さじ1
シナモン…少々

作り方

1 ヨーグルト、レモン果汁、砂糖を合わせてよくまぜる。
2 グラスに注ぎ、シナモンをふる。

冷え性・血行不良

Point

- 食事はおろそかにせず、適切な食事量にする
- 血流を促す成分を含む食品や、体を温める食品を

症状・要因

体内で充分に熱をつくれず全身に運ぶことができない

手足のしびれ、不眠、肩こり、頭痛、便秘や下痢といった胃腸の不良など、いろいろな不快症状が、体の冷えからもたらされます。冷え性は寒い時期だけでなく、暑い季節でも暖かい室内でも症状が現れます。

人が健康に活動するためには、体温（＝熱）が適切に維持される必要があります。そのエネルギー源となる食事が少なかったり、体温調整に働く血流が悪かったりすると、冷えの原因になります。冷え性は貧血や低血圧の人に多く、ストレスから自律神経が失調し、体温や血流の調整がうまくいかないこともあります。

対策

食事量を確保して体を温める食材を利用

体を内側から温めるには、食事のエネルギーを熱エネルギーに変える必要があります。食事量が不充分だと冷えが起こりやすいため、三度の栄養バランスのよい食事をきちんと摂り、ダイエットなどで量を減らしすぎることのないようにしましょう。

熱はおもに筋肉でつくられるため、筋肉が減るのは冷えの元です。たんぱく質をしっかり摂って筋肉量が減らないようにしましょう。血流を調整する作用のあるビタミンE、鉄、マグネシウムなどのビタミンやミネラルも積極的に摂りたい成分です。

また、しょうがや唐辛子などは体を温める食材として効果的であり、これらを料理に取り入れるのがおすすめです。温かいものを食べ、野菜類は加熱調理するとよいでしょう。

逆に生野菜や氷入りの飲み物といった冷たいものはなるべく控えましょう。

冷えを解消するには

食事以外に、こんな方法で血流を改善し、冷えを克服！

- 体をきつく締めつける下着や服装をしない
- 寒いときは重ね着をする
- 冷えやすい手首、首筋、足首を温める
- 肌の露出の多い服装をしない
- 足にフィットする靴をはく
- ぬるめの温度のお風呂にゆっくり浸かる
- 運動をする（とくに下半身の筋肉運動）
- ストレスを解消する

キッチンで **栄養対策**

血行を促す成分を取り入れ、体を内側から温める

必要な栄養素・食品

たんぱく質

魚介、肉、卵、大豆製品など

ビタミンE

魚介、ナッツ、植物油、野菜など

はまち

100g中に4.1mg。たんぱく質、ＤＨＡ・ＥＰＡなども多く、血合いの部分には鉄も豊富に含まれます。

かぼちゃ

100g中に4.9mg。β-カロテンやビタミンC、糖質なども多く含まれます。

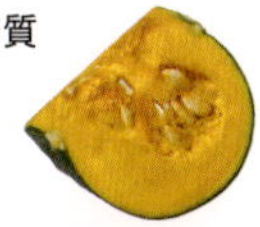

鉄

レバー、魚介、海藻、大豆製品など

マグネシウム

ナッツ、魚介、海藻、野菜など

体を温める成分

しょうが

辛味成分であるジンゲロンやショウガオールには、新陳代謝を活発にし、発汗作用を高める働きがあります。

赤唐辛子

辛味成分カプサイシンには皮膚の血管を拡張し、血行を促進する作用があります。

効果的な食べ方

ビタミンE＋油脂

ビタミンEは油脂といっしょに摂取する

ビタミンEは脂溶性なので、魚介やかぼちゃなどは油脂を使った調理法にするとビタミンEの吸収率が高まります。

しょうがは少量をじょうずに使いこなす

しょうがには胃腸を冷えから守る働きがある一方、刺激が強いので胃腸の弱い人は一度にたくさん摂らないようにします。針しょうがやおろししょうがとして料理に添えたり、薄切りやみじん切りにして炒め物に入れるなど、あらゆる料理に向きます。

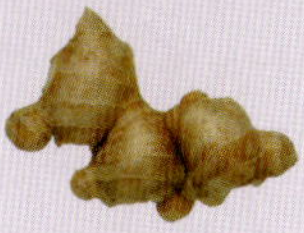

赤唐辛子は油に漬け込んでも

辛味成分のカプサイシンは脂溶性なので、赤唐辛子をオリーブ油などが入ったボトルに漬け込んでおけば、この成分が溶け出します。油には辛味を抑えるマスキング効果があるので、辛さを気にせず楽しむことができます。

はまちのしゃぶしゃぶ

たんぱく質　ビタミンE　鉄

あったか料理で
体の中からぽかぽかに

材料（2人分）

はまち（生食用）…140g
木綿豆腐…2/3丁（200g）
白菜…160g
にんじん…30g
しめじ…30g
春菊…40g
だし汁…2カップ
おろししょうが…適量
ポン酢しょうゆ…適量

作り方

1 はまちは薄いそぎ切りに、豆腐はやっこに切る。
2 白菜は軸をそぎ切り、葉はざく切りにする。にんじんは型で抜き、しめじは石づきをとって小房に分け、春菊は葉先をつむ。
3 鍋にだし汁をあたため、白菜、にんじんを入れて煮、しめじ、春菊を加える。煮立ったら**1**を入れ、色が変わったら器に取り分け、おろししょうがとポン酢しょうゆを添える。

アレンジヒント
だし汁の代わりに豆乳にすると、コクも栄養分も高まります。

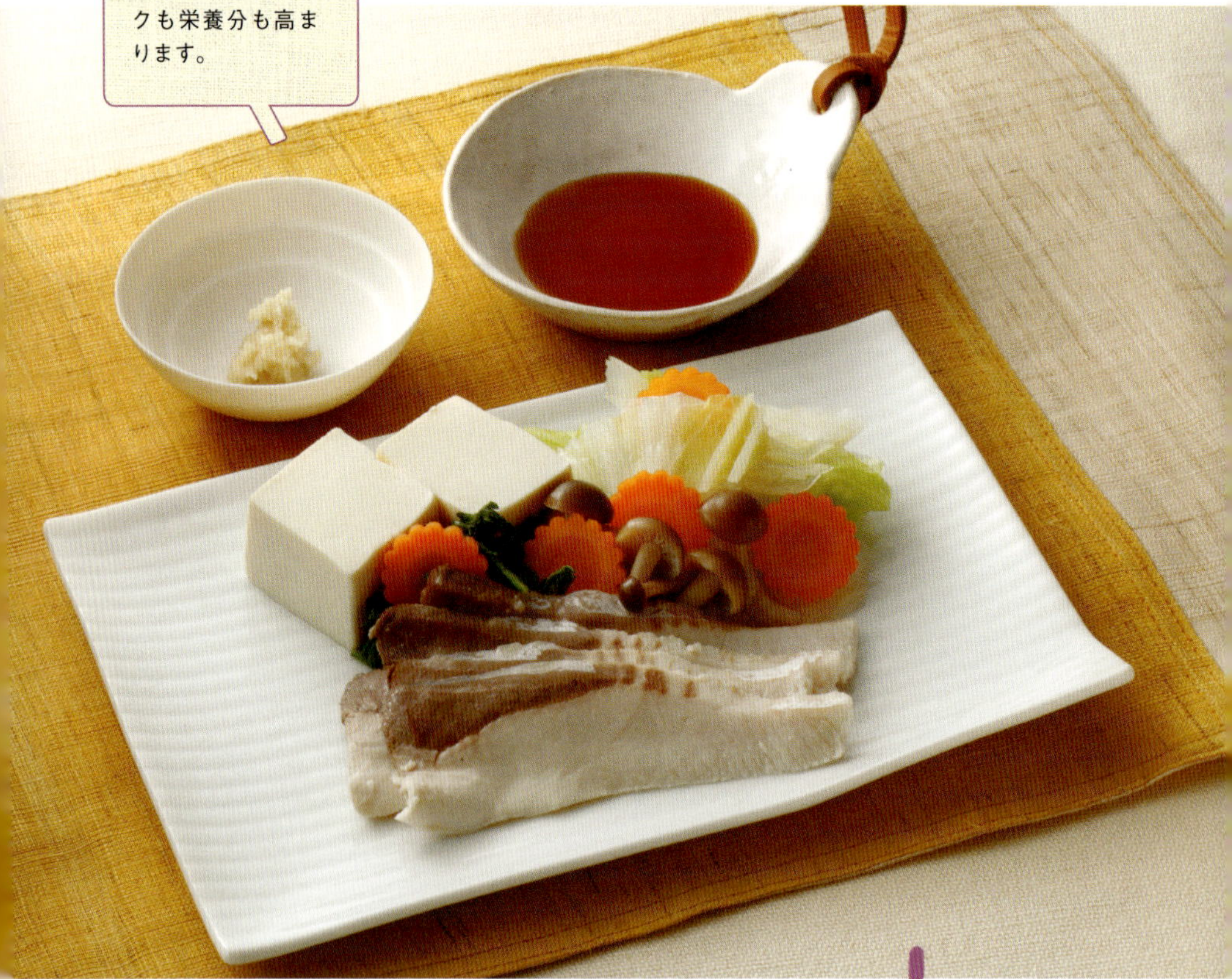

1人分**291**kcal

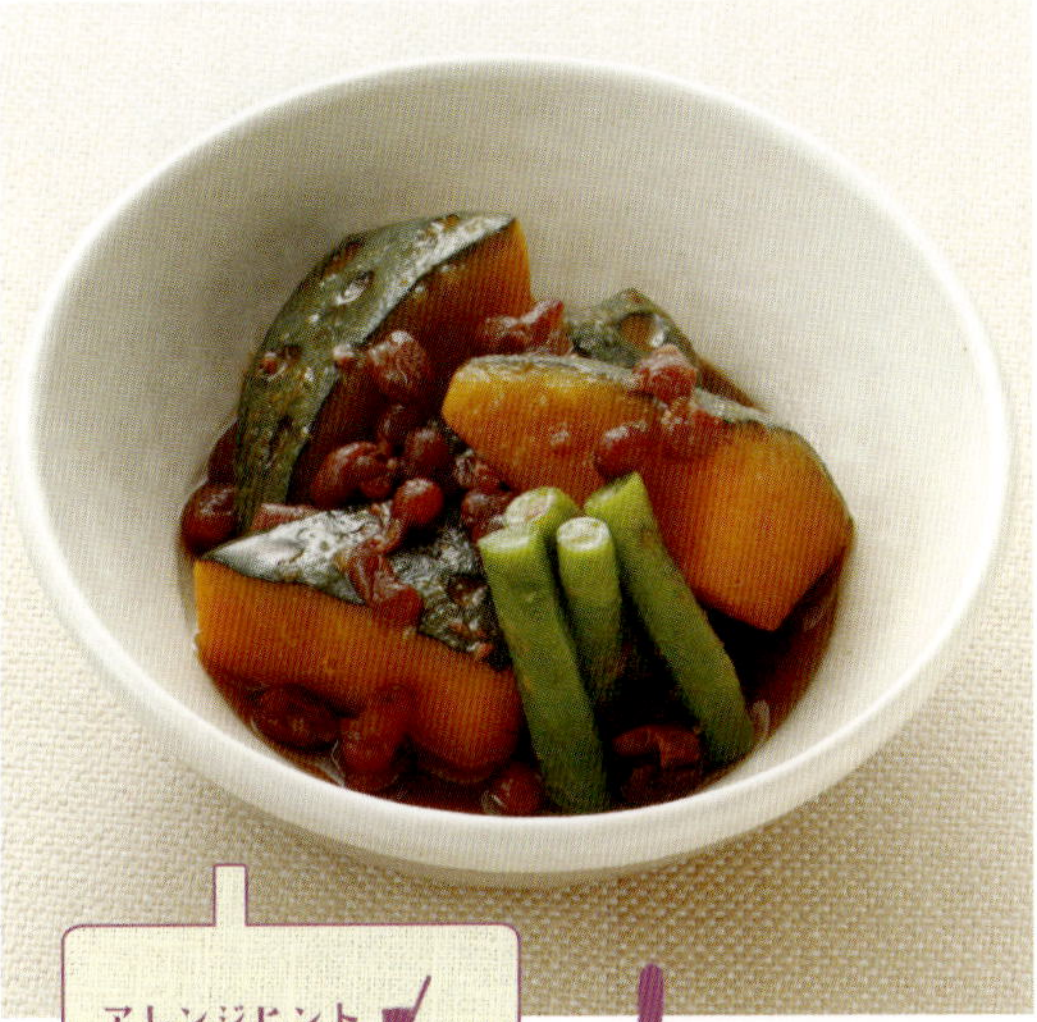

かぼちゃのあずき煮

ビタミンE

ほくほくと甘くやさしい味わい

材料（2人分）

かぼちゃ…160g
さやいんげん…30g
だし汁…3/5カップ
A | ゆであずき（缶詰）…40g
　| しょうゆ…小さじ1と1/3
　| みりん…小さじ1

作り方

1 かぼちゃはワタと種を除き、乱切りにする。さやいんげんはゆでて3cm長さに切る。
2 鍋にだし汁をあたため、かぼちゃを入れて4〜5分煮る。Aを加えてやわらかくなるまでさらに煮、さやいんげんを加える。

アレンジヒント
ゆであずきの代わりに、ビタミンEの多い落花生や松の実を加えても。

1人分 130kcal

しょうが入りけんちんみそ汁

たんぱく質　鉄　体を温める成分

おろしたてのしょうがをのせて

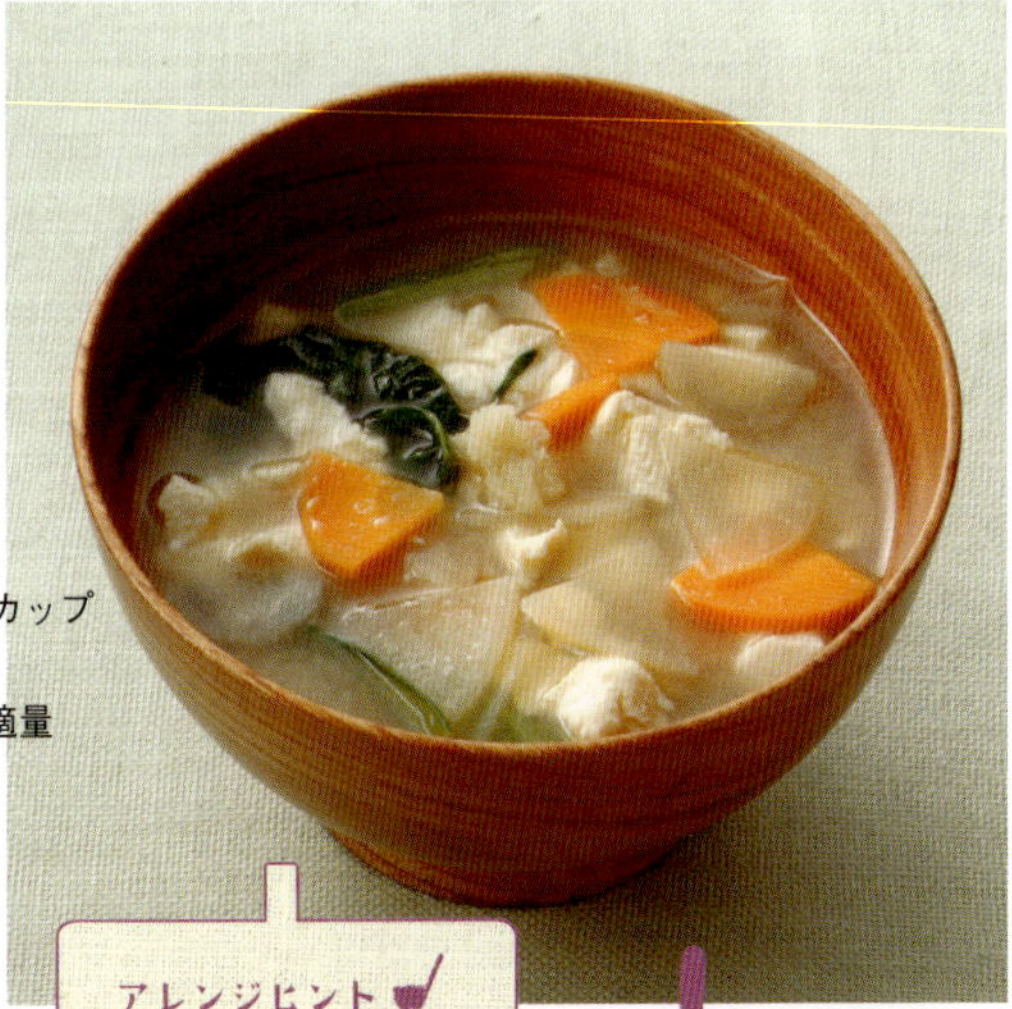

材料（2人分）

木綿豆腐…1/3丁（100g）
大根…60g
にんじん…40g
ごぼう…20g
小松菜…20g
油…小さじ2
しょうが…適量
だし汁…1と3/4カップ
みそ…大さじ1
おろししょうが…適量

作り方

1 大根、にんじんは薄いいちょう切りにする。ごぼうは半月切りにし、水にさらしてアクを取る。
2 小松菜は固めにゆで、3cm長さに切る。
3 鍋に油をあたため、せん切りにしたしょうが、1を炒める。豆腐を崩しながら入れて炒め、だし汁を加える。煮立ったらアクを取り、火を弱めて、野菜がやわらかくなるまで煮、2、だし汁で溶いたみそを加える。
4 器に盛り、おろししょうがをのせる。

アレンジヒント
カプサイシンを含む一味または七味唐辛子をかけても。

1人分 106kcal

花粉症
（アレルギー性鼻炎）

Point

- ●栄養バランスのよい食事で体力と免疫力をアップ
- ●アレルギー症状を抑える成分を含む食品を

症状・要因

花粉に対する過剰な自己防衛反応が花粉症

スギをはじめとし、ヒノキやブタクサ、ヨモギなどの花粉に対するアレルギー反応です。くしゃみや鼻水、目のかゆみや充血などの症状が現れ、重くなると、集中力の低下、頭痛、食欲不振などを併発します。

アレルギーはウイルスなどの異物から体を守ろうとする免疫反応の一種です。免疫システムに狂いが生じると、本来は悪さをしない花粉を異物と感知して抗体をつくり出します。その抗体が一定以上になったときに再び花粉に出合うと、ヒスタミンなどのアレルギー症状を起こす物質が放出され、症状が現れるのです。

対策

アレルギー症状を軽減する成分に期待

花粉症は体力や免疫力が低下していると重症化しやすいため、ふだんから花粉症に負けない体づくりを行うことが重要。充分な休養や栄養バランスのよい食事が有効です。

花粉症の症状を軽減するといわれる栄養素には、次のようなものがあります。ひとつは乳酸菌類。免疫細胞の一種を活性化させ、免疫システムを正常化させる働きがあるとされています。

次にn-3系多価不飽和脂肪酸のDHAやEPA。アレルギー症状を強める脂肪酸の効果を打ち消す効果が期待されます。また、アレルギー症状を強める活性酸素に対抗する抗酸化ビタミン（β-カロテン、ビタミンC・E）も注目の成分です。

たんぱく質は摂りすぎるとアレルギーを起こしやすいため、肉や魚、卵などは適量にとどめましょう。

花粉症の悪化防止には早めの対策が吉

花粉症は症状が悪化してしまうと完治しにくくなりますが、症状が出る前や症状が軽いうちに内服薬を服用しはじめると、比較的症状が軽くすみます。近年は花粉の飛散予測などの情報も入手しやすくなっており、ある程度発症時期が予測できます。毎年症状が重い人は、早めに医師に相談し、対策を立てるとよいでしょう。

キッチンで栄養対策

魚や野菜、発酵食品を取り入れ、免疫力を高める

必要な栄養素・食品

抗酸化ビタミン

〈ビタミンA（β - カロテン）〉
にんじん、かぼちゃ、モロヘイヤなどの青菜に豊富。

〈ビタミンC〉
菜の花、ブロッコリー、いちご、キウイフルーツなどに豊富。

菜の花
100g 中に 130mg。β - カロテン、カリウム、カルシウムなども多く含まれます。

いちご
100g 中に 62mg。葉酸、アントシアニンなども豊富です。

〈ビタミンE〉
魚、植物油、かぼちゃ、モロヘイヤなどに豊富。

DHA・EPA

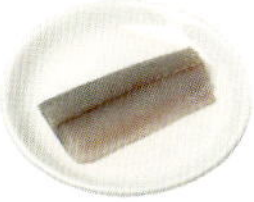

青背魚など

さわら
さばなどと同じ青背魚の一種。たんぱく質やビタミンDなども多く含まれます。

乳酸菌類

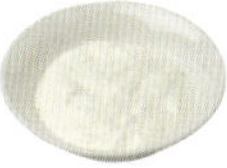

発酵食品

ヨーグルト
乳酸菌やビフィズス菌が多く、腸内環境を整えるのに最適な食品です。

キムチ
発酵が進んでいるほど乳酸菌が多く含まれています。

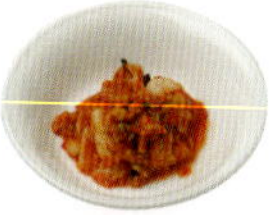

効果的な食べ方

主菜は魚を中心に適量を

主菜はたんぱく質源として重要ですが、適量を摂るようにします。肉ばかりに偏らず、ＤＨＡ・ＥＰＡを多く含む魚を優先しましょう。主菜は１食１品とし、使用する量は 60 ～ 80g を目安にします。

ビタミンA
＋
ビタミンC
＋
ビタミンE

抗酸化ビタミンはいっしょに摂取する

ビタミンＡ（β - カロテン）・Ｃ・Ｅは、いっしょに摂ったほうが抗酸化力がより高まります。色とりどりの旬の野菜を組み合わせたサラダやごま和え、ソテーなどがおすすめです。

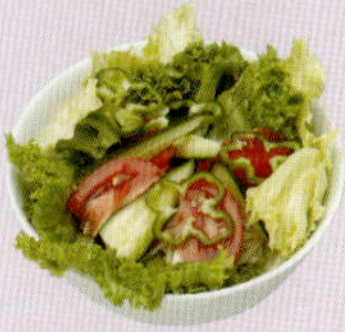

乳酸菌類は冷凍してもＯＫ

乳酸菌類は低温に強いので、冷凍しても健康効果に影響はありません。ヨーグルトを目先を変えて楽しみたい場合は、フローズンヨーグルトにしても。

さわらのみそ漬け　野菜蒸し

DHA・EPA　ビタミンA

香り野菜といっしょに ふっくらと蒸して

材料（2人分）

さわら…2切れ（120g）
みそ…小さじ2
みりん…小さじ1
長ねぎ…30g
にんじん…20g
糸みつば…適量

作り方

1 みそ、みりんを合わせ、さわらにまぶしてラップで包み、冷蔵庫に入れて一晩漬けておく。
2 長ねぎ、にんじんはせん切りにする。
3 耐熱皿（またはオーブンシート）にみそをぬぐった**1**を置き、**2**をのせ、蒸気の上がった蒸し器に入れ8分程蒸す。3cm長さに切った糸みつばをのせて少し蒸す。

アレンジヒント
ぶり、さばなどの魚にもDHA・EPAが豊富です。

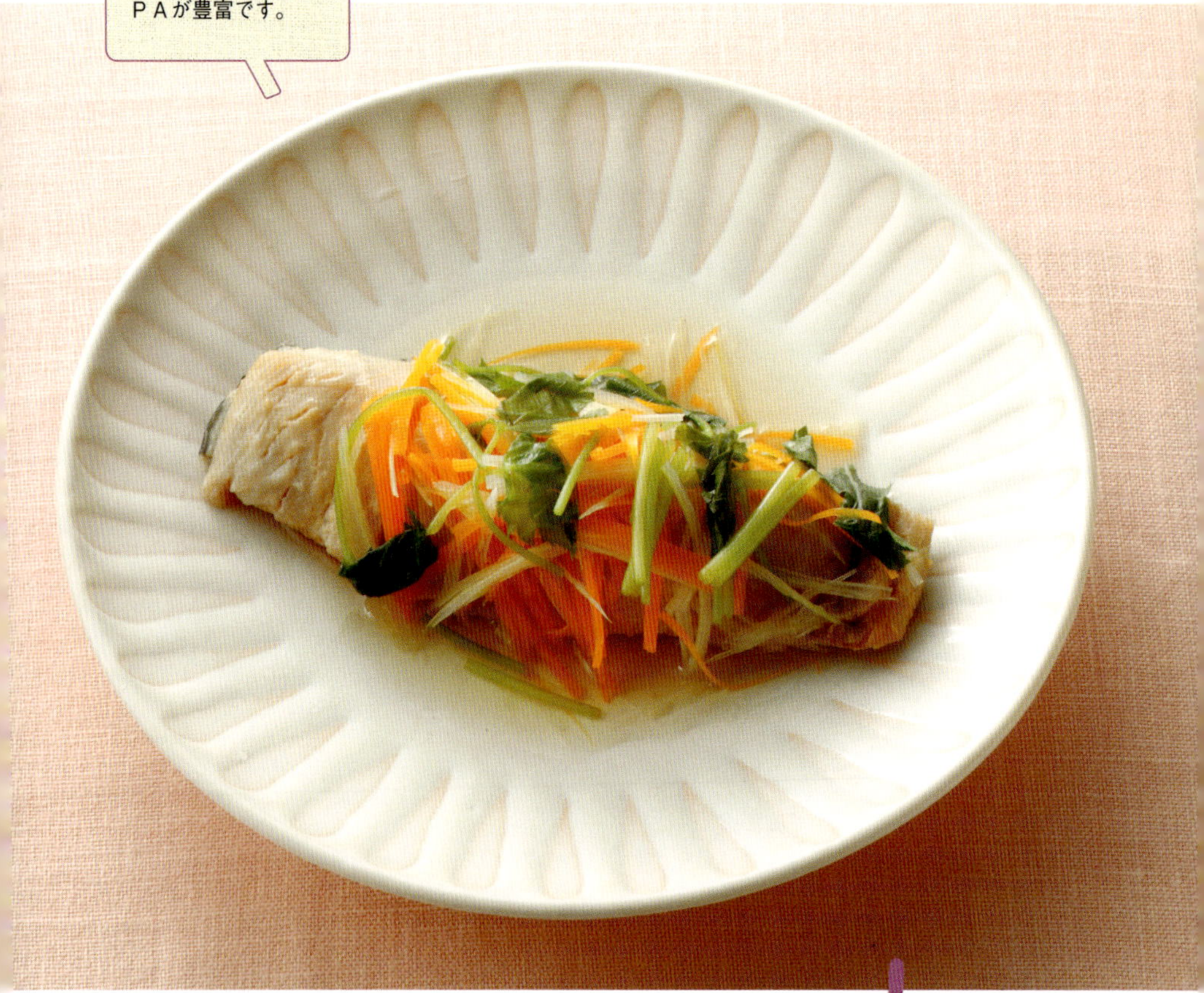

1人分**132**kcal

菜の花のごまマヨ和え

ビタミンA　ビタミンC

抗酸化ビタミンがたっぷり

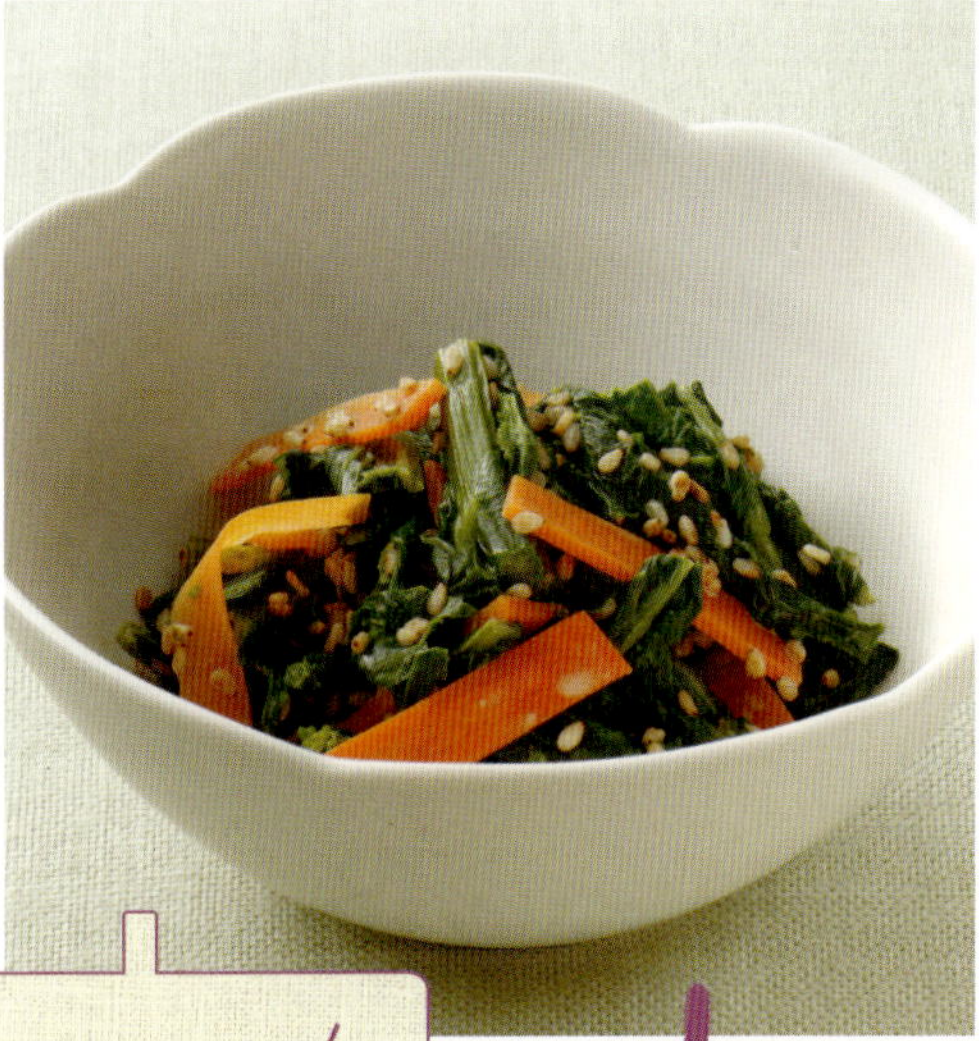

1人分73kcal

材料（2人分）

菜の花…120g
にんじん…20g
A　すり白ごま…大さじ1
　　マヨネーズ…小さじ1と1/2
　　しょうゆ…小さじ2/3
　　だし汁…小さじ2

作り方

1 菜の花はゆでて、4cm長さに切る。にんじんは短冊に切り、ゆでる。
2 Aを合わせ、1を和える。

アレンジヒント
菜の花の代わりに、ブロッコリーやほうれん草などでもビタミンが豊富です。

アレンジヒント
冷凍せず、そのままドリンクとしても楽しめます。

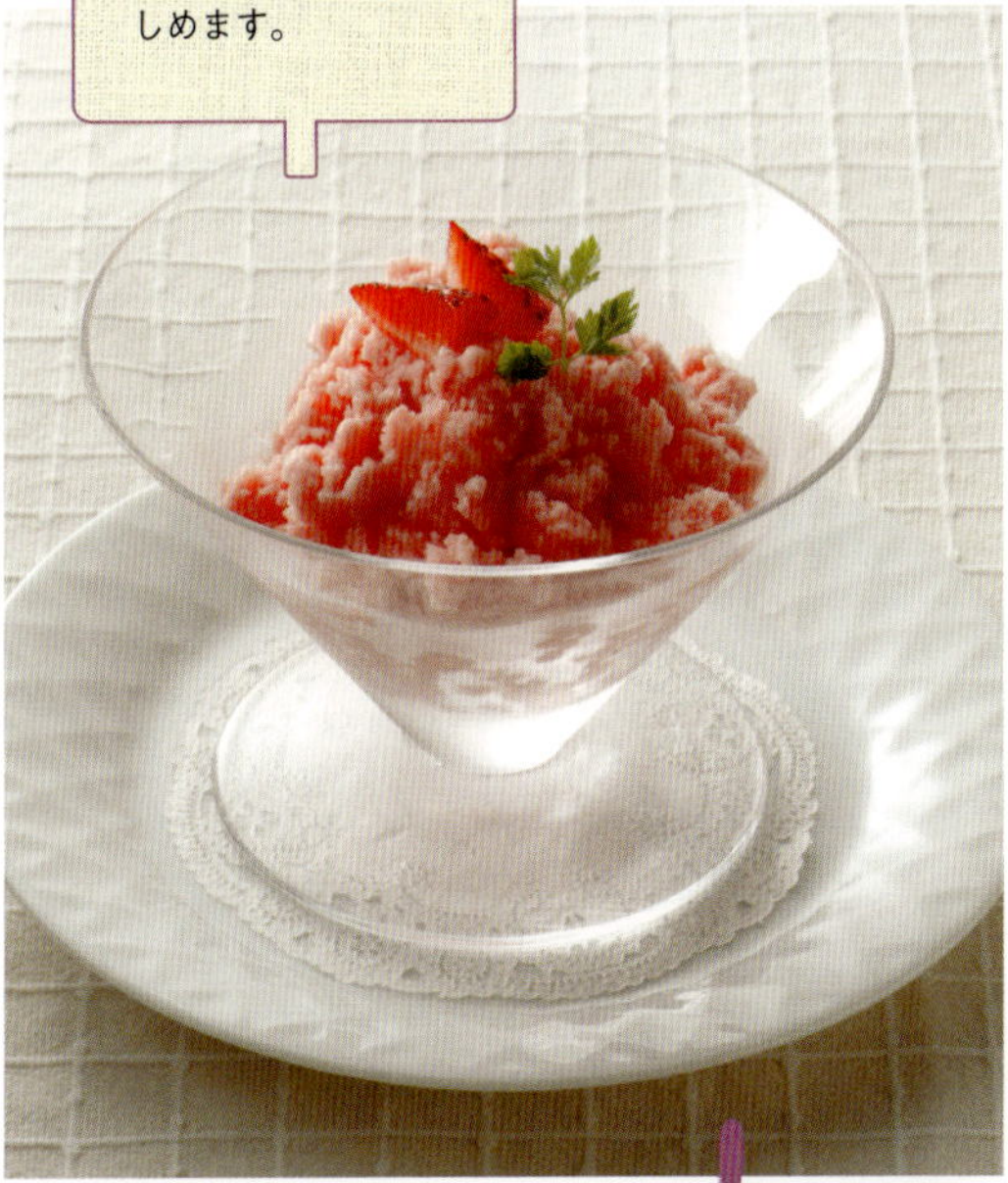

1人分86kcal

いちごヨーグルトシャーベット

乳酸菌類　ビタミンC

手づくりデザートで免疫力アップ

材料（2人分）

いちご…100g
プレーンヨーグルト…100g
砂糖…大さじ2
いちご（飾り用）…適量
チャービル…適量

作り方

1 いちごは裏ごしする。
2 1、ヨーグルト、砂糖をまぜ合わせ、タッパーに入れて冷凍する。
3 途中、フォークなどでよくかきまぜ、再び冷凍する。これを2回程くり返す。
4 器に盛り、いちごとチャービルを飾る。
※または材料をすべてミキサーでまぜ、タッパーに入れて同様につくる。

アトピー性皮膚炎

Point

- アレルゲンの食品があれば避ける
- ひとつの食品ばかり食べるような偏った食べ方をしない

症状・要因

強いかゆみが特徴の慢性的な皮膚炎

皮膚のあちこちに非常に強いかゆみが出るアレルギー性の皮膚炎で、症状が重くなったりよくなったりをくり返す慢性化しやすい疾患です。もともとアレルギー体質があったり、皮膚が乾燥しやすかったりすると発症しやすいといわれています。子どもに多い病気ですが、現在は大人になってから発症または再発する人も増えています。

原因（アレルゲン）には、卵や牛乳、小麦、大豆などの食品、ハウスダスト、細菌、洗剤や化粧品、汗、日光、ペットの毛、ストレスなどがあり、人によってさまざまです。

対策

アレルゲンは避けて刺激のある料理は控えめに

アレルゲンになる食品がわかっている場合はそれを避けます。材料として使われていたり、同じ調理器具を使っていたりすることもあるので加工食品は原材料などをよく確認して。なお、アレルゲンを除去する食事法は、自己判断でなく、医師の指導の下で行いましょう。

食品がアレルゲンではない場合でも、たんぱく質はアレルギー症状を強くすることがあるため、肉、魚介、卵などのたんぱく質食品は摂りすぎず、加熱して食べましょう。

アルコール飲料、香辛料、辛味や酸味の強いものは、刺激がかゆみを強めるので症状が強いときは控えめに。ひとつの食品を食べ続けるとアレルギーを起こしやすくなるので、偏食の習慣がある人は改善しましょう。なお、乳酸菌類やγ-リノレン酸は免疫システムを正常化させてアレルギー症状を低減させるといわれています。

アトピー性皮膚炎の人は適切なスキンケアを

アトピー性皮膚炎は、かくことで皮膚のバリア機能が崩れ、症状が悪化します。そのためふだんからのスキンケアが重要。皮膚についた水分はふく、水分と油分を補って保湿を怠らない、体を洗うときはナイロンタオルなどでこすらない、などを心がけます。皮膚を清潔に保ち、刺激の少ない肌触りのよい衣服を身に着けることもポイントです。

キッチンで栄養対策

アレルゲンを避けながら、乳酸菌類も取り入れたバランス献立を

必要な栄養素・食品

乳酸菌類

発酵食品

ヨーグルト

乳酸菌やビフィズス菌などの有益菌がたくさん含まれています。たんぱく質やカルシウムも豊富です。

みそ

乳酸菌が含まれますが、熱に弱いので必要以上に加熱しないようにします。

γ-リノレン酸

※生体内でリノール酸から合成される

月見草オイルなど

効果的な食べ方

バランスのよい食事が基本

皮膚の新陳代謝を活性化させたり、免疫力を高めたりするためには、たんぱく質、ビタミン、ミネラルが大切です。これらの栄養素がバランスよくそろった食事を基本にしましょう。アレルゲンがあれば避けながら主食、主菜、副菜をそろえ、１日１回は果物や牛乳・乳製品を摂りましょう。

乳酸菌類の多い発酵食品を食べる

ヨーグルトや乳酸菌飲料など、乳酸菌やビフィズス菌を多く含む食品を日常的に摂るようにしましょう。菌は加熱で死滅してしまうので、そのまま摂るのが最適です。

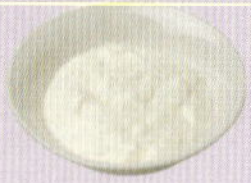

γ-リノレン酸を含む食品を

n-６系多価不飽和脂肪酸の一種であるγ-リノレン酸は、アトピー性皮膚炎によるかゆみ・浮腫《ふしゅ》・紅斑《こうはん》に対して有効だといわれています。天然の食品にはあまり含まれていませんが、ドリンクなどの加工品に添加されたものがあります。

ラクトフェリンを含む牛乳などを

ラクトフェリンとは、牛乳などに含まれる糖たんぱく質のことで、免疫増強に有効といわれる成分です。牛乳やヨーグルトがアレルゲンでない場合は毎日の食生活に取り入れましょう。

NG!

かゆみを増強させる食べ物は控える

- 辛く刺激があるもの
- 酸味が強いもの
- アルコール飲料

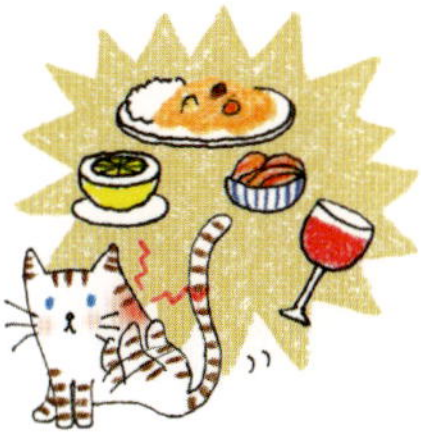

ポテトヨーグルトサラダ

乳酸菌類

ヨーグルト風味で さっぱりと

材料（2人分）

じゃがいも…120g
トマト…60g
きゅうり…40g
A ｜プレーンヨーグルト…120g
　｜塩…少々
　｜オリーブ油…小さじ1

作り方

1 じゃがいもは一口大に切り、やわらかくなるまでゆでる。鍋の水をきって再び火にかけ、水分をとばしてマッシャー等で軽くつぶす。
2 トマトは湯むきし乱切りに、きゅうりは小口切りにする。
3 Aを合わせ、**1**、**2**を和える。

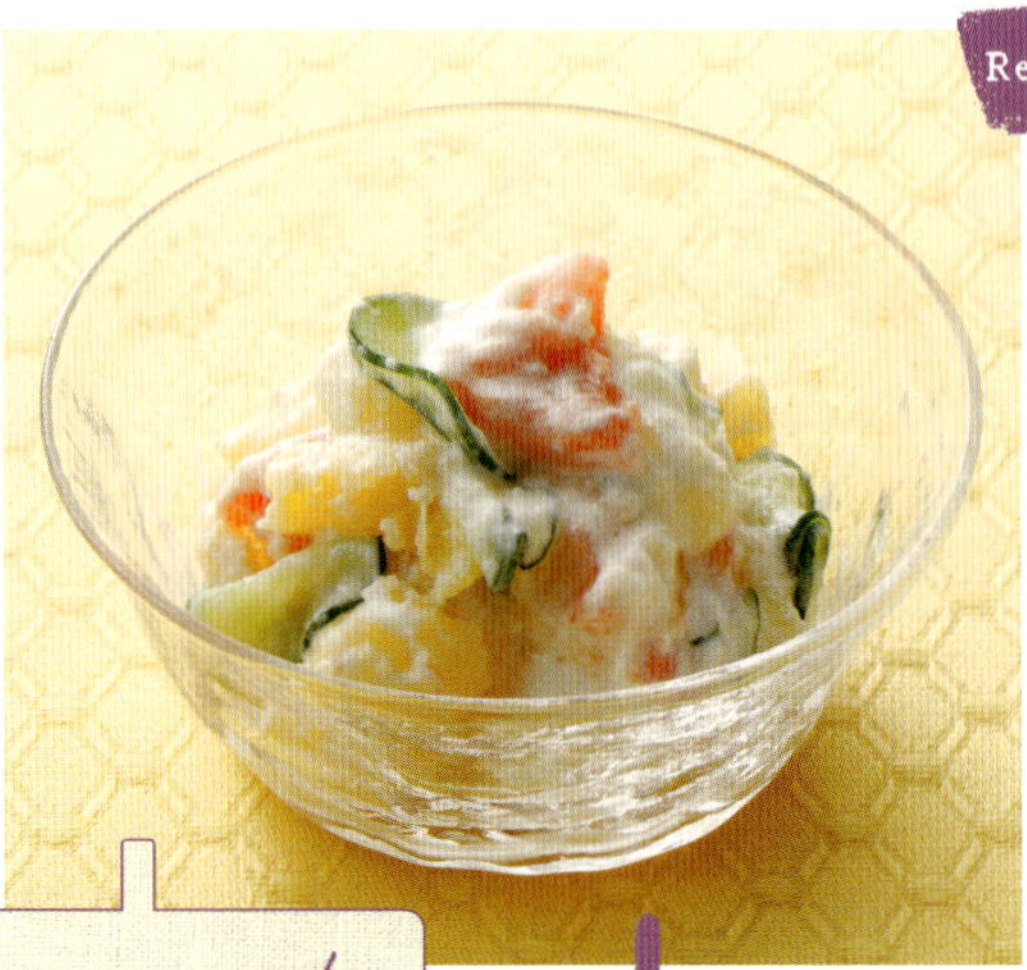

アレンジヒント
じゃがいもの代わりに、かぼちゃ、さつまいもを使うと甘みが増します。

1人分**110**kcal

アレンジヒント
乳酸菌類の豊富なキムチを加えても。加熱すると乳酸菌類は死滅しやすいので、粗熱がとれてから入れます。

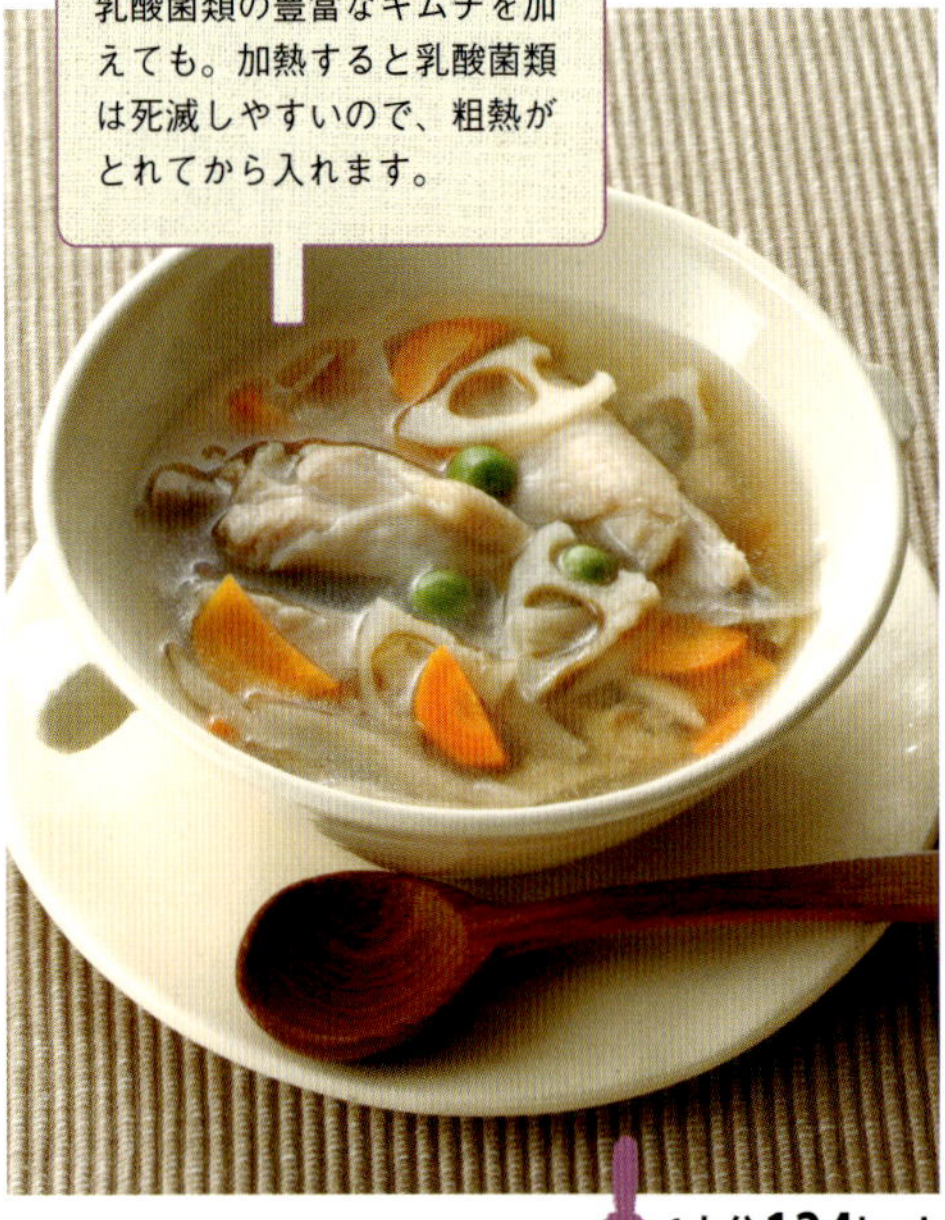

1人分**124**kcal

根菜みそスープ

乳酸菌類

手羽を加えてコクとうま味をプラス

材料（2人分）

ごぼう…40g
れんこん…40g
にんじん…40g
水…2カップ
鶏手羽中…60g
しょうが（薄切り）…適量
みそ…大さじ1
グリンピース（冷凍）…20g

作り方

1 ごぼうはささがきに、れんこんは薄いいちょう切りにして、それぞれ水にさらしてアクを取る。にんじんはいちょう切りにする。
2 鍋に水をあたため、手羽中、しょうがを入れ、煮立ったらアクを取る。**1**を入れ、根菜がやわらかくなるまで12～13分煮る。
3 やわらかくなったらみそを溶き入れ、解凍したグリンピースを加える。

PART

4

女性の気になる悩みを解消

肌荒れ（にきび、吹き出物）

Point

- 油っこい料理や脂質の多い食品を食べすぎない
- 肌によいビタミンやミネラルをたっぷり摂る

症状・要因

ホルモンバランスの乱れでにきびや吹き出物ができる

肌荒れにはいろいろな症状がありますが、にきびや吹き出物はとくに気になる症状です。にきびは思春期に多くみられますが、大人でもできる「尋常性ざ瘡《そう》」という皮膚疾患のひとつです。

皮脂が過剰に分泌して角質とともに毛穴に詰まり、そこに皮膚の常在菌であるアクネ菌が繁殖して炎症を起こすのがにきびの正体。ひどくなると化膿することもあります。皮脂の分泌が増えるのはホルモンバランスの変化が原因とされ生理前に起こりやすくなります。ストレスや睡眠不足、便秘なども引き金になります。

対策

肌を健康にする成分を摂り油っこいものは控えめに

肌荒れの解消には、皮膚を清潔に保ち、適切なスキンケアを行うことがもっとも大切です。顔のにきびが気になる人は、よく洗顔して余分な皮脂を洗い流しましょう。

肌を美しく保つためには、皮膚細胞の形成や働きに関与するビタミンA、皮膚の抵抗力を高めるビタミンB_6、皮膚の新陳代謝を促すB_2や亜鉛などの成分を充分に摂りたいものです。皮膚細胞の材料になるたんぱく質も重要です。これらの成分を含む食品を欠かさず摂りましょう。

また、油っこい料理ばかりを食べないようにし、スナック菓子やナッツ類もほどほどの量にします。胃腸の調子がよくないと肌荒れが出やすくなるため、腸内環境を整え、便秘などは解消しましょう。

にきび、吹き出物があるときのメイクは…

にきびを隠そうと厚化粧にするのは逆効果。
オイルフリーの化粧品を使い、
余分な油分は加えないこと。

- 油分の多い乳液やクリーム、美容液は避ける
- フェイスパウダーなどの薄づきのファンデーションを
- クリームやリキッドタイプのファンデーションは使用しない
- 帰宅したらすぐにメイクを落とす
- 洗顔時は洗顔料が残らないようによくすすぐ
- 殺菌作用のあるローションで水分を補給

キッチンで **栄養対策**

たんぱく質やビタミンが不足しない食事構成に

必要な栄養素・食品

ビタミンA

緑黄色野菜、レバー、うなぎなど

にんじん

100g中に760μgRE。京にんじん（金時にんじん）は100g中に410μgREで、どちらも多く含まれています。

ほうれん草

100g中に350μgRE。ビタミンC、鉄なども多く含まれます。旬を迎える冬はとくに栄養分が充実。

※RE＝レチノール当量

亜鉛

魚介、肉、うなぎなど

牛肉

ももの部位の場合、100g中に4.5mg。たんぱく質、鉄も多く含まれています。

ビタミンB_2

魚介、肉、納豆など

ビタミンB_6

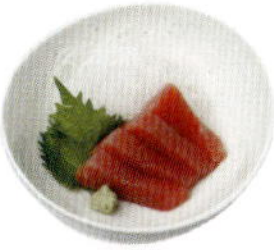

魚介、肉など

まぐろ

100g中に0.86mg。たんぱく質、鉄なども豊富。ＤＨＡ・ＥＰＡも多く、とくにとろの部位に多く含まれます。

バナナ

100g中に0.38mg。食物繊維やフラクトオリゴ糖も多く含むので、便秘の予防や改善にも有効です。

たんぱく質

魚介、肉、卵、大豆製品など

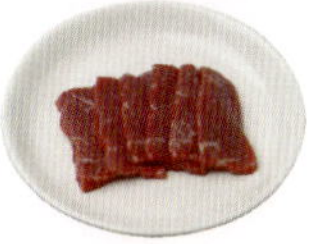

効果的な食べ方

β-カロテン＋油脂

β-カロテンは油脂と組み合わせる

にんじんなどはゆでるより炒めたほうが体内でのβ-カロテン（体内でビタミンAに変わる）の吸収率が高まります。青菜などはおひたしにするよりは、サラダやソテーにするとよいでしょう。

魚介や肉などの主菜をきちんと摂る

魚介や肉はたんぱく質が豊富なうえ、その代謝をアップさせるビタミンB群も多く含まれています。たんぱく質もビタミンB群も健康な肌をつくるために大切な栄養素なので、毎食1品は主菜を摂るようにしましょう。

亜鉛を含む魚介や肉も取り入れて

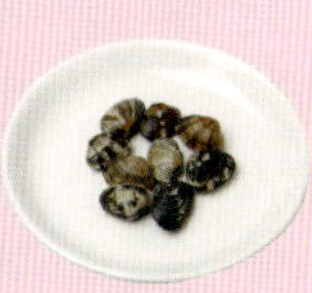

肌の新陳代謝を促すためには、亜鉛の摂取も大切です。魚介や肉には亜鉛だけでなくたんぱく質も多く含まれているので、これらを主菜にした料理もおすすめです。

まぐろのカルパッチョ

たんぱく質　ビタミンB_6

生魚の有効成分を丸ごとおいしく摂取

材料（2人分）

まぐろ赤身（刺身用）…140g
トマト…60g
きゅうり…30g
コーン（冷凍）…30g
A
オリーブ油…小さじ1
酢…小さじ2
塩…少々
しょうゆ…小さじ2/3

作り方

1 まぐろは薄いそぎ切りにする。
2 皮をむいたトマト、きゅうりはコーンと同じくらいの角切りにする。
3 器に1、2、コーンを彩りよく盛り、合わせておいたAをかける。

アレンジヒント
まぐろの代わりに、かつお、サーモンなどお好みの魚を使って。

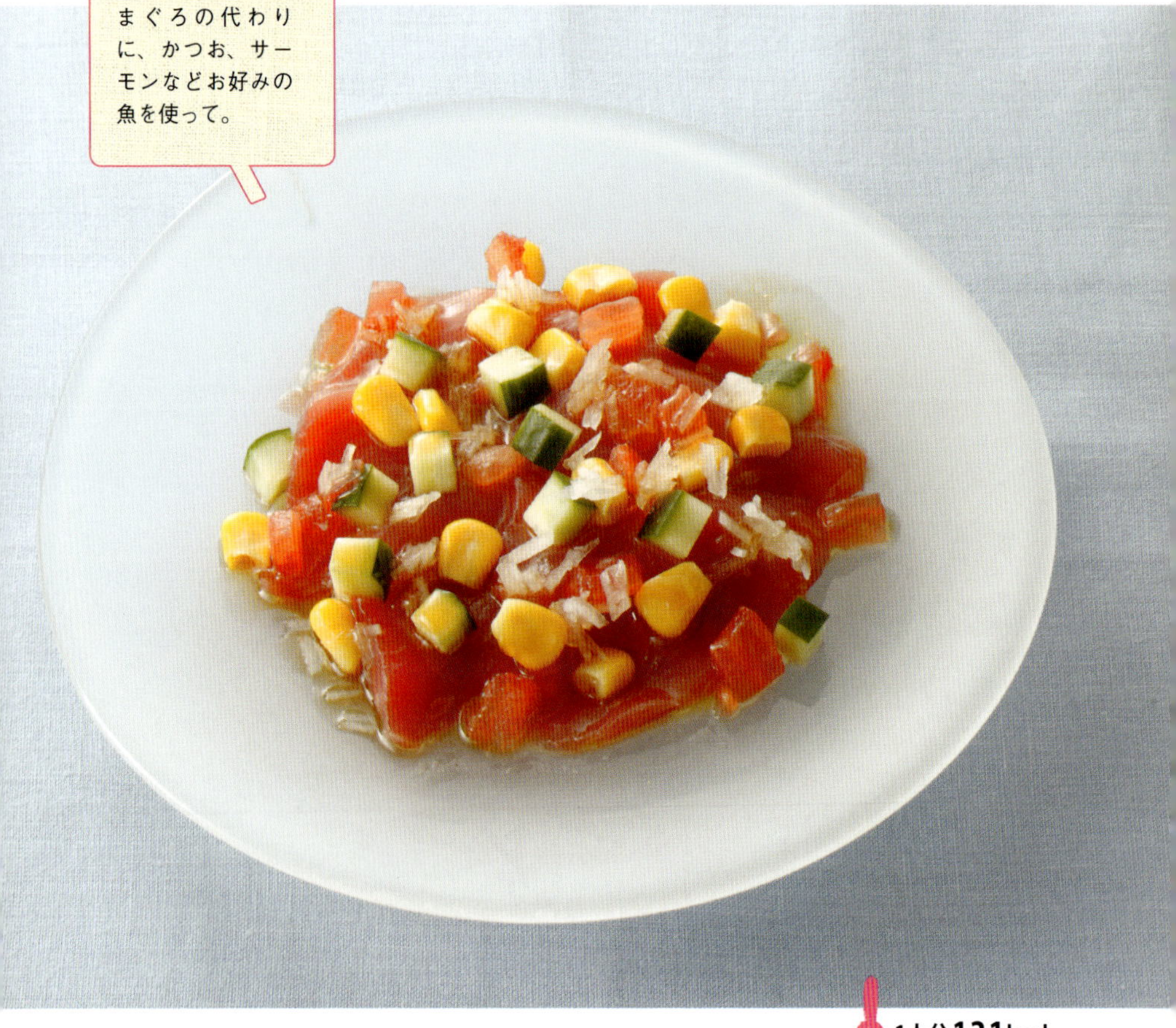

1人分131kcal

牛肉のソテー　リヨン風

たんぱく質　ビタミンA　亜鉛

あめ色に炒めた玉ねぎで フランスのリヨン風に

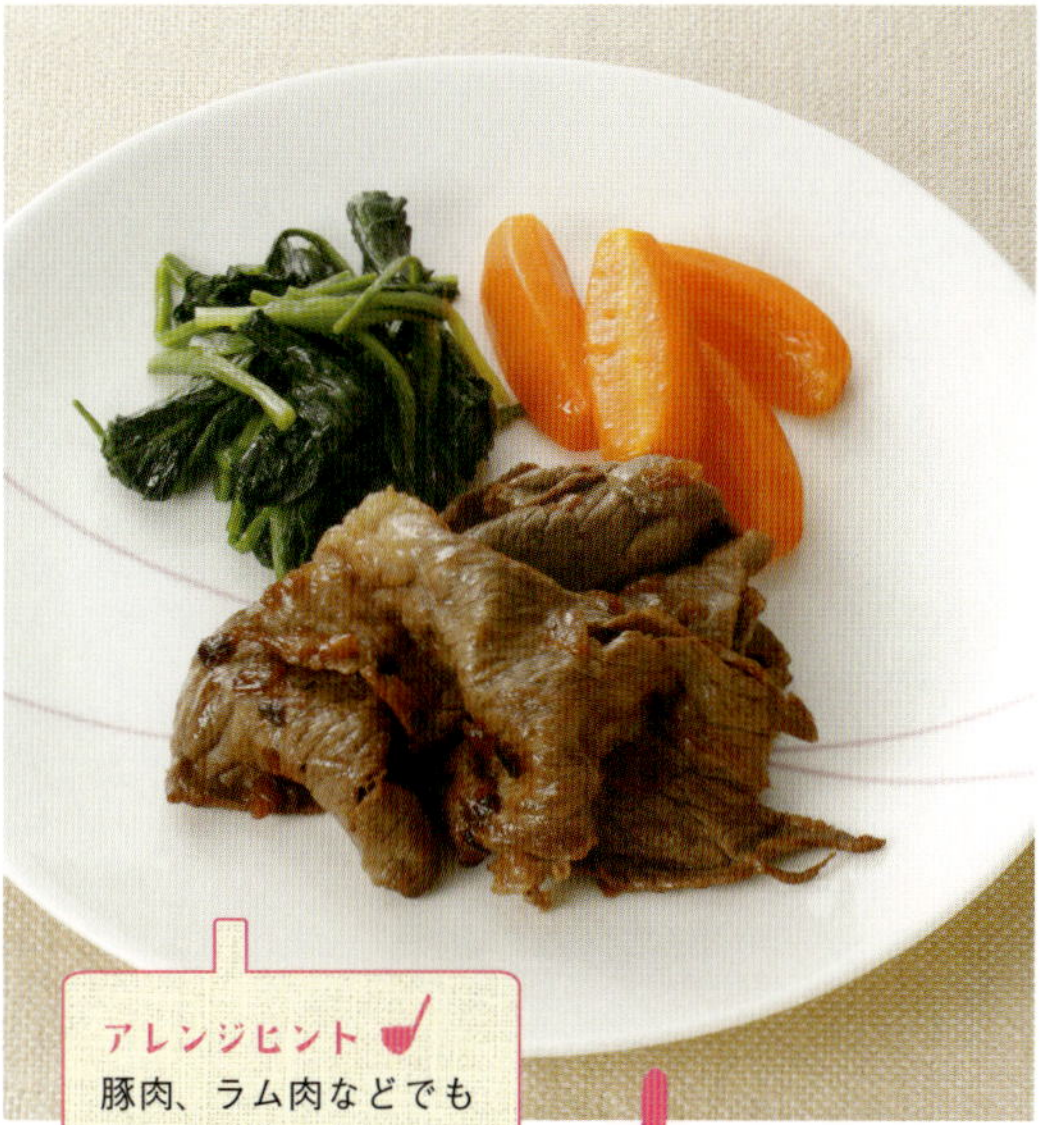

材料（2人分）

牛もも薄切り肉…120g
玉ねぎ…100g
油…適量
塩…少々
酢…小さじ1/2

にんじん…60g
バター…小さじ1/2
塩…少々

ほうれん草…100g
油…小さじ1
塩…少々

作り方

1 玉ねぎはあずき粒大に切り、油できつね色になるまでよく炒め、塩、酢を加える。
2 にんじんは4cm長さのくし形に切り、面取りする。鍋ににんじん、バター、塩、水（分量外）をひたひたに入れ、紙蓋をしてやわらかくなるまで煮る。
3 ほうれん草は固めにゆでて、4cm長さに切り、油で炒め、塩で味を調える。
4 牛肉に塩をふる。
5 フライパンに油をあたため、4を両面焼き、1を加えてからめるように炒める。器に盛り、2、3を添える。

アレンジヒント
豚肉、ラム肉などでもたんぱく質が充実。

1人分228kcal

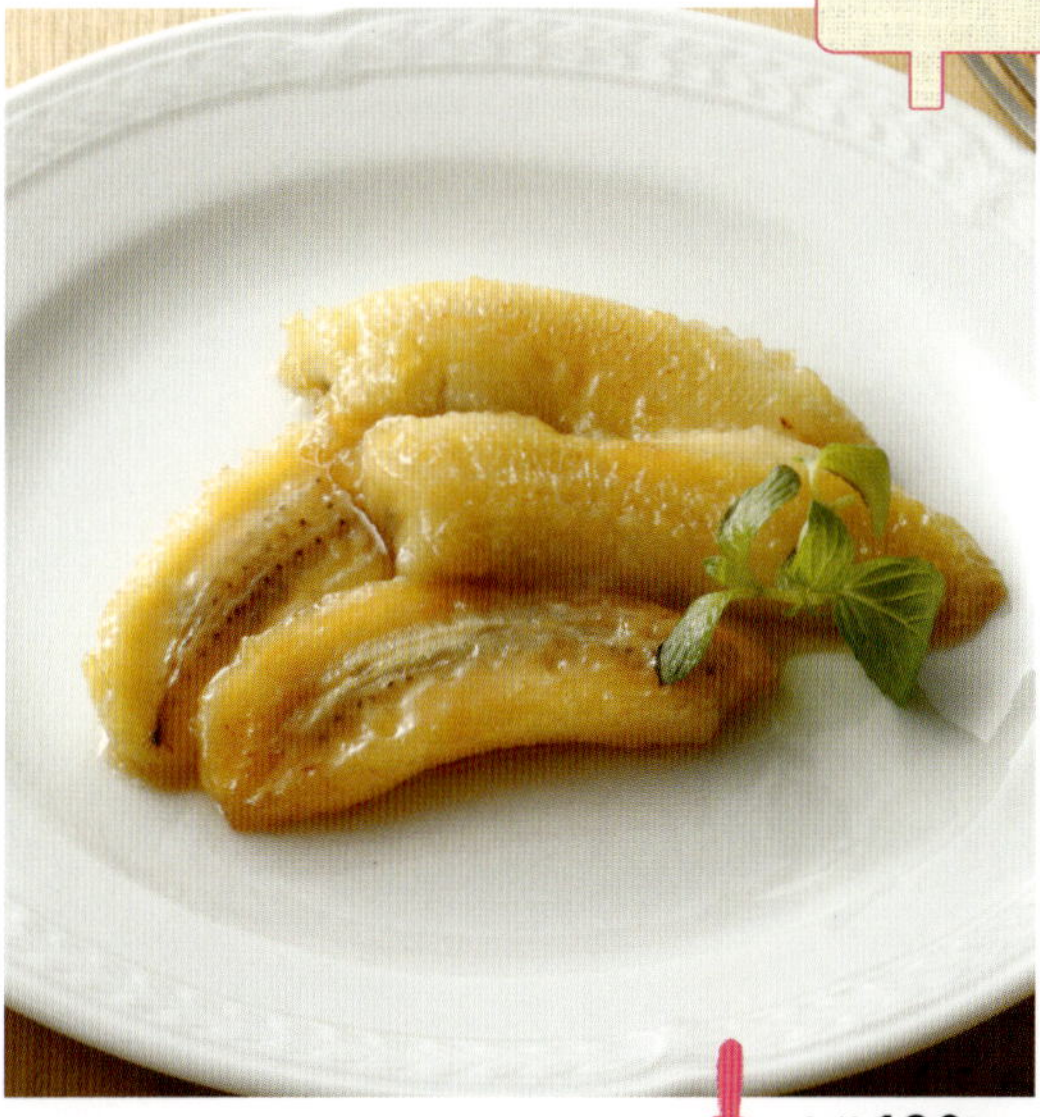

アレンジヒント
さつまいもでも。甘くビタミンB_6が豊富です。

バナナのバターソテー

ビタミンB_6

いつものバナナが おしゃれなデザートに

材料（2人分）

バナナ…2本（200g）
バター…小さじ2
A　砂糖…大さじ1と1/3
　　水…小さじ2

作り方

1 バナナは半分の長さに切り、さらに縦半分に切る。
2 フライパンにバターを溶かし、1を両面が色づくまで焼く。合わせておいたAを加え、からめるように焼く。

1人分139kcal

日焼け（しみ、そばかす）

Point

● カロテノイドやビタミンを含む食品を摂取する
● 抗酸化成分のある食品を組み合わせて食べる

症状・要因

しみやそばかすは色素が肌に沈着したもの

日焼けは、太陽光に含まれる紫外線を浴びると起こる皮膚の変化。紫外線はたんぱく質を変性させる作用があり、皮膚を老化させたりがんを発生させたりします。日焼けで皮膚の色が濃くなるのは、紫外線の害からの体の防御反応です。

紫外線には波長の違うＵＶＡ、ＵＶＢ、ＵＶＣなどがあり、肌にしみやそばかすをつくるのはＵＶＢです。これが皮膚の表面付近で吸収されると皮膚はメラニン色素をつくって紫外線から守ろうとします。通常メラニンは自然にはがれ落ちますが、肌に沈着するとしみになります。

対策

抗酸化作用のある食品を組み合わせて摂取

紫外線は活性酸素を発生させ、皮膚の脂質を酸化してしみをつくりやすくします。この作用を打ち消す抗酸化作用のある成分を摂りましょう。

β‐カロテンなどのカロテノイドは代表的な抗酸化成分です。野菜などの植物の色素成分であり、色の濃い野菜ほどたくさん含まれます。つねに日光に当たっている植物を紫外線の害から守る成分のため、強い抗酸化力をもつといわれています。

ほかに、ビタミンＣやＥにも抗酸化作用があります。これらの成分はいっしょに摂ると相乗効果があるため、色とりどりの野菜や果物を組み合わせて食べるといっそう効果的です。

また、ビタミンＣにはメラニン色素の生成を抑えたり皮膚への沈着を防いだりする働きもあるため、とくに摂取したい成分です。

日焼けで肌が赤くなるのは？

日焼けのタイプには、皮膚が赤くなるものと褐色になるものがあります。赤くなるのはＵＶＡの作用で、メラニン色素が少ない人に症状が強く出ます。ＵＶＡはＵＶＢよりも皮膚深くで吸収され、皮膚の血管が拡張されて炎症を起こします。このタイプの日焼けは「サンバーン」といい、火傷と同じ現象です。症状がひどい場合は皮膚科で治療を受けましょう。

キッチンで栄養対策

抗酸化作用のある植物性食品たっぷりの食事に

必要な栄養素・食品

カロテノイド

緑黄色野菜など

にんじん
β - カロテン（体内でビタミンAに変わる）が野菜の中でも非常に多く含まれます。

トマト
色素成分リコピンには強い抗酸化作用があります。β - カロテン、ビタミンCも豊富。

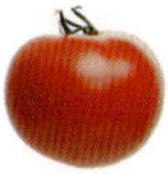

ビタミンE

魚介、植物油、野菜など

赤ピーマン
100g 中に 4.3mg。β - カロテン、ビタミンCも豊富に含まれます。

ビタミンC

野菜、果物など

ピーマン
100g 中に 76mg。黄色、赤へと完熟度が増すほどビタミンCの含有量がアップします。

キウイフルーツ
100g 中に 69mg。強い抗酸化作用のあるポリフェノールも含まれます。

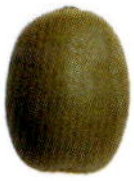

モロヘイヤ
100g 中に 6.5mg。ビタミンCも 100g 中に 65mg と豊富。β - カロテン、ミネラル、食物繊維も非常に多く含まれます。

効果的な食べ方

カロテノイド
＋
油脂

カロテノイドは油脂といっしょに

カロテノイド（β - カロテン、リコピンなど）は脂溶性なので、油脂または脂肪を含む食材といっしょに摂取すると、吸収率が高まります。カロテノイドとは赤・オレンジ・黄色などの植物の色素成分のこと。暖色系のカラフルな野菜を積極的に摂りましょう。

ビタミンC
＋
ビタミンE

ビタミンCとビタミンEを組み合わせる

ビタミンC・Eをいっしょに摂取すると、抗酸化力がアップします。ビタミンCが多い野菜は、ビタミンEの多い植物油やナッツを加えたドレッシングでサラダにするとよいでしょう。

フレッシュな果物を毎日摂る習慣を

そのままでもおいしく食べられる果物は、ビタミンCのよい供給源。キウイフルーツ、いちご、かんきつ類などにはとくに多く含まれます。日焼けが気になる暑い夏には気分を変えて手作りフルーツシャーベットにしても。

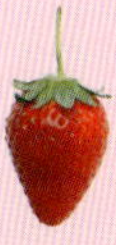

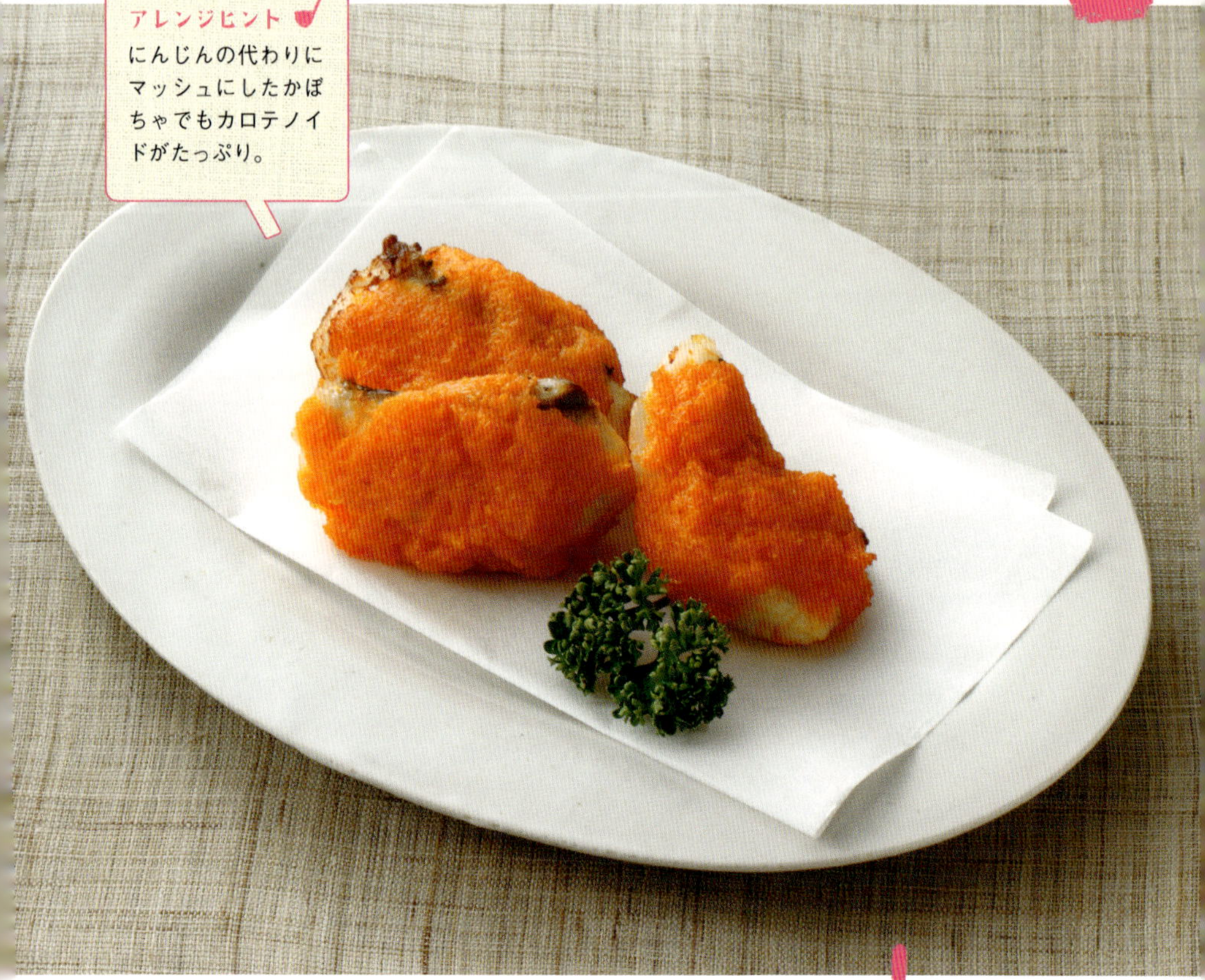

アレンジヒント
にんじんの代わりにマッシュにしたかぼちゃでもカロテノイドがたっぷり。

1人分196kcal

たいのキャロット揚げ

カロテノイド

ふわふわの
ほんのり甘い衣で
包み込んで

材料（2人分）

たい…小2切れ（120g）
塩…少々
酒…小さじ1
小麦粉…適量
にんじん…100g
片栗粉…小さじ1と1/3
卵白…1/3個分
揚げ油…適量
パセリ…適量

作り方

1 たいは骨を除いて1切れを3つに切り、塩、酒で下味をつける。
2 にんじんはすりおろして水気を軽くきり、片栗粉、固めに泡立てた卵白を入れる。
3 **1**の汁気をきり、小麦粉を薄くまぶして、**2**で包むように衣をつける。
4 揚げ油を170℃に熱し、**3**を静かに入れて、カラッとするまで揚げる。
5 油をきって器に盛り、パセリを添える。

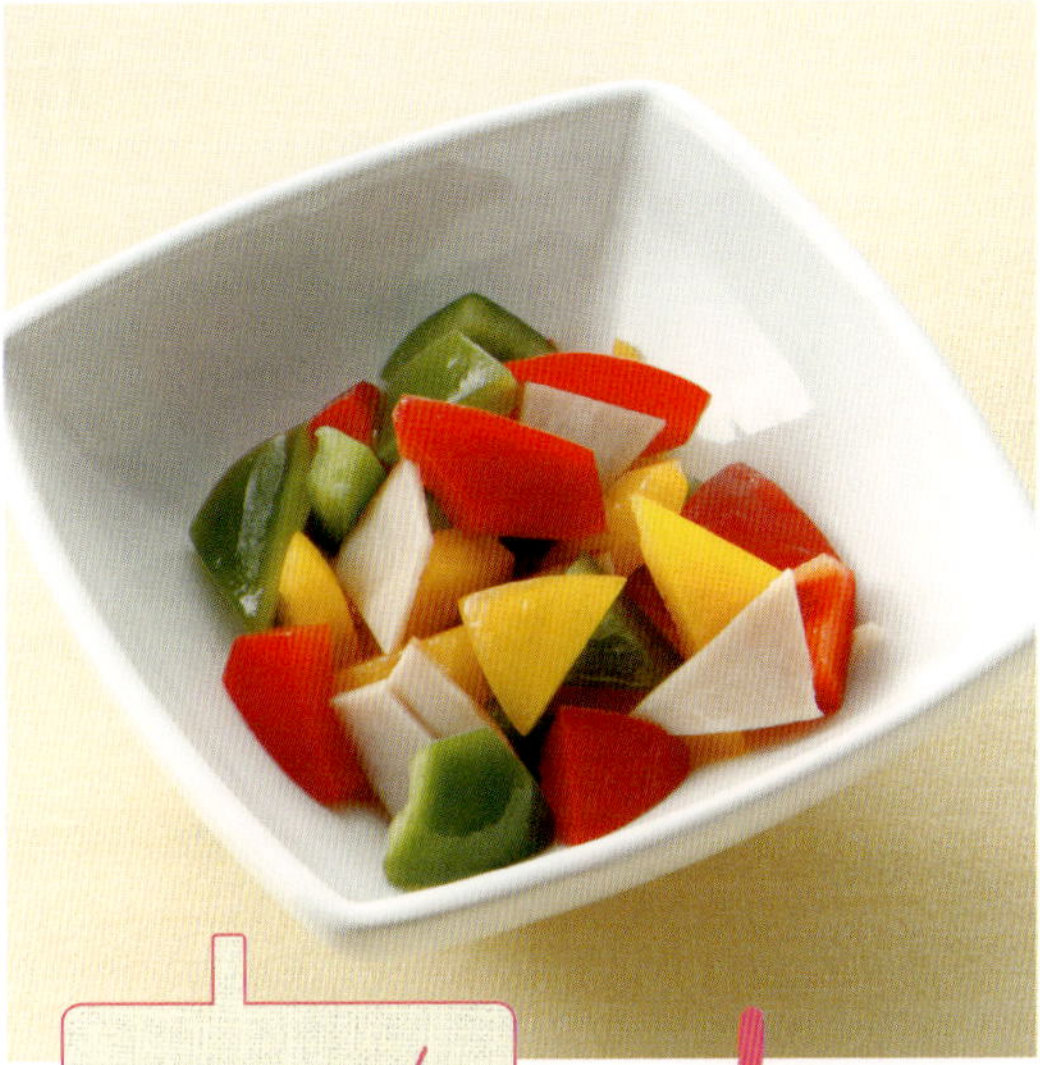

アレンジヒント
旬の野菜を自由に組み合わせて。固い野菜は電子レンジ加熱で栄養損失を抑えます。

1人分66kcal

3色ピーマンのサラダ

ビタミンC　ビタミンE

カラフル野菜で食卓も華やかに

材料（2人分）

ピーマン…30g
赤ピーマン…30g
黄ピーマン…30g
ハム…20g
フレンチドレッシング…20g

作り方

1 ピーマン3種は種を取って乱切りにする。
2 ハムはピーマンくらいの大きさに切る。
3 1、2をフレンチドレッシングで和える。

キウイシャーベット

ビタミンC

フルーティーで目覚める酸っぱさ

材料（2人分）

キウイフルーツ…200g
レモン果汁…小さじ2
砂糖…大さじ2

作り方

1 キウイは皮をむいて裏ごしする。
2 1、レモン果汁、砂糖をまぜ合わせ、タッパーに入れて冷凍する。
3 途中、フォークなどでよくかきまぜ、再び冷凍する。これを2回程くり返す。
※または材料すべてと水少々（分量外）をミキサーでまぜ、タッパーに入れて同様につくる。

アレンジヒント
みかん、マンゴーなどほかのフルーツでも、新鮮なシャーベットがつくれます。

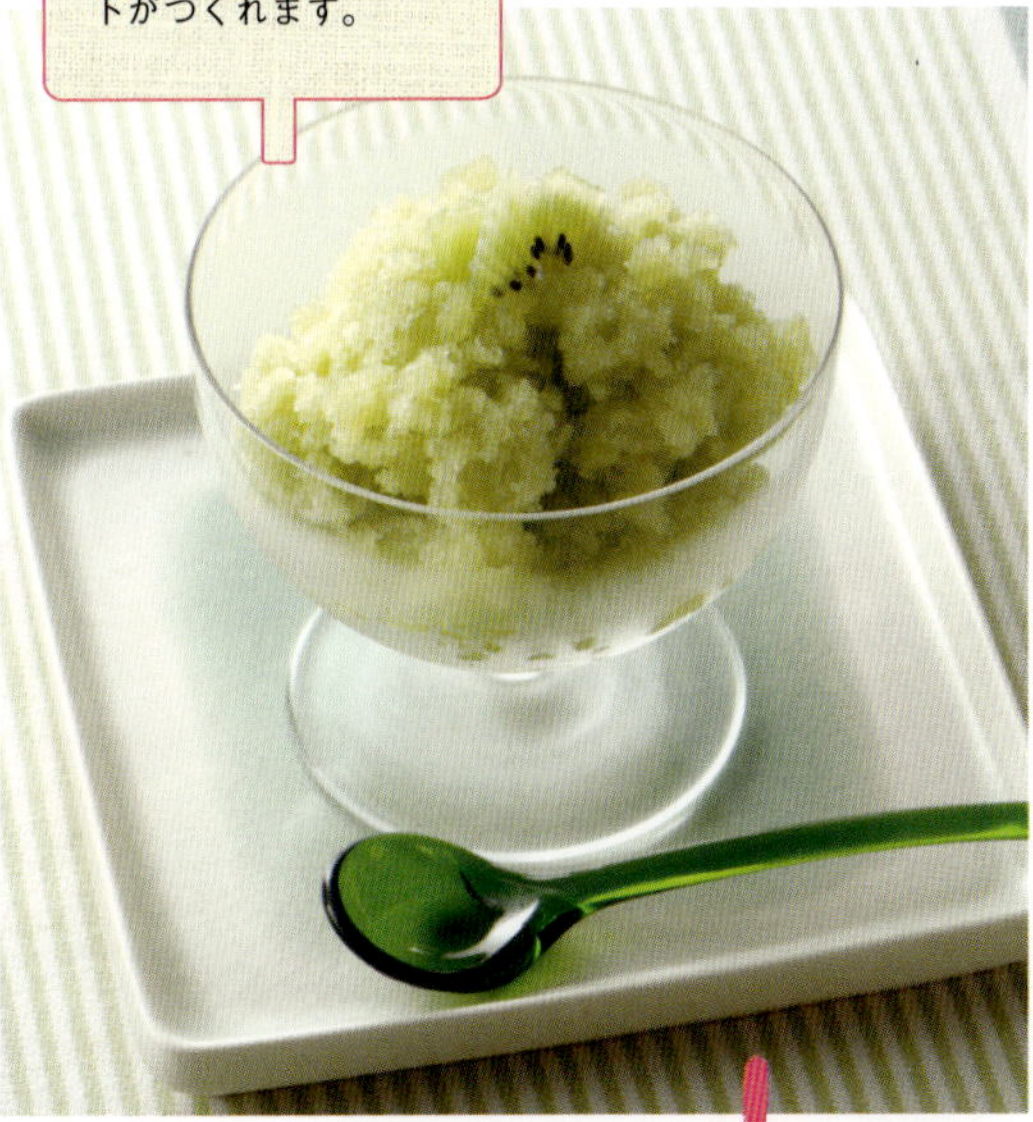

1人分93kcal

肌のカサつき（乾燥、しわ）

症状・要因

しわやたるみだけでなく乾燥性の皮膚炎も発症

乾燥肌は肌のトラブルのひとつ。皮膚が乾燥すると目元や口元にしわやたるみができたり、ひびやあかぎれができたり、皮膚が白い粉を吹いたようになったりし、かゆみを伴う皮膚炎を起こすこともあります。

その原因は、皮脂が減って皮膚から水分が蒸発することです。エアコンが効いた乾燥した環境で長時間過ごしている人、間違ったスキンケアやダイエットを行っている人、入浴などで皮脂を必要以上に洗い落としている人などに起こりやすい症状です。また、年齢による肌の変化、栄養不良も大きく影響します。

対策

バランス食で体調を整え肌を健康に保つ成分を

まずは、栄養バランスのよい食事や睡眠をたっぷりとって体調を整え、肌の新陳代謝が活発に行われるための土台をつくりしましょう。

皮膚の主成分はたんぱく質で、これが不足すると肌のトラブルが起こりやすくなります。たんぱく質とともに、肌にうるおいを与えるビタミンAやC、血行を改善して血色のよい肌にするビタミンEなども不足しないようにしたいものです。これらの栄養素を含む食品を食事でしっかり摂りましょう。

油断ちのダイエットなどを行うと皮膚はカサカサになってしまいます。極端に脂質を減らすと便秘にもなりやすく、肌荒れの原因になるため、ダイエット中でも、ある程度の脂質は必要です。

また、水分を充分に摂り、保湿のためのスキンケアを行って、体の内側と外側の両方からの保湿に努めましょう。

紫外線でしわができるのはなぜ？

紫外線はビタミンDの生成を助ける作用もありますが、概して人体に害をおよぼします。コラーゲンは細胞と細胞を結びつける働きがあり、この作用によって、肌では弾力性と伸縮性を維持する役割があります。皮膚が紫外線を浴びると皮膚のコラーゲン組織が傷つき、この効果がなくなるため、しわやたるみができてしまうのです。

Point

- たんぱく質、ビタミンが豊富な食事にする
- 油分、水分が不足しないようにする

キッチンで栄養対策

たんぱく質やビタミンを摂り、体の内側からきれいに

必要な栄養素・食品

たんぱく質

魚介、肉、卵、大豆製品など

ぶり
100g 中に 21.4g。ＤＨＡなど多様な健康機能を持つ脂肪酸が豊富。血合いの部分には鉄も多く含まれます。

たら
100g 中に 17.6g。低脂肪で低エネルギー。淡泊な味わいなのでどんな料理にも合います。

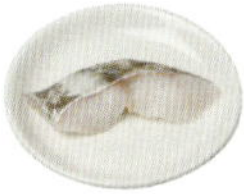

木綿豆腐
100g に 6.6g。カルシウムも多く含まれています。

ビタミンA

緑黄色野菜、レバー、うなぎなど

春菊
100g 中に 380 μgRE。ほうれん草や小松菜よりも豊富。鉄なども多く含まれます。
※ RE ＝レチノール当量

ビタミンC

野菜、果物など

ブロッコリー
100g 中に 120mg。含有量は野菜の中でもトップクラス。葉酸やβ - カロテンも豊富です。

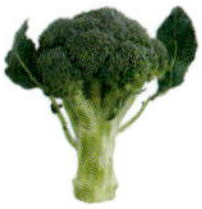

ビタミンE

魚介、植物油、種実、野菜など

ぶり
100g 中に 2.0mg。若魚のはまちの場合はこの２倍量が含まれています。

効果的な食べ方

主菜を毎食１品そろえる

たんぱく質源となる魚介・肉・卵・大豆製品を主材料にした料理（主菜）を毎食１品摂りましょう。とくに魚介や肉にはたんぱく質の分解・再合成を促すビタミン B_6 も豊富に含まれるので、健康な肌づくりのために効果的です。

β - カロテン ＋ 油脂

β - カロテンは油脂といっしょに

β - カロテン（体内でビタミンＡに変わる）を多く含む青菜などは、おひたしにするよりもごま和えやサラダなど、脂質の多い種実（ごま、ナッツなど）や植物油を組み合わせたほうが、吸収率が高まります。

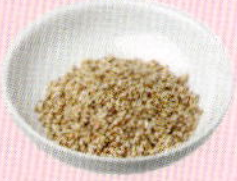

ビタミンCを逃さない調理の工夫を

ビタミンＣは水溶性なので、野菜をゆでるとゆで汁に流出します。ブロッコリーなどのアクの少ない野菜は電子レンジで下ゆでするのがおすすめ。煮込み料理に加えるときは、下ゆでしたものを最後に加え、栄養分も色鮮やかさもキープしましょう。

アクアパッツァ

たんぱく質　ビタミンC

鍋ひとつで かんたんイタリアン

材料（2人分）

たら…2切れ（140g）
あさり（殻つき）…100g
玉ねぎ…40g
ブロッコリー…60g
オリーブ油…小さじ1と1/2
プチトマト…6個
白ワイン…大さじ2
A　水…1/2カップ
　　コンソメスープの素…小さじ1/4
　　塩…少々

作り方

1 たらは1切れを2～3つに切る。あさりは砂抜きし、殻をすり合わせてよく洗う。
2 玉ねぎはあずき粒大に切る。ブロッコリーは電子レンジでやわらかくなるまで加熱し、小房に分ける。
3 鍋にオリーブ油をあたため、玉ねぎを炒める。**1**、プチトマト、白ワイン、合わせておいたAを加えて6～7分煮、ブロッコリーを加える。

アレンジヒント
旬の魚や野菜で。芽キャベツやカリフラワーもビタミンCが豊富です。

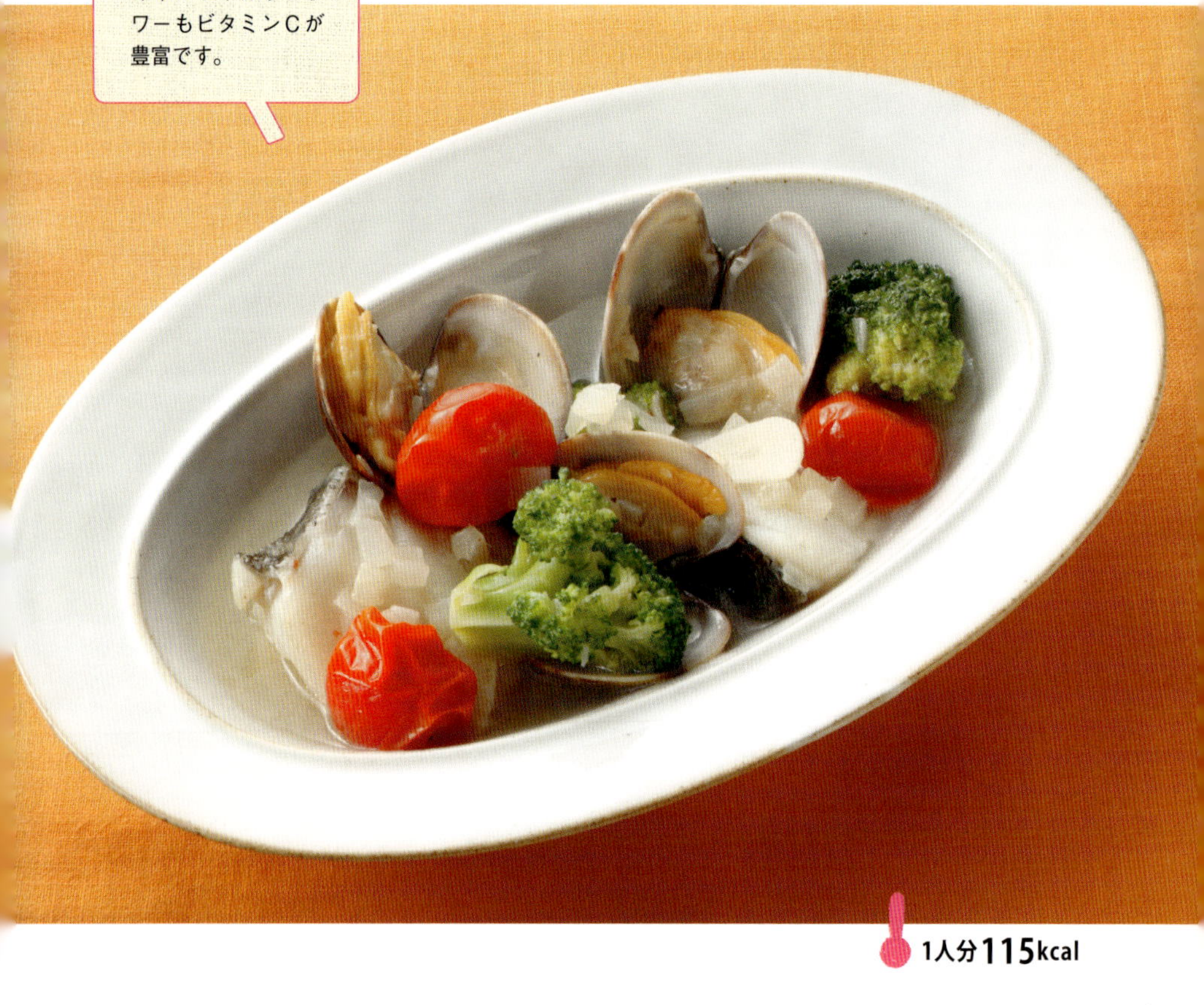

1人分**115**kcal

ぶりのちり蒸し

たんぱく質　ビタミンE

豆腐や野菜も加えて おいしさ充実

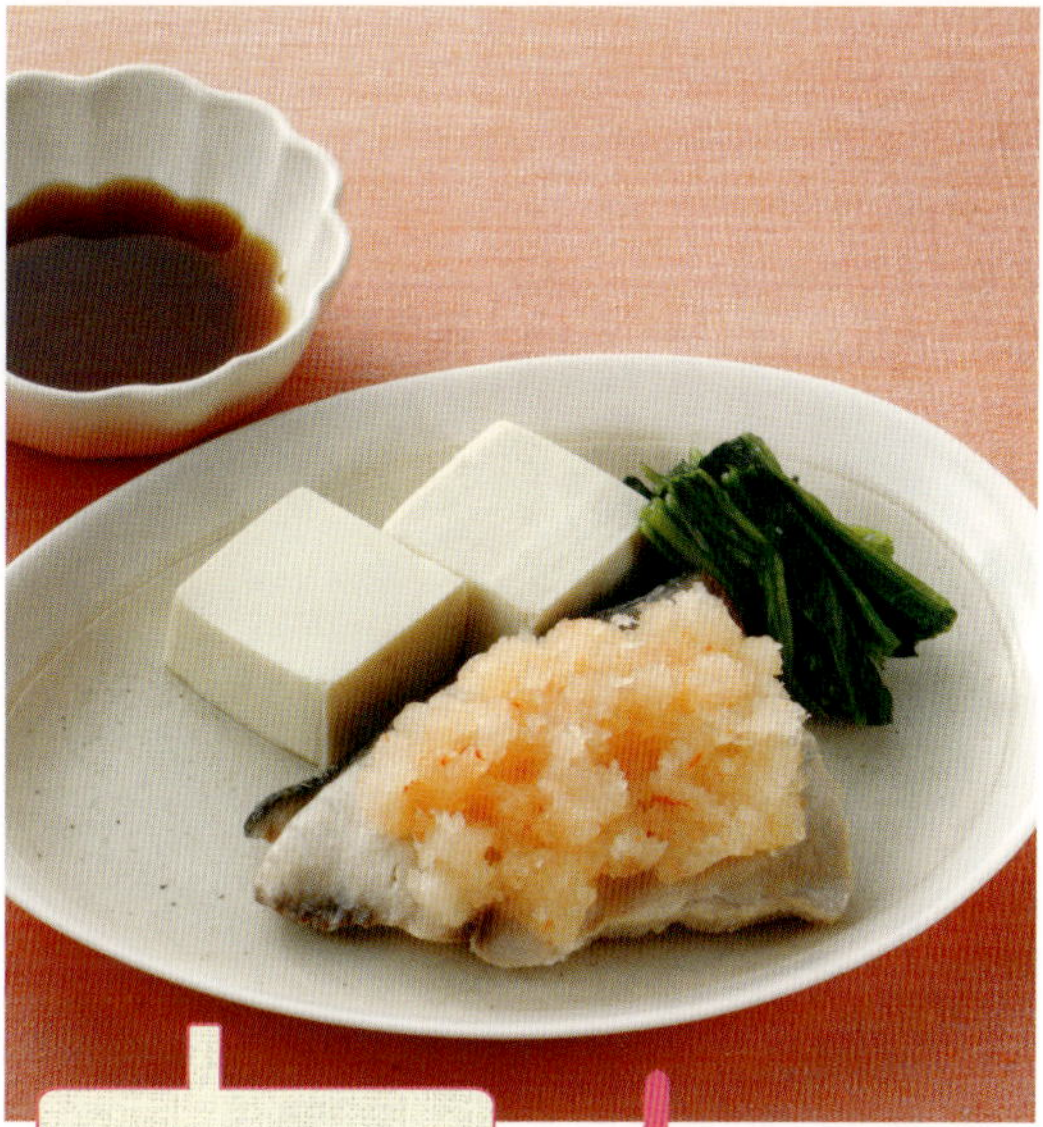

1人分212kcal

材料（2人分）

ぶり…2切れ（120g）
塩…少々
酒…小さじ2
木綿豆腐…1/3丁（100g）
ほうれん草…40g
大根…100g
赤唐辛子…適量
ポン酢しょうゆ…大さじ2

作り方

1 ぶりは塩、酒で下味をつける。
2 豆腐はやっこに切る。
3 ほうれん草は固めにゆで、4cm長さに切る。大根は赤唐辛子をさしてすりおろし、軽く水気をきる。
4 耐熱皿（またはオーブンペーパー）に**1**、**2**をのせ、蒸気の上がった蒸し器に入れ、8分程蒸し、ほうれん草を加えてもう少し蒸す。
5 器に**4**を盛り、大根おろしをのせ、ポン酢しょうゆを添える。

アレンジヒント
たい、たらなど、お好みの旬の魚をふっくらと蒸して。

春菊のごま和え

ビタミンA

すりごまと合わせて ビタミンの吸収率アップ

アレンジヒント
春菊の代わりに、ほうれん草、小松菜などの青菜でも。

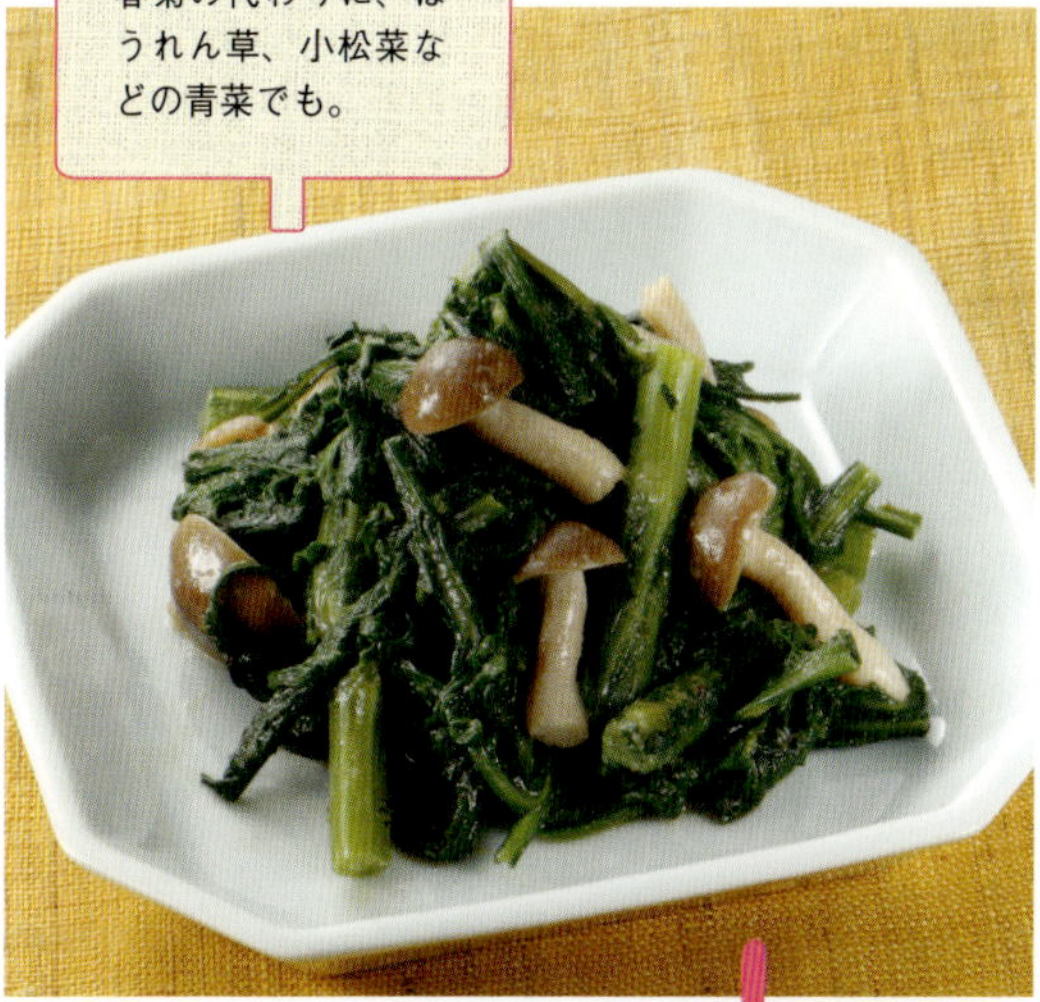

1人分51kcal

材料（2人分）

春菊…120g
しめじ…20g
A すり白ごま…大さじ1
　砂糖…小さじ2/3
　しょうゆ…小さじ1
　だし汁…小さじ2

作り方

1 春菊はゆで、水にとって水気をきり、4cm長さに切る。
2 しめじは小房に分けてゆでる。
3 Aを合わせ、**1**、**2**を和える。

髪の傷み・抜け毛

Point

- たんぱく質やその代謝を促すビタミンをしっかり摂取
- 栄養バランスのよい食事で全身の健康を整える

症状・要因

ストレスや不規則な生活は髪の健康を損ねる

髪が細くなったり、薄毛になったりするのは、加齢による自然現象である程度しかたのない面があります。しかし、毛髪に起こる変化やトラブルは、容姿や外見に影響することもあります。

髪のトラブルは、パーマやカラーリング、洗いすぎやこすりすぎなどの間違ったケア、紫外線の浴びすぎなどが原因。ホルモンバランスの乱れ、頭皮の血行不良、ストレス、不規則な生活、過度の喫煙なども影響します。また、毛根が皮脂などで詰まると、必要な栄養が行きわたらなくなって髪にダメージを与えます。

対策

たんぱく質やビタミンを摂取して育毛促進

髪や頭皮を健康に保つには、つねに頭を清潔にし、栄養バランスのよい食事を摂って、頭だけでなく全身を健康にすることが大切です。また、毛髪の原料になる成分や育毛を促す作用のある成分が豊富に含まれる食事にすることもポイントです。

毛髪の主成分はたんぱく質です。たんぱく質を充分に摂らないと丈夫で健康な髪ができません。さらに、たんぱく質の代謝に欠かせないビタミンB_6、細胞の再生を助けるビタミンB_2も同時に必要です。毛細血管の血流を促進させるビタミンE、紫外線やストレスに対抗するビタミンCもしっかり摂りたい栄養素です。

逆に、脂質や炭水化物は摂りすぎると皮脂の分泌量が増え、毛根を詰まらせる原因になるため、適量を心がけましょう。

女性にも薄毛で悩む人が増えている

男性のほうが抜け毛や薄毛になりやすいというのは、遺伝に加えて男性ホルモンが原因です。ホルモンは頭髪の状態に影響を及ぼすため、女性の場合も、更年期や出産後などにホルモンバランスが崩れて抜け毛が増えることがあります。また、無理なダイエットからくる栄養不良や貧血、ストレスや喫煙などが原因となり、女性でも薄毛になる人は増加傾向にあります。

キッチンで **栄養対策**

毛髪の健康維持に役立つたんぱく質やビタミンをしっかりと

必要な栄養素・食品

たんぱく質

魚介、肉、卵、大豆製品など

卵

100g中に12.3g。ビタミンB_2をはじめビタミン・ミネラルがバランスよく含まれます。

さば

100g中に20.7g。ビタミンB_6、DHA・EPAなども豊富に含まれます。

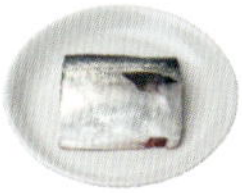

ビタミンB_2

魚介、肉、納豆など

ビタミンB_6

魚介、肉など

ビタミンC

野菜、果物など

メロン

露地ものの場合、100g中に25mg。赤肉メロンの場合はβ-カロテンも多く含まれます。

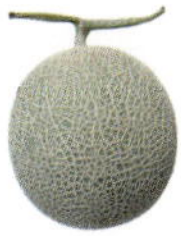

ビタミンE

魚介、植物油、ナッツなど

効果的な食べ方

主菜を毎食きちんと食べる

たんぱく質やビタミンB群が豊富な魚介、肉、卵などを毎食1品摂りましょう。大豆製品の場合は、納豆やゆで大豆であれば、いずれも同様に多く含まれています。

間食やデザートに果物を

果物のなかでもとくにビタミンCが多いのは、いちご、キウイフルーツ、かんきつ類など。メロンにも比較的豊富です。また、メロン、すいか、オレンジなどには健康な毛髪の維持に役立つイノシトールというビタミン様物質も多く含まれます。栄養面からいえば、果物はそのまま食べるのがいちばん効率的です。

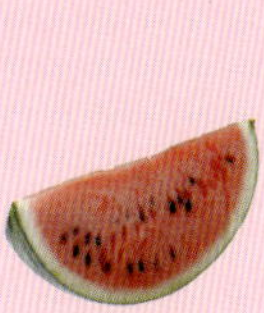

海藻も適宜取り入れる

こんぶ、わかめ、かんてんなどの海藻に含まれるヨウ素には、たんぱく質などの代謝を高め、皮膚や髪を健康にする働きがあります。必要量は微量であり、摂りすぎると過剰症を起こすので、適度に取り入れるようにしましょう。

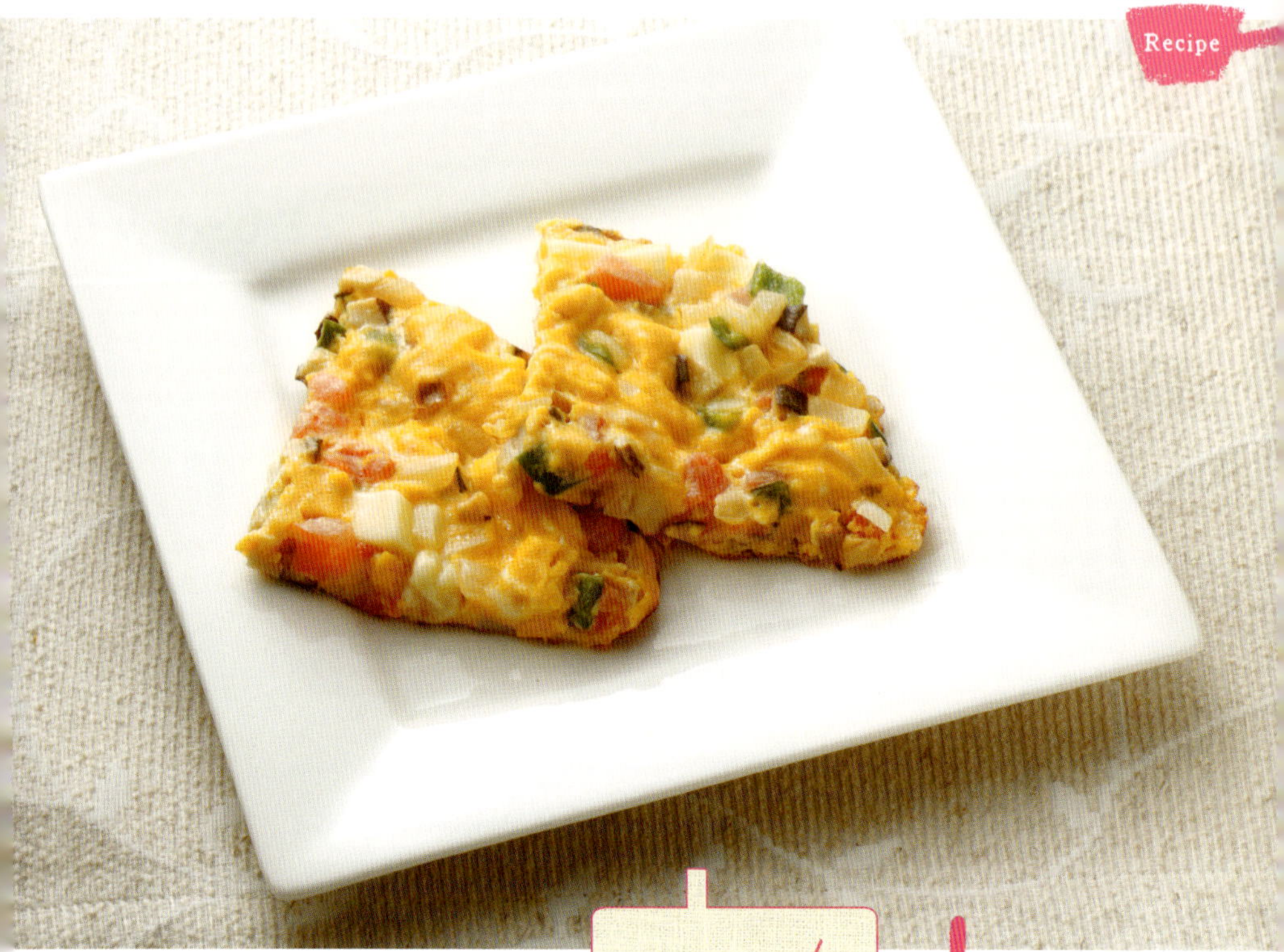

アレンジヒント
じゃがいも、ハム、コーンなど、好みの具をたくさん組み合わせて。

1人分177kcal

オープンオムレツ

たんぱく質

**カラフルで
簡単、おいしい！**

材料（2人分）

卵…大2個
塩…少々
玉ねぎ…40g
ピーマン…10g
生しいたけ…20g
トマト…60g
油…適量
プロセスチーズ…20g

作り方

1 玉ねぎ、ピーマン、しいたけは1cm角に切る。トマトは湯むきし1cm角に切る。
2 フライパンに油をあたため、玉ねぎを炒める。しんなりしたら、ピーマン、しいたけ、トマトを加え、さらに炒める。
3 卵を割りほぐし、塩で味を調えて、**2**、角切りにしたチーズを入れてまぜる。
4 フライパンに油をあたため、**3**を流し入れ、はしで手早くまぜる。半熟状になったら蓋をして弱火で焼く。
5 **4**を切り分けて器に盛る。

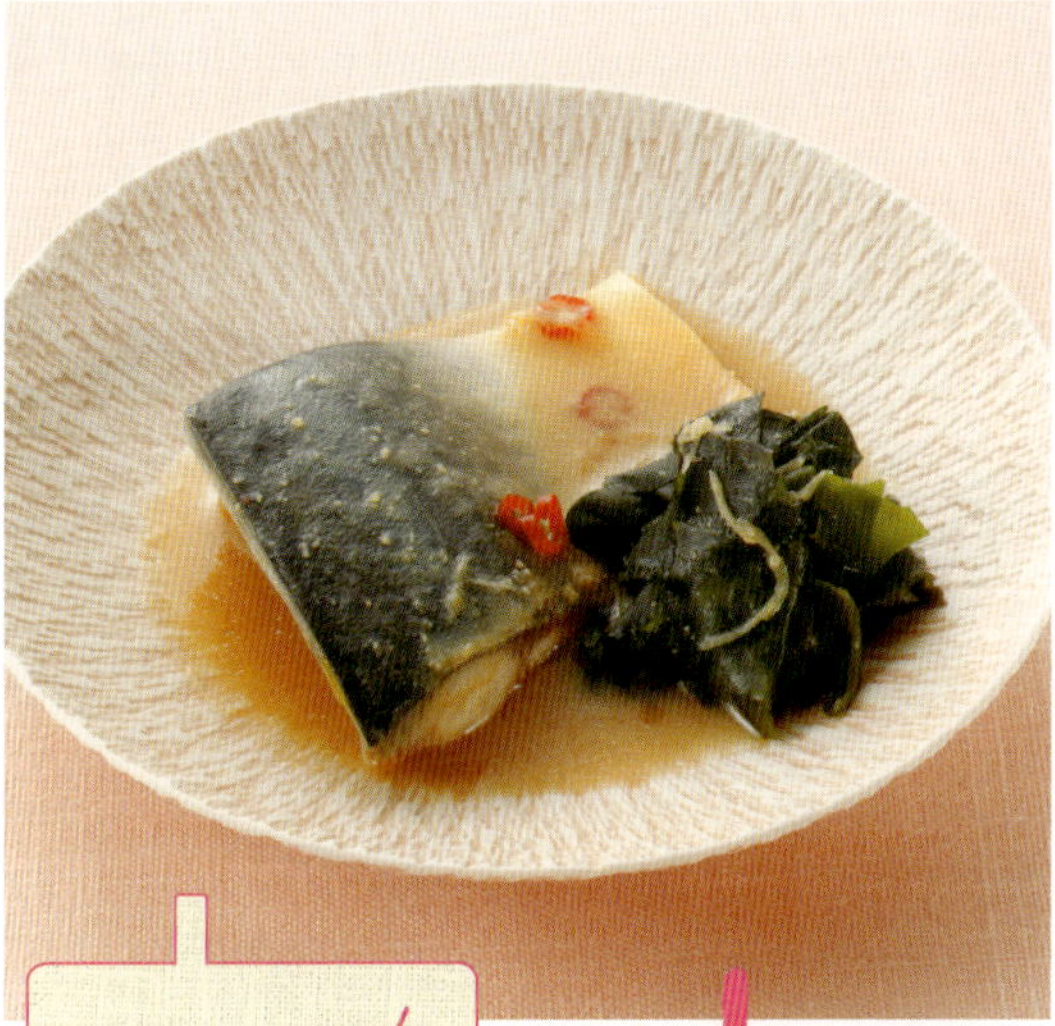

さばの辛味みそ煮

たんぱく質　ビタミンB$_6$

ピリ辛で
引き締まった味わいに

材料（2人分）
さば…小2切れ（120g）
しょうが…適量
赤唐辛子（小口切り）…少々
A ┃ だし汁…3/5カップ
　┃ みそ…小さじ2
　┃ 砂糖…小さじ1と1/3
わかめ…30g

作り方
1 鍋にしょうがのせん切り、赤唐辛子、合わせておいたAを加え、火にかけて煮立てる。
2 さばは皮を上にして重ならないように入れ、火を弱めて10分煮る。
3 わかめは一口大に切り、2に入れてさっと煮る。
4 器にさば、わかめを盛り合わせる。

1人分 143kcal

アレンジヒント
さばの代わりに、さんま、いわしなどでも。赤唐辛子でなく豆板醤でもOK。

---

4 女性の気になる悩みを解消　髪の傷み・抜け毛

メロンかん

ビタミンC

栄養分を閉じ込めた
ひんやりデザート

材料（2人分）
メロン…120g
粉かんてん…小さじ2/3
水…3/5カップ
砂糖…大さじ2
レモン果汁…小さじ1

作り方
1 メロンは丸くくり抜いて1/2に切る（または乱切りか角切りにする）。
2 鍋に粉かんてん、水を入れて煮溶かし、砂糖を入れてこし、粗熱をとる。
3 2にレモン果汁、1を入れてまぜ、型に流し入れる。
4 冷蔵庫で冷やし固め、型から出して切り分ける。

アレンジヒント
いちご、みかん、キウイフルーツなどいろいろなフルーツで楽しめます。

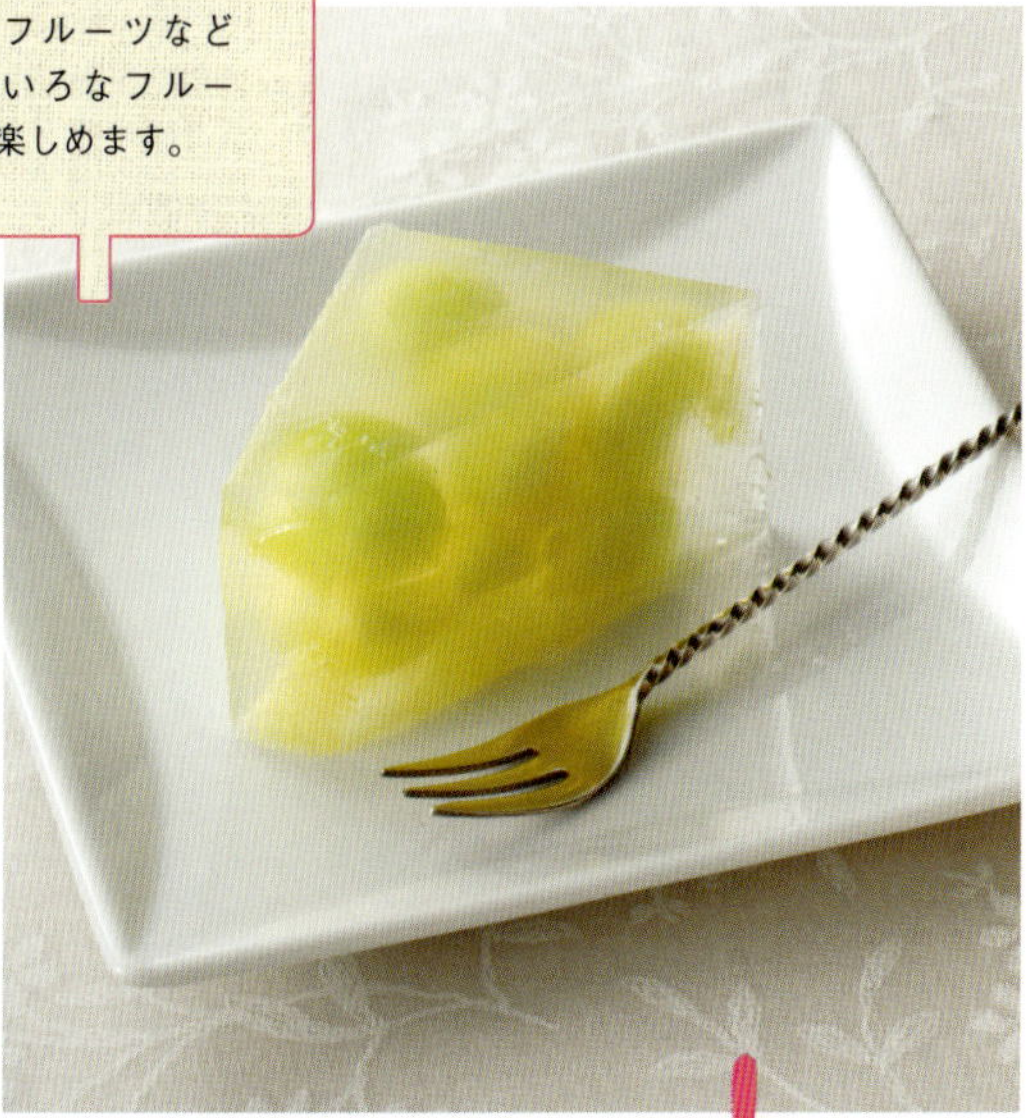

1人分 65kcal

アンチエイジング（細胞の老化予防）

Point

- 栄養バランスのよい食事で健康を維持
- 野菜や果物、魚などを食べ、抗酸化成分を摂取

症状・要因

活性酸素による酸化が老化を促進する

加齢による体の変化は生物の宿命です。とはいうものの、できるだけ長く、元気で若々しくいたいと願うのもまた人のつね。

皮膚のしわやたるみ、関節炎、もの忘れなど、年齢を実感させられる多くの現象には活性酸素が影響しています。活性酸素は人体に有害な物質で、ほかの分子を「酸化」して周囲の組織を傷つけます。それがさまざまな老化現象となって現れます。たとえば、動脈硬化は血管の老化現象といえますが、活性酸素が血液中のＬＤＬコレステロールを酸化することで進行します。

対策

心身を健康に保ち抗酸化成分が豊富な食品を

老化を防止し、若さを維持するためには、心と体が健康であることがいちばん重要なポイントです。規則正しい食事、生活、運動の習慣は健康の支えになります。

老化を促進させる活性酸素を無害化する成分が抗酸化成分です。体内でも抗酸化作用のある酵素がつくられますが、年齢とともにその量が減るため、食事で抗酸化成分を充分に補いましょう。

抗酸化成分には、カロテノイド、ポリフェノール、イオウ化合物、ビタミンＣ・Ｅなどがあり、野菜や果物、種実、茶など、おもに植物性の食品に含まれています。植物はつねに紫外線を浴びており、活性酸素の害から身を守る必要があるため、これが豊富なのです。

抗酸化成分は組み合わせて摂ると効果が高まるため、いろいろな食品から摂取するとよいでしょう。

活性酸素とは

活性酸素は、呼吸によって体内に取り込まれた酸素が不安定な形に変化したもの。体内の酸素の約2%が活性酸素になるといわれています。活性酸素は、ほかの分子がもつ電子を奪うこと（酸化）で安定しようとして害を及ぼします。体内では、おもにエネルギーの代謝の過程で発生しますが、ストレス、喫煙、飲酒、紫外線、大気汚染、激しい運動なども発生の原因になります。

キッチンで **栄養対策**

抗酸化成分たっぷりの植物性食品を充実させた食事に

必要な栄養素・食品

カロテノイド

〈β-カロテン、リコピン、ルテインなど〉

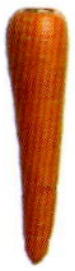

にんじん

抗酸化力の強いα-カロテンやβ-カロテンなどが豊富で、野菜の中でもトップクラス。

ポリフェノール

〈アントシアニン、イソフラボン、カテキン、リグナンなど〉

大豆

イソフラボンが含まれ、更年期障害や骨《こつ》粗《そ》鬆《しょう》症《しょう》、がんの予防などに有効です。

ごま

ポリフェノールの一種であるリグナンが豊富。強い抗酸化力があります。

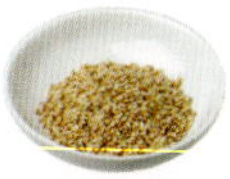

イオウ化合物

〈アリシン、硫化アリル、イソチオシアネートなど〉

キャベツ

イソチオシアネートが含まれ、抗酸化作用のほか、抗菌作用、疲労回復効果などもあります。

ビタミンC

野菜、果物など

ビタミンE

魚介、植物油、ナッツなど

効果的な食べ方

抗酸化成分の特性を生かして調理

野菜などの色素成分であるカロテノイドの多くは脂溶性です。油脂といっしょに摂取すると吸収率が高まります。一方、苦味・渋味・香り成分であるポリフェノールやイオウ化合物の多くは水溶性なので、この特徴を生かした調理法にするとよいでしょう。

ビタミンA
＋
ビタミンC
＋
ビタミンE

抗酸化ビタミンはいっしょに摂る

β-カロテンはカロテノイドの一種ですが、体内でビタミンAに変わるのでビタミンの一種としても分類されます。β-カロテン、ビタミンCとEの３種は抗酸化ビタミンと呼ばれます。これらはそれぞれに強い抗酸化作用がありますが、いっしょに摂取するとそのパワーがいっそう増強します。

DHA・EPAが豊富な魚も取り入れて

とくに青背魚に多く含まれるDHA・EPAという脂肪酸には、動脈硬化やがんの予防をはじめ、さまざまな健康効果があります。これらの食品も積極的に取り入れましょう。

いわしとキャベツのマスタード炒め

イオウ化合物　カロテノイド

抗酸化成分を含んだ野菜がたっぷり

材料（2人分）

いわし（三枚おろし）
…2尾（120g）
塩…少々
小麦粉…小さじ2
キャベツ…120g
にんじん…30g
ピーマン…20g
オリーブ油…大さじ1
塩…少々
粒マスタード…大さじ1と2/3

作り方

1. いわしは骨を除いて1切れを3つに切り、塩をふり、小麦粉をまぶす。
2. キャベツは大きめの短冊切りに、にんじんは短冊切りに、ピーマンは細切りにする。
3. フライパンにオリーブ油をあたため、**1**を両面焼いて取り出す。**2**を炒め、しんなりしたら、いわしを戻し入れて、塩、粒マスタードで味を調える。

アレンジヒント
にんにくを加えると、抗酸化力も風味もいっそう高まります。

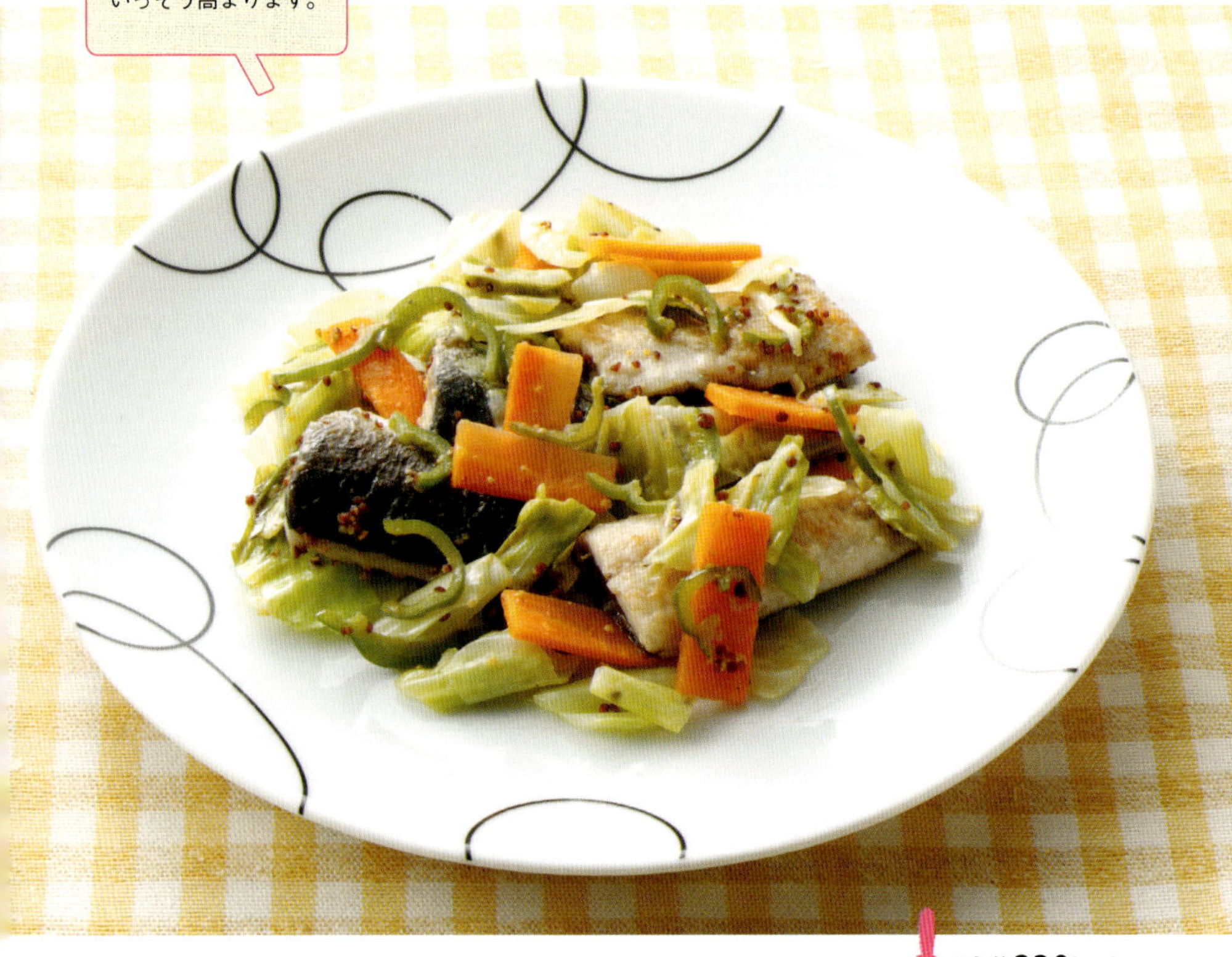

1人分**230**kcal

女性の気になる悩みを解消　アンチエイジング

五目豆

ポリフェノール　カロテノイド

5種の食材で食物繊維も充実

材料（2人分）

大豆（ゆで）…100g
ごぼう…40g
にんじん…40g
こんにゃく…40g
こんぶ…適量
だし汁…4/5カップ
砂糖…大さじ1
しょうゆ…小さじ2

作り方

1 ごぼう、にんじん、こんにゃく、戻したこんぶは1cm角に切る。
2 鍋にだし汁、1を入れて火にかけ、アクを取り、大豆を加えて5〜6分煮る。砂糖、しょうゆを加え、やわらかくなるまでさらに10〜15分煮る。
※乾燥大豆の場合は一晩水にひたし、鍋に移して火にかけ、煮立ってきたらアクを取り、火を弱めてやわらかくなるまで煮る。

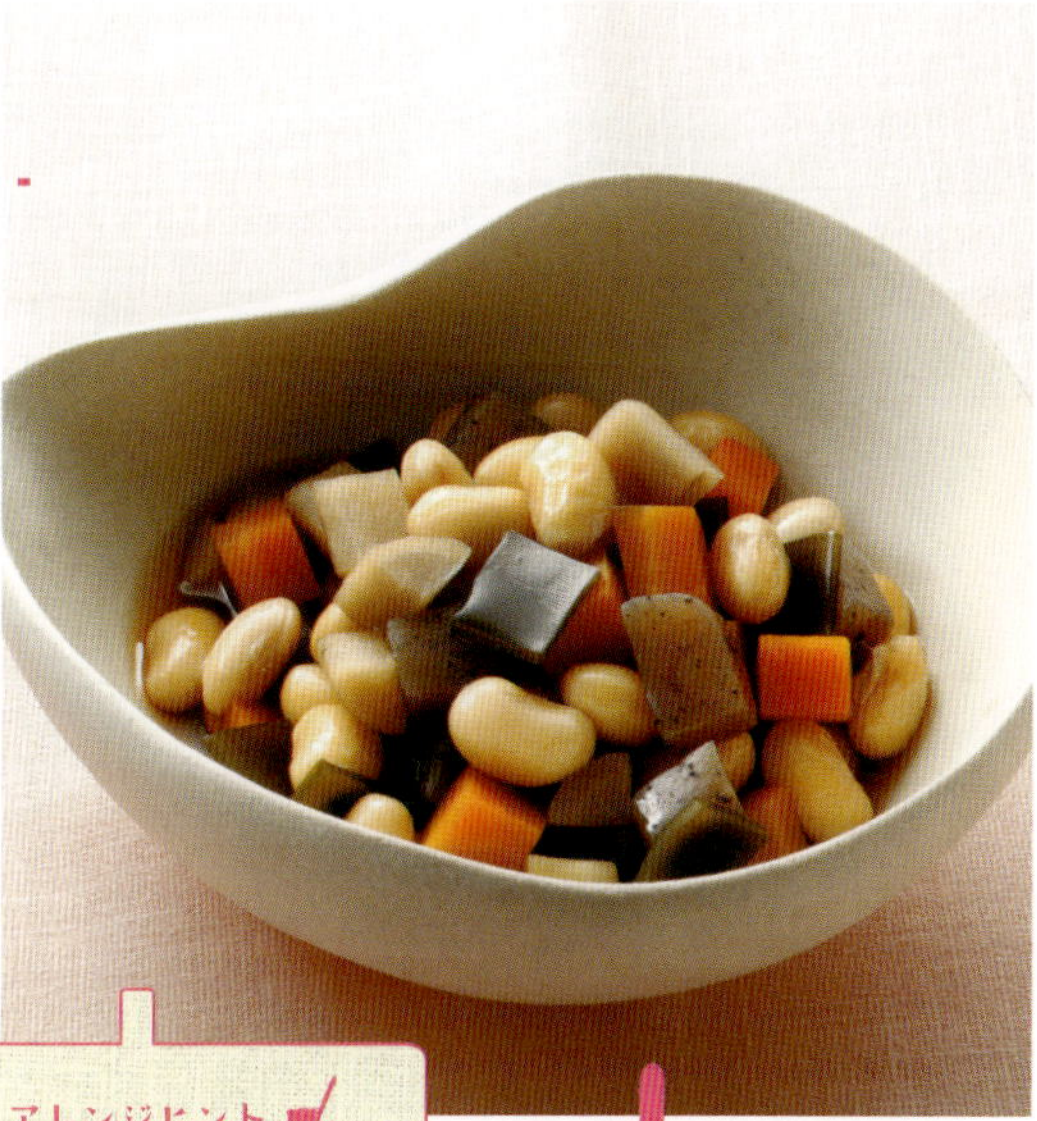

アレンジヒント
れんこん、しいたけ、枝豆などを加えても。

1人分**138kcal**

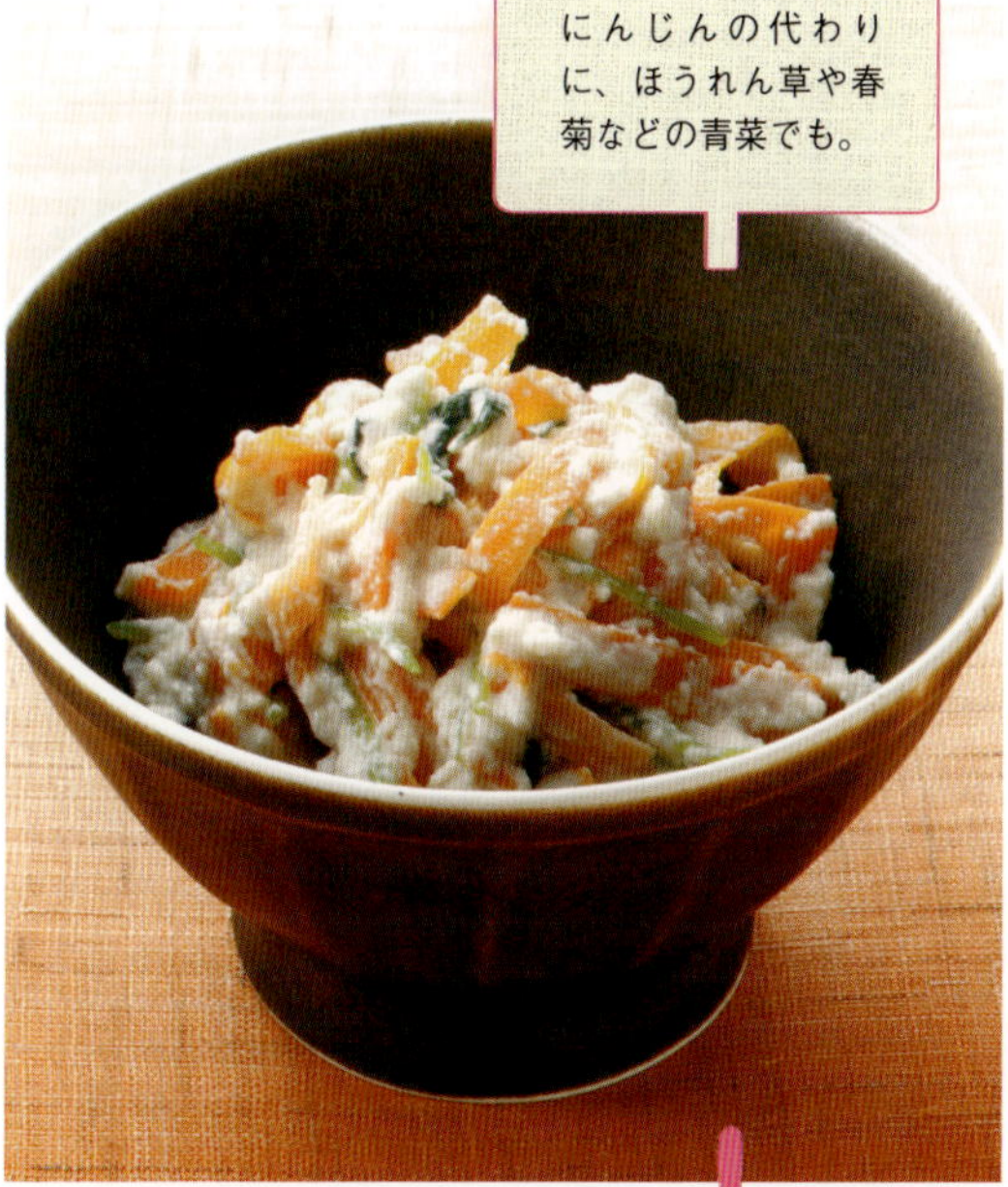

アレンジヒント
にんじんの代わりに、ほうれん草や春菊などの青菜でも。

にんじんの白和え

カロテノイド　ポリフェノール

ごま入りで抗酸化力アップ

材料（2人分）

にんじん…60g
生しいたけ…20g
糸みつば…適量
木綿豆腐…1/3丁
A ｜ すり白ごま…大さじ2/3
　｜ 砂糖…小さじ2/3
　｜ 塩…少々
　｜ だし汁…小さじ2

作り方

1 にんじんは短めの短冊切りにしてゆでる。生しいたけはゆでて薄切りに、糸みつばはゆでて3cm長さに切る。
2 豆腐はゆで、元の重量の60％くらいまで水気をきり、すり鉢でする。
3 2にAを加えてすりまぜ、1を和える。

1人分**71kcal**

貧血ぎみ（鉄欠乏性貧血）

Point
- 鉄とその吸収を助ける成分をいっしょに摂取する
- 無理なダイエットや欠食、偏食をしない

症状・要因

慢性的な出血によって鉄が不足する

赤血球中のヘモグロビンの材料として必要な鉄が不足することで起こります。ヘモグロビンは酸素を全身の細胞へ運搬する働きがあり、貧血になると酸素が不足し、動悸《どうき》や息切れ、めまい、頭痛、顔面蒼白などの症状が現れます。

また、鉄の吸収量よりも喪失量が多いときにも発症します。大きな原因は慢性的な出血で、女性は月経時に血液が失われるため貧血になりやすく、胃潰瘍《いかいよう》などの病気が隠れていることもあります。

成長期や妊娠期は鉄の必要量が増えるため、注意したい時期です。

対策

欠食や偏食を改めて鉄がしっかり摂れる食事を

鉄は吸収されにくい成分であり、食事量が少ないほど不足しやすくなります。女性はダイエットと称して絶食や欠食などを行う人がいますが、無理なダイエットはやめましょう。貧血には、栄養バランスのよい食事を三食規則正しく食べることが大切な対策になります。

食事には、レバーや赤身肉、貝、海藻、豆、青菜など、鉄が豊富な食品を取り入れましょう。動物性食品に含まれる鉄は吸収されやすいのでおすすめです。

ビタミンCやたんぱく質は、鉄の吸収率を高めるため、これらの成分といっしょに摂ると効果的です。また、酸味の強いものや香辛料は胃酸の分泌を促して鉄を吸収しやすくします。

一方、茶やコーヒーに含まれるタンニン酸、加工食品に多いリン酸塩などは鉄の吸収を妨げるため、摂りすぎないようにしましょう。

悪性貧血とは

貧血にはいくつかタイプがあり、ほとんどは鉄が不足して起こる「鉄欠乏性貧血」です。このほかの代表的なものが「巨赤芽球性貧血」です。これは、赤血球がつくられるときに必要なビタミン B_{12} や葉酸が不足して、正常な赤血球ができなくなるというもの。以前は原因不明の難病だったため、別名「悪性貧血」といわれます。

ビタミンCやたんぱく質とともに、鉄を効率よく摂取

4 女性の気になる悩みを解消 貧血ぎみ

必要な栄養素・食品

鉄
肉、貝、海藻、豆など

牛肉
ももの場合、100g中に1.4mg。牛・豚・鶏肉いずれの赤身部分（筋肉）にも多く含まれます。

あさり
生の場合、100g中に3.8mg。水煮（缶詰）では100g中に37.8mg含まれます。

ひじき
10g（乾）中に5.5mg。海藻の中でも群を抜いて多く含まれます。カルシウムやマグネシウムなどのミネラルも豊富。

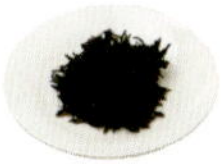

ビタミンC
野菜、果物など

みかん
100g中に33mg。クエン酸や食物繊維も含まれます。

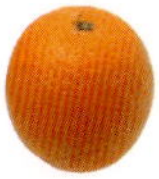

たんぱく質
魚介、肉、卵、大豆製品など

効果的な食べ方

🍎 **鉄は動物性食品からしっかり摂る**
鉄には、動物性食品に多く含まれるヘム鉄と、植物性食品に多く含まれる非ヘム鉄があります。ヘム鉄の吸収率は非ヘム鉄の約5倍。ヘム鉄を摂取するほうが貧血対策に効果的です。
＜ヘム鉄＞レバー、赤身の肉・魚、貝など
＜非ヘム鉄＞海藻、豆、ほうれん草など

鉄＋ビタミンC　ビタミンCが多い食品を組み合わせる
植物性食品中の鉄（非ヘム鉄）でも、ビタミンCをいっしょに摂取すると吸収率が上昇します。ただし、ビタミンCは長時間加熱しない調理法がおすすめです。

鉄＋動物性たんぱく質　動物性たんぱく質をいっしょに摂取
肉や魚介などの動物性たんぱく質をいっしょに摂取すると、鉄が吸収されやすくなります。

鉄＋クエン酸　クエン酸を含む酸っぱい食品を同時に摂る
レモンなどのかんきつ類、梅干しなどに多く含まれるクエン酸をいっしょに摂取すると、鉄の吸収が促されます。

❌ NG! 摂りすぎに注意！　鉄の吸収を妨げる成分

タンニン酸やリン酸塩などを大量に摂りすぎると、鉄の吸収が阻害されます。吸収率を高めるためには、食事中に濃いお茶などの飲用を控え、カルシウムや食物繊維を必要以上に摂りすぎないようにしましょう。

＜鉄の吸収を阻害するもの＞
・タンニン酸（茶、コーヒー、赤ワインなど）
・リン酸塩（インスタント食品、加工食品など）
・カルシウム（牛乳、小魚など）
・食物繊維（植物性食品）
・フィチン酸（未精白の穀類）

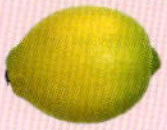

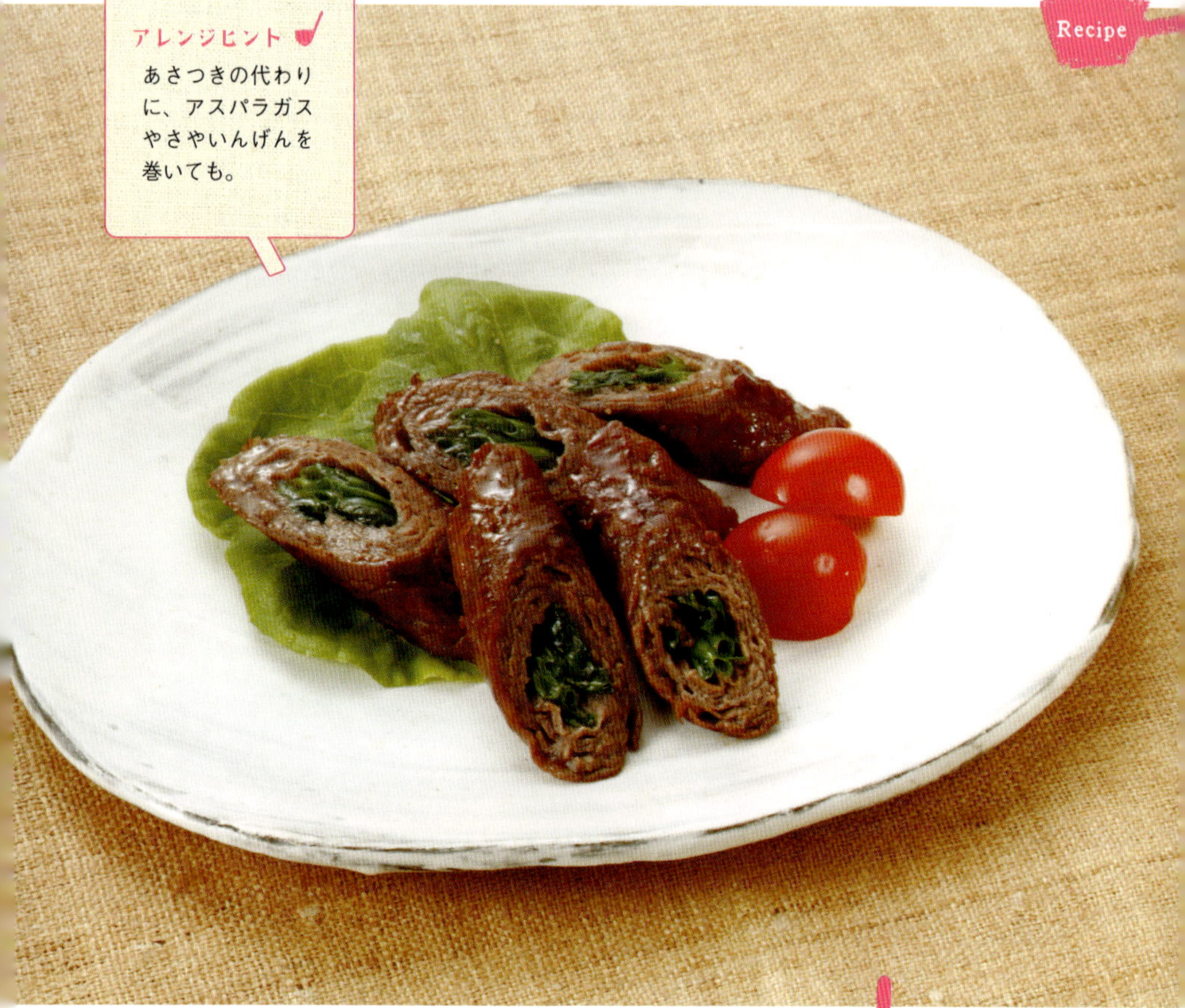

アレンジヒント

あさつきの代わりに、アスパラガスやさやいんげんを巻いても。

1人分194kcal

牛肉のあさつき巻き焼き

たんぱく質　鉄

甘辛だれをからめて香ばしく

材料（2人分）

牛もも薄切り肉…140g
しょうゆ…小さじ1と2/3
みりん…小さじ1と2/3
あさつき…20g
油…小さじ1と1/2
サラダ菜…20g
プチトマト…2個

作り方

1 牛肉はしょうゆ、みりんに漬ける。
2 1を広げ、手前にあさつきを置いてきっちり巻き、巻き終わりに片栗粉（分量外）を薄くはたいてとめる。
3 フライパンに油をあたため、巻き終わりを下にして転がしながら焼く。1の漬け汁を加えて蓋をし、1～2分蒸し焼きにする。
4 器にサラダ菜を敷き、3を食べやすい大きさに切って盛り、半分に切ったプチトマトを添える。

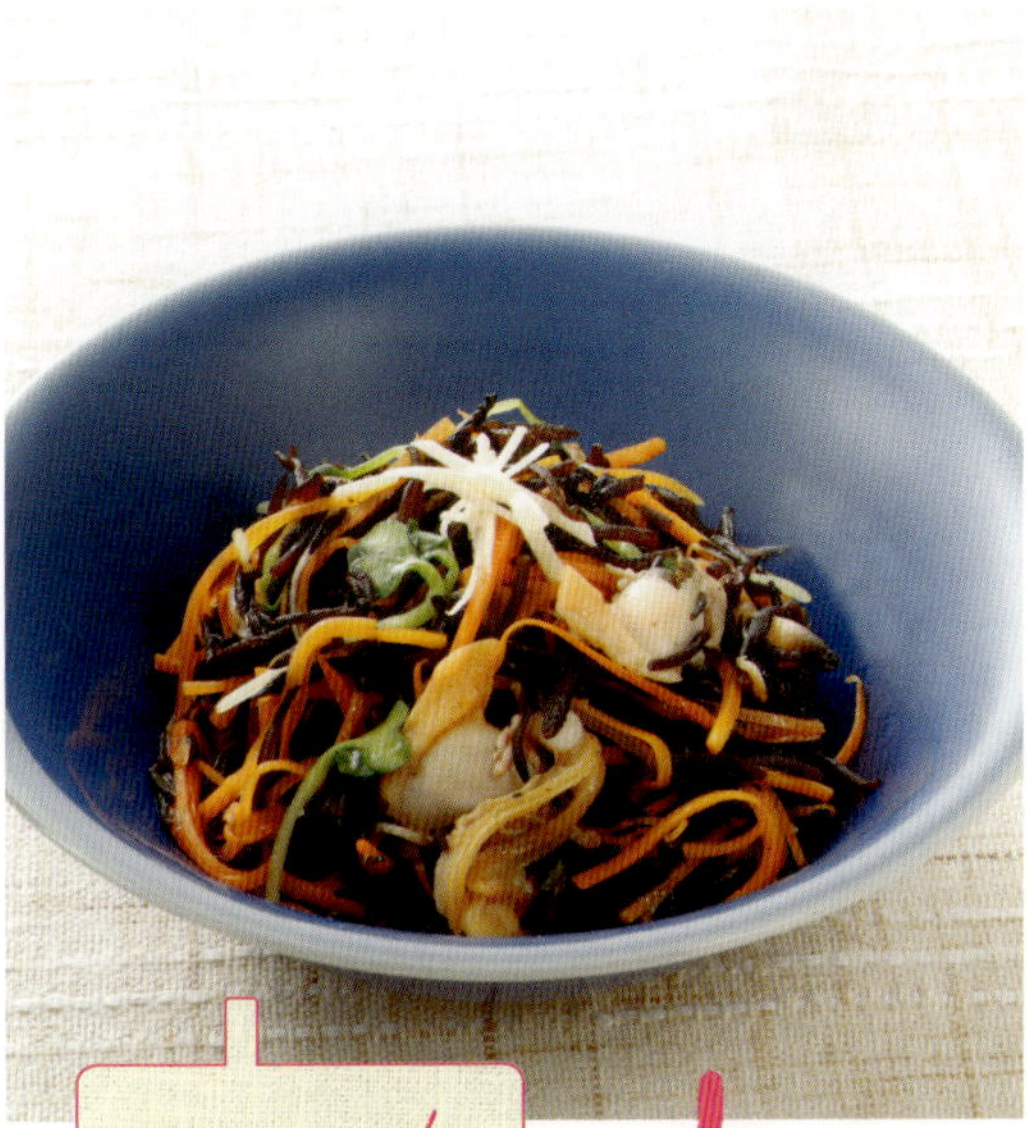

ひじきとあさりのサラダ

鉄　たんぱく質

和風ドレッシングでさっぱりと

材料（2人分）

干しひじき…10g
あさり（むき身）…30g
にんじん…30g
かいわれ大根…適量
しょうが（せん切り）…適量
A
　だし汁…大さじ1
　酢…大さじ1
　しょうゆ…大さじ1/2
　油…大さじ1/2

作り方

1 干しひじきは水で戻し、5分ゆでる。あさりは酒（分量外）で酒蒸しする。
2 にんじんはせん切りに、かいわれ大根は根元を落として半分に切り、それぞれゆでる。
3 しょうがとAを合わせ、**1**、**2**を和える。

1人分**51**kcal

アレンジヒント
かくし味に梅肉を入れると鉄の吸収率アップ。あさりの代わりに油揚げやゆで大豆でも。

みかんのカッテージチーズ和え

ビタミンC

低脂肪チーズで簡単デザート

材料（2人分）

みかん…120g（正味）
カッテージチーズ…100g
砂糖…小さじ2

作り方

1 みかんは皮をむき、房から取り出す。
2 カッテージチーズと砂糖をよくまぜ、**1**を和える。

アレンジヒント
オレンジ、いちごなどにもビタミンCがたっぷり。

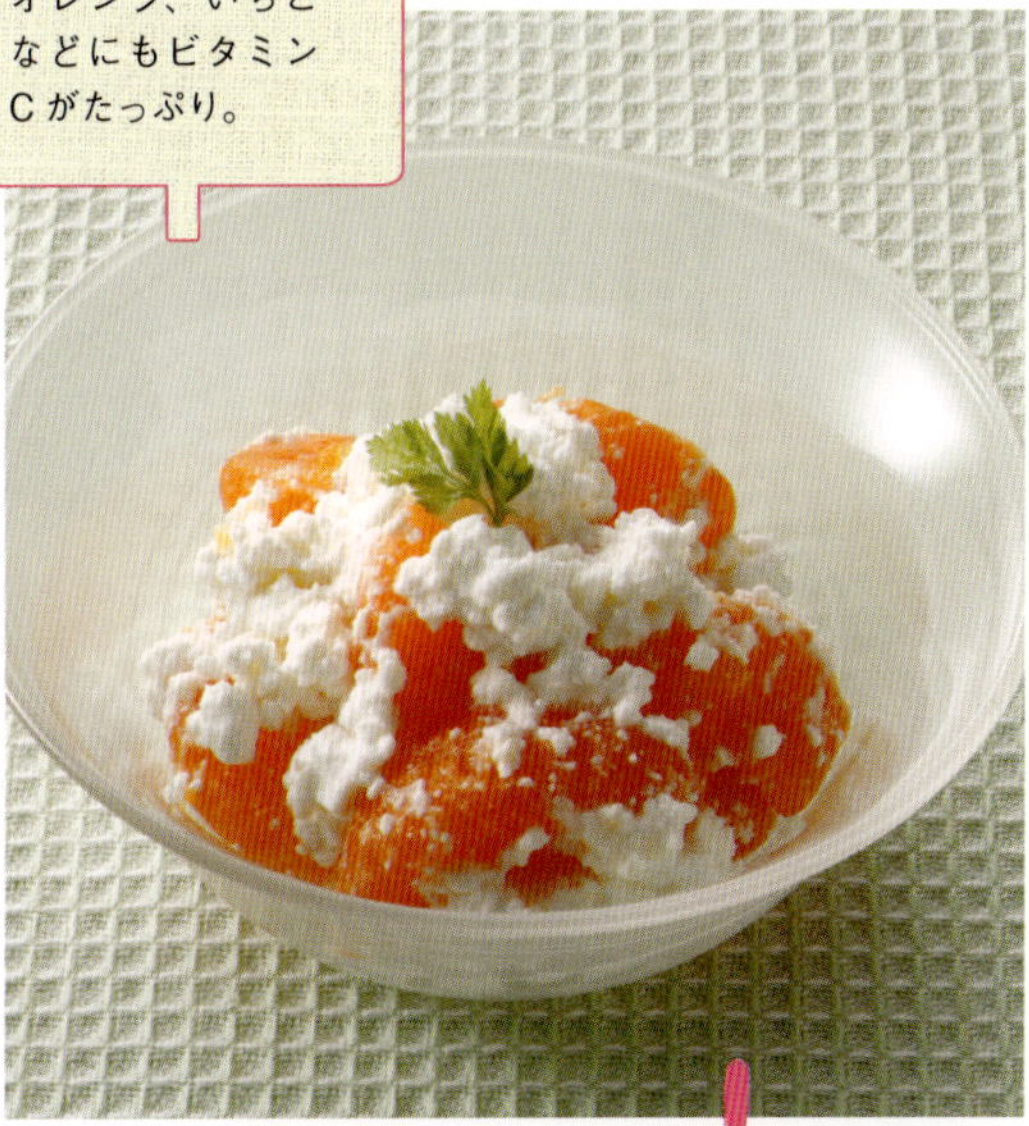

1人分**92**kcal

月経前症候群・生理痛

（月経困難症）

Point

- 神経を鎮める作用があるビタミンやミネラルを摂取
- 温かい料理で体を冷やさない食べ方を

症状・要因

ホルモンの作用で起こる女性特有の不快症状や痛み

月経前症候群とは、排卵日から月経が始まるまでの間に、頭痛や腹痛、腰痛、むくみ、乳房の張り、睡眠障害、情緒不安定、集中力の低下など、さまざまな不快症状が起こること。ＰＭＳ（Premenstual Syndrome）ともいわれ、多くの女性にみられる症状です。はっきりした原因は不明ですが、ホルモンバランスの変化が影響していると考えられています。

生理痛は、月経に伴って腹痛、腰痛、頭痛、下痢などの症状が現れること。月経が始まるとプロスタグランジンというホルモンが分泌され、この成分が子宮を収縮させるために痛みが発生するとみられます。子宮内膜症や子宮筋腫などが隠れている場合があるので、症状が重い場合は詳しい検査を受けましょう。

対策

症状をやわらげる成分を摂り食事はリラックスして

ふだんからバランスのよい食事を心がけ、イライラしやすいＰＭＳや月経の期間には、神経を鎮める働きのあるカルシウムやマグネシウム、糖質やたんぱく質の代謝に関わるビタミンB_1・B_6、血行を促すビタミンＥなどを含む食品を積極的に摂りましょう。体がむくみやすくなるため、水分や塩分は摂りすぎないように注意します。

また、生理痛は、体を温めて血行をよくすると緩和されます。料理は温かく調理したものを中心にしましょう。落ち着いてリラックスした気分で食べるとなおよいでしょう。

アルコールやカフェイン飲料は飲みすぎるとビタミンやミネラルの吸収を妨げるので控えめにします。

女性ホルモンとは

ホルモンとは、甲状腺などの体内の内分泌腺といわれる器官でつくられる微量成分で、血液によって全身に運ばれ、特定の器官だけに作用します。性ホルモンは男性は精巣、女性は卵巣で生成され、女性ホルモンにはエストロゲン（子宮粘膜を増殖させる）とプロゲステロン（子宮粘膜の分泌を促す、妊娠を維持する）の２種類があります。

キッチンで栄養対策

気持ちを落ちつかせるカルシウムやマグネシウムが不足しないように

必要な栄養素・食品

カルシウム

牛乳・乳製品、小魚、海藻など

ひじき

10g（乾）中に140mg。ミネラルの宝庫で、鉄やマグネシウムなども多く含まれます。

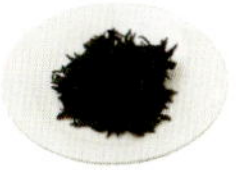

牛乳

100g中に110mg。たんぱく質やビタミンB群も多く含まれます。

ビタミンB_1

魚介、肉、豆など

ビタミンB_6

魚介、肉など

ビタミンE

魚介、植物油、ナッツなど

マグネシウム

ナッツ、大豆製品、海藻、穀類など

らっかせい

100g中に200mg。脂質やビタミンEなども豊富に含まれます。

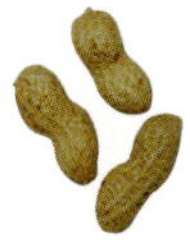

効果的な食べ方

糖質とビタミンB_1もきちんと摂る

低血糖などの栄養不足も月経前症候群の原因のひとつといわれているので、糖質を多く含む主食（ご飯、パンなど）をきちんと摂ります。糖質の代謝を高めるためにビタミンB_1をいっしょに摂取しましょう。糖質もビタミンB_1も豊富に含まれる玄米や全粒粉パンを主食にしても。

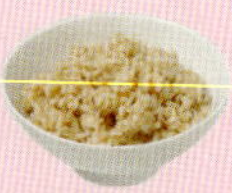

カルシウムと同時にマグネシウムも

カルシウム＋マグネシウム

神経の興奮を鎮め、精神を安定させるためには、カルシウムと同時にマグネシウムも摂取すると効果的です。小魚や大豆製品、海藻やごまなど、古くから日本で親しまれてきた食材を活用すれば、不足しにくくなります。

ビタミンB_6やEが多い食品を

魚介や肉に多いビタミンB_6は鎮痛・精神安定作用のある神経伝達物質セロトニンの代謝合成に関与します。また、魚介や種実、植物油に多いビタミンEは血行を改善します。これらを多く含む魚介を1日1食取り入れても。

NG!

月経前症候群や生理痛のときに控えたい食べ物

イライラしたり、乳房が張ったりする症状を悪化させやすい食べ物は控えましょう。

- 塩分の多い食べ物
- 砂糖が多く含まれる食べ物　など

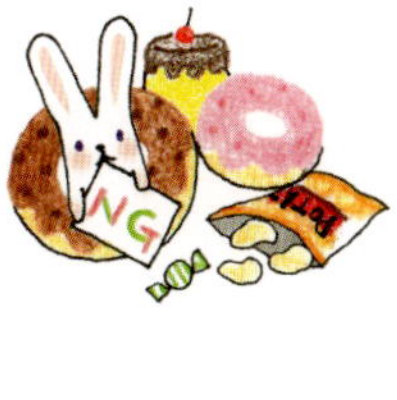

鶏肉とほうれん草のナッツ炒め

マグネシウム　ビタミンE

**ナッツの風味と
食感が楽しめる**

材料（2人分）

鶏もも肉（皮つき）…100g
塩…少々
酒…小さじ1
赤ピーマン…20g
ほうれん草…120g
ピーナッツ…30g
油…大さじ1
しょうが（みじん切り）…適量
にんにく（みじん切り）…適量
しょうゆ…小さじ2
みりん…小さじ1

作り方

1. 鶏肉は小さめのそぎ切りにし、塩、酒をふる。
2. 赤ピーマンは小さめの乱切りに、ほうれん草は固めにゆでて4cm長さに切る。
3. ピーナッツは薄皮を取り、フライパンでから煎りにする。
4. フライパンに油をあたため、しょうが、にんにく、**1**を炒める。肉の色が変わったら、**2**、**3**を加え、しょうゆ、みりんで味を調える。

アレンジヒント
マグネシウムが豊富なアーモンドやカシューナッツ、松の実などでも。

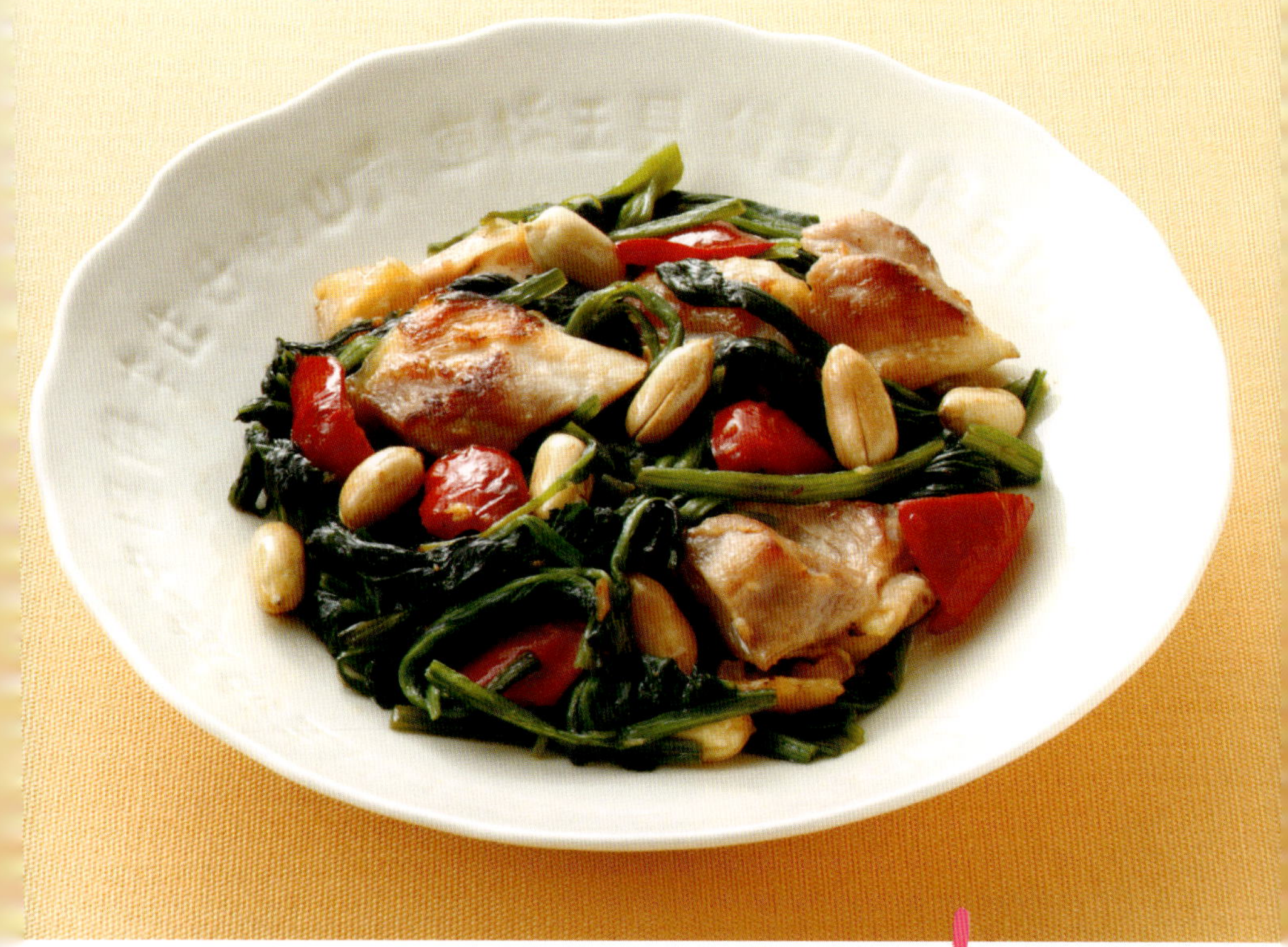

1人分**268**kcal

さけのアーモンド揚げ

ビタミンB_6　ビタミンE　マグネシウム

アーモンドをまぶして香ばしく

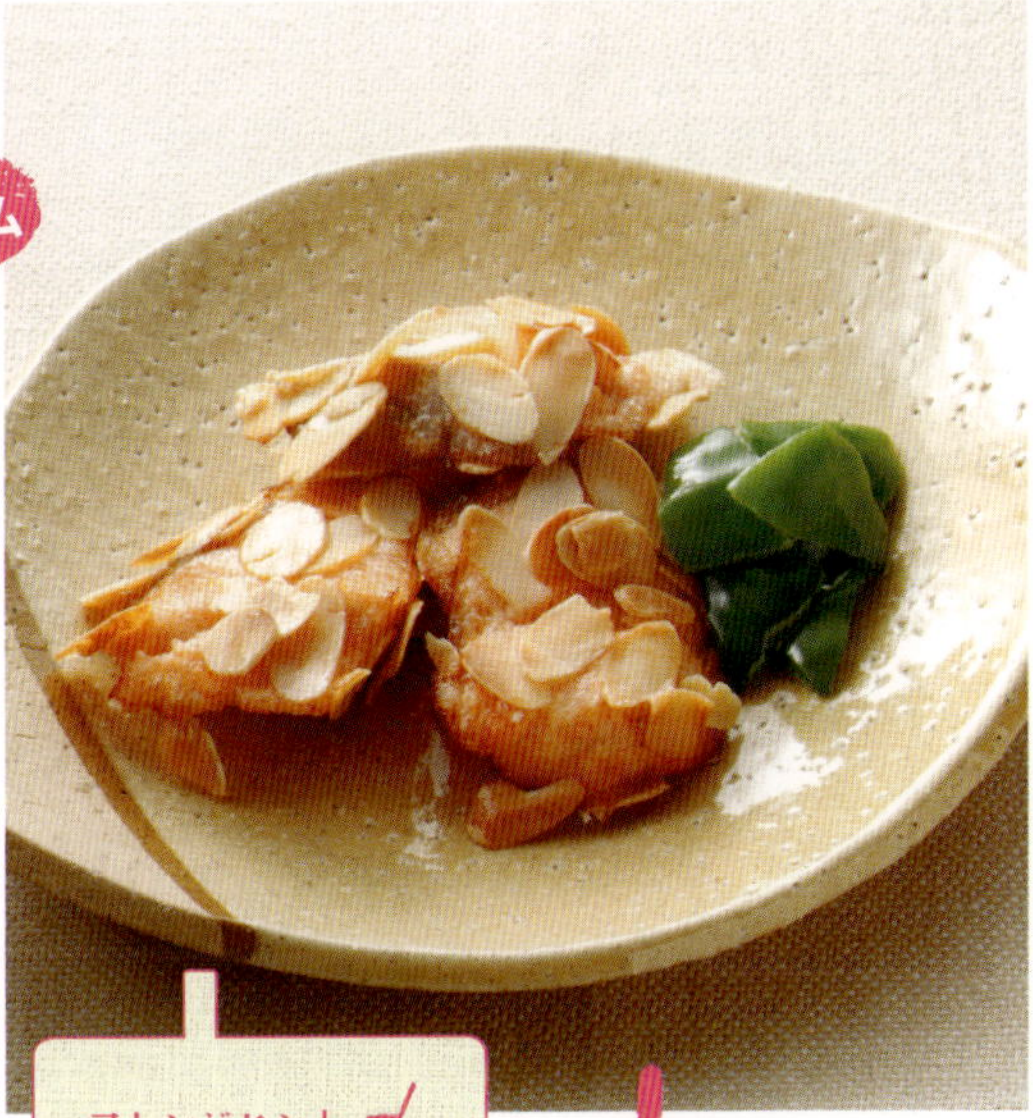

材料（2人分）

生さけ…2切れ（140g）
塩…少々
卵白…1/3個分
片栗粉…小さじ2と2/3
スライスアーモンド…20g
揚げ油…適量
ピーマン…20g

作り方

1 さけは骨を除き、1切れを3つに切り、塩をふる。
2 卵白をほぐし、片栗粉をまぜる。
3 **1**の汁気をきり、**2**をつけて、スライスアーモンドをまぶす。
4 揚げ油を160℃に熱し、乱切りにしたピーマンを素揚げする。次に**3**を入れて薄く色づく程度にカラッと揚げる。
5 器に**4**を盛り合わせる。

アレンジヒント
はまち、めかじき、たいなどにもビタミンEが豊富に含まれています。

1人分**236**kcal

ひじきと大豆の煮物

ビタミンB_1　カルシウム　マグネシウム

ベーコンで コクとうま味をプラス

アレンジヒント
大豆の代わりに、油揚げ、厚揚げでも、よく味がなじみおいしさが高まります。

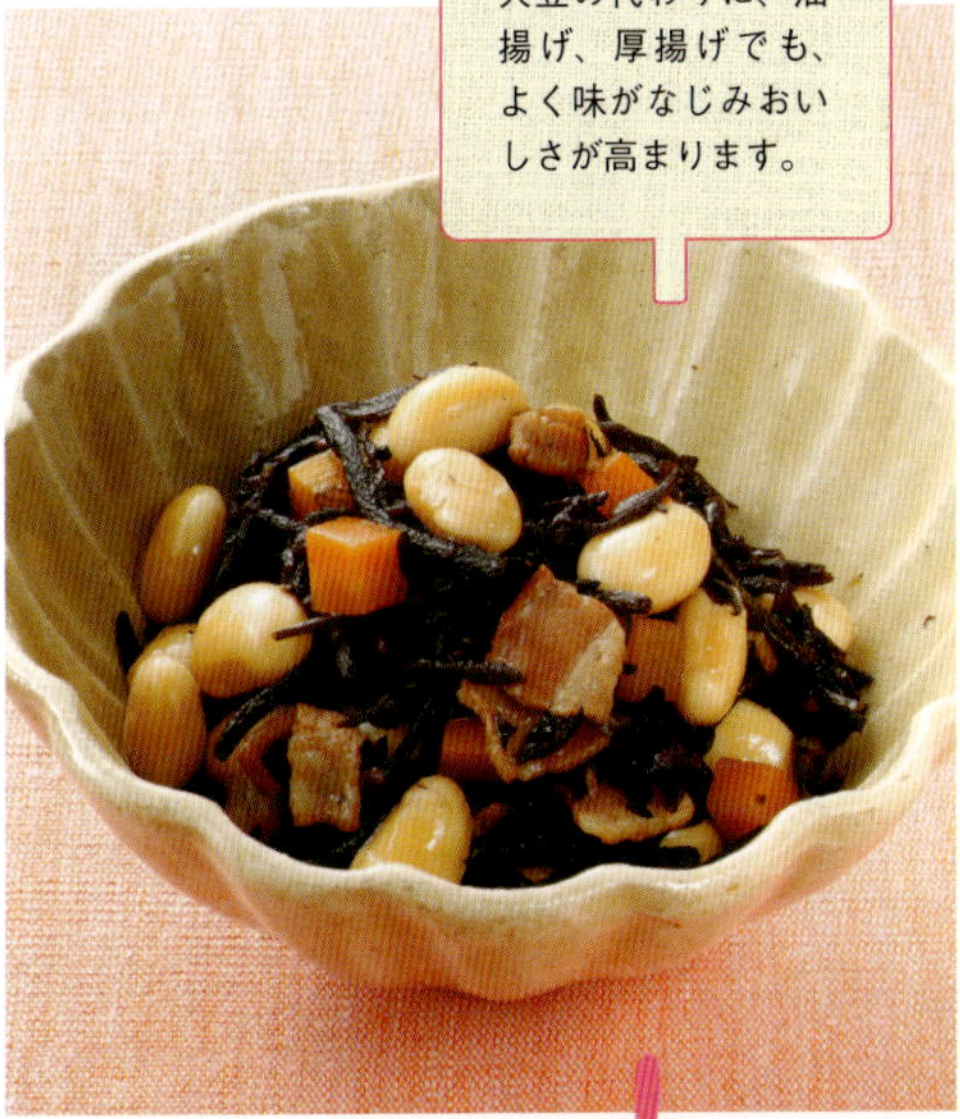

1人分**121**kcal

材料（2人分）

干しひじき…10g
にんじん…20g
ベーコン…10g
だし汁…1カップ
ゆで大豆…80g
砂糖…小さじ2
しょうゆ…小さじ2

作り方

1 干しひじきはたっぷりの水（分量外）で戻す。
2 にんじんは1cm角、ベーコンは1cm幅に切る。
3 だし汁をあたため、**1**、**2**、ゆで大豆を入れ、4～5分煮る。砂糖、しょうゆを加えて、やわらかくなるまでさらに煮る。
※乾燥大豆の場合は一晩水にひたし、鍋に移して火にかけ、煮立ってきたらアクをとり、火を弱めてやわらかくなるまで煮る。

乳がん予防

Point

- 食べすぎ・飲みすぎを防ぎ、肥満を予防・解消する
- 抗酸化成分を含む食品を摂る

症状・要因

日本人女性が最も多くかかるがん

乳がんは、乳房内にある乳腺や乳管などに発生するがんです。30代後半からかかる人が増加し、50代にピークを迎えます。ごくまれですが男性がかかることもあります。

女性ホルモンのエストロゲン値が高いとかかりやすくなります。また、初潮が早い、閉経が遅い、出産や授乳の経験がない、初産年齢が高いなどは、乳がんのリスクファクターとして知られています。

現在、日本人女性がかかるがんでもっとも多く、将来的にも増加が見込まれています。患者数は多いものの、早期発見、早期治療を行えば生存率が高く、完治することも可能です。そのため、乳がん検診の受診がすすめられていますが、受診率は30％ほどにとどまっています。30歳になったら定期的に検診を受けましょう。

対策

体重の増加を防ぎ抗酸化成分を摂取

飲酒や体重が増加しやすい閉経後の肥満は乳がん発生の要因です。食べすぎ飲みすぎを控え、できれば脂肪の摂取が総エネルギーの20％以下になるようにしましょう。

運動も乳がん予防にはよいとされています。肥満予防にもなるため、運動の習慣はぜひつけたいもの。

がんは活性酸素が細胞の遺伝子を傷つけるために発生します。活性酸素の害を防ぐ抗酸化成分（β・カロテン、ビタミンC・E、ポリフェノールなど）を含む食品は積極的に摂りましょう。

また、大豆製品に含まれるイソフラボンは体内で女性ホルモンと似た働きをし、乳がん予防をはじめ、多くの健康効果が期待されています。

日本人のためのがん予防法

- たばこは吸わない。他人のたばこの煙をできるだけ避ける
- 飲むなら、節度のある飲酒をする
- 食事は偏らずバランスよく摂る
  - ＊ 塩蔵食品、食塩の摂取は最小限にする
  - ＊ 野菜や果物不足にならない
  - ＊ 飲食物を熱い状態で摂らない
- 日常生活を活動的に過ごす
- 成人期での体重を適正な範囲に維持する（太りすぎない、やせすぎない）
- 肝炎ウイルス感染の有無を知り、感染している場合はその治療の措置をとる

独立行政法人国立がん研究センターがん対策情報センターによる

キッチンで栄養対策

低脂肪で、大豆や魚、野菜を充実させた食事に

必要な栄養素・食品

抗酸化成分

〈β - カロテン、ビタミンC・E、ポリフェノールなど〉

植物性食品

にんじん

強い抗酸化力のあるβ - カロテンが非常に多く含まれています。

キャベツ

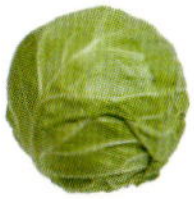

ビタミンCが100g中に41mg。また、香り成分のイソチオチアネートには抗酸化力を高める作用があります。

イソフラボン

大豆・大豆製品

豆乳

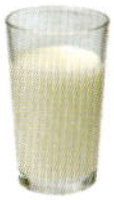

たんぱく質や脂質、鉄、ビタミンE、葉酸なども豊富に含まれています。

効果的な食べ方

低脂肪の食事を基本にする

肥満の予防・解消のために、低脂肪の食事を適量食べることを習慣づけましょう（118ページ参照）。低エネルギーで抗酸化成分が多く含まれる野菜を積極的に摂るようにします。夜遅い食事はできるだけ避け、朝型の生活リズムに整えることもポイントです。

植物性食品をたっぷり摂る

野菜、果物、海藻などには、抗酸化作用のある成分が多用に含まれています。野菜は1日350g以上を目標に、毎日しっかり摂るようにしましょう。

大豆製品を積極的に取り入れて

大豆イソフラボンは、サプリメントなどで大量に摂ると乳がんの発症リスクを高めるという報告もあります。大豆製品などの食品中から摂取する場合はその吸収率は低いので、心配いりません。

新鮮な旬の青背魚を

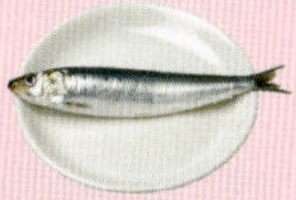

さば、いわしなどの青背魚に多く含まれるn - 3系多価不飽和脂肪酸のDHA・EPAは、乳がん発症リスクを下げると報告されています。ただし、脂肪が多い分、高エネルギーなので、1食60～70g程度を目安にするとよいでしょう。

キャベツと豚肉のパスタ

抗酸化成分

**具だくさんなので
一品でも栄養満点**

材料（2人分）

スパゲティ…140g
豚もも薄切り肉…100g
塩…少々
キャベツ…140g
赤ピーマン…20g
しめじ…40g
オリーブ油…大さじ1と1/3
にんにく（みじん切り）
　…適量
塩…小さじ1/3
こしょう…少々
粉チーズ…小さじ2

作り方

1 スパゲティは袋の表示時間にしたがってゆでる。
2 豚肉は食べやすい大きさに切り、塩をふる。
3 キャベツは1cm幅くらいに、赤ピーマンはせん切りにする。しめじは石づきを除いて小房に分ける。
4 フライパンにオリーブ油をあたため、にんにくのみじん切りを炒め、**2**を加える。肉の色が変わったら**3**を加えて炒め、塩、こしょうをふる。
5 **4**にゆでたての**1**を加えて炒め合わせ、器に盛り、粉チーズをふる。

アレンジヒント
キャベツを芽キャベツにするとビタミンC量が数倍アップ。

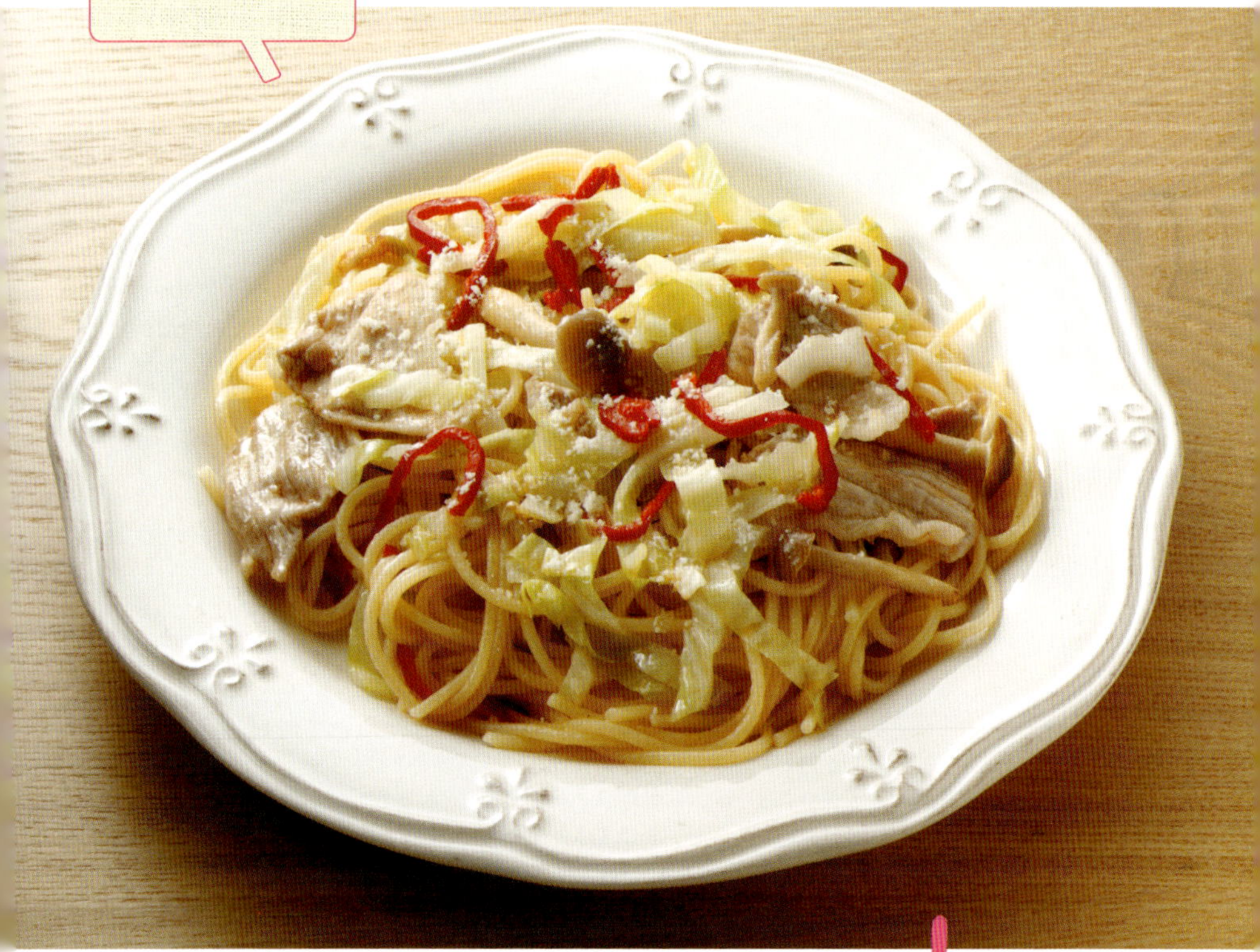

1人分**462**kcal

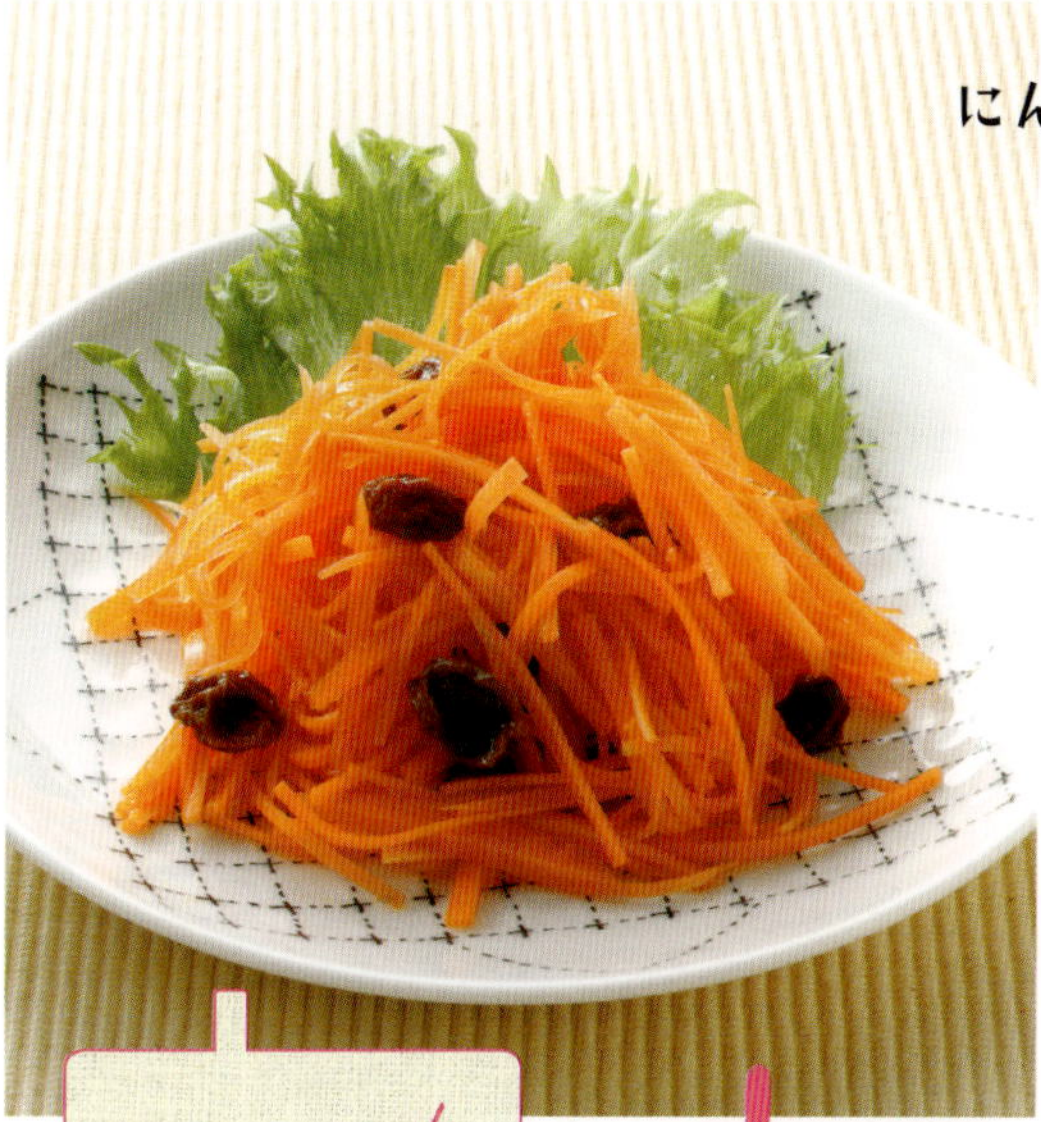

にんじんとレーズンのサラダ

抗酸化成分

オイルでβ-カロテンの吸収率を高める

材料（2人分）

にんじん…100g
塩…少々
レーズン…10g
フレンチドレッシング…20g
リーフレタス…20g

作り方

1 にんじんはせん切りにし、塩をふってしばらく置く。しんなりしてきたら水気を軽くきる。
2 レーズンは湯につけて戻す。
3 1、2をフレンチドレッシングで和え、リーフレタスを敷いた器に盛る。

アレンジヒント
レーズンが苦手な人は、ビタミンEの多いナッツ類でも。

1人分76kcal

豆乳汁

抗酸化成分　イソフラボン

豆乳ベースでまろやかな味わいに

材料（2人分）

大根…60g
にんじん…40g
里いも…60g
だし汁…3/5カップ
豆乳…1カップ
万能ねぎ…10g
みそ…大さじ1

作り方

1 大根、にんじんは薄めのいちょう切りにする。里いもは薄い半月切りにし、水洗いしてぬめりをとる。
2 鍋にだし汁、1を入れて火にかける。根菜がやわらかくなったら豆乳を入れてあたため、アクを取り、3cm長さに切った万能ねぎを入れ、みそを溶き入れる。
※豆乳を入れたら煮立てないようにする。

アレンジヒント
好みの野菜やいもを使って。豆腐を加えてもよいでしょう。

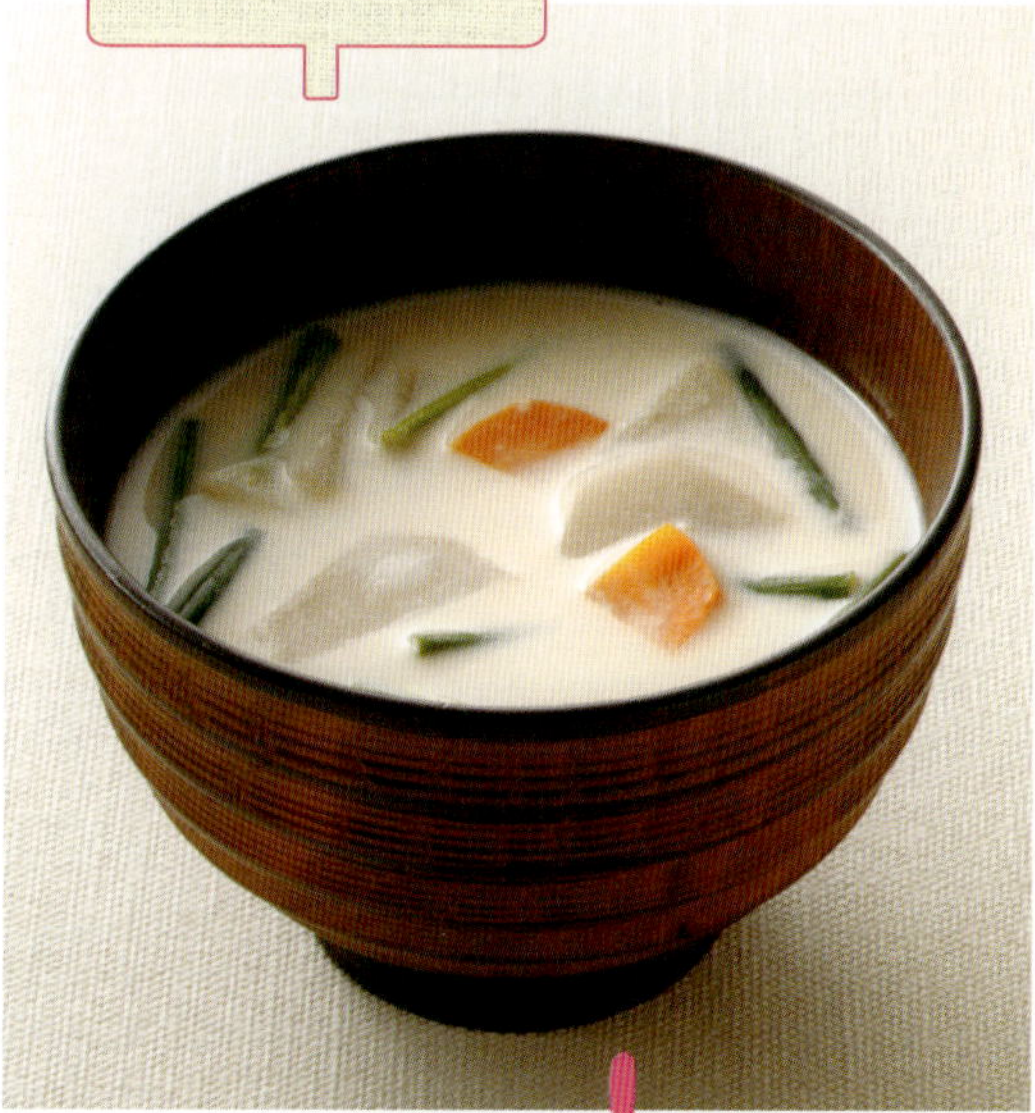

1人分95kcal

更年期障害

Point

●ビタミン・ミネラルたっぷりのバランス食を摂る
●イソフラボンを含む大豆製品を積極的に摂取

症状・要因

女性ホルモンの低下により さまざまな不快症状が

閉経期の女性に現れる自律神経失調症の一種が更年期障害です。のぼせやほてり、発汗、睡眠障害、動悸《どうき》、めまい、睡眠障害、集中力や意欲の低下、情緒不安定など、症状や症状の強弱は人によって異なります。

閉経期になると卵巣の機能が低下し、女性ホルモンのひとつであるエストロゲンの分泌量が減ります。それが自律神経に影響し、更年期障害の主要な原因になります。環境の変化や将来に対する不安などのストレスも関与していると考えられています。

40代半ば～50代半ばの女性にみられる症状ですが、20～30代の女性でもホルモンのコントロール機能が不調になると、更年期と同様の症状が現れることがあります。

対策

ビタミンEやカルシウムで 不快症状に対抗

更年期障害を改善するには、栄養バランスのとれた食事で体調を整えることが効果的です。とくにビタミンEは、更年期障害の予防や改善に役立ちます。また、大豆や大豆製品に含まれるイソフラボンは、エストロゲンと似た働きがあり、症状の緩和に有効です。ただしサプリメントなどで摂取すると、摂りすぎることがあるため、食品からの摂取がすすめられています。

イライラや不安などの神経症状をやわらげるにはカルシウムが不可欠です。もともと不足しやすいので意識して摂りましょう。女性に多い骨《こつ》粗鬆症《そしょうしょう》の予防にもなります。

なお、更年期以降は肥満になりやすく、生活習慣病のリスクが高まります。

男性にもある更年期障害

気力や活力が減退したり、性欲が低下したり、突然汗をかいたり、怒りっぽくなったり、男性にも女性と同様、更年期障害が起こります。男性の場合も、男性ホルモンの低下やストレス、環境の変化などが原因になり、50～60代に多くみられます。女性と違って見逃されやすく、引きこもりやうつなど症状を悪化させてしまうこともあるので、疑わしい場合は早めに受診を。

キッチンで栄養対策

大豆、牛乳、魚介などを毎日の食事にプラス

必要な栄養素・食品

イソフラボン

大豆・大豆製品

厚揚げ

たんぱく質、カルシウム、ビタミンB_1なども豊富。

カルシウム

牛乳・乳製品、小魚、大豆製品など

厚揚げ

100g 中に 240mg。がんもどきには 270mg、木綿豆腐には 120mg、絹ごし豆腐には 43mg が含まれます。

ビタミンE

魚介、野菜、植物油、ナッツなど

うなぎ

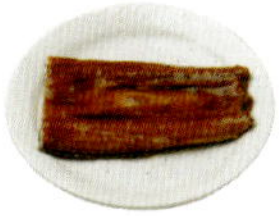

かば焼きの場合、100g 中に 4.9mg。たんぱく質、ビタミン、ミネラルなどが多く含まれます。

モロヘイヤ

100g 中に 6.5mg。ビタミンA・C、カルシウム、食物繊維なども豊富に含まれます。

効果的な食べ方

大豆製品を充分に摂る

イソフラボンを含む大豆・大豆製品を毎日の食事に積極的に取り入れましょう。カルシウムも多く含まれるので、骨量が減少しやすい更年期には最適な食品です。

ビタミンEが豊富な食品を

黄体ホルモンの材料となるビタミンEは、更年期障害の予防・改善に有効な栄養素のひとつ。ビタミンEは魚介のなかでもとくにうなぎや川魚(あゆ、にじます)に多く含まれます。そのほか植物油やナッツにも多く含まれますが、いずれも高エネルギーなので、少量をじょうずに活用しましょう。野菜では、モロヘイヤ、かぼちゃ、赤ピーマンなどに豊富ですので活用しましょう。

カルシウムもしっかり摂取

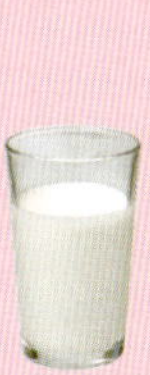

女性は更年期にエストロゲンが減少すると同時に、骨密度も減少します。カルシウムが多い食品を毎日しっかり摂りましょう。吸収率がよい牛乳・乳製品がとくにおすすめです。なお、じょうぶな骨づくりのためには、ビタミンDやKを同時に摂るとよいでしょう。ビタミンDは魚介やきのこ、ビタミンKは納豆や青菜などに多く含まれています。

厚揚げの長ねぎはさみ焼き

イソフラボン　カルシウム

表面をこんがり焼いて
香ばしく

材料（2人分）

厚揚げ…140g
長ねぎ…40g
かつお節…適量
みそ…小さじ2
しその葉…４枚

作り方

1 厚揚げは２等分に切り、間に切り込みを入れる。
2 長ねぎは小口切りにし、かつお節、みそをまぜ合わせる。
3 1の切り込みに2をはさみ、オーブントースター（またはグリル）で７～８分焼く。
4 それぞれを半分に切り、しその葉を敷いた器に盛る。

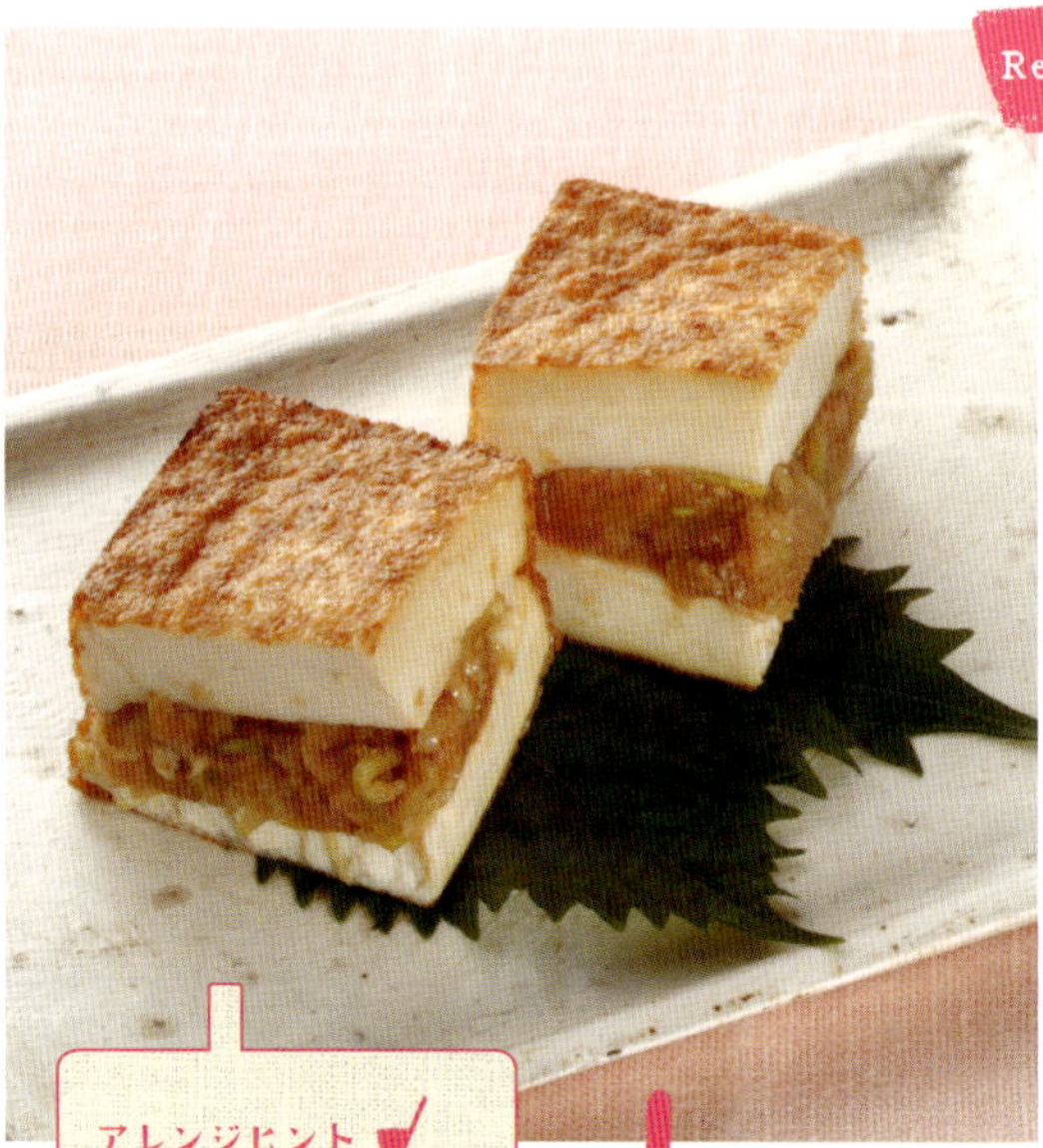

アレンジヒント
油揚げ、がんもどきなどにしても。チーズも挟めばカルシウム量もアップします。

1人分**126**kcal

アレンジヒント
うなぎの代わりにさけやさばの水煮（缶詰）にすると、より手軽でカルシウム量も増えます。

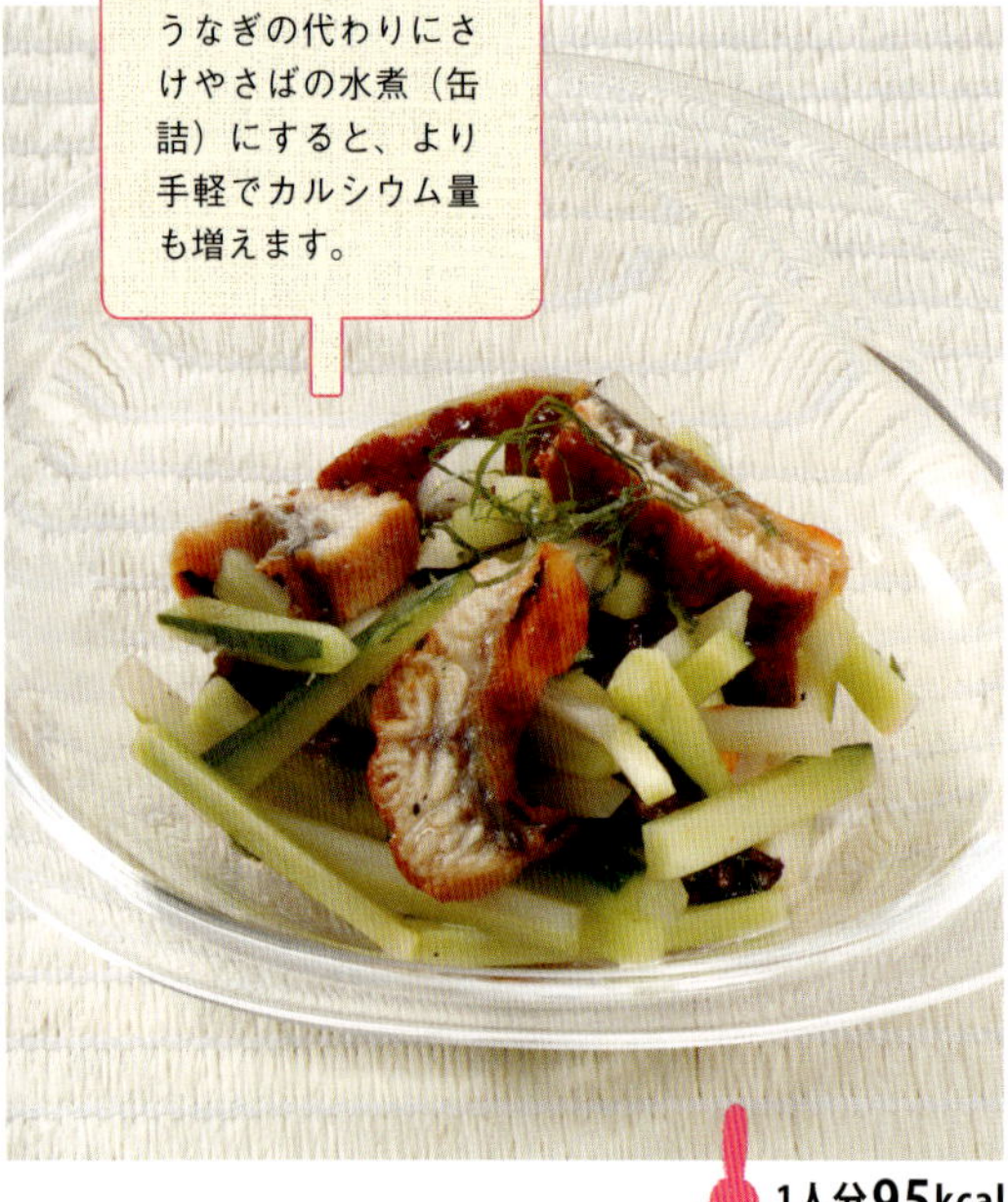

1人分**95**kcal

うざく

ビタミンE

コクのあるうなぎを
野菜といっしょにさっぱりと

材料（2人分）

うなぎのかば焼き…60g
きゅうり…40g
セロリ…40g
しその葉…4～6枚

A
酢…小さじ２
塩…少々
だし汁…小さじ２

作り方

1 うなぎのかば焼きはあたためて1cm幅に切る。
2 きゅうり、セロリは4cm長さのマッチ棒大に切る。しその葉はせん切りにする。
3 Aを合わせ、1、2を和える。

PART

5

気になる検査値を改善

血糖値が高い

Point

- 適切な量の食事を規則正しく摂る
- 食物繊維を含む食品をしっかり摂る

症状・要因

インスリンの作用不足で血液中のブドウ糖が増加

血糖とは血液中のブドウ糖のことで、血糖値はその値です。血糖値が高いというのは、血液中のブドウ糖の量が多い状態であり、それが持続するのが高血糖や糖尿病です。初期の間は自覚症状がありませんが、症状が進むと、のどが渇く、トイレが近い、目がかすむなどの症状が現れます。

血糖値が上昇するのは、血糖値を下げるインスリンというホルモン作用の不足のためです。多くは食べすぎ飲みすぎ、運動不足の生活習慣が原因で起こります。放置すると、神経障害、網膜症、腎症などの合併症が起こるため、早めの対策が必要です。

対策

食物繊維を充実させ適切なエネルギーの食事を

高血糖を改善するには、食事をはじめとした生活習慣の改善が最も大切で効果があります。まずは、食べすぎ飲みすぎの食事をあらため、1日の摂取エネルギーを適切な量にすることから始めましょう（205ページ参照）。朝、昼、夕の一日三食が均等のエネルギーになるようにし、できるだけ毎日同じ時間に食べられようにコントロールします。

高血糖だからといって糖質を減らせばよいわけではありません。低下した体の機能を高めるため、いろいろな食品を食べて栄養バランスを整えることが大切です。ご飯などの主食は適量を守り、肉よりも魚介を優先して食べ、野菜、きのこ、海藻などを欠かさず摂ることです。

食物繊維には、糖の吸収を緩やかにして血糖値の急上昇を防ぐ作用があります。低エネルギーで食事に満足感を与える効果もあります。

運動で血糖値を下げよう

運動をすると血糖がエネルギーとして使われ、インスリンの働きがよくなるため、血糖値の上昇を抑えます。長期的に行えば、肥満が改善されます。ウオーキングや自転車こぎなどの有酸素運動を、息が少しあがるぐらいの強度で、食事の１～２時間後に行いましょう。運動が無理な場合は、日常生活で積極的に体を動かすようにしましょう。

キッチンで栄養対策

三度の食事のエネルギーを均等にし、食物繊維を豊富に

必要な栄養素・食品

食物繊維

野菜、きのこ、海藻、豆、果物など

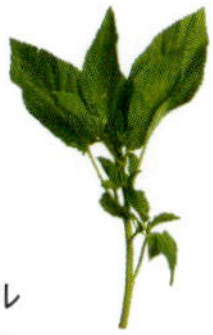

モロヘイヤ
100g中に5.9g。ビタミンやミネラルも豊富。ネバネバのもとである水溶性食物繊維には血糖値上昇を抑制する働きがあります。

わかめ
10g（乾）中に3.3g。β-カロテン、カルシウム、鉄なども多く含まれます。

枝豆
100g中に5.0g。たんぱく質、ビタミンA、葉酸なども豊富です。

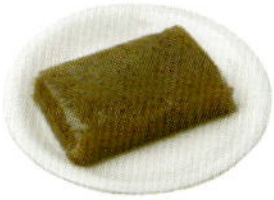

こんにゃく
100g中に3.0g。いも類に分類されますが、超低エネルギー。カルシウムなども含まれます。

効果的な食べ方

一日三食、できるだけ食事間隔を一定に

一度に多く食べるまとめ食いは、膵臓《すいぞう》に余計な負担をかけ、インスリン分泌不足の状態に進みやすくなります。一日三食、食事時間が不規則にならないように、同じリズムで食べることが血糖コントロールに有効です。

低エネルギーの調理法を優先する

外食やお惣菜などでは揚げ物メニューが多いので、選び方に注意します。手づくりをする場合は、煮物、焼き物、蒸し物などを中心にして、油を使った料理はじょうずに取り入れメニューを考えましょう。

野菜やきのこ、海藻のおかずをたっぷりと

野菜は1食で100g以上を目標に摂るようにすると、食物繊維が充実します。野菜料理（副菜）だけでは摂りづらい場合は、主菜につけ合わせたり、いっしょに煮込んだりすると、無理なく摂れます。

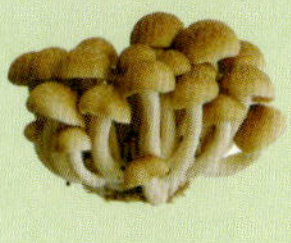

間食をとるなら、果物や牛乳・乳製品を

食事だけでなく間食の内容も吟味して。菓子や清涼飲料にはショ糖（砂糖）が多く含まれるので控えます。代わりに果物や牛乳、ヨーグルトなどがおすすめです。果物は食物繊維が多く含まれるので、1日1回は食卓に登場させましょう。

しらたきと枝豆のたらこ炒め

食物繊維

枝豆とたらこで色鮮やかに仕上げて

材料（2人分）

- しらたき…120g
- 枝豆（さやつき）…60g
- たらこ…30g
- A
  - だし汁…1/4カップ
  - みりん…小さじ1
  - 塩…少々

作り方

1. しらたきは熱湯をかけ、食べやすい長さに切る。
2. 枝豆はゆでてさやから出す。たらこは薄皮から取り出す。
3. 鍋にA、**1**を入れて火にかけ、汁気が少なくなるまで煮る。**2**を加え、たらこがパラパラになるまでさらに煎る。

アレンジヒント

しらたきの代わりに、せん切りにしたにんじんにすると、β-カロテンがたっぷり摂れます。

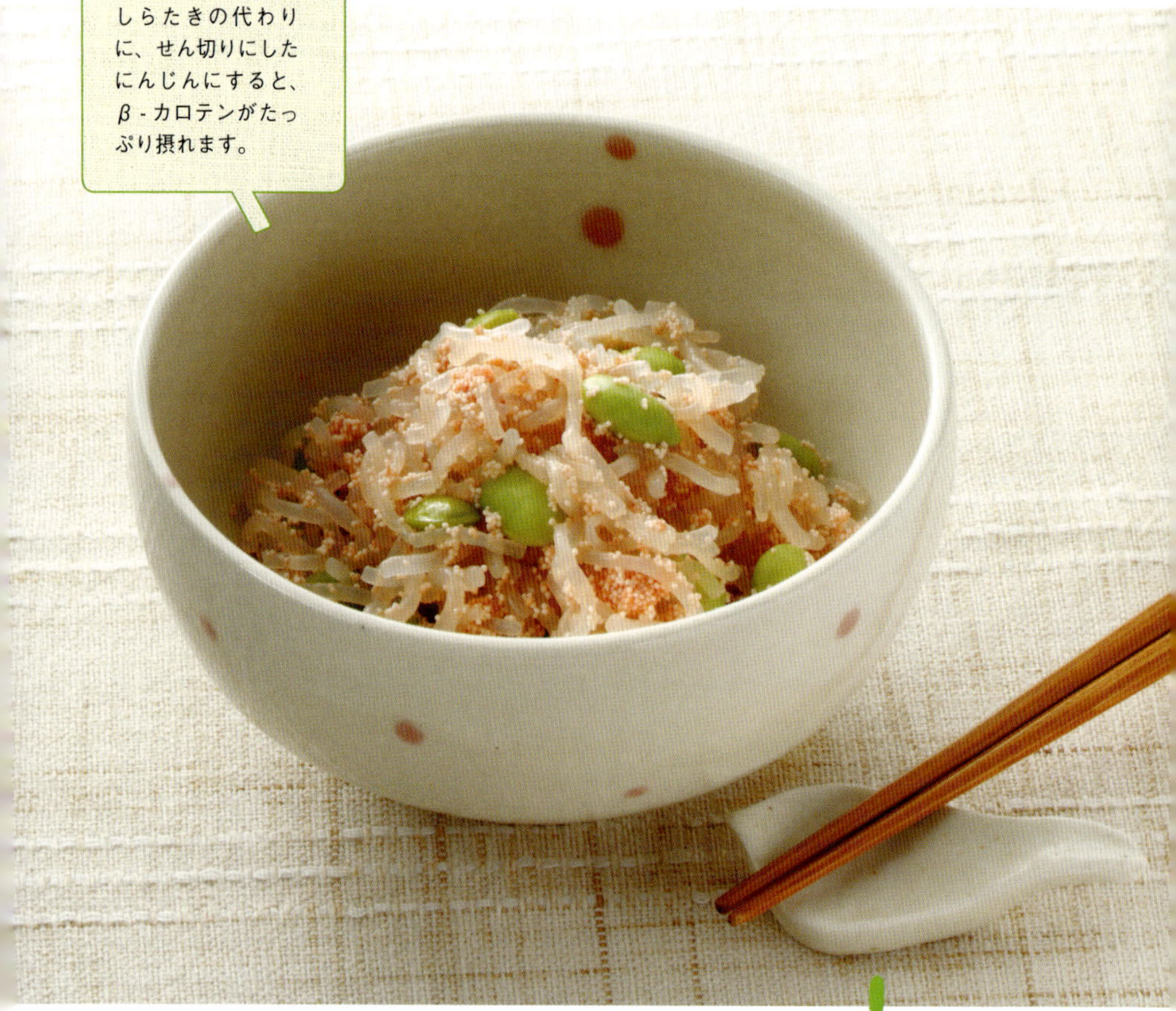

1人分**51**kcal

わかめのにんにく炒め

食物繊維

にんにくの香りで
食物繊維をたっぷりと

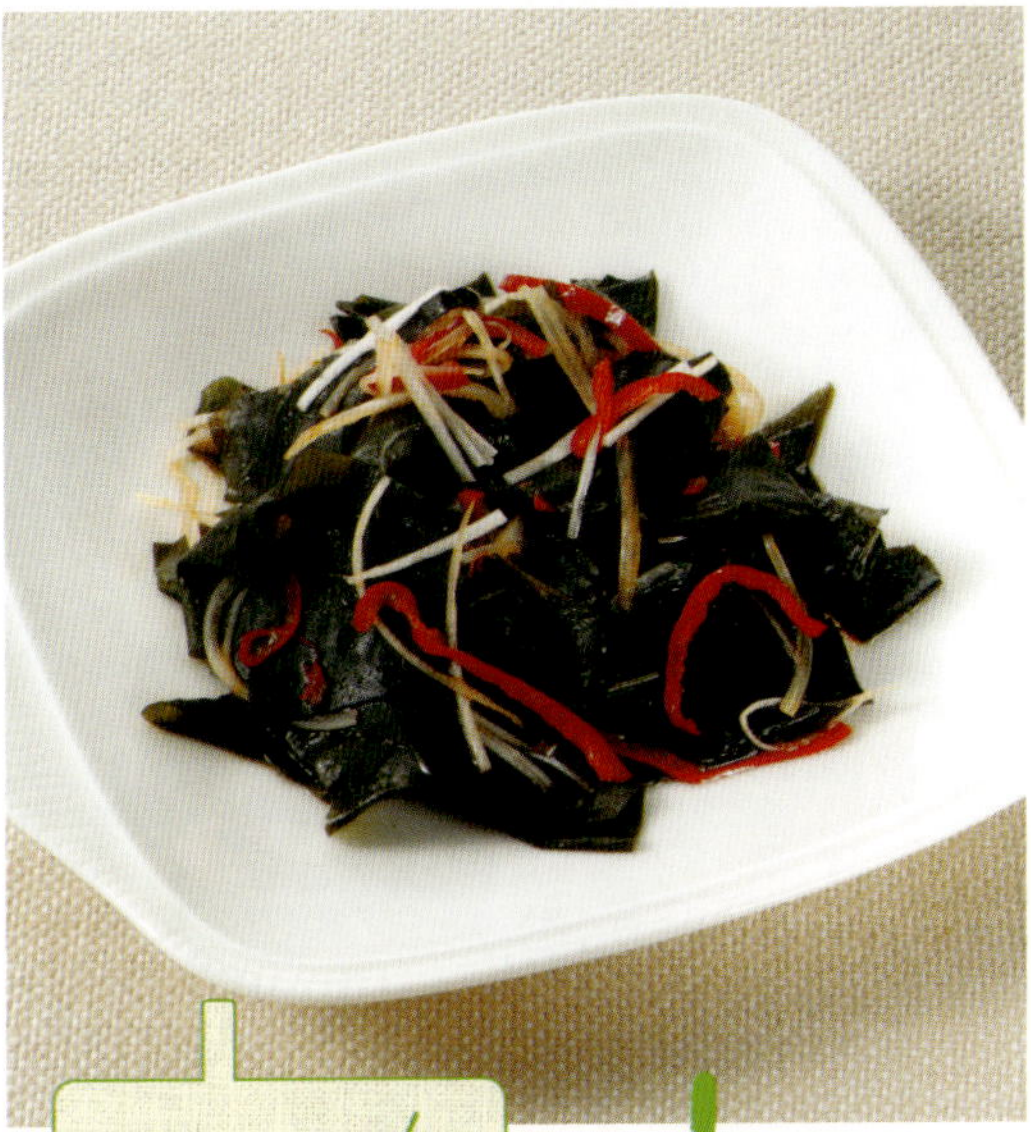

材料（2人分）

生わかめ…80g
赤ピーマン…20g
長ねぎ…40g
油…小さじ1
にんにく（せん切り）…適量
しょうゆ…小さじ1
酒…小さじ2

作り方

1 わかめは水洗いし、一口大に切る。
2 赤ピーマン、長ねぎはせん切りにする。
3 フライパンに油をあたため、にんにくを炒める。**1**、**2** を加えて炒め、しょうゆ、酒で味を調える。

アレンジヒント
切りこんぶ、ひじきなどでも。よく水気をきってから炒めましょう。

1人分**33**kcal

モロヘイヤのごま和え

食物繊維

ネバネバ成分で
血糖値をコントロール

アレンジヒント
同じネバネバ食品のオクラにも食物繊維がたっぷり。

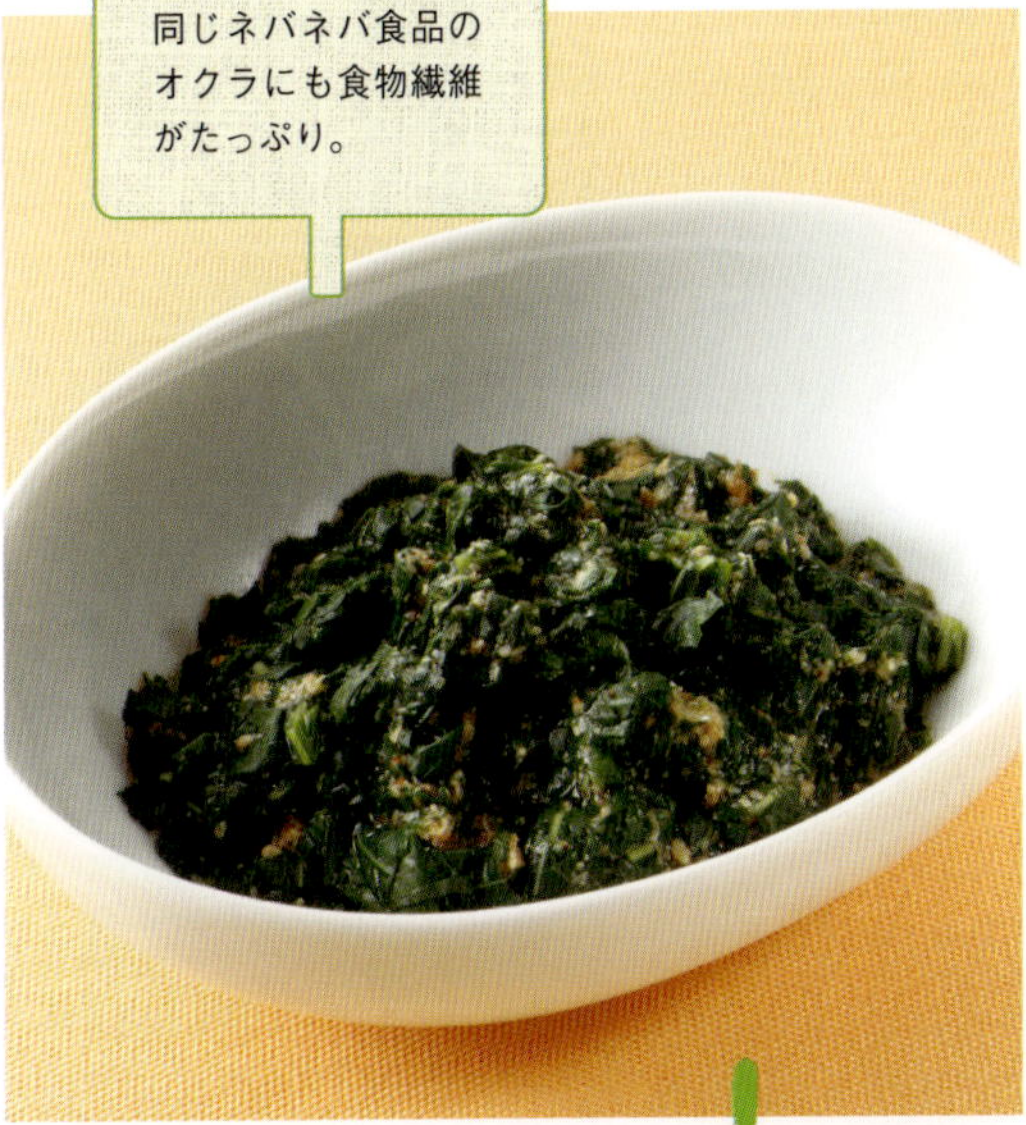

材料（2人分）

モロヘイヤ…80g
A すり白ごま…大さじ1
A 砂糖…小さじ2/3
A しょうゆ…小さじ1
A だし汁…小さじ2

作り方

1 モロヘイヤは葉先を摘んでゆで、水にとって水気を絞り、粗く刻む。
2 Aを合わせ、**1** を和える。

1人分**39**kcal

LDLコレステロール値・中性脂肪値が高い

Point

- 摂取エネルギーを適量にセーブする
- バランスのよい食事で抗酸化作用のある成分を摂る

症状・要因

血中脂質のバランスが崩れ動脈硬化を招く

コレステロールや中性脂肪がとくに問題になるのは、血液中にどれだけあるかということで、血液中のLDLコレステロールや中性脂肪の値が高い状態を脂質異常症*といいます。

どこかが痛くなるような自覚症状はありませんが、血管を傷つけたり血流が悪くなったりし、動脈硬化が進行しやすくなります。動脈硬化は心筋梗塞《こうそく》や狭心症、脳卒中などの命に関わる病気へとつながるため、放置しておくのは危険です。

脂質異常症は遺伝やほかの病気が原因のこともあります。しかしほとんどの場合、高エネルギーの食事、運動不足などの生活習慣を長年続けてきたことが原因で起こる代表的な生活習慣病です。

*HDLコレステロール値が低すぎる場合も脂質異常症になる

対策

食べすぎや偏食を改め抗酸化成分を含む食品を

食べすぎ、飲みすぎはもちろん、肉や炭水化物、油っこい料理に偏った食事は改善を。高脂肪の料理やご飯などの主食の量をセーブして、エネルギーを適量にし、魚介や野菜などもバランスよく食べましょう。コレステロールを多く含む食品、お菓子や果物、甘い清涼飲料、アルコール飲料の摂りすぎも控えたいものです。

動脈硬化はLDLが活性酸素によって酸化されると進行するので、抗酸化成分を含む食品を積極的に摂りましょう。野菜や海藻などの植物性食品に多く含まれています。脂肪酸のDHA・EPAにも同様の作用が期待でき、青背魚に豊富です。食物繊維や乳酸菌もコレステロールの低下作用があるとされています。

コレステロールと中性脂肪はどう違う？

どちらも生体に必要な成分で、脂質という点では共通していますが、役割が異なります。コレステロールは細胞膜やホルモンなどの材料になり、中性脂肪はエネルギー源になります。なお、血液中に存在するLDLコレステロールは全身にコレステロールを運び、HDLは回収する（211ページ参照）という働きの違いがあります。

キッチンで**栄養対策**

魚や野菜を中心とした、抗酸化成分たっぷりの食事を

必要な栄養素・食品

DHA・EPA

青背魚など

あじ

たんぱく質も豊富に含まれます。青背魚の中では比較的低脂肪です。

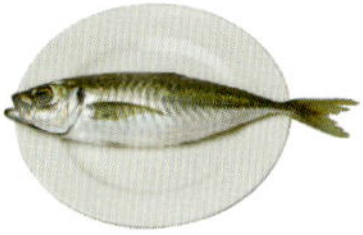

食物繊維

野菜、きのこ、海藻など

切り干し大根

10g（乾）中に 2.1g。干すことでうま味も栄養分も凝縮しています。

れんこん

100g 中に 2.0g。糸を引く成分ムチンにはコレステロールの排泄を促進する作用があります。

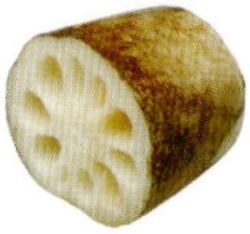

抗酸化成分

〈ビタミン C、ポリフェノールなど〉

植物性食品

乳酸菌類

発酵食品

（乳製品、みそ、しょうゆなど）

効果的な食べ方

主菜は肉より魚を中心に

飽和脂肪酸を多く含む肉よりも、不飽和脂肪酸（DHA・EPA）を多く含む魚を積極的に摂るようにします。魚は 1 食 60 ～ 70g が適量の目安です。

コレステロールの多い食品は控える

レバー、卵（卵黄）、魚卵（いくら、すじこ、かずのこ、たらこなど）にはコレステロールが多く含まれるので、日常的に摂りすぎないようにしましょう。

抗酸化成分を含む植物性食品をたっぷりと

動脈硬化を予防する抗酸化成分（ポリフェノール、β - カロテン、ビタミン C など）を含む植物性食品を毎食摂るようにします。100g 以上を目標に旬の野菜を多種類組み合わせれば、食卓も華やかになります。これらには食物繊維も豊富ですので、余分なコレステロールの吸収抑制にも効果的です。

飲み物は緑茶やウーロン茶で

お茶に含まれるポリフェノールには、小腸からの脂肪吸収を抑制する作用があることから、食後の中性脂肪濃度を低減する効果があるといわれています。

LDLコレステロール値・中性脂肪値が高い人に効く
Recipe

れんこんとこんにゃくの辛味炒め

食物繊維　抗酸化成分

根菜やこんにゃくで食物繊維が充実

材料（2人分）
- れんこん…80g
- こんにゃく…120g
- にんじん…20g
- 油…小さじ1と1/2
- 赤唐辛子（小口切り）…少々
- だし汁…3/5カップ
- 砂糖…小さじ1と1/3
- しょうゆ…小さじ2

作り方
1. れんこんはいちょう切り、こんにゃく、にんじんは短冊に切る。
2. 鍋に油をあたため、赤唐辛子、1を入れて炒める。だし汁を加えて3〜4分煮、砂糖、しょうゆを入れて汁気が少なくなるまで炒める。

アレンジヒント
ごぼうやきのこなどを加えると食物繊維がさらにたっぷり。

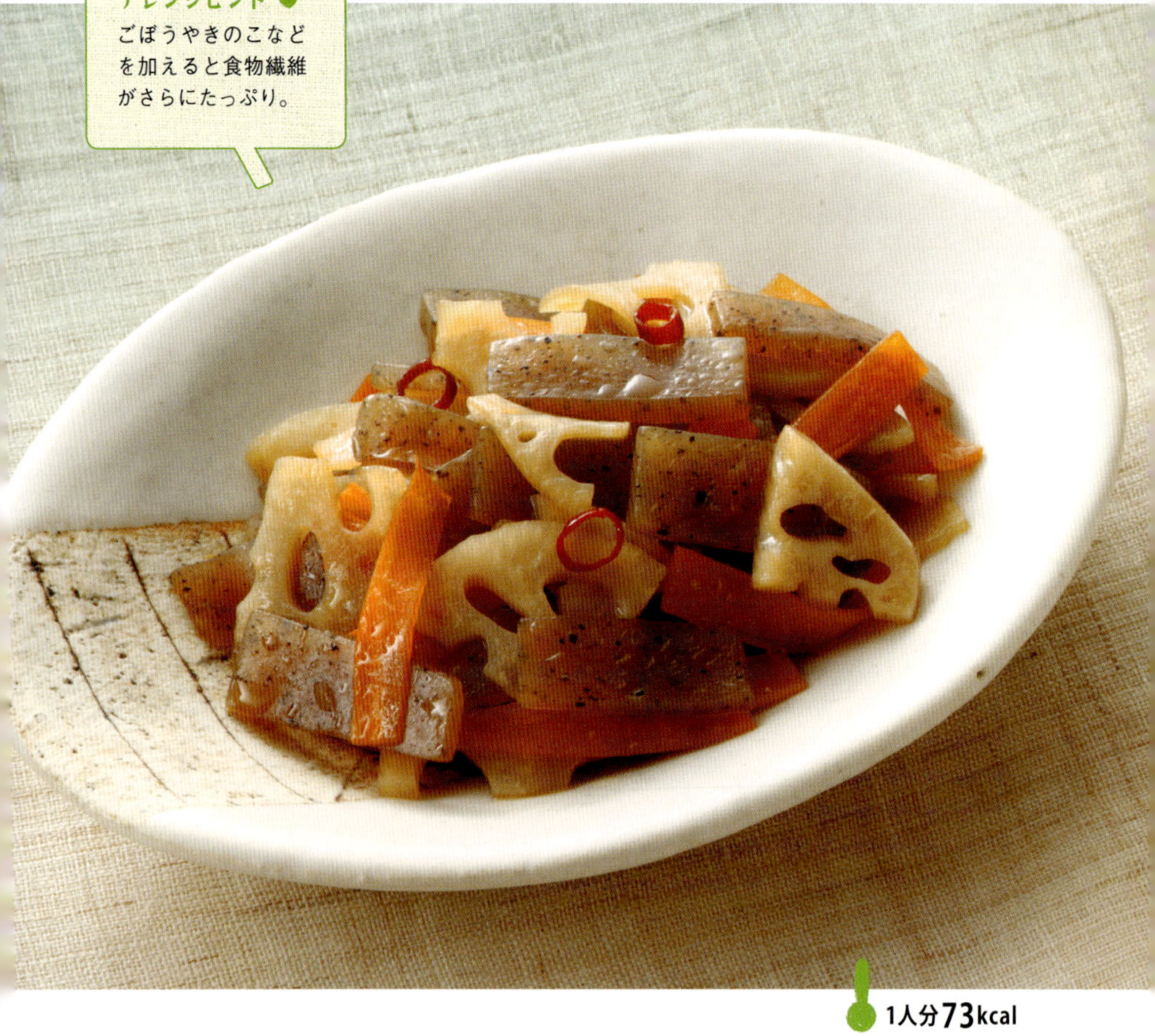

1人分 73kcal

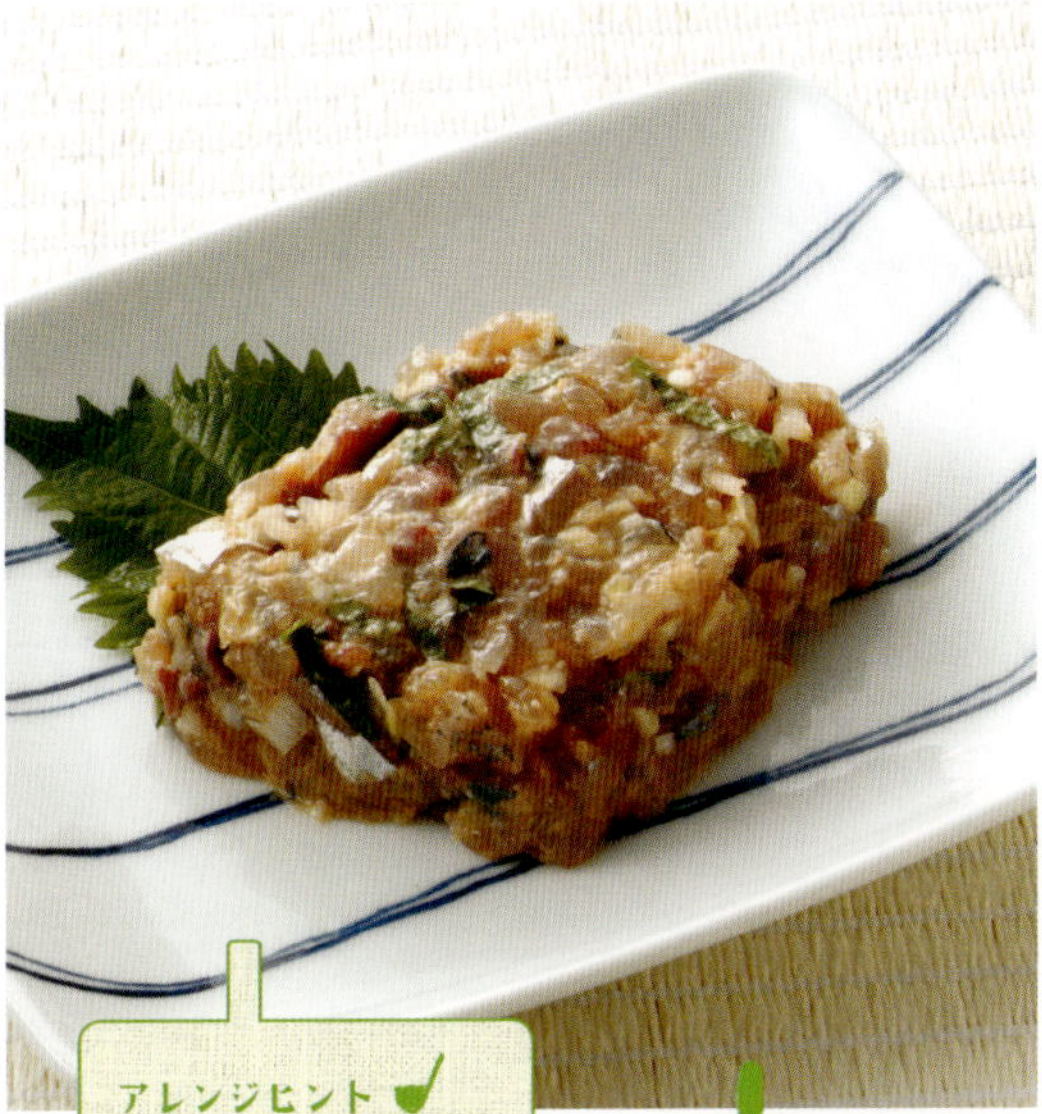

あじのなめろう

DHA・EPA　乳酸菌類

新鮮な魚を粘るまでたたいて

材料（2人分）
あじ（生食用三枚おろし）…100g
長ねぎ…20g
しょうが…適量
しその葉…適量
みそ…小さじ2

作り方
1 長ねぎ、しょうが、しその葉は粗みじん切りにする。
2 あじは小骨、皮を取って細かく切り、1、みそを加え包丁でたたく。
3 器にしその葉を敷き、2を盛る。

アレンジヒント
さんま、いわし、とびうおなど旬の魚で楽しめます。

1人分 75kcal

切り干し大根のサラダ

食物繊維　抗酸化成分

カリカリベーコンで風味アップ

材料（2人分）
切り干し大根…20g
きゅうり…30g
赤ピーマン…20g
ベーコン…10g
和風ドレッシング…大さじ2

作り方
1 切り干し大根はたっぷりの水で戻し、水気を絞って熱湯で5分ゆで、ざるにとって冷ます。
2 きゅうりはせん切りに、赤ピーマンは細く切る。
3 ベーコンは1cm幅に切り、フライパンでカリカリに炒めて、ペーパータオルにとる。
4 1〜3を和風ドレッシングで和える。

アレンジヒント
カリカリベーコンの代わりに、焼き豚、ハムなどでも。

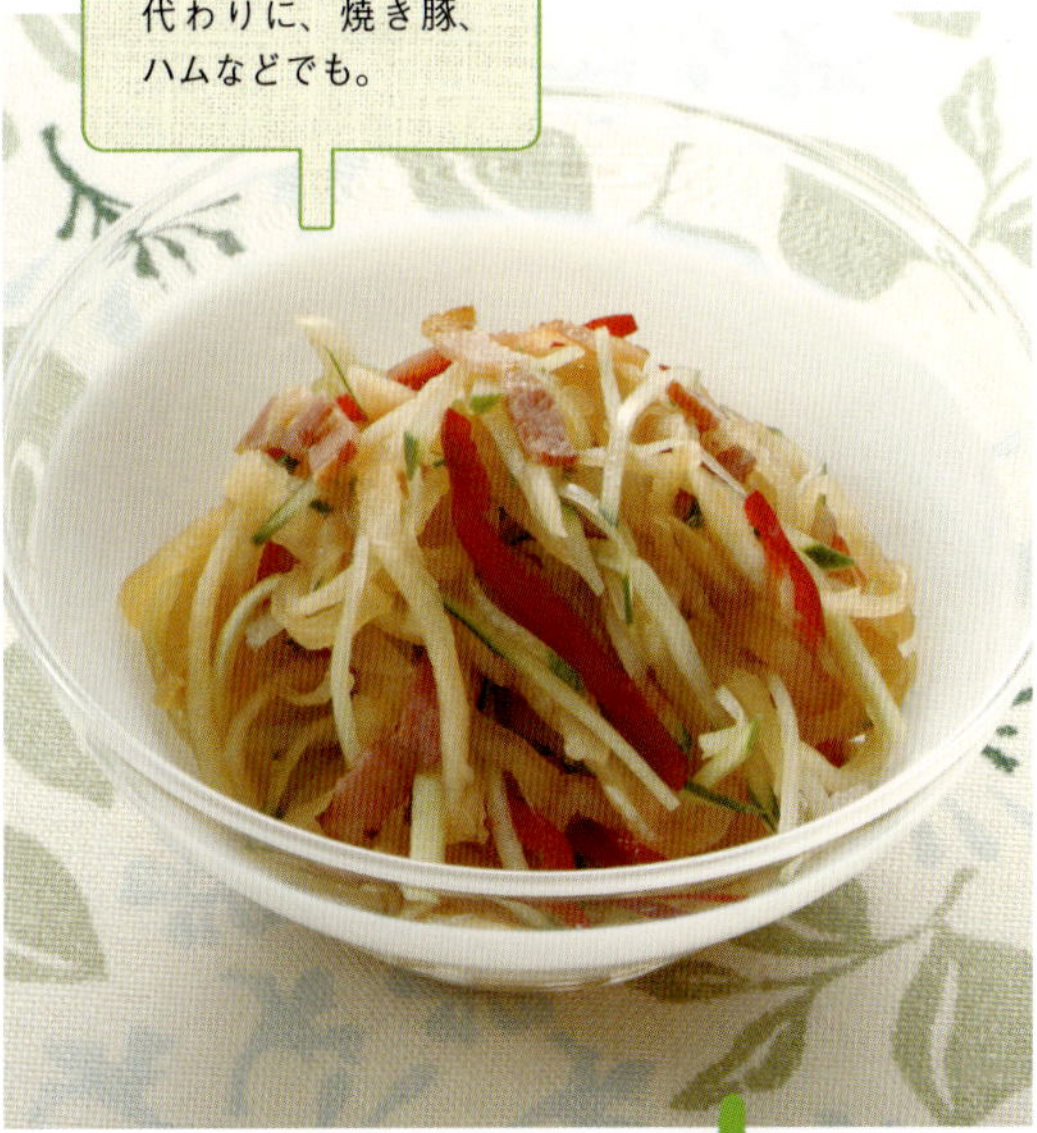

1人分 66kcal

血圧が高い

Point

- ●適切なエネルギーの食事にする
- ●おいしく食べられる減塩の工夫を

症状・要因

知らず知らず血管や心臓に負担をかける

血圧が高くてもほとんど自覚症状はありません。頭痛、倦怠感《けんたいかん》、めまいなどがまれにみられる程度です。知らないうちに血管や心臓に負担をかけて動脈硬化などを進行させていることがあるため、要注意です。

血圧は心臓から押し出された血液が動脈壁に当たる圧力のこと。高齢になるほど血管壁が固くなるため、血圧も高くなりやすいです。また、高塩分の食事を続けていたり、肥満だったりすると血液量が増えて、血圧を上げる原因になります。ほかに、ストレスやアルコール飲料の飲みすぎなども関与しています。

対策

適切なエネルギーの食事をうす味仕立てで

高血圧対策には、食生活をはじめとした生活改善が必須です。低塩で適切なエネルギーの食事をし、飲酒はほどほどにし、喫煙の習慣がある人は禁煙を。肥満の人はぜひ減量しましょう。

食事で大切なのは減塩です。うす味の料理は、最初はもの足りなく感じますが、徐々に調味料を減らしていく、新鮮な食材を使う、だしや酸味をきかせる、香辛料や香味野菜を使う、表面だけに味つけするなどの工夫でおいしく食べられます。

高塩分の汁物やめん料理、外食の回数を減らすのもよいでしょう。

ナトリウムを排出する作用のあるカリウムを含む野菜や果物をたくさん摂るのも有効です。

また、DHAやEPAなどの脂肪酸には血圧低下作用があるといわれています。これらを多く含む青背魚も積極的に食べたいものです。

低血圧とは

とくに原因がなく、安静にしていても血圧が低いのが低血圧症です。めまいや立ちくらみ、倦怠感などのある人もいますが、日常生活に支障がなければ問題ありません。低血圧の原因は、血液量の減少や自律神経の不調などが考えられます。生活のリズムを整え、体を積極的に動かすようにすると解消しやすいでしょう。

キッチンで**栄養対策**

塩分コントロールをしながら、バランスのよい食事を

必要な栄養素・食品

カリウム

いも、豆、魚介、果物など

里いも

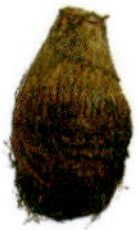

100g 中に 640mg。糖質や食物繊維も多く含まれています。

木綿豆腐

100g 中に 140mg。ゆで大豆なら 570 mg 含まれています。たんぱく質や脂質、カルシウム、食物繊維なども豊富。

キウイフルーツ

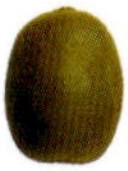

100g 中に 290mg。ビタミン C や食物繊維も多く含まれています。

DHA・EPA

青背魚など

ぶり

カリウムやたんぱく質も豊富に含まれます。脂肪が多くエネルギーが高めなので、1 食 60 ～ 70g が適量です。

効果的な食べ方

素材の持ち味を生かし、おいしいうす味料理に

だし（うま味）、酸味、辛味、香りなどを生かすと、塩分を控えめにしてもメリハリのある味に仕上がります。また、汁物は具だくさんにして、汁の摂取量が少なくなるようにするとよいでしょう。

カリウムの多い食品を取り入れる

カリウムは植物性食品から動物性食品まで幅広く含まれています。水溶性のため、ゆでる、煮るといった調理法で損失しやすく、そのまま食べられる果物などはおすすめです。

主菜は魚や大豆製品を中心に

主菜は、ＤＨＡ・ＥＰＡやカリウムが多い魚、カリウムが多い大豆製品などを積極的に利用しましょう。ただし、魚の干物や塩蔵品などは塩分が高いので、魚はできるだけ生のものを購入し、うす味で調理しましょう。

NG!

お酒は習慣的に多飲しない

アルコール飲料を習慣的に多く摂りすぎていると、血圧が上昇しやすくなるので注意しましょう。

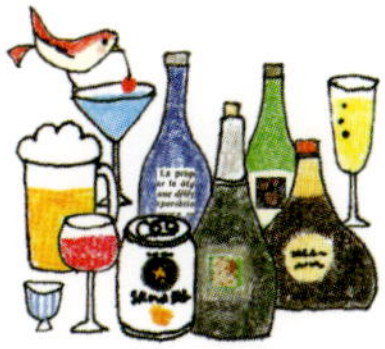

豆腐の香り揚げ

カリウム

しそとしょうがの
香りで食欲アップ

材料（2人分）

木綿豆腐…160g
塩…少々
小麦粉…小さじ2
A
- 卵…小さじ2
- 水…大さじ1と1/3
- 小麦粉…大さじ2

甘酢しょうが（せん切り）…適量
しその葉（せん切り）…適量
揚げ油…適量

作り方

1 豆腐は水気をきって三角に切り、塩をふって小麦粉を薄くまぶす。
2 Aを合わせてさっくりまぜ、甘酢しょうが、しその葉を加える。
3 揚げ油を180℃に熱し、**1** に **2** の衣をつけて、薄いきつね色になるまで揚げる。

アレンジヒント
万能ねぎ、みつば、みょうがなどの薬味野菜を衣にしても。

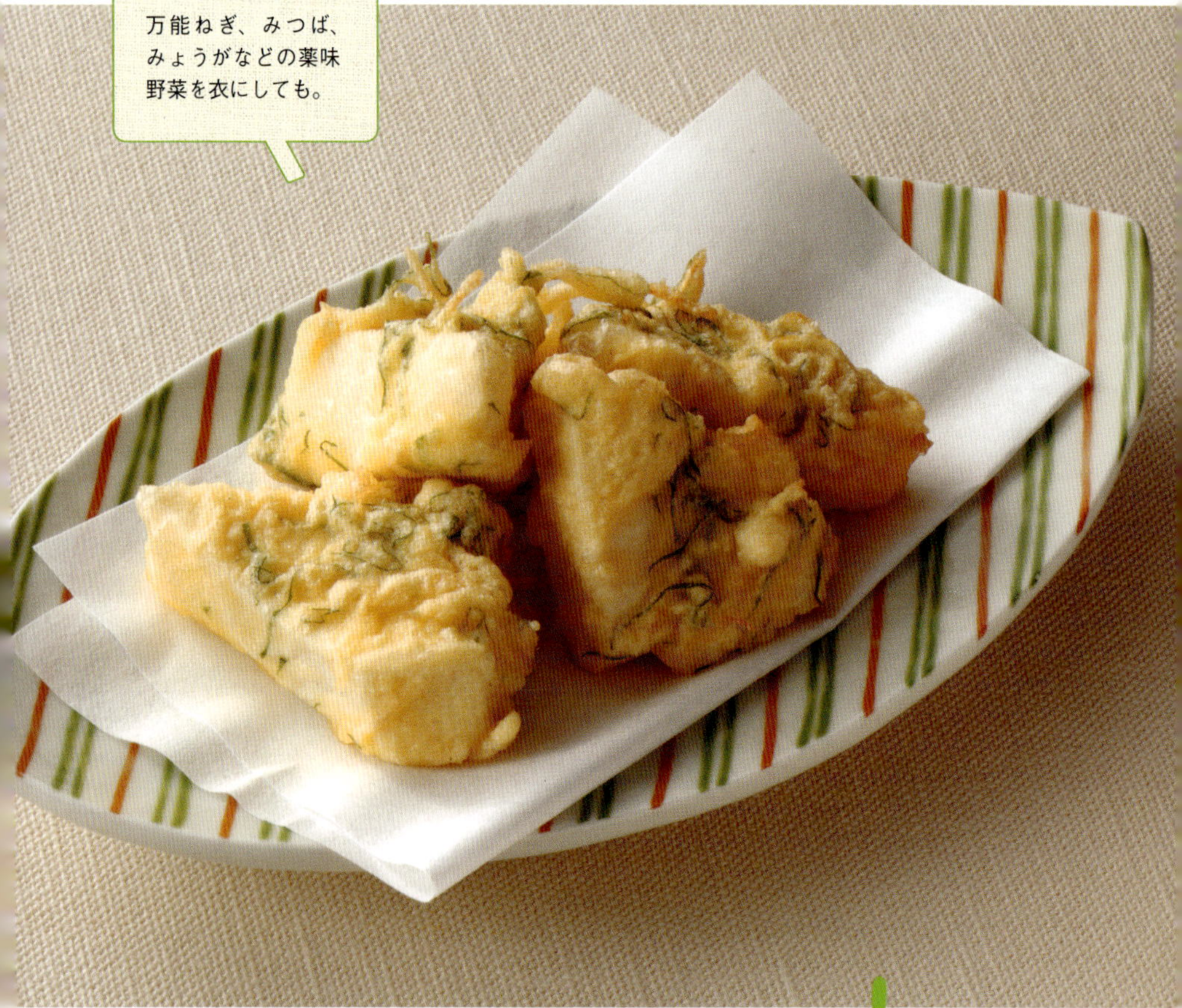

1人分**222**kcal

ぶりのにんにく焼き

DHA・EPA　カリウム

にんにく風味の甘辛だれで

材料（2人分）

ぶり…2切れ（140g）
生しいたけ…40g
ピーマン…30g
にんにく…適量
油…小さじ1と1/2
しょうゆ…小さじ1
みりん…小さじ1

作り方

1 生しいたけはそぎ切りに、ピーマンは乱切りにする。にんにくは薄く切る。
2 フライパンに油をあたため、しいたけ、ピーマンを炒めて取り出し、にんにくを焼く。ぶりを入れて両面色よく焼き、しょうゆ、みりんを合わせて加え、からめるように焼く。しいたけ、ピーマンを戻し入れる。

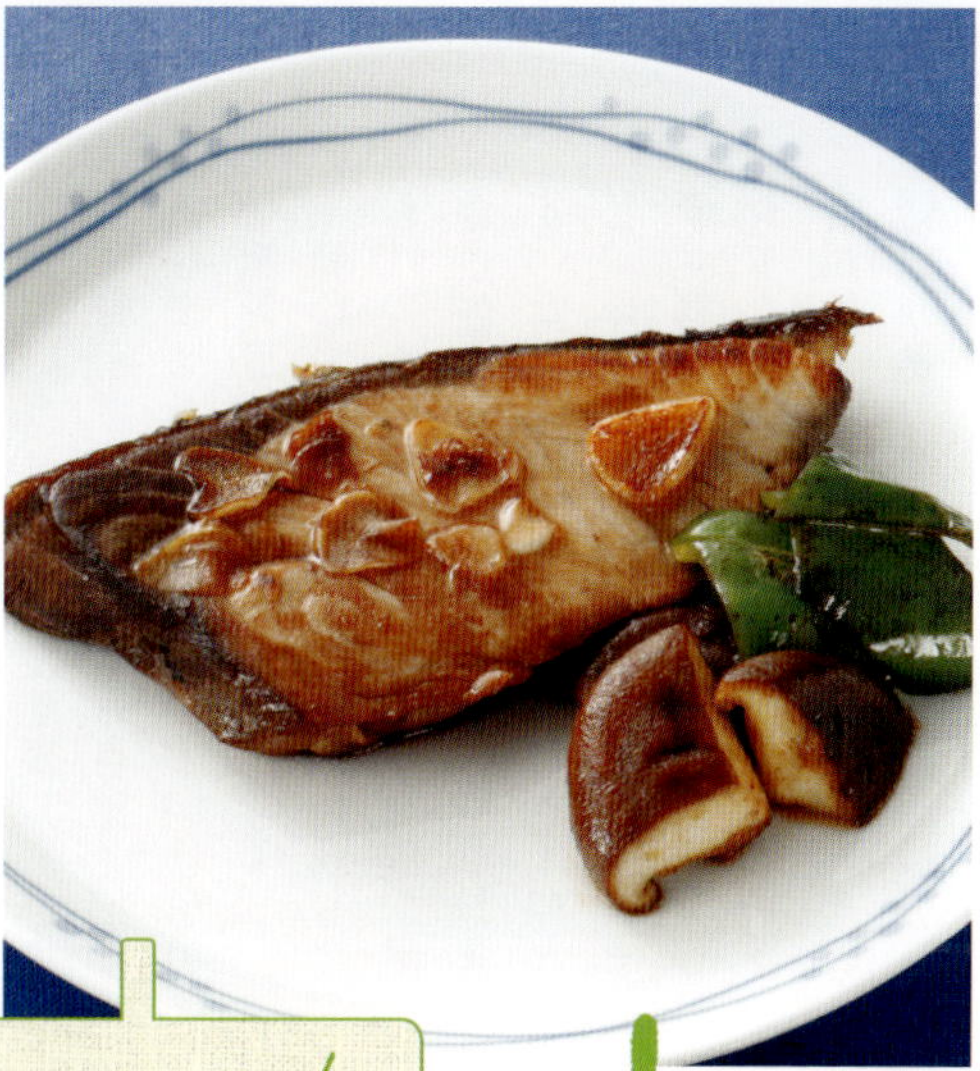

アレンジヒント
さわら、さけ、たいなど旬の魚で。

1人分**229**kcal

里いもといかの煮物

カリウム

だしの味がいもに染み込む

材料（2人分）

里いも…160g
にんじん…30g
さやいんげん…30g
いか…40g
だし汁…1カップ
赤唐辛子（小口切り）…少々
砂糖…小さじ2
しょうゆ…小さじ1と1/3

作り方

1 里いもは乱切りにし、水洗いをしてぬめりをとる。にんじんはいちょう切りに、さやいんげんはゆでて斜めに切る。
2 いかは短冊に切る。
3 鍋にだし汁、赤唐辛子、里いも、にんじんを入れて煮る。煮立ったら砂糖、しょうゆを加えてさらに4～5分煮、**2**を入れ、里いもがやわらかくなったらさやいんげんを入れて少し煮る。

アレンジヒント
里いもの代わりに、じゃがいもでも。

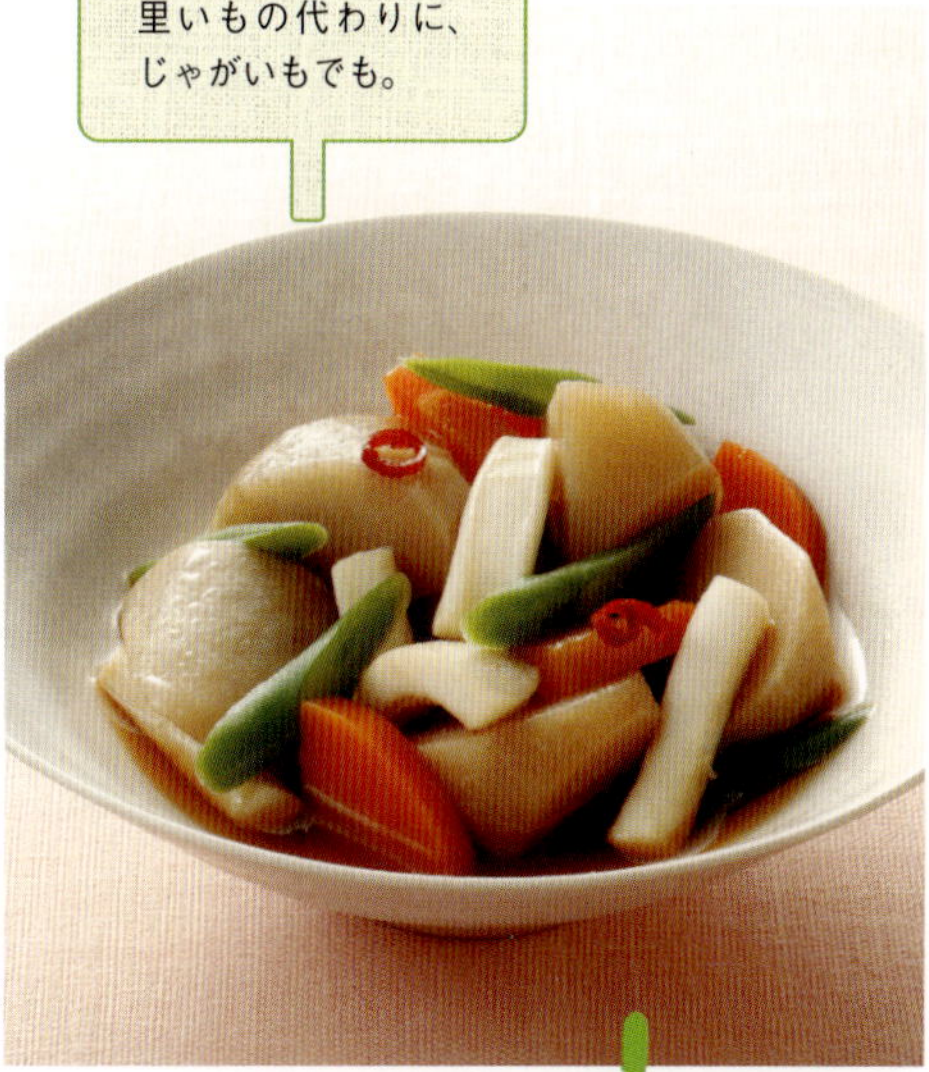

1人分**89**kcal

骨密度の低下（骨《こつ》粗《そ》鬆《しょう》症《しょう》予防）

Point

- ●カルシウムを含む食品を幅広く食べる
- ●ビタミンD・Kを含む食品をいっしょに摂取

症状・要因

年齢とともに骨の強度が落ち骨折しやすくなる

骨密度は、骨の構成成分であるカルシウムなどがどの程度詰まっているかという、骨の強度を表しています。骨密度が低下しても自覚症状はありませんが、骨折しやすい状態の骨粗鬆症になるので要注意です。

骨はつねに新陳代謝をくり返しており、カルシウムの吸収や合成の働きが低下すると骨密度も低下します。女性は妊娠や授乳期、更年期など、骨量が減りやすい時期があります。高齢になると男女ともに低下しやすく、背中が曲がってきたり、身長が低くなってきたりしたら、その疑いがあります。

対策

カルシウムやビタミンD・Eイソフラボンを積極的に摂る

元来、日本人はカルシウムが不足しがちです。乳製品や小魚、大豆、緑黄色野菜などのカルシウムが豊富な食品を積極的に食べましょう。ビタミンDやKも骨量減少を抑制する働きがあるので、これらを含む食品といっしょに摂ると効率的です。

女性ホルモンのエストロゲンは骨の合成に関わっており、閉経などで分泌量が減ると骨密度は低下しやすくなります。大豆や大豆製品に特有のイソフラボンはエストロゲンと似た働きをするため、ぜひ摂りたい成分です。

骨密度は20代がピークで、年をとるごとに低下します。若いときから骨を丈夫にしておくことが将来の骨の健康につながります。

ダイエットや偏食はカルシウム不足の元。とりわけ、骨量を増やしたい若い女性は、無理なダイエットなどはやめましょう。

骨が弱くなりやすい人

- □ ダイエットをくり返す
- □ 運動が嫌い
- □ 牛乳など乳製品が嫌い
- □ インスタント食品をよく食べる
- □ お酒をよく飲む
- □ たばこを吸う
- □ 胃腸が弱い
- □ 日光にあたる機会が少ない
- □ 家族に骨粗鬆症の人がいる

キッチンで **栄養対策**

魚介、大豆、牛乳、青菜などを毎日の食事に取り入れる

必要な栄養素・食品

カルシウム

牛乳・乳製品、小魚、大豆製品など

牛乳
100g 中に 110mg。たんぱく質やビタミンも豊富です。

ビタミンD

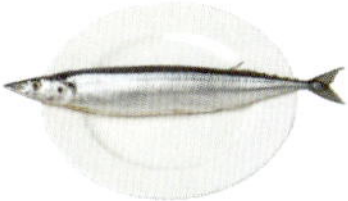

魚介、干しきのこなど

さんま
100g 中に 19.0 μg。たんぱく質、ＤＨＡ・ＥＰＡ、ビタミン B_6 なども多く含まれます。

イソフラボン

大豆・大豆製品

ビタミンK

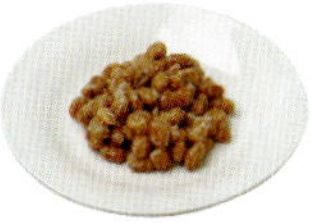

納豆、青菜など

納豆
100g 中に 600 μg。カルシウム、大豆イソフラボンなども多く含まれます。

豆苗
100g 中に 320 μg。ビタミンＡ・B_2・Ｃなども豊富に含まれます。

効果的な食べ方

納豆などの大豆製品を毎日食べる

イソフラボンやカルシウムが豊富な大豆製品は、毎日の食事に積極的に取り入れましょう。とくに納豆は納豆菌によってビタミンKがつくり出されるため、骨粗鬆症予防に最適な食品です。

魚は丸ごと食べられるものを

魚にはビタミンDが多く含まれますが、頭も骨も丸ごと食べられる小魚ならカルシウムも摂取できるので、カルシウムの吸収率が高まります。

ビタミンK
＋
油脂

ビタミンKが豊富な青菜を油脂といっしょに

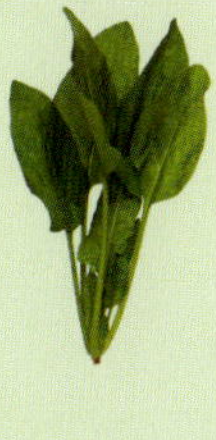

ほうれん草、小松菜、あしたばなどの青菜にはビタミンKが豊富に含まれます。ビタミンKは脂溶性なので、ソテーにしたり、ごまや油揚げなど油脂が含まれる食品と組み合わせたりして摂ると吸収率が高まります。

牛乳は１日コップ１杯を

牛乳中のカルシウムは吸収率が非常に優れています。そのまま飲むのが苦手な人は、コーヒーや紅茶に入れたり、バナナミルク、いちごミルクにしたりして、飲みやすくなる工夫を。シチューやグラタンなどの料理に使うのもおすすめです。

アレンジヒント
さけ、かれいなどにもビタミンDが豊富に含まれます。

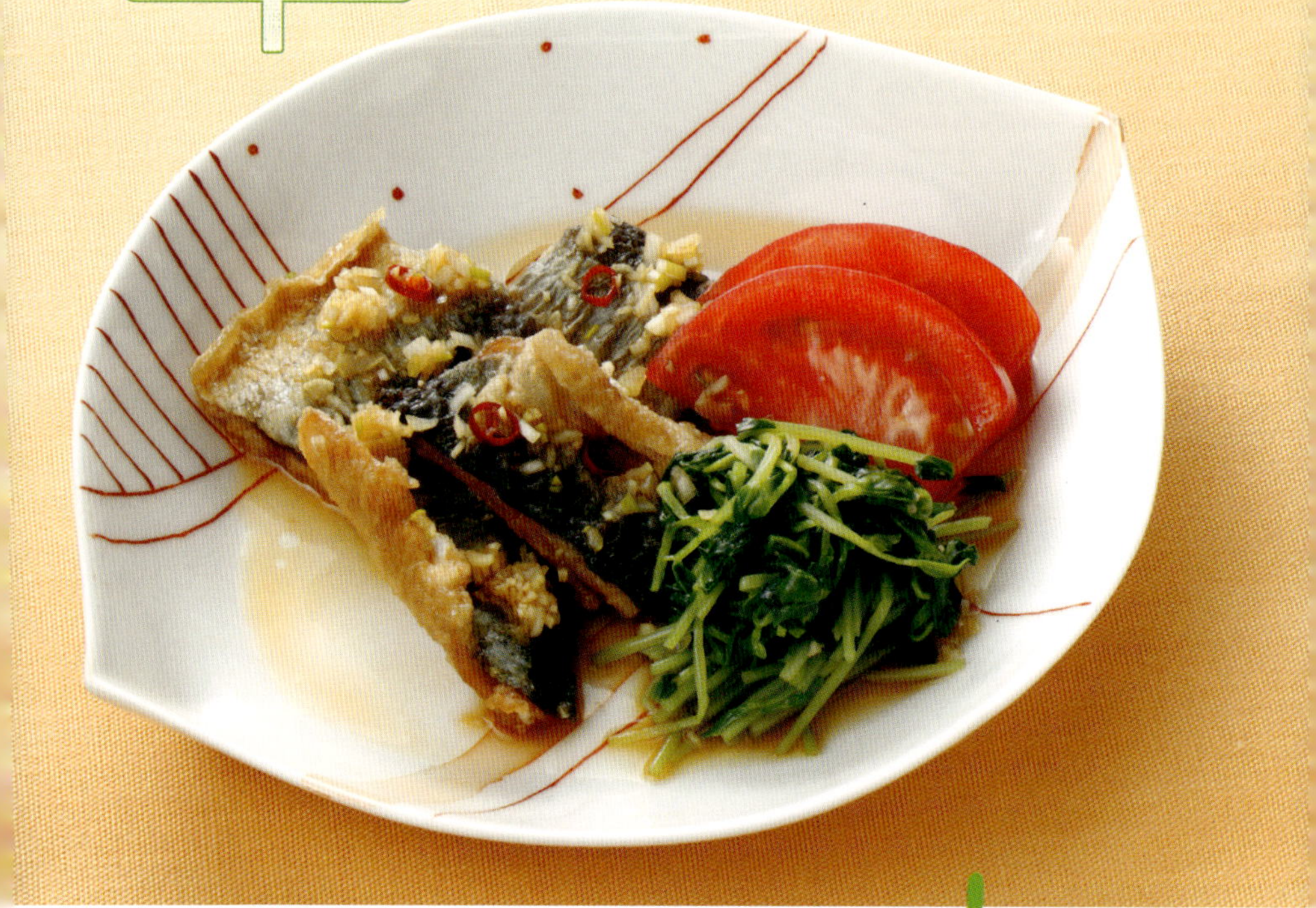

1人分271kcal

さんまの香り漬け　豆苗添え

ビタミンD　ビタミンK

薬味野菜をたっぷりまぶして

材料（2人分）

さんま（三枚おろし）…120g
小麦粉…小さじ2
長ねぎ…10g
しょうが（みじん切り）…適量
赤唐辛子（小口切り）…少々
A
　しょうゆ…小さじ1と1/3
　みりん…小さじ1と1/3
　酢…小さじ2
　だし汁…小さじ2
揚げ油…適量
豆苗…60g
トマト…60g

作り方

1 さんまは水気をふき、1枚を3～4つに切り、小麦粉をまぶす。
2 長ねぎ、しょうが、赤唐辛子、Aを合わせておく。
3 揚げ油を180℃に熱し、**1**を色よく揚げて、すぐに**2**に漬ける。
4 豆苗はゆでて4cm長さに切る。トマトは皮を湯むきし、くし形に切る。
5 器に**3**を盛り、**4**を添える。

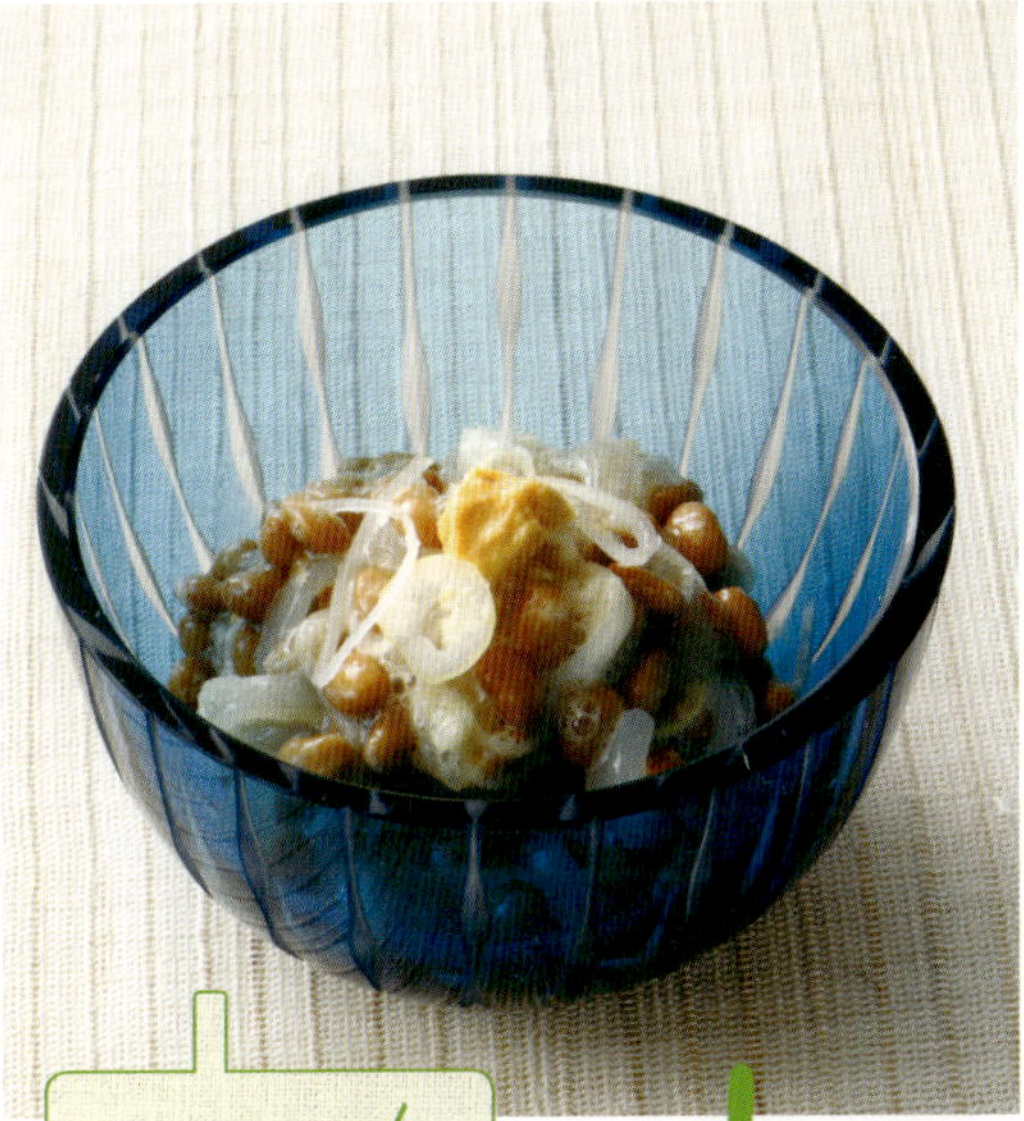

いか納豆

イソフラボン　ビタミンK

**栄養分を
そのままおいしく摂取**

材料（2人分）

納豆…60g
いか（生食用）…40g
長ねぎ…適量
練り辛子…少々
しょうゆ…小さじ1

作り方

1 いかは細切りにする。
2 長ねぎは小口切りにする。
3 納豆をまぜ、2、辛子、しょうゆを加え、1を和えて器に盛る。

アレンジヒント
いかの代わりに、まぐろ、オクラ、とろろなどでも。

1人分**81**kcal

アレンジヒント
お好みでバニラエッセンスやバニラシュガーを加えると香りよく仕上がります。

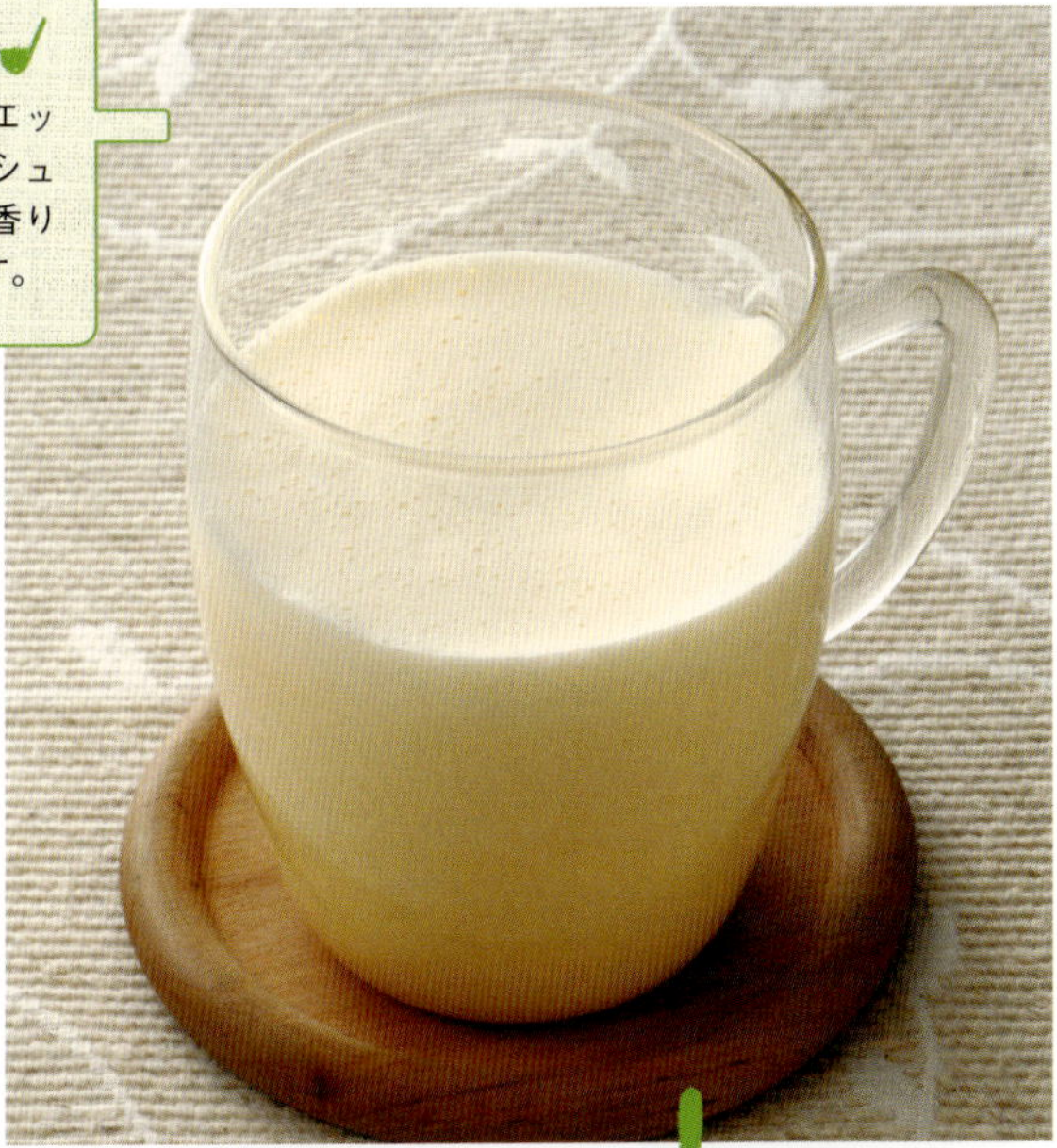

ミルクセーキ

カルシウム

**牛乳プラス砂糖で
栄養満点ドリンク**

材料（2人分）

牛乳…2カップ
卵黄…2個分
砂糖…大さじ1

作り方

牛乳、卵黄、砂糖をミキサーに入れ、よくまぜる。

1人分**215**kcal

肝機能検査値が気になる

Point

- 過食せず、飲酒も控える
- 肝臓をサポートする成分を含む食品を取り入れる

症状・要因

ほとんどが自覚症状がないままに進行するので注意

肝臓は体内の化学工場といわれ、さまざまな働きがあります。「沈黙の臓器」ともいわれ、ほかの臓器と違って自力で再生できるため、機能の低下が進んではじめて食欲不振や倦怠感、腹痛、黄疸《おうだん》などの自覚症状が現れます。それだけに、定期的に健診を受け、機能低下がないかチェックすることが大切です。

肝臓の病気には肝炎や脂肪肝などがあり、症状が悪化すると肝硬変《かんこうへん》になります。肝硬変になると自力で再生できなくなり、機能不全になります。

肝炎の原因の約80％はウイルスの感染です。次に多いのがアルコール性の肝炎で、アルコール飲料の飲みすぎが肝臓に負担をかけて起こります。また、脂肪肝とは肝臓に脂肪が過剰に蓄積した状態のことで、肥満、糖尿病、アルコール飲料の飲みすぎが三大要因です。

対策

適量の食事を規則正しく肝機能を助ける成分を摂取

肝臓をいたわるには栄養バランスのよい適量の食事を摂り、アルコール飲料を控えることが基本です。

肝細胞の再生に必要なたんぱく質を毎日適量摂りましょう。体内では合成できない必須アミノ酸を含む良質なたんぱく質源としておすすめなのは、魚介、肉、大豆製品、卵、乳製品などです。

また、肝機能が低下していると、ビタミンやミネラルの吸収が悪くなるので、これらの供給源となる野菜や果物なども摂るようにします。肝臓の機能を高める働きがあるタウリンを含む食品を取り入れても。貝、いか、たこなどに豊富です。

肝臓の３つの働き

肝臓には大きく３つの働きがあります。

①**栄養素を代謝する。**糖、たんぱく質、脂質などを必要なかたちにつくりかえ、各組織に送り出します。

②**有害物質を分解する。**アルコールやアンモニアなどを分解して無害なものにします。

③**胆汁を生成する。**胆汁は脂肪を分解する消化液で、胆管から胆のうへと分泌します。

キッチンで 栄養対策

たんぱく質やビタミン、ミネラルが不足しないように

必要な栄養素・食品

たんぱく質

魚介、肉、卵、大豆製品など

かれい

100g 中に 19.6g。高たんぱく質で低脂肪。ビタミンB群も多く含まれています。

卵

100g 中に 12.3g。ビタミンやミネラルもバランスよく含まれる、高栄養食品です。

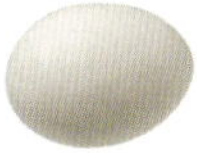

タウリン

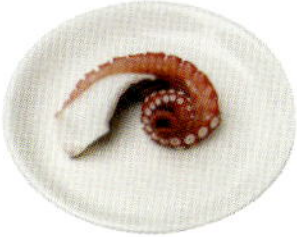

貝、いか、たこなど

ほたて

たんぱく質をはじめ、鉄や亜鉛などのミネラルも豊富に含まれています。

ビタミン

野菜、果物、魚介など

ミネラル

野菜、海藻、魚介など

効果的な食べ方

低脂肪・高たんぱく質の食品を優先する

良質なたんぱく質源となる食品には高脂肪のものも多いので、低脂肪・高たんぱく質のものがおすすめです。魚であれば白身魚、まぐろ（赤身）、かつおなど、肉であれば皮なし鶏肉、牛・豚もも肉またはヒレ肉などを。

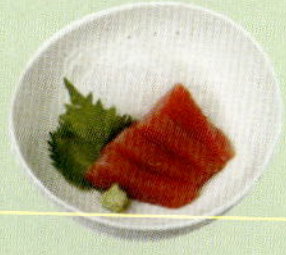

ときには貝やいかなども

貝やいか、たこなども高たんぱく質食品ですが、タウリンも豊富に含まれているのが大きな特徴です。タウリンは熱に強いので、刺身以外でも、焼いたり炒めたりしても効率よく摂れます。ただし水溶性なので、煮る場合は汁ごと食べられる料理がおすすめです。

野菜や果物なども積極的に摂る

ビタミンやミネラルが不足しないよう、これらを多様に含む植物性食品を毎食摂るようにします。野菜は副菜としてだけではなく、主菜に付け合わせたりいっしょに炒めたりして、1 食 100g 以上を目標にしましょう。

脂肪肝の場合は食事や飲酒の制限を

●食べすぎが原因のとき

肥満であることが多いので、低エネルギー食にして肥満を解消します。運動も取り入れると効率的です。

●お酒の飲みすぎが原因のとき

禁酒と同時に、低栄養にならないようバランスよく食べることが大切です。

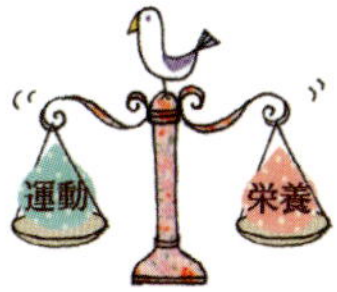

肝機能検査値が
気になる人に効く
Recipe

ほたてのジョン

たんぱく質　タウリン

卵液をまぶした
韓国風ピカタ

材料（2人分）

ほたて貝柱…140g
小麦粉…小さじ2
卵…3/5個
油…小さじ1と1/2
長ねぎ…適量
しょうが…適量
しょうゆ…小さじ1
コチュジャン…小さじ1/3
サニーレタス…20g

作り方

1. ほたて貝柱は厚みを半分に切り、水気をふいて、小麦粉を薄くまぶす。
2. フライパンに油をあたため、**1**に溶き卵をたっぷりつけて入れ、両面に焼き色がつくまで焼く。
3. 長ねぎ、しょうがはみじん切りにし、しょうゆ、コチュジャンと合わせて、つけだれをつくる。
4. 器にサニーレタスを敷き、**2**を盛り、**3**を添える。

アレンジヒント
かき、いか、たこなどでも同様に調理できます。

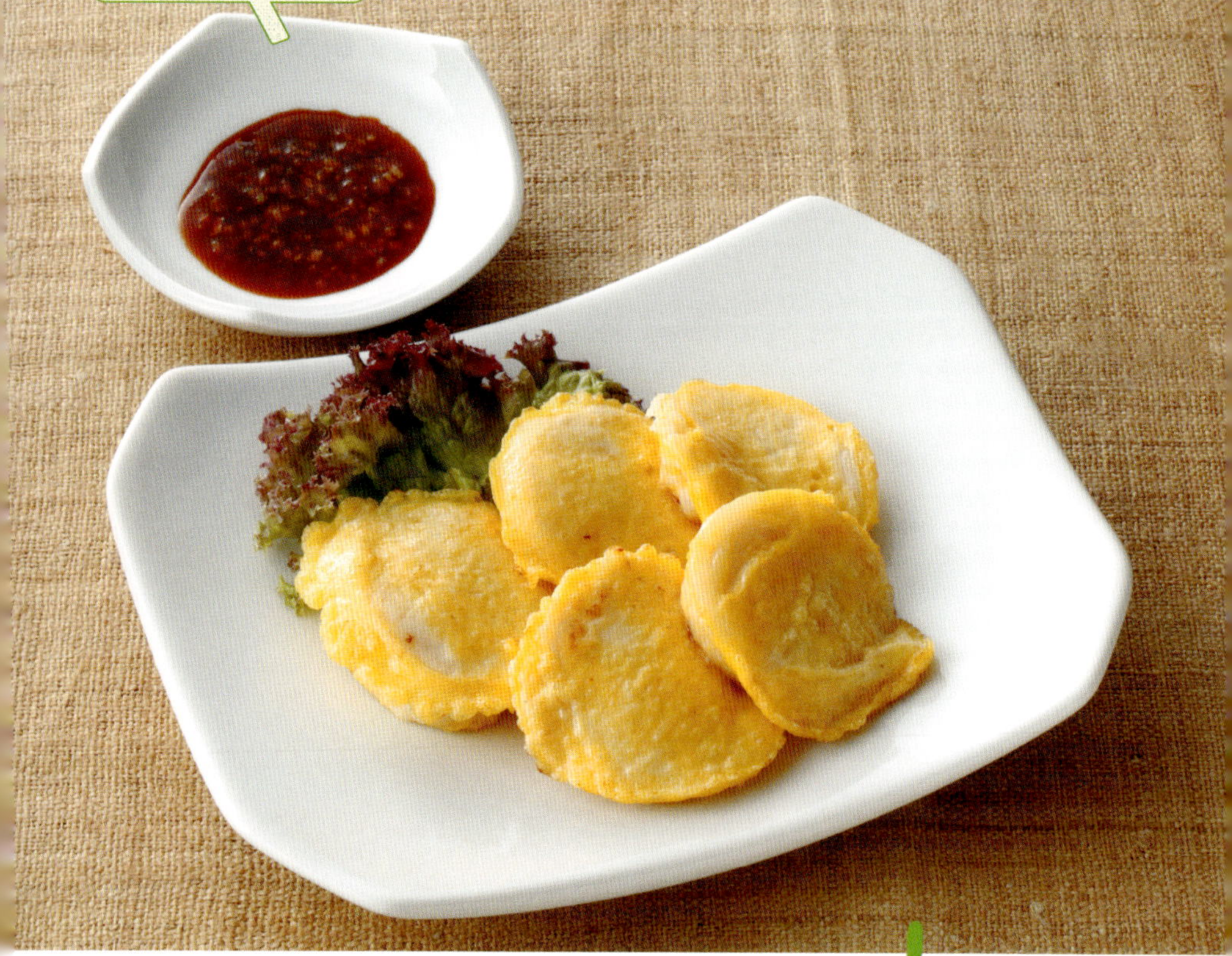

1人分**135**kcal

焼きかれいの野菜あんかけ

たんぱく質　ビタミン

色とりどりの野菜をたっぷりと

材料（2人分）
- かれい…2切れ（140g）
- 塩…少々
- カリフラワー…60g
- にんじん…40g
- 枝豆（さやつき）…60g
- だし汁…1/2カップ
- みりん…小さじ1と1/3
- しょうゆ…小さじ1と1/3
- A │ 片栗粉…小さじ2/3
- 　│ 水…小さじ1

作り方
1. かれいは塩をふる。
2. カリフラワーは小房に分ける。にんじんは型抜きするか短冊に切る。枝豆はゆでて、さやから取り出す。
3. だし汁をあたため、カリフラワー、にんじんを入れて3〜4分煮る。みりん、しょうゆで味を調え、野菜がやわらかくなったら枝豆を加え、まぜ合わせたAを加えてとろみをつける。
4. グリルで1を両面色よく焼き、器に盛り、3をかける。

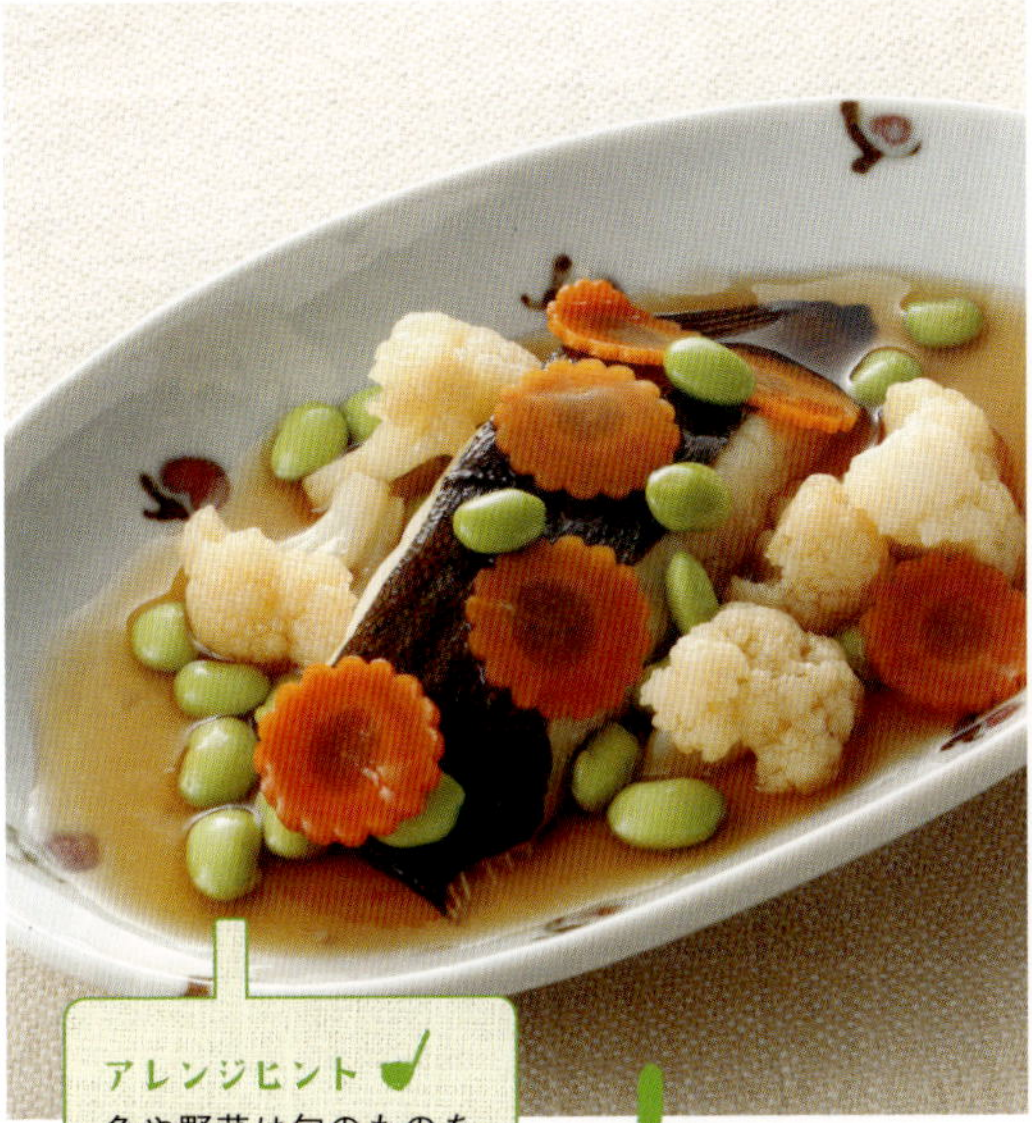

> **アレンジヒント**
> 魚や野菜は旬のものを取り入れ、季節感を演出しましょう。

1人分 **117kcal**

ポーチドエッグのあけぼのソース

たんぱく質　ビタミン

ホワイトソースとケチャップの濃厚ソースで

材料（2人分）
- 卵…2個
- ほうれん草…80g
- 油…小さじ1
- 塩…少々
- ホワイトソース…80g
- トマトケチャップ…小さじ1

作り方
1. 鍋に水2と1/2カップと酢大さじ1（いずれも分量外）を入れ、静かに煮立ったところに割った卵を入れる。卵白を寄せて4〜5分ゆで、ふきんを敷いたざるにとる。
2. ほうれん草は固めにゆでて4cm長さに切り、油で炒めて塩で味を調える。
3. ホワイトソースにケチャップを加える。
4. 器に1、2を盛り、卵に3をかける。

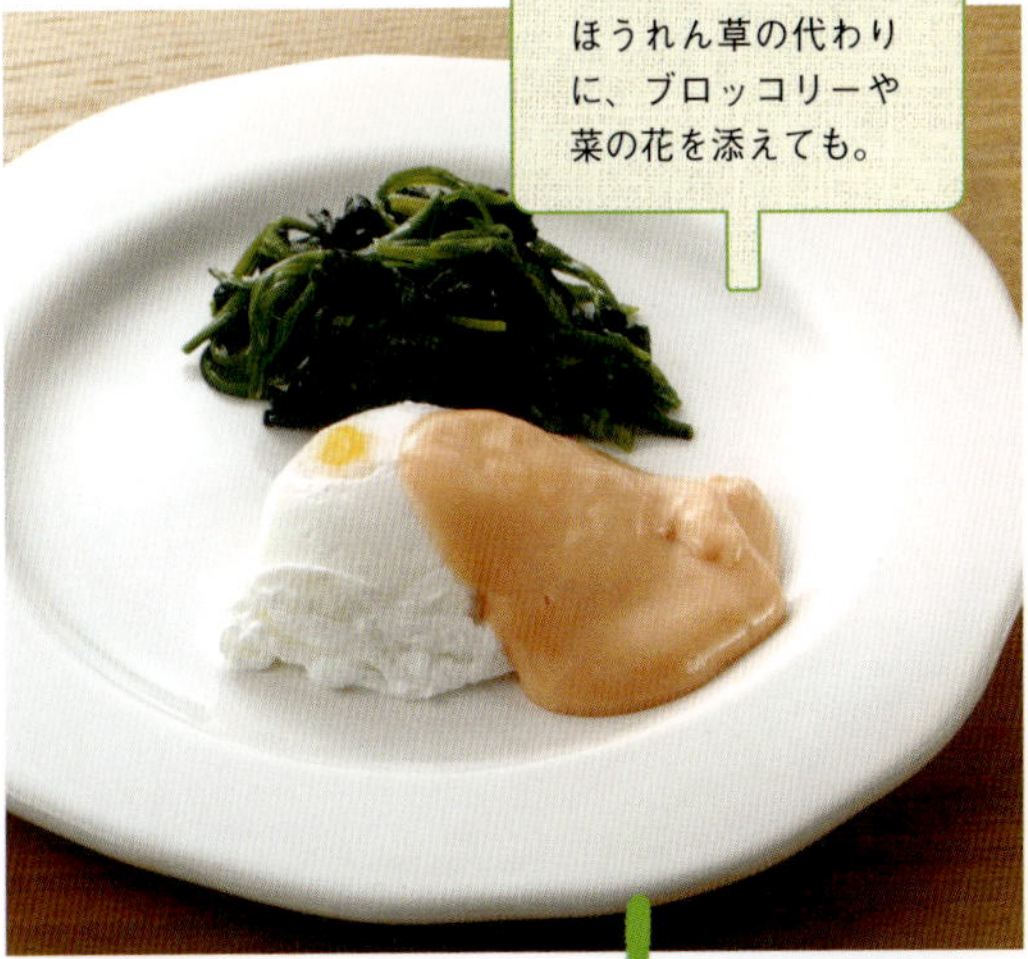

> **アレンジヒント**
> ほうれん草の代わりに、ブロッコリーや菜の花を添えても。

1人分 **147kcal**

胆石・胆のう炎が気になる

Point

- 低脂肪、低コレステロールの食事を規則正しく
- 刺激物は避け、食物繊維はたっぷり摂る

症状・要因

発作が起こると激しい腹痛や発熱が

肝臓で分泌された胆汁を貯蔵する臓器が胆のうです。必要に応じて収縮し、胆汁を十二指腸へと流し込みます。胆汁は脂肪の分解に必要な消化液で、脂肪分が腸内に入ると胆のうの収縮がとくに活発になります。

胆汁に含まれるコレステロールなどの成分が何らかの理由で結晶化したものが胆石。腹痛や膨満《ぼうまん》感、発熱などが症状として現れますが、症状がない人も多くいます。

食後に激しい腹痛が出たら胆石による発作のおそれがあります。胆のう炎は、胆石が原因で胆汁の流れが滞るために細菌に感染する病気です。右上部からみぞおちにかけての激しい腹痛や吐き気、発熱、黄疸《おうだん》などを伴います。

高エネルギーの食事や動物性脂肪の摂りすぎを続けると発症しやすく、現在日本人の15〜20%が胆石をもっているといわれています。

対策

低脂肪の食事を規則正しく食物繊維はたっぷり摂取

脂肪を摂りすぎると、胆のうが活発に収縮して発作が起こりやすくなります。低脂肪の食材を使い、油の量を減らす、もしくは油なしで調理したものを中心にした食事にします。コレステロールの多い食品も控えましょう。

また、一度にたくさん食べないことも有効な対策です。肥満は胆石生成を促進させる要因となるので、緩和が必要です。

食物繊維はコレステロールの便への排泄《はいせつ》を促進するので、積極的に摂りたい成分です。また、魚に多く含まれる脂肪酸DHA・EPAも摂りましょう。

サイレントストーン

超音波検査が発達し、人間ドックなどが広まったことにより、胆石は発見されやすくなりました。そのため胆石があっても腹痛などの症状が出ないケースもみられるようになり、症状がないことからサイレントストーンといわれています。今は症状がなくても、発作はいつ起こるかわかりません。発作の防止にはやはり食事の節制が必要です。

5
気になる検査値を改善　胆石・胆のう炎が気になる

キッチンで栄養対策

魚や植物性食品のおかずを中心に、低脂肪の食事を

必要な栄養素・食品

DHA・EPA

青背魚など

たい

白身魚の一種ですが、DHA・EPA が多く含まれます。たんぱく質も豊富。

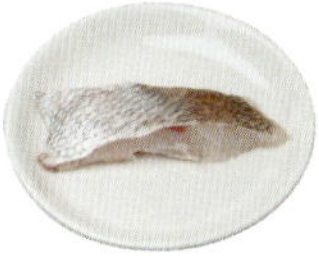

食物繊維

野菜、いも、豆、海藻など

じゃがいも

100g 中に 1.3g。糖質やビタミンCも多く含まれます。

大根

100g 中に根は 1.4g、葉は 4.0g。葉の部分にはビタミンやミネラルが豊富に含まれます。

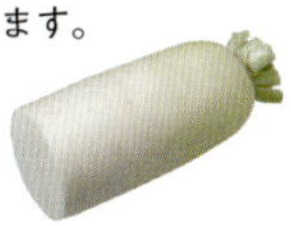

効果的な食べ方

高脂肪・高コレステロール食品を控える

肉の脂身、生クリームなど高脂肪のものは避けます。また、レバー、魚卵、卵、卵を使った加工食品・菓子などにはコレステロールが多く含まれるので、日常的な摂取は控えましょう。

ＤＨＡ・ＥＰＡを含む魚を食べる

動物性脂肪でも、魚に含まれる多価不飽和脂肪酸のＤＨＡ・ＥＰＡは、予防や改善に役立ちます。ただし、高エネルギーであることに変わりはないので、適量を摂るようにします。1 食 60 ～ 70g が最適です。

水溶性食物繊維の多い食品を

食物繊維のなかでも、とくに水溶性食物繊維はコレステロールの排泄を促します。植物性食品の中でも、果物、ネバネバした野菜、海藻などにはとくに多く含まれています。

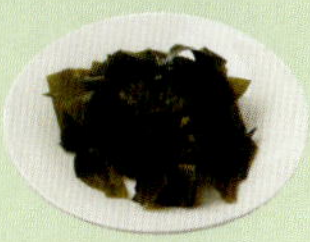

NG!

脂肪（とくに動物性脂肪）の摂りすぎ、食べすぎに注意

アルコールやカフェイン飲料、香辛料など刺激のあるものも胆のうの収縮を促すため、摂りすぎないようにします。

<とくに気をつけたいもの>

・天ぷら
・中華料理
・マヨネーズ
・卵
・牛乳　など

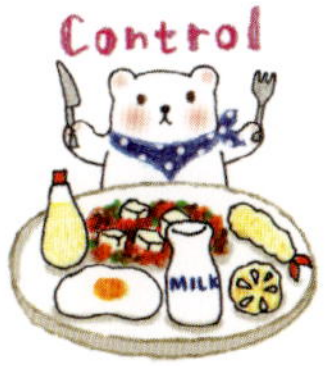

胆石・胆のう炎が
気になる人に効く
Recipe

じゃがいもの鶏そぼろあんかけ

食物繊維

やさしい味わいのそぼろあんで

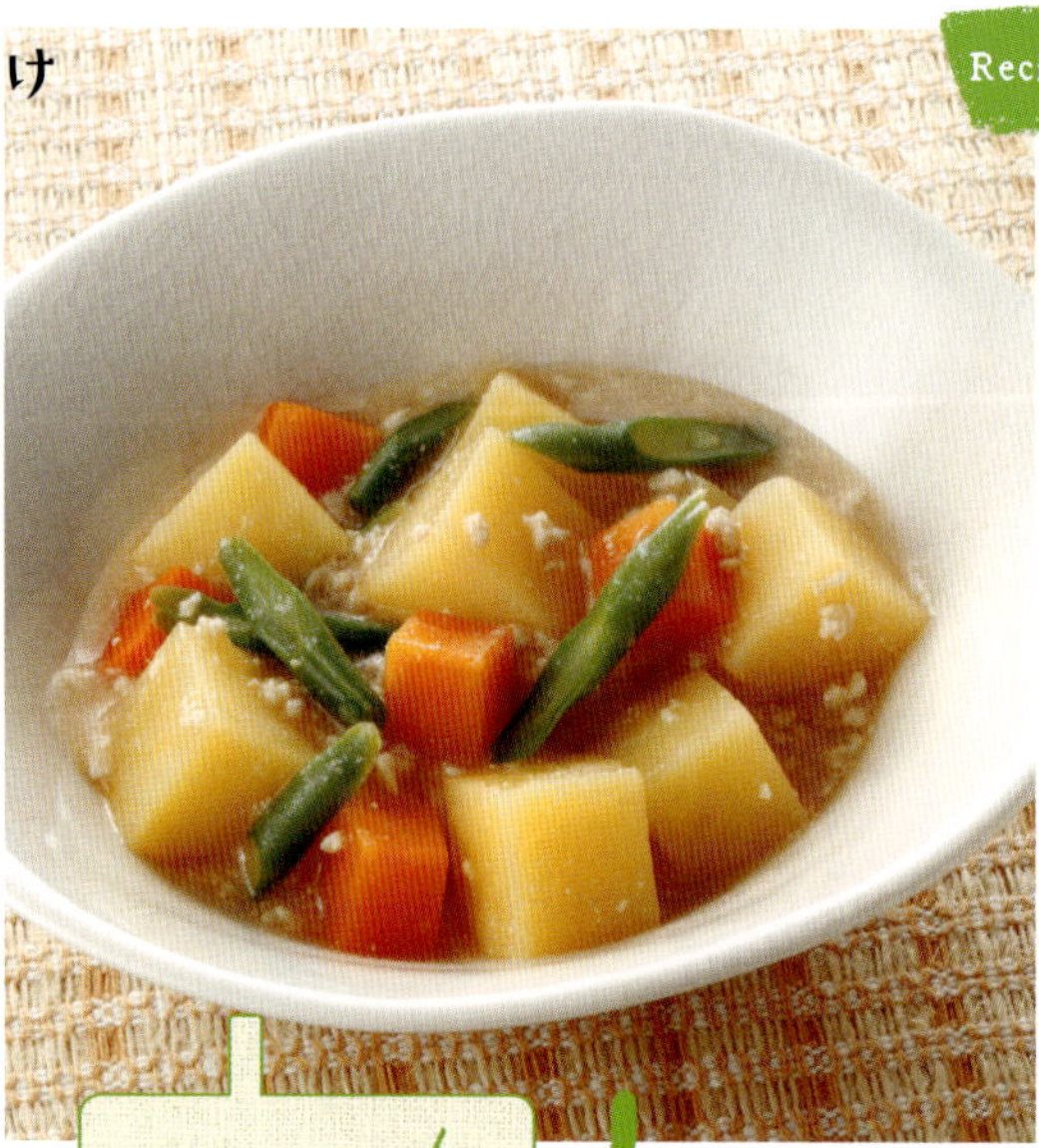

材料（2人分）

じゃがいも…160g
にんじん…30g
さやいんげん…20g
だし汁…1カップ
砂糖…小さじ1と1/3
A | 鶏ひき肉…40g
　| 酒…少々
みそ…大さじ1
B | 片栗粉…小さじ2/3
　| 水…小さじ1

作り方

1 じゃがいもは2cm角に、にんじんは1cm角に切る。
2 さやいんげんは筋をとってゆで、斜めに切る。
3 だし汁をあたため、**1**を入れて3～4分煮る。砂糖、合わせておいたAを加え、手早く混ぜてそぼろ状にする。アクを取り、みそ、まぜ合わせたBを加えてとろみをつけ、やわらかくなったら**2**を加える。

アレンジヒント
じゃがいもの代わりに、かぼちゃ、里いもなどでもそぼろあんに合います。

1人分**130**kcal

たいの治部煮

DHA・EPA　食物繊維

小麦粉をまぶして やわらかな食感に

アレンジヒント
本来は鴨肉で作る金沢の郷土料理。低脂肪の白身魚や鶏肉でアレンジを。

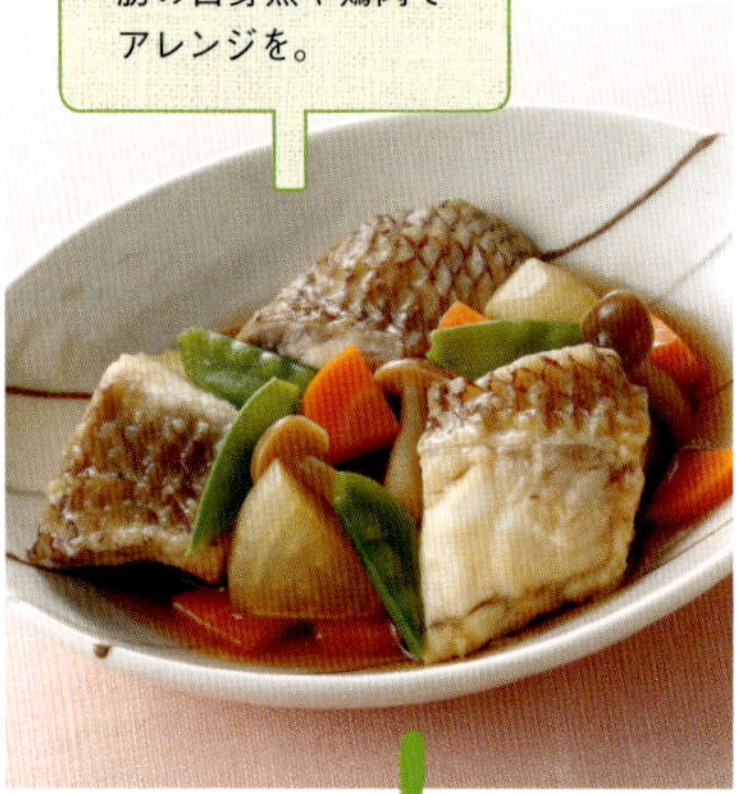

1人分**154**kcal

材料（2人分）

たい…2切れ（140g）
酒…小さじ2
小麦粉…適量
大根…60g
にんじん…40g
しめじ…20g
だし汁…3/5カップ
みりん…大さじ1
しょうゆ…大さじ1
さやえんどう…20g

作り方

1 たいは1切れを3つに切り、酒をふって、小麦粉を薄くまぶす。
2 大根、にんじんは厚めのいちょう切りに、しめじは小房に分ける。
3 だし汁をあたため、大根、にんじんを入れて7～8分煮る。みりん、しょうゆで味を調え、**1**を重ならないように入れ、しめじも加えてさらに5～6分煮る。
4 さやえんどうは筋をとり、ゆでて斜め半分に切り、**3**に加えて少し煮る。

栄養素ミニ事典

摂取基準と単位について

《摂取基準》

●耐容上限量：過剰症を起こすことのない最大限の摂取量のこと

《単位》

● kcal（キロカロリー）＝エネルギー（熱量）の単位。カロリーはエネルギーと同じ意味

● μg（マイクログラム）＝ 1/1000mg

● mg（ミリグラム）＝ 1/1000g

● RE（レチノール当量）＝ビタミン A の効力をレチノールに換算してあらわしたもの。単位は μg

● NE（ナイアシン当量）＝ナイアシンの働きに換算してあらわしたもの。単位は mg

エネルギー

生命を維持するために必要不可欠で三大栄養素がエネルギー源になる

特徴と働き

体を動かさなくてもつねに消費されている

私たちの体はつねにエネルギーを必要としています。エネルギーは、仕事や家事、運動など体を動かす生活活動のほか、安静にしているときでも使われています。これは、心臓などの臓器の機能維持、呼吸、血液循環、体温維持などの生理現象があるからです。

エネルギーになる栄養素は、たんぱく質（1g当たり約4キロカロリー）、脂質（1g当たり約9キロカロリー）、糖質（1g当たり約4キロカロリー）ですが、この三大栄養素が呼吸によって取り込まれた酸素と反応し、分解されることでエネルギーが発生します。

摂り方のコツ

たんぱく質・脂質・糖質の三大栄養素からバランスよく

エネルギーになる三大栄養素の過不足は健康障害を招きます。そのため1日に必要なエネルギー量は、たんぱく質から15％、脂質から25％、糖質から60％くらいのエネルギー比率で摂取するのが望ましいとされています。

1日の摂取基準

（次ページ参照）

不足すると

体脂肪を燃焼させてエネルギーを得ようとするのでやせる。さらにひどくなると体内のたんぱく質を分解してエネルギーにするため、筋肉などが消耗される。

摂りすぎると

摂取エネルギーが多いと体脂肪として蓄積され、肥満になる。

エネルギーが高い食品・低い食品

（100g中、kcal）

高エネルギー

脂質の多い魚や肉、種実、油脂など

低エネルギー

水分が多い野菜、海藻、きのこ、こんにゃくなど

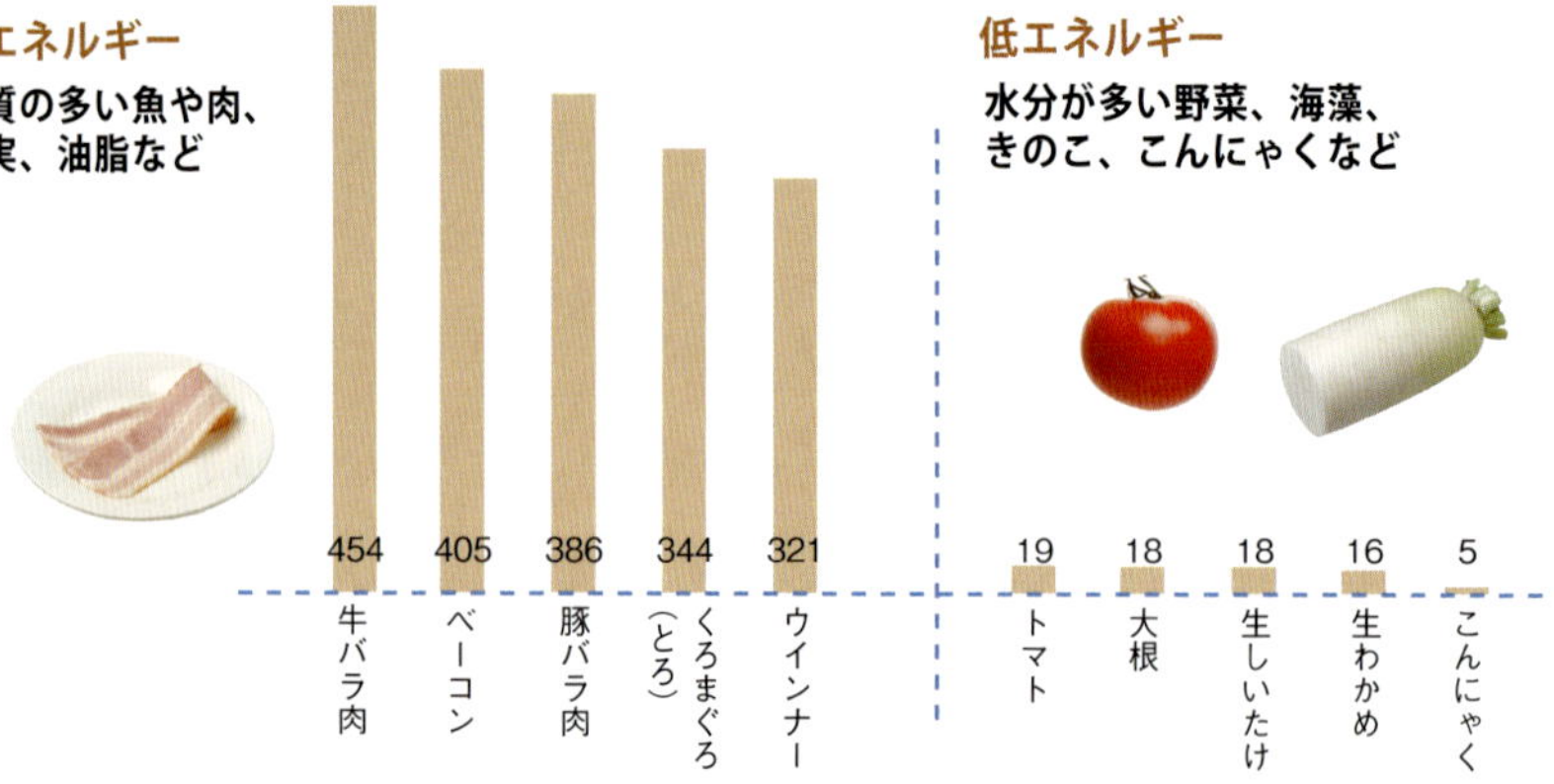

エネルギーの摂取基準

エネルギー量は基礎代謝量と身体活動レベルから

1日に必要なエネルギー量は、基礎代謝量（生きていくうえで必要な最低限のエネルギーで性・年齢などで異なる）と身体活動レベルから算出できます。

「日本人の食事摂取基準2010年版」（厚生労働省）では、この基礎代謝量を用いて、推定エネルギー必要量を下表のように性や年齢、身体活動レベル別に示しています。また、身体活動レベルは表の下のように、日常生活の活動量や運動の有無などにより3つに分類されています。

さらに、妊婦や授乳婦の場合は、妊娠前の推定エネルギー必要量に加えて、胎児の成長や母乳の産生に必要なエネルギー量が付加量として設定されています。

推定エネルギー必要量（kcal/日）

性別	男性			女性		
身体活動レベル	Ⅰ	Ⅱ	Ⅲ	Ⅰ	Ⅱ	Ⅲ
0～5（月）	—	550	—	—	500	—
6～8（月）	—	650	—	—	600	—
9～11（月）	—	700	—	—	650	—
1～2（歳）	—	1,000	—	—	900	—
3～5（歳）	—	1,300	—	—	1,250	—
6～7（歳）	1,350	1,550	1,700	1,250	1,450	1,650
8～9（歳）	1,600	1,800	2,050	1,500	1,700	1,900
10～11（歳）	1,950	2,250	2,500	1,750	2,000	2,250
12～14（歳）	2,200	2,500	2,750	2,000	2,250	2,550
15～17（歳）	2,450	2,750	3,100	2,000	2,250	2,500
18～29（歳）	2,250	2,650	3,000	1,700	1,950	2,250
30～49（歳）	2,300	2,650	3,050	1,750	2,000	2,300
50～69（歳）	2,100	2,450	2,800	1,650	1,950	2,200
70以上（歳）	1,850	2,200	2,500	1,450	1,700	2,000
妊婦初期（付加量）				＋50	＋50	＋50
妊婦中期（付加量）				＋250	＋250	＋250
妊婦末期（付加量）				＋450	＋450	＋450
授乳婦（付加量）				＋350	＋350	＋350

身体活動レベル

日常の仕事や家事、運動習慣の有無などの程度により、以下の３つに分類されます。

Ⅰ 低い

生活活動の大部分が座位で、静的な活動が中心の場合

Ⅱ ふつう

座位中心の仕事が多いが、移動、立位での通勤、家事、軽いスポーツなどを行う場合

Ⅲ 高い

移動や立ち仕事の多い場合、スポーツなどの運動を習慣にしている場合

たんぱく質

皮膚、筋肉、臓器など体の構成成分で
免疫抗体、酵素、ホルモンにもなる

特徴と働き

体を構成するもっとも重要な成分

たんぱく質は、筋肉や臓器など体を構成するもっとも重要な成分で、免疫抗体、酵素、ホルモンなどもたんぱく質からできています。また、エネルギー源となる糖質や脂質が不足すると、体内のたんぱく質がエネルギー源として利用されます。

たんぱく質は、アミノ酸（次頁）が多数結合したもので、その種類や数、並び方などで性質や働きが異なります。摂取したたんぱく質は、アミノ酸まで分解され、私たちの体に必要なたんぱく質に再合成されます。体内ではつねに合成と分解がくり返され、一部は排泄されるため、不足分は食事から摂ることが重要です。

摂り方のコツ

たんぱく質源とビタミンB群をいっしょに

魚や肉はたんぱく質が豊富ですが、同時に脂質も多いので、低脂肪の種類や部位を選ぶと効率よく摂取できます。さらに、たんぱく質の代謝に関わるビタミンB群（とくにビタミンB6）が多い食品と合わせると体内で利用されやすくなります。

1日の摂取基準 （30〜49歳の場合）

男性：60g　女性：50g

不足すると
体全体の機能に関わっているため、体力・免疫力の低下などを招く。子どもは成長障害を起こす場合がある。

摂りすぎると
摂りすぎた分は尿中に排泄されるため、腎臓に負担がかかる。カルシウムの排泄を促すため、骨がもろくなる。

多く含む食品 （100g中、★は10g中、g）

魚介、肉、大豆、卵、牛乳など

分類	食品	含有量
魚介	くろまぐろ（赤身）	26.4
魚介	かつお（春どり）	25.8
魚介	紅ざけ	22.5
肉	鶏ささみ	23.0
肉	豚ヒレ肉	22.8
肉	牛もも肉（皮下脂肪なし）	20.5
そのほか	ゆで大豆	16.0
そのほか	鶏卵	12.3
そのほか	牛乳	3.3
そのほか	★プロセスチーズ	2.3

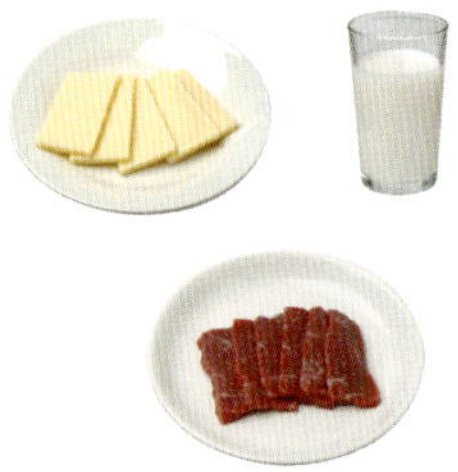

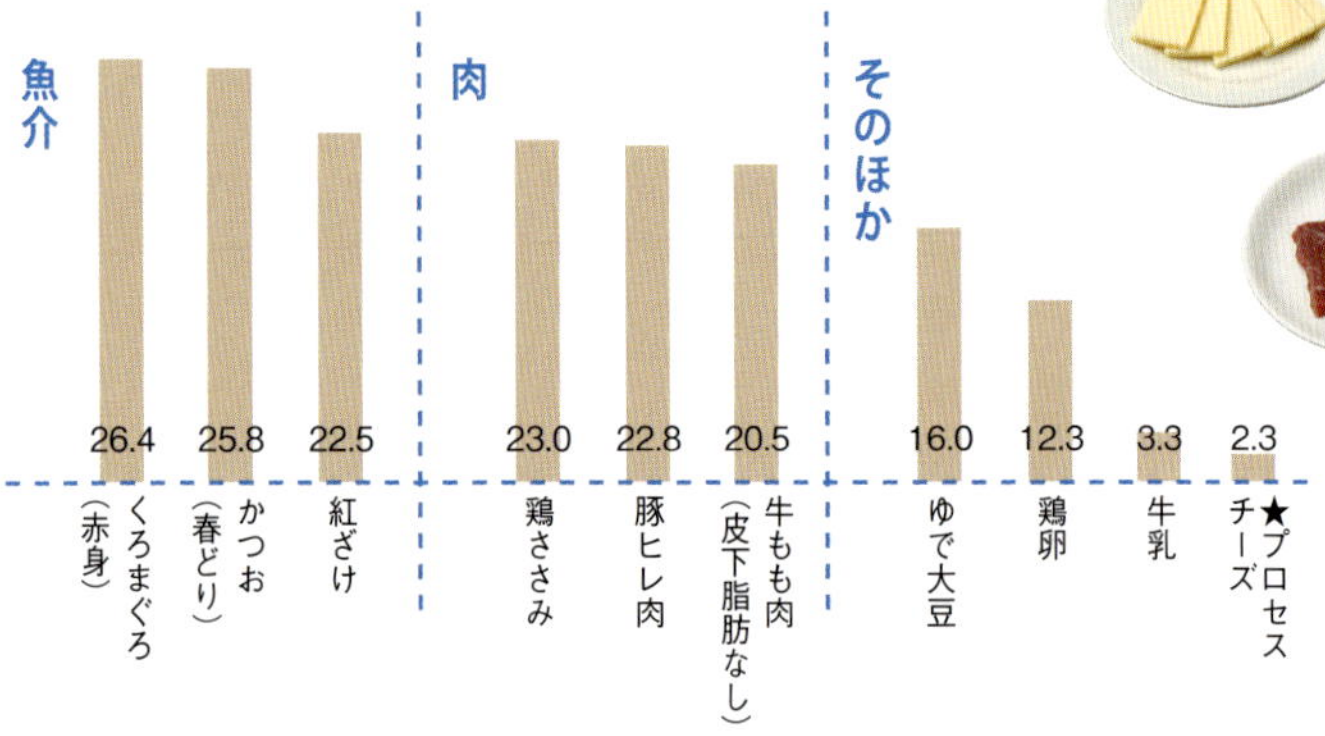

アミノ酸の種類と働き

食事から摂るべき必須アミノ酸は9種類

自然界にはたくさんのアミノ酸が存在していますが、人体のたんぱく質を構成するアミノ酸はわずか20種類です。

このうち、体内では充分に合成されず、食事から摂取しなければならないものは9種類あり、必須アミノ酸（左表参照）と呼ばれます。

　アミノ酸にはそれぞれ特徴的な機能があり、肝機能の強化、成長・代謝の促進など、体内で大切な働きをしています。

おもなアミノ酸の種類と働き

必須アミノ酸

イソロイシン	●成長促進、神経機能のサポートなど ●鶏肉、さけ、牛乳などに多い
ロイシン	●肝機能を高める、筋肉の強化など ●牛肉、レバー、牛乳などに多い
リシン（リジン）	●体組織の修復、ブドウ糖代謝の促進など ●魚介、肉、卵、牛乳などに多い
メチオニン	●抑うつ症状の解消など ●牛乳、レバー、全粒小麦などに多い
フェニルアラニン	●抗うつ作用、鎮痛作用など ●魚介、肉、卵、大豆製品などに多い
トレオニン（スレオニン）	●成長促進、脂肪肝の予防など ●卵、スキムミルクなどに多い
トリプトファン	●鎮痛、精神安定作用など ●牛乳、チーズ、種実などに多い
バリン	●成長に関与、血液の窒素バランス調節など ●レバー、プロセスチーズなどに多い
ヒスチジン	●成長に関与、神経機能のサポートなど ●鶏肉、ハムなどに多い

非必須アミノ酸

アスパラギン酸	●エネルギー代謝に関与、疲労回復など ●牛肉、アスパラガスなどに多い
グルタミン酸	●脳や神経機能のサポートなど ●海藻、大豆、種実などに多い
アルギニン	●成長ホルモン合成、脂肪代謝の促進など ●鶏肉、牛乳、えび、大豆などに多い

Column

良質なたんぱく質とは

たんぱく質を含む食品は多数ありますが、食品によって質が異なります。その質は必須アミノ酸の含有割合で決まり、理想的なアミノ酸組成とその食品を比較して算出したものがアミノ酸スコアです。アミノ酸スコアが100に近いほど良質なたんぱく質といえます。

おもな食品のアミノ酸スコア

食品名	アミノ酸スコア
精白米	93
小麦粉（薄力粉）	56
大豆	100
鶏卵	100
牛乳	100
あじ	100
牛肉	100
豚肉	100
鶏肉	100

資料：2007年FAO/WHO/UNUから報告されたアミノ酸評点パターンより算出

脂質

体脂肪や細胞膜、性ホルモンの構成成分で1gで約9キロカロリーの高エネルギーになる

特徴と働き

エネルギー効率が高いパワフルな栄養素

私たちの体にはさまざまな脂質が存在しています。そのひとつが中性脂肪で、おもに体脂肪として蓄えられています。体脂肪は体温の保持・調節、クッション材として臓器などを守る役割があります。また、リン脂質や糖脂質などは細胞膜を構成し、コレステロールは胆汁酸、性ホルモン、細胞膜の原料になります。これらはすべて脂質の一種です。

食事から摂取する脂質の大部分は中性脂肪で、1g当たり約9キロカロリーのエネルギーを生み出します。これは糖質のエネルギー量の2倍以上になるので、脂質はエネルギー効率が高い栄養素といえます。

摂り方のコツ

過剰摂取に注意して1日1食以上は魚を食べる

脂質の摂りすぎは肥満を招くため、適量の摂取を心がけましょう。

青背魚などに豊富なDHAやEPAは血中脂質のバランスを改善する効果があり、18歳以上では1日1g以上摂るのが望ましいとされています。

1日の摂取基準 (30〜49歳の場合)

男性：20％以上25％未満
女性：20％以上25％未満
※1日の摂取エネルギーに占める脂質の割合の目標量

不足すると
エネルギー不足になる。脂溶性ビタミンの吸収が低下する。血管や細胞膜が弱くなる。

摂りすぎると
肥満を招き、糖尿病、脂質異常症、動脈硬化、がんのリスクが高まる。

多く含む食品 (100g中、★は10g中、g) 脂身の多い魚・肉、種実、油脂など

分類	食品	含有量
魚介	くろまぐろ(とろ)	27.5
魚介	さんま	24.6
魚介	うなぎのかば焼き	21.0
肉	牛バラ肉	42.6
肉	豚バラ肉	34.6
そのほか	生クリーム	45.0
そのほか	アボカド	18.7
そのほか	★サラダ油	10.0
そのほか	★バター	8.1
そのほか	★ごま	5.2

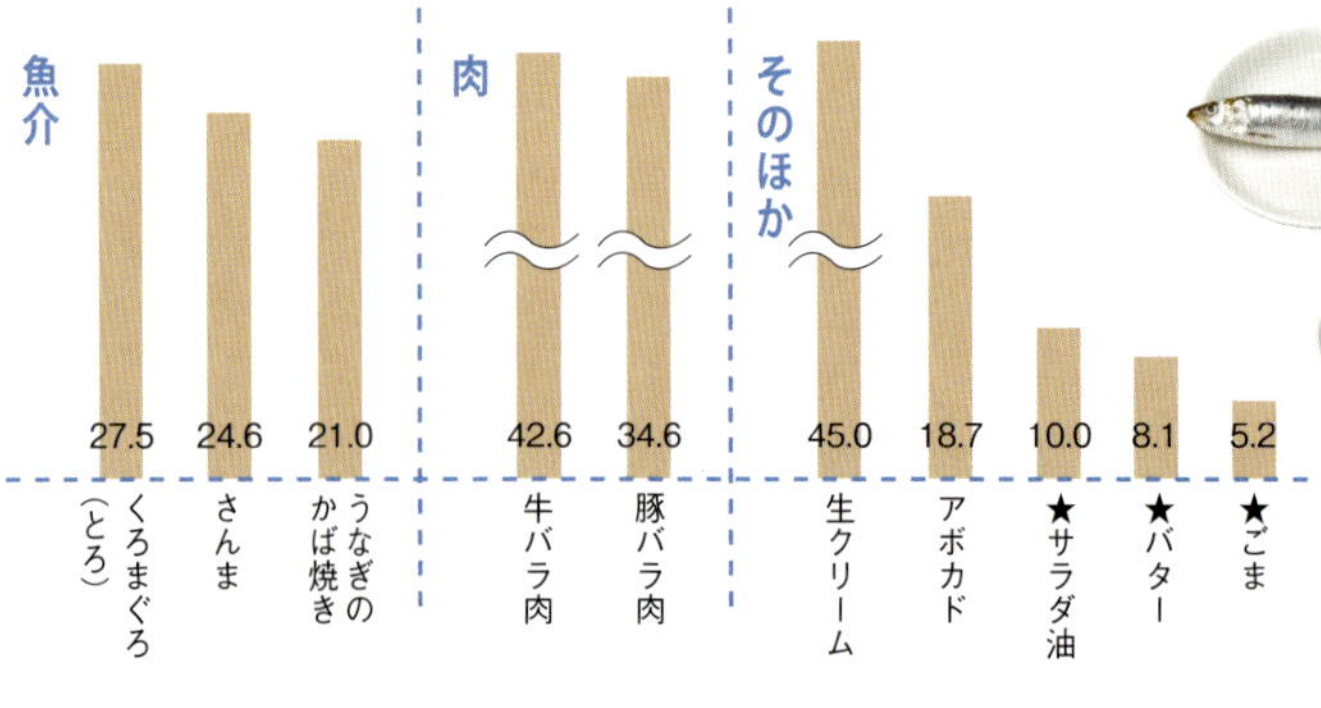

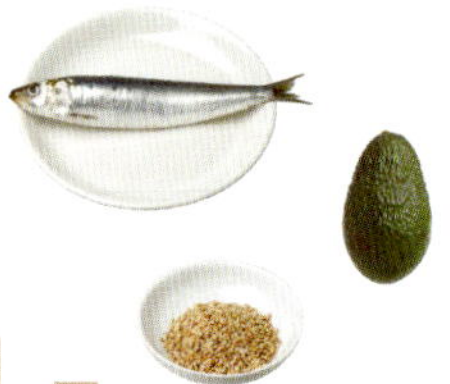

脂肪酸の種類と働き

脂肪酸とグリセロールが結合した化合物が中性脂肪

植物油は透明な液体、肉などの脂身は白い固体と、同じ中性脂肪でも状態が異なります。これは含まれる脂肪酸という物質の違いによるもので、脂肪酸とグリセロールが結合した高分子化合物が中性脂肪です。

体内での働きも、脂肪酸の種類によって異なり、特有の働きをもつ脂肪酸（下表参照）があります。

必須脂肪酸は3種類

リノール酸、α-リノレン酸、アラキドン酸の3つは必須脂肪酸と呼ばれます。これらは体内では合成できない、または充分に合成されない脂肪酸のため、食事から摂取しなければいけません。

おもな脂肪酸の種類と働き

分類			おもな脂肪酸	多く含む食品	働き
飽和脂肪酸			ラウリン酸 ミリスチン酸 パルミチン酸 ステアリン酸	パーム油、やし油、 ラード（豚脂）、 ヘット（牛脂）、 バターなど 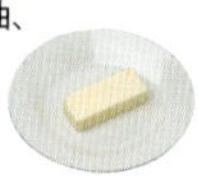	血中のコレステロールや中性脂肪を増やす
不飽和脂肪酸	一価不飽和脂肪酸		オレイン酸	オリーブ油、キャノーラ油、種実、サラダ油など	血中のコレステロールを低下させる。胃酸の分泌を調整する
	多価不飽和脂肪酸	n-6系脂肪酸	★リノール酸	紅花油、綿実油、大豆油、コーン油、ごま油など	血中のコレステロールを低下させる。動脈硬化を予防する
			γ-リノレン酸	月見草油、母乳など	血糖、血中コレステロール、血圧を低下させる
			★アラキドン酸	レバー、卵白、 さざえ、 伊勢えび、 あわびなど 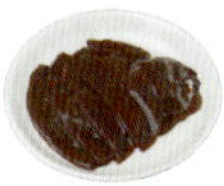	血圧、免疫系を調節する
		n-3系脂肪酸	★α-リノレン酸	しそ油、えごま油、 亜麻仁油《あまにゆ》など	アレルギー疾患を予防する。高血圧、心疾患、がんを予防する
			DHA （ドコサヘキサエン酸）	まぐろ脂身、ぶり、 さば、うなぎ、 さんま、さわらなど	中性脂肪を低下させる。脂質異常症、高血圧、脳卒中、虚血性心疾患などを予防する
			EPA （エイコサペンタエン酸）	いわし、 まぐろ脂身、さば、 ぶり、うなぎ、 さんまなど 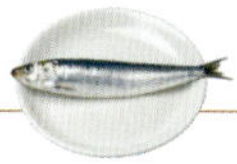	抗血栓作用。中性脂肪を低下させる。脳血管障害、虚血性心疾患、脂質異常症などを予防する

★は必須脂肪酸

コレステロール

細胞膜を構成している成分で
ホルモンや胆汁酸などの原料にもなる

特徴と働き

細胞膜やホルモンになる脂質の一種

コレステロールは脂質の一種で、脳や神経組織、肝臓、血液中などに存在しています。細胞膜の構成成分で、胆汁酸や性ホルモンなどの原料になるほか、ビタミンDの前駆体としても働いています。

コレステロールは体内でもつくられています。食品から多く摂取すれば肝臓での合成が少なくなり、逆に摂取量が少なければ肝臓での合成が増えるようコントロールされています。摂取した食品から吸収されるコレステロールの量は体内でつくられる量（体重50kgの人の場合、1日600〜650mg）の1/3〜1/7程度になります。

摂り方のコツ

料理に使う油はオリーブ油などの植物油を

血中コレステロールを増やす作用がある動物性脂肪やコレステロールの多い食品は控えましょう。

一方、オリーブ油などの植物油は、これを低下させる作用があり、食物繊維もコレステロールを排泄させる作用があります。

1日の摂取基準 (30〜49歳の場合)

男性：750mg 未満
女性：600mg 未満

不足すると
細胞膜や血管が弱くなる。免疫力が低下する。脳出血やがんを発症しやすくなる。

摂りすぎると
脂質異常症、動脈硬化症、心筋梗塞、狭心症、脳血管疾患などのリスクが高まる。

多く含む食品 (100g中、mg)

魚介・肉の内臓、卵・卵製品など

魚介
- あんこう（きも） 560
- いくら 480
- たらこ 350
- うに 290
- するめいか 270

肉
- 鶏レバー 370
- 鶏手羽 120

そのほか
- 卵 420

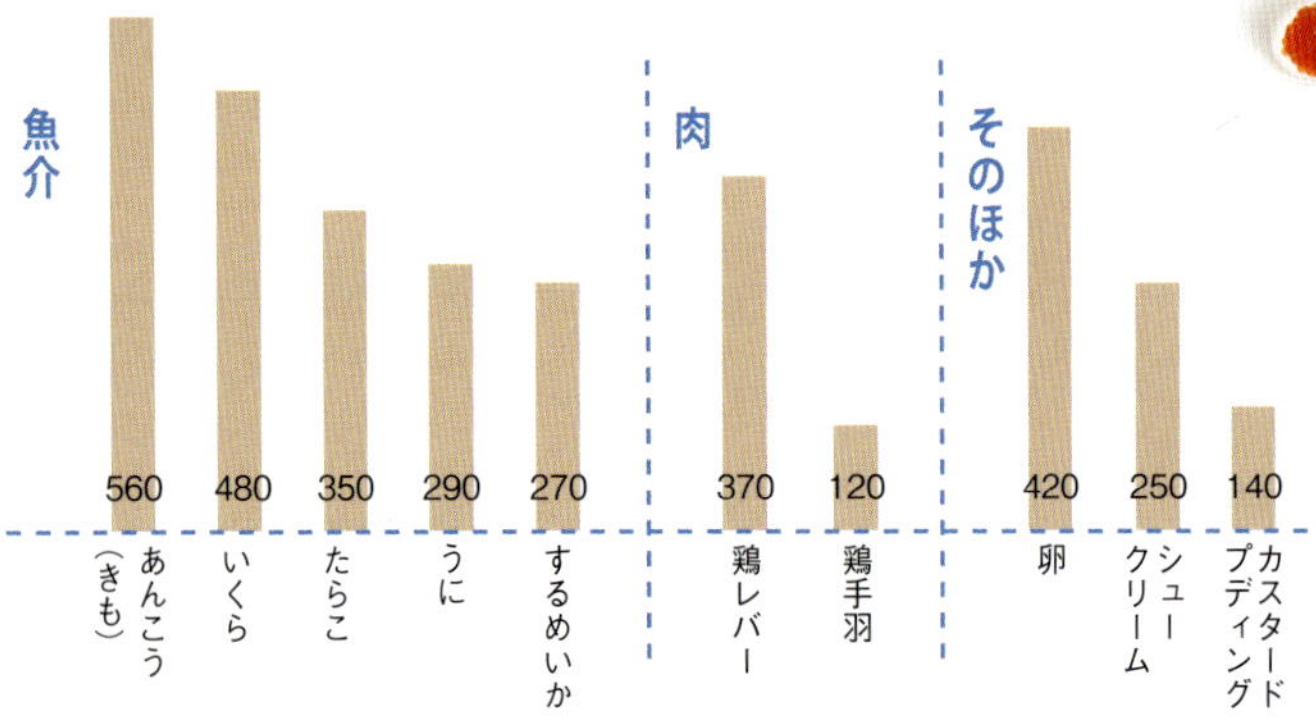

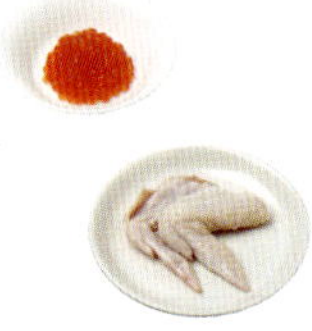

リポたんぱく質の種類

血中のコレステロールはリポたんぱく質として存在

　コレステロールは脂質なので水に溶けません。そのため、アポたんぱく質という水に溶けやすいたんぱく質と結合し、血液中を流れて全身に運ばれます。この成分をリポたんぱく質といい、その種類は含まれる脂質の比重で分類されます（下表参照）。代表的なものにLDLやHDLがあり、この中にあるコレステロールが、よく耳にするLDLコレステロール、HDLコレステロールです。

　LDLコレステロールは悪玉、HDLコレステロールは善玉と呼ばれますが、これはLDLが肝臓中のコレステロールを全身に運ぶ働きがあり、HDLが各細胞の余分なコレステロールを回収する働きがあるからです。

リポたんぱく質の種類と働き

カイロミクロン	●食物から吸収された中性脂肪を*末梢組織へ運ぶ ●もっとも比重が軽く、粒子が大きい
VLDL **(超低比重リポたんぱく質)**	●肝臓や小腸で合成された中性脂肪を末梢組織へ運ぶ ●中性脂肪が末梢組織に取り込まれて少なくなるとLDLになる
IDL **(中間比重リポたんぱく質)**	●コレステロールを肝臓から末梢組織へ運ぶ ● VLDLがLDLになる過程のリポたんぱく質
LDL **(低比重リポたんぱく質)**	●コレステロールを肝臓から末梢組織へ運ぶ ●増えすぎると血管内にコレステロールを沈着させる
HDL **(高比重リポたんぱく質)**	●コレステロールを末梢組織から肝臓へ運ぶ ●もっとも比重が高く、もっとも粒子が小さい

＊末梢組織とは、筋肉、心臓、脂肪組織など

Column

運動をすれば HDLコレステロールが上昇する

運動にはHDLコレステロールを上昇させる効果があります。さらに、血圧の低下、中性脂肪値や血糖値の改善効果など、さまざまなメリットがあります。ウオーキングなどの軽い有酸素運動を毎日30分以上行うことが理想です。無理な場合は、最低週3回以上（1回10分以上）、合計180分以上を目標にしましょう。

運動がもたらすメリット

- 動脈硬化性疾患の予防・解消
- 血糖値の改善
- メタボリックシンドロームの予防・解消
- ストレスの解消
- 血中HDLコレステロールの上昇
- 骨密度を高める
- 血中中性脂肪の低下
- 免疫力を高める

炭水化物

1gで約4キロカロリーのエネルギーになり 糖質と食物繊維に区分される

特徴と働き

消化・吸収に優れエネルギーになりやすい

炭水化物は、消化・吸収される糖質と、消化・吸収されない食物繊維に分類されます。糖質はおもに、主食になるご飯、パン、めんなどの穀類のほか、いも、果物などに多く含まれています。エネルギー源（1g当たり約4キロカロリー）として大切で、消化・吸収に優れているため、たんぱく質や脂質に比べて利用されやすいのが特徴です。

脳や神経組織、赤血球などは糖質の一種であるブドウ糖が唯一のエネルギー源です。糖質はこのような組織にブドウ糖を供給する大きな役割があります。

摂り方のコツ

糖質のエネルギー代謝をサポートするビタミンB_1を

糖質がエネルギーとして利用されるには、ビタミンB_1の働きが必要です。精白度の低い穀類に多く含まれるので、主食を玄米や胚芽精米にすれば、炭水化物とビタミンB_1の両方を摂取できます。

1日の摂取基準 （30～49歳の場合）

男性：50%以上70%未満
女性：50%以上70%未満
※1日の摂取エネルギーに占める炭水化物の割合の目標量

不足すると

エネルギー不足になる。長期間不足するとケトン血症になり、嘔吐などが起きる場合もある。

摂りすぎると

慢性的に摂りすぎるとエネルギーの過剰摂取につながり、肥満を引き起こす。

多く含む食品 （100g中、g） **穀類、いも、豆、野菜、果物など**

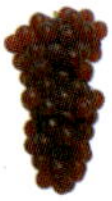
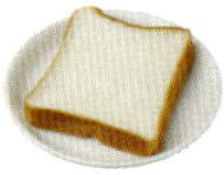
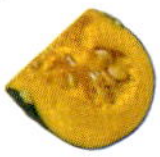

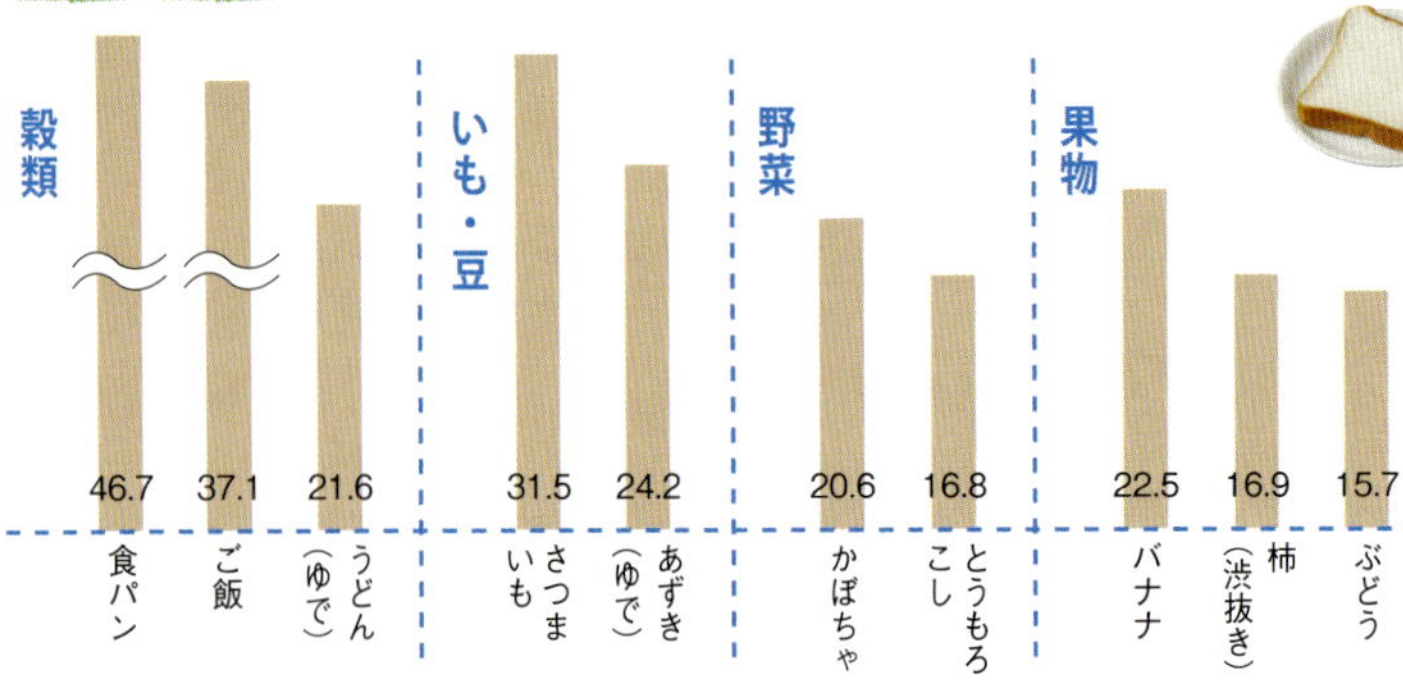

生理的特徴と化学的特徴で分類

炭水化物を生理的特徴で分類すると、ヒトが消化・吸収でき、エネルギーとして利用できる消化性炭水化物（糖質）と、消化・吸収されず、エネルギーになりにくい難消化性炭水化物（食物繊維）の2つに分類できます。

化学的特徴で分類すると、炭水化物を構成している単糖という物質の結合数で分けられます。糖類（単糖が1～2個結合）、少糖類（3～9個）、多糖類（10個以上）の3つに分かれ、通常の食品を摂取している場合では、食物繊維のほとんどが多糖類の一種である、非デンプン性多糖類と考えられています。

炭水化物といっても、単糖の結合の数でじつにさまざまな種類があり、働きもそれぞれ異なります。

炭水化物の分類

生理的特徴で分類

炭水化物

糖質

ヒトが消化・吸収できる消化性炭水化物。1g当たり約4kcalのエネルギーになる

食物繊維

ヒトがほとんど消化・吸収できない難消化性炭水化物。1g当たり0～2kcal程度のエネルギーになる（P214-215参照）と考えられている

化学的特徴で分類

炭水化物

糖類

単糖が1～2個結合したもの。甘みがあり、水に溶けやすい

単糖類

穀類などに多いブドウ糖、果物やはちみつに多い果糖、ブドウ糖と結合して乳糖になるガラクトースがある

二糖類

ショ糖（砂糖）、母乳や牛乳に含まれる乳糖、麦芽や水あめに多い麦芽糖がある

少糖類

単糖が3～9個結合したもの。甘みがあり、水に溶けやすく、吸収されにくい。オリゴは少数を意味するギリシャ語が由来

マルトオリゴ糖

ブドウ糖を含むオリゴ糖

その他のオリゴ糖

ブドウ糖以外の単糖類を含むオリゴ糖

多糖類

たくさんの単糖が結合したもの。甘みはなく、水に溶けないものが多い

デンプン

ブドウ糖が長い鎖状に結合したもので、直鎖状のアミロースと枝分かれしたアミロペクチンがある

非デンプン性多糖類

植物の細胞壁に存在するセルロース、ヘミセルロース、ペクチンがある

→ **食物繊維**

食物繊維

ヒトが消化・吸収できない難消化性炭水化物。排便を促し、腸内環境を整える

特徴と働き

ヒトの消化酵素で消化されない成分

食物繊維は「ヒトの消化酵素で消化されない食物中の難消化性成分」の総体です。消化されずに大腸まで到達しますが、一部は腸内細菌によって発酵・分解されて短鎖脂肪酸などに代謝されることがわかってきました。また、消化されないとされていますが、1g当たり0～2キロカロリーのエネルギーになると考えられています。

食物繊維は、水溶性食物繊維と不溶性食物繊維に分類できます。便秘の予防・解消やコレステロールの吸収を妨げ排泄を促す働き、血糖の急上昇を抑える働きなどがあります。

摂り方のコツ

野菜は加熱すればたっぷり食べられる

食物繊維が豊富な野菜は、サラダで生食するよりも、加熱したほうがかさが減ってたっぷり食べられます。また、主食の米は玄米や胚芽精米、雑穀などをまぜたり、パンはライ麦パンなどを選んだりすると効率よく摂取できます。

1日の摂取基準 （30～49歳の場合）

男性：19g以上　女性：17g以上

不足すると
便秘になる。心筋梗塞の発症率や死亡率、糖尿病の発症率が高まるなど生活習慣病との関連が報告されている。

摂りすぎると
通常の食事では過剰症は起こらない。サプリメントなどで摂りすぎると、下痢や栄養素の吸収が妨げられる。

多く含む食品 （100g中、★は10g中、g）

穀類、野菜、豆、海藻、きのこに多い

分類	食品	含有量
穀類	ライ麦パン	5.6
穀類	そば（ゆで）	2.0
野菜	モロヘイヤ	5.9
野菜	ごぼう	5.7
野菜	枝豆	5.0
野菜	オクラ	5.0
そのほか	いんげん豆（ゆで）	13.3
そのほか	おから	11.5
そのほか	★干しひじき	4.3
そのほか	★干ししいたけ	4.1

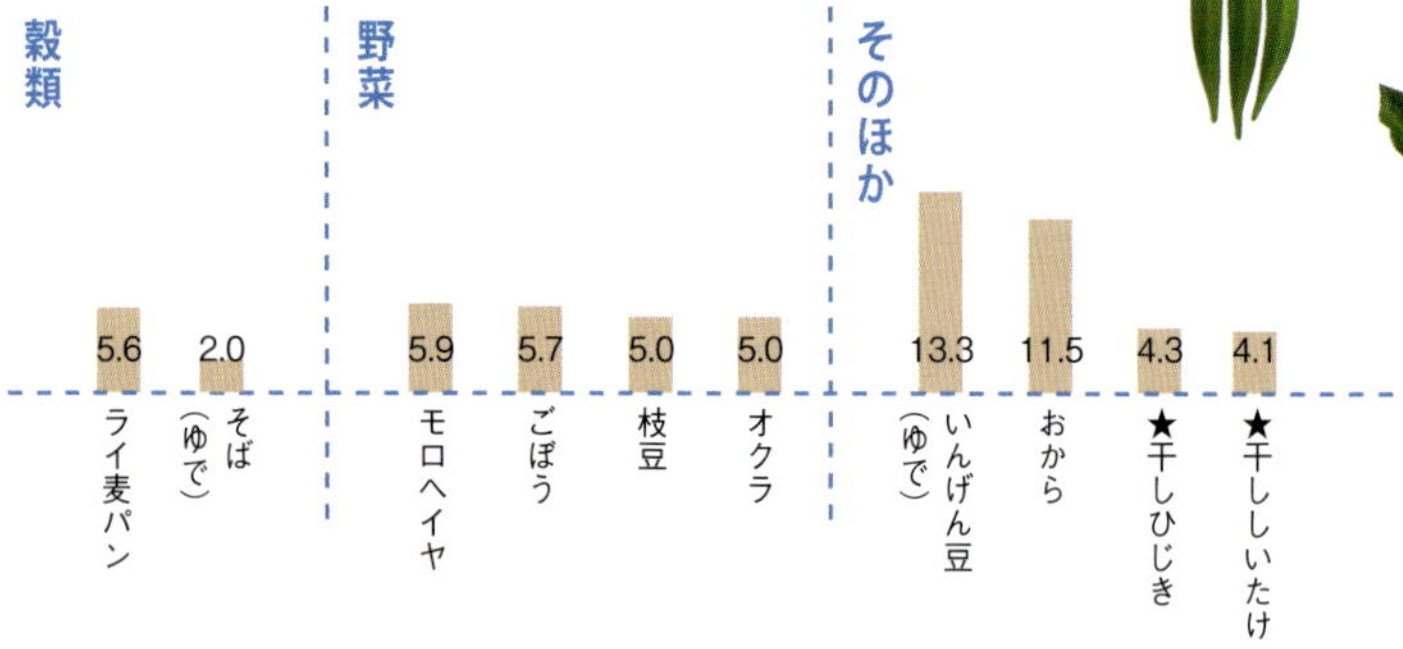

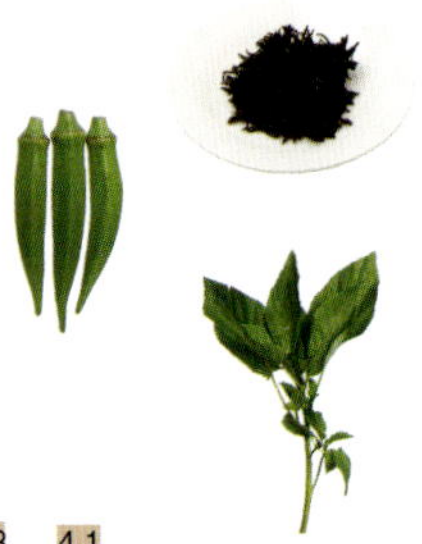

食物繊維の分類

食物繊維は水に溶ける水溶性食物繊維と水に溶けない不溶性食物繊維に分類できます。それぞれ、血中コレステロールや血糖の上昇抑制、腸内環境の改善、便秘の予防・解消などの働きがあります。

水溶性食物繊維

- 血糖値上昇の抑制
- 血中コレステロール低下作用
- 発がんのリスクを軽減
- 便秘の予防・解消
- 腸内細菌叢の解消
- 高血圧の予防

種類（食品）

ペクチン
（果物、野菜など）

アルギン酸
（こんぶ、わかめなど）

グルコマンナン
（こんにゃく）

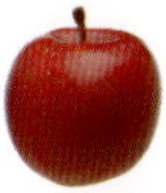

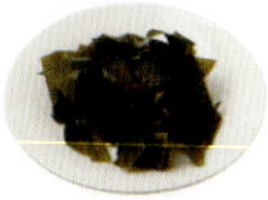

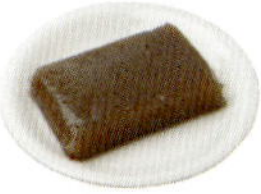

不溶性食物繊維

- 便秘の予防・解消
- 大腸がんの予防
- 有害物質の排泄作用

種類（食品）

セルロース
（穀類、豆、野菜など）

ヘミセルロース
（穀類、豆、野菜、海藻など）

ペクチン
（野菜、未熟果物など）

リグニン
（豆、穀類のふすま、野菜、ココアなど）

イヌリン
（ゆり根、ごぼう、きくいもなど）

キチン
（かに、えびの殻など）

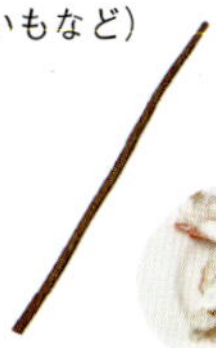

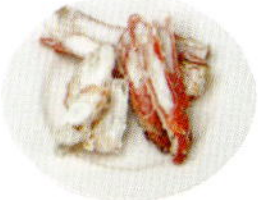

Column

腸内環境を改善する難消化性のオリゴ糖

オリゴ糖の中でもフラクトオリゴ糖やガラクトオリゴ糖、パラチノースなどの難消化性のものは、消化吸収されずに大腸まで届き、腸内細菌の栄養源となります。そのため、腸内環境の改善に役立つとして、特定保健用食品に認可されています。また、消化吸収されにくいため、血糖値の上昇を防ぐ甘味料としても利用できます。

- 便秘解消
- 虫歯抑制作用
- 血糖値を上げにくい
- 腸内環境の改善
- ミネラルの吸収促進作用

ビタミン

体のさまざまな機能を維持する微量栄養素で不足すると欠乏症を起こす

ビタミンのおもな働きと過剰症・欠乏症

		おもな働き	過剰症・欠乏症
脂溶性ビタミン	ビタミンA (P217)	皮膚、粘膜を健康に保つ 薄暗い所で視力を保つ 抗酸化作用	過剰症：頭痛や嘔吐など 欠乏症：夜盲症、感染症にかかりやすくなる
	ビタミンD (P217)	カルシウムの吸収促進 骨を丈夫にする 血中カルシウム濃度の調節	過剰症：高カルシウム血症など 欠乏症：くる病(子ども)、骨軟化症（成人）など
	ビタミンE (P218)	抗酸化作用 生体膜を健康に保つ 赤血球の溶血防止	過剰症：起きにくい 欠乏症：赤血球の溶血、神経障害
	ビタミンK (P218)	血液凝固因子、カルシウム結合たんぱく質の生成	過剰症：報告されていない 欠乏症：血液凝固時間が延びる、新生児の出血性疾患
水溶性ビタミン	ビタミンB_1 (P219)	補酵素として糖質代謝に関わる 神経機能を正常に保つ	過剰症：認められていない 欠乏症：脚気、多発性神経炎、ウェルニッケ脳症など
	ビタミンB_2 (P219)	エネルギー代謝に関わる 成長を促進する 過酸化脂質を消去する	過剰症：認められていない 欠乏症：口角炎、口唇炎、舌炎、成長障害など
	ナイアシン (P220)	エネルギー代謝、アルコールの分解に関わる	過剰症：皮膚が赤くなる、下痢、便秘、肝機能障害など 欠乏症：ペラグラ、皮膚炎など
	ビタミンB_6 (P220)	アミノ酸や脂質の代謝、神経伝達物質の合成に関わる	過剰症：感覚神経障害など 欠乏症：皮膚炎、貧血、先端疼痛症、湿疹など
	ビタミンB_{12} (P221)	正常な赤血球の産生 神経機能の維持 アミノ酸・脂質の代謝に関与	過剰症：認められていない 欠乏症：悪性貧血、神経障害、疲労感、うつ病など
	葉酸 (P221)	赤血球の産生 アミノ酸や核酸の代謝に関与	過剰症：認められていない 欠乏症：巨赤芽球性貧血、胎児の神経管閉鎖性障害が起こる
	パントテン酸 (P222)	三大栄養素の代謝に関与 神経伝達物質、ホルモン、免疫抗体の合成に関わる	過剰症：認められていない 欠乏症：めまい、成長停止、副腎障害など
	ビオチン (P222)	三大栄養素の代謝に関与 皮膚の健康を保つ	過剰症：認められていない 欠乏症：皮膚炎、食欲不振、脱毛など
	ビタミンC (P223)	コラーゲン合成 鉄の吸収促進、抗酸化作用 副腎皮質ホルモンの合成の促進	過剰症：認められていない 欠乏症：壊血病、皮下出血、コラーゲン形成低下など

特徴と働き

充分に体内合成されないため欠乏症が起こる

ビタミンは糖質、脂質、たんぱく質などの代謝をサポートし、生理機能を調節・維持する働きがあります。体内では充分に合成されない微量栄養素のため、食事から摂る必要があり、不足すると欠乏症が起こります。

ビタミンは13種類ありますが、大きく4種の脂溶性と9種の水溶性に分類されます。

脂溶性ビタミンは摂りすぎると体内に蓄積され、過剰症を起こす恐れがあるので、サプリメントなどを摂取するときは注意が必要です。

一方、水溶性は摂りすぎると体外へ排《はい》泄《せつ》されるため、過剰症は起こりにくいのが特徴です。

ビタミンA

目や皮膚、粘膜の健康を維持する

特徴と働き

ビタミンAには動物性食品に含まれるレチノールと、植物性食品に含まれるカロテノイド（β - カロテンなど）があります。目や皮膚、粘膜などの健康を保ち感染症を防ぐほか、β - カロテンには老化やがんの予防に有効な抗酸化作用があります。

摂り方のコツ

脂溶性なので、炒め物やドレッシングをかけ、油脂といっしょに摂取すると吸収率が高まります。

1日の摂取基準

（30～49歳の場合）

男性：850 μgRE
（耐容上限量：2,700 μgRE）
女性：700 μgRE
（耐容上限量：2,700 μgRE）

不足すると

感染症にかかりやすくなる。夜盲症になる。

摂りすぎると

頭痛や嘔吐《おうと》が起こる。妊婦の場合は胎児に奇形が起こる。β - カロテンでは起こらない。

多く含む食品

（レチノール当量。100g中、μg）

レバーや魚介、緑黄色野菜など

肉
鶏レバー　14000
豚レバー　13000

魚介
うなぎのかば焼き　1500
銀だら　1100

野菜
モロヘイヤ　840
にんじん　760
あしたば　440
ほうれん草　350
かぼちゃ　330
チンゲン菜　170

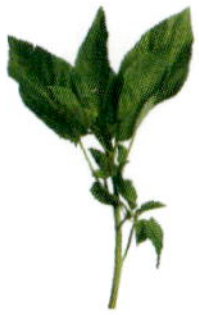

ビタミンD

カルシウムの吸収を促進する

特徴と働き

食事から摂取するほか、皮膚にあるコレステロールの一種が紫外線に当たることでも生成されます。カルシウムの吸収を高めたり、カルシウムが骨に沈着するのをサポートしたりします。また、血中カルシウム濃度を調節する働きもあります。

摂り方のコツ

干ししいたけを使う場合は、食べる前に天日干しにして成分を増やしてから調理すると効果的です。

1日の摂取基準

（30～49歳の場合）

男性：5.5 μg
（耐容上限量：50 μg）
女性：5.5 μg
（耐容上限量：50 μg）

不足すると

くる病（子ども）、骨軟化症（成人）の発症、骨粗《こつそ》鬆症《しょうしょう》のリスクが高まる。

摂りすぎると

高カルシウム血症、腎障害などが起こる。

多く含む食品

（100g中、★は10g中、μg）

魚介、きのこなど

魚介
まいわし丸干し　50.0
紅ざけ　33.0
さんま　19.0
★しらす干し（半乾燥品）　6.1
★いくら　4.4

きのこ
★きくらげ　43.5
ほんしめじ　4.0
まいたけ　3.4
ぶなしめじ　2.2
★干ししいたけ　1.7

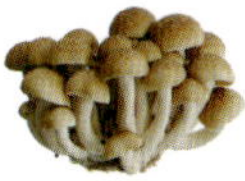

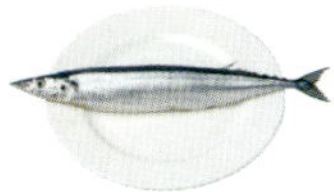

ビタミンE

抗酸化作用で過酸化脂質の生成を防ぐ

特徴と働き

細胞膜に多く存在しています。強い抗酸化作用で過酸化脂質ができるのを防ぎ、細胞の老化防止に働くほか、毛細血管を広げて血行をよくする働きもあります。

摂り方のコツ

ビタミンEが豊富な植物油は酸化する前に早めに使い切るようにしましょう。

また、ビタミンAやCといっしょに摂ると抗酸化作用がアップします。

1日の摂取基準

（30～49歳の場合）

男性：7.0mg
（耐容上限量：900mg）

女性：6.5mg
（耐容上限量：700mg）

不足すると

溶血性貧血、動脈硬化などの生活習慣病や老化のリスクを高める。

摂りすぎると

過剰症は起きにくいが、出血の危険性が高まる。

多く含む食品

（α-トコフェロール量。100g中、★は10g中、mg）

種実、魚介、緑黄色野菜、油脂など

種実
★アーモンド（フライ・味つけ）　2.9
★ピーナッツ（炒り）　1.1

魚介
にじます　5.8
うなぎのかば焼き　4.9
★いくら　0.9

野菜
モロヘイヤ　6.5
かぼちゃ　4.9
赤ピーマン　4.3

油脂
★ひまわり油　3.9
★サフラワー油　2.7

ビタミンK

血液の凝固作用があり骨の形成もサポートする

特徴と働き

血液凝固作用をもつたんぱく質を合成するときに補酵素として働き、「止血ビタミン」ともいわれます。カルシウムの骨への沈着もサポートします。ビタミンKは腸内細菌によって体内でも生成されるため、欠乏症は起こりにくい栄養素です。

摂り方のコツ

脂溶性ビタミンなので、油脂といっしょに摂取すると吸収率が高まります。加熱にも強い栄養素です。

1日の摂取基準

（30～49歳の場合）

男性：75μg
女性：65μg

不足すると

抗生物質の長期服用や肝障害などでは欠乏しやすく、血液凝固に時間がかかる。

摂りすぎると

通常の食事では摂りすぎる心配はない。

多く含む食品

（100g中、μg）

緑色の野菜、大豆製品、海藻など

野菜
モロヘイヤ　640
あしたば　500
かぶの葉　340
豆苗　320
ほうれん草　270
小松菜　210

大豆製品
納豆　600
厚揚げ　25

海藻
生わかめ　140
めかぶ　40

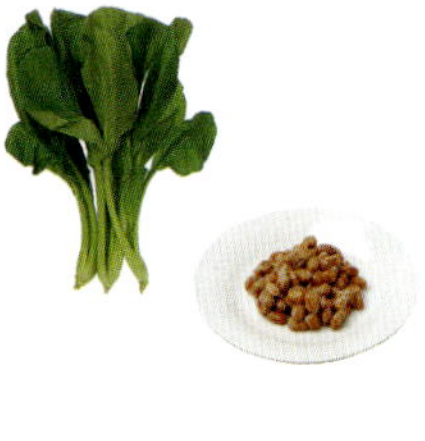

ビタミンB_1

糖質のエネルギー代謝に関わる

特徴と働き

ビタミンB_1は、ご飯などの糖質が分解され、エネルギーになるときに補酵素として働きます。その働きによって、神経機能をコントロールする脳にエネルギーが供給され、機能が維持されています。

摂り方のコツ

ビタミンB_1の吸収を促すアリシン（にんにく）や、硫化アリル（ねぎ、玉ねぎ、にら）を多く含む食品といっしょに摂ると効果的です。

1日の摂取基準

（30～49歳の場合）

男性：1.4mg
女性：1.1mg

不足すると

疲れやすくなる。脚気、ウェルニッケ脳症などの欠乏症が起こる。

摂りすぎると

排泄《はいせつ》されるため、過剰症は起こりにくい。

多く含む食品

（100g中、★は10g中、mg）

豚肉、魚介、種実、穀類、豆など

肉
- 豚ヒレ肉　0.98
- 豚もも肉（赤肉）　0.96

魚介
- うなぎかば焼き　0.75
- たらこ　0.71

種実
- ★カシューナッツ　0.05
- ★ピスタチオ　0.04

穀類
- 玄米ご飯　0.16
- 胚芽精米ご飯　0.08

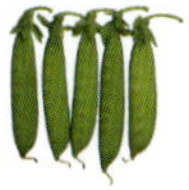

豆
- えんどう豆（ゆで）　0.27
- 大豆（ゆで）　0.22

ビタミンB_2

エネルギー代謝をサポートする

特徴と働き

三大栄養素が分解されてエネルギーに変わるときの補酵素として働き、とくに脂質の代謝に深く関わっています。たんぱく質の合成をサポートし、皮膚や毛髪の新生を促すほか、体内の有害な過酸化脂質を分解して蓄積を防ぎます。

摂り方のコツ

ビタミンB_2が豊富な牛乳や納豆などはそのまま食べられるので、調理による栄養損失がありません。

1日の摂取基準

（30～49歳の場合）

男性：1.6mg
女性：1.2mg

不足すると

口角炎、口唇炎、舌炎、成長障害（小児）などを起こす。

摂りすぎると

排泄されるため、過剰症の心配はない。

多く含む食品

（100g中、mg）

レバー、魚介、青菜、卵、乳製品、大豆製品など

肉
- 豚レバー　3.60

魚介
- うなぎのかば焼き　0.74
- ぶり　0.36
- かれい　0.35

野菜
- モロヘイヤ　0.42
- 豆苗　0.30

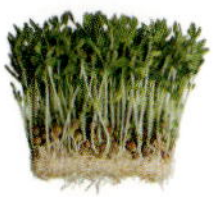

そのほか
- 納豆　0.56
- 卵　0.43
- 牛乳　0.15
- ヨーグルト　0.14

ナイアシン

エネルギー・アルコールの代謝に関与

特徴と働き

ビタミンB群の一種で、体内でもトリプトファン（アミノ酸）から合成されます。糖質・脂質・たんぱく質をエネルギーに変えるときに働く補酵素で、アルコールの分解もサポートしています。

摂り方のコツ

ナイアシンの体内合成にはそのほかのビタミンB群の作用が必要なため、いっしょに摂取すると合成されやすくなります。

1日の摂取基準

（30～49歳の場合）

男性：15mgNE
（耐容上限量：350mg[85mg]）

女性：12mgNE
（耐容上限量：250mg[65mg]）

※耐容上限量はニコチンアミドの量、[ ]内はニコチン酸の量

不足すると

慢性的な不足ではペラグラ（皮膚炎や下痢）になる。

摂りすぎると

下痢や便秘などの消化器症状、肝機能障害などが起こる。

多く含む食品

（100g中、★は10g中、mg）

魚介、肉など

魚介

かつお（春どり） 19.0
くろまぐろ（赤身） 14.2
★たらこ 5.0

肉

豚レバー 14.0
鶏ささみ 11.8
鶏胸肉（皮なし） 11.6

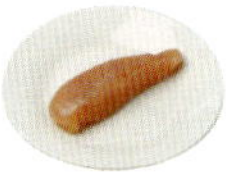

ビタミンB6

たんぱく質の代謝に関わる

特徴と働き

摂取したたんぱく質がアミノ酸に分解され、体内のたんぱく質に再合成されるときの補酵素です。必要に応じて、たんぱく質がエネルギー源になるときにも働きます。また、神経伝達物質の合成、赤血球の合成などさまざまな反応に関わっています。

摂り方のコツ

植物性食品より魚介や肉などの動物性食品から摂取したほうが、体内での利用率が高いといわれています。

1日の摂取基準

（30～49歳の場合）

男性：1.4mg
（耐容上限量：60mg）

女性：1.1mg
（耐容上限量：45mg）

不足すると

神経障害や皮膚炎などになる場合がある。通常の食事で欠乏することは少ない。

摂りすぎると

一度に大量に摂取した場合などは感覚神経障害を起こす危険性がある。

多く含む食品

（100g中、★は10g中、mg）

魚介、肉、野菜、種実など

魚介

くろまぐろ（赤身） 0.85
かつお 0.76

肉

牛レバー 0.89
鶏ひき肉 0.68

野菜

赤ピーマン 0.37
ししとうがらし 0.39
モロヘイヤ 0.35
★にんにく 0.15

種実

★ピスタチオ 0.12
★くるみ 0.05

ビタミンB_{12}

赤血球の合成、神経機能の維持に働く

特徴と働き

ヘモグロビンの合成に関わり、葉酸とともに正常な赤血球をつくっています。また、神経細胞内の核酸やたんぱく質の合成を助け、神経細胞の機能を維持します。

ビタミンB_{12}を多く含む食品は、基本的に動物性食品だけです。

摂り方のコツ

熱には安定していますが、光に弱く、酸化しやすいので、しっかり包むか密閉保存しましょう。

1日の摂取基準

（30～49歳の場合）

男性：2.4μg
女性：2.4μg

不足すると

悪性貧血、神経障害、心筋梗塞《こうそく》や脳梗塞のリスクを高める。

摂りすぎると

摂りすぎても吸収されないため、過剰症は報告されていない。

多く含む食品

（100 g中、μg）

レバー、魚介などの動物性食品

肉

牛レバー　52.8
鶏レバー　44.4
豚レバー　25.2
牛タン　6.1

魚介

あさり（水煮缶詰）　63.8
しじみ　62.4
あかがい　59.2
まいわし丸干し　29.3
かき　28.1
さんま　17.7

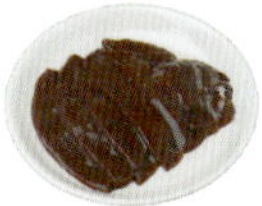

葉酸

細胞の新生に働き、造血に不可欠

特徴と働き

赤血球の元になる赤芽球の生成に関わり、ビタミンB_{12}とともに貧血予防に働きます。また、細胞の新生にも関わり、胎児の健全な発育に重要な役割を担うので、妊娠の前後では充分な摂取が必要です。

摂り方のコツ

光や熱に弱く、酸化しやすいため、長期保存は避けましょう。また、水に溶けやすいので、炒め物や蒸し物、スープなどがおすすめです。

1日の摂取基準

（30～49歳の場合）

男性：240μg
（耐容上限量：1,400μg）
女性：240μg
（耐容上限量：1,400μg）

不足すると

通常、不足しないが巨赤芽球性貧血、胎児に神経管閉鎖障害（妊娠初期）が起こる場合がある。

摂りすぎると

食物から摂る場合、過剰症は報告されていない。

多く含む食品

（100g中、μg）

レバー、野菜、豆、果物など

肉

鶏レバー　1300
牛レバー　1000

野菜

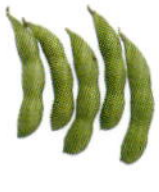

枝豆　320
ブロッコリー　210
ほうれん草　210
アスパラガス　190

そのほか

納豆　120
ひよこ豆（ゆで）　110
いちご　90
マンゴー　84

パントテン酸

三大栄養素の代謝をサポートする

特徴と働き

体内でコエンザイムAの構成成分となり、三大栄養素、とくに脂質や糖質のエネルギー代謝の過程でさまざまな酵素をサポートします。

また、副腎の働きを支えてホルモンの合成にも関わっています。

摂り方のコツ

水溶性で鶏肉やきのこに多く含まれているので、鶏ガラやしいたけのだし汁にはパントテン酸が溶出しています。

1日の摂取基準

（30～49歳の場合）

男性：5mg

女性：5mg

不足すると

食品に幅広く含まれているため、欠乏症はほとんどみられない。

摂りすぎると

過剰症は報告されていない。

多く含む食品

（100g中、★は10g中、mg）

魚介、肉、野菜、きのこなど

魚介

子持ちがれい　2.41

★いくら　0.24

肉

鶏レバー　10.10

鶏ささみ　3.08

野菜

モロヘイヤ　1.83

カリフラワー　1.30

きのこ

エリンギ　1.61

しいたけ　1.08

そのほか

納豆　3.60

★卵黄　0.43

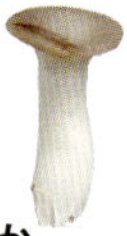

ビオチン

皮膚炎の解消効果が期待されている

特徴と働き

カルボキシラーゼという酵素が働くときに必要で、糖質やたんぱく質、脂質の代謝に関わります。

皮膚の炎症を予防する成分として研究が始まり、アトピー性皮膚炎の解消効果が期待されています。

摂り方のコツ

食品に幅広く含まれていて、とくに多いのはレバー、種実、卵です。熱に比較的安定していて、調理の損失も少ない栄養素です。

1日の摂取基準

（30～49歳の場合）

男性：50μg

女性：50μg

不足すると

欠乏症としては皮膚炎があるが、通常はみられない。

摂りすぎると

食事から摂りすぎる心配はない。

多く含む食品

（100g中、★は10g中、μg）

レバー、卵、豆、種実など

肉・卵

鶏レバー　232.4

豚レバー　79.6

卵　25.0

豆

納豆　18.2

大豆（ゆで）　11.1

あずき（ゆで）　3.5

種実

★ピーナッツ（乾）　9.2

★アーモンド（フライ・味つけ）　6.2

★ごま（乾）　1.2

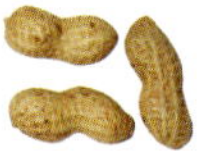

ビタミンC

コラーゲンの合成をサポートする

特徴と働き

たんぱく質の一種であるコラーゲンの合成に関わります。また、強い抗酸化作用があり、ビタミンEとともに働くことで相乗効果があるとされています。そのほか、ホルモンの合成や鉄の吸収促進、メラニン色素の沈着防止に働きます。

摂り方のコツ

酸化されやすく、保存中や調理中の損失が大きいため、新鮮な食材を手早く調理しましょう。

1日の摂取基準

（30～49歳の場合）

男性：100mg
女性：100mg

不足すると

壊血病（毛細血管の結合組織が弱くなり、血が止まらなくなる）が起こる。

摂りすぎると

通常の食事では摂りすぎることはない。

多く含む食品

（100g中、mg）

野菜、果物、いもなど

野菜

赤ピーマン	170
芽キャベツ	160
ブロッコリー	120
カリフラワー	81

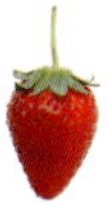

果物

甘柿	70
キウイフルーツ	69
いちご	62
レモン（果汁）	50

いも

じゃがいも	35
さつまいも	29

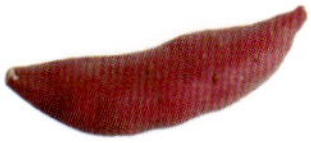

おもなビタミン様物質

ビタミンと同等の生理作用をもちますが体内で合成され、欠乏症が確認されていないためビタミンとは区別されています。

ビタミンP

含まれる食品 かんきつ類、そばなど

脳出血などの予防、抗酸化、抗アレルギー作用が期待される。ケルセチン、ヘスペリジン、ルチンもビタミンPの一種。

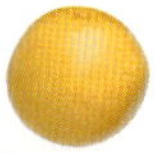

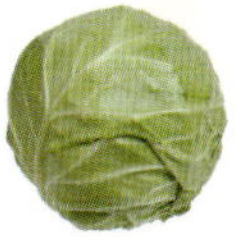

ビタミンU

含まれる食品 キャベツ、レタスなど

キャベジンとも呼ばれる。胃酸の分泌を抑える。胃粘膜の新陳代謝を活発にして修復する働きがある。

ビタミンQ

含まれる食品 魚、肉など

コエンザイムQ、ユビキノンとも呼ばれる。エネルギー産生に重要な働きをする。抗酸化作用がある。

イノシトール

含まれる食品 果物、穀類、豆など

細胞膜を構成するリン脂質の成分となる。脂肪の代謝に関わり、脂肪肝を予防するといわれている。

ミネラル

骨格をつくったり、体の機能を維持する微量栄養素で食事から摂取する必要がある

ミネラルのおもな働きと過剰症・欠乏症

		おもな働き	過剰症・欠乏症
多量ミネラル	ナトリウム （P225）	細胞外液の浸透圧を維持する 筋肉・神経の興奮を抑える	過剰症：むくみ、腎機能障害、高血圧など 欠乏症：食欲減退、倦怠感など
	カリウム （P225）	細胞内液の浸透圧の維持 心機能・筋肉機能を調節	過剰症：排泄障害がある場合には高カリウム血症 欠乏症：筋力の低下など
	カルシウム （P226）	骨や歯を形成する 細胞の神経伝達に関与 筋肉機能を調節する	過剰症：尿路結石など 欠乏症：骨・歯の形成不全、骨粗鬆症など
	マグネシウム （P226）	酵素の作用を活性化 筋肉の興奮を高め、神経の興奮を抑える	過剰症：下痢など 欠乏症：心疾患や神経の異常などが起こる場合がある
	リン （P227）	骨や歯を形成する リン脂質や核酸の成分になる エネルギー代謝に関わる	過剰症：骨密度低下のおそれがある 欠乏症：神経症状や骨軟化症が起こる場合がある
微量ミネラル	鉄 （P227）	赤血球中のヘモグロビンの構成成分	過剰症：嘔吐などの胃腸症状 欠乏症：鉄欠乏性貧血など
	亜鉛 （P228）	酵素の構成成分 核酸、たんぱく質の合成に関わる	過剰症：銅の吸収阻害。神経症や腎障害などの中毒症 欠乏症：成長障害、味覚異常など
	銅 （P228）	赤血球中のヘモグロビンの合成に関わる	過剰症：ウィルソン病（遺伝性疾患） 欠乏症：貧血、コレステロールや糖代謝の異常など
	マンガン （P229）	酵素の構成成分 骨代謝、糖質や脂質の代謝に関わる	過剰症：中枢神経障害などの中毒症 欠乏症：骨の代謝異常のおそれがある
	ヨウ素 （P229）	発育を促進する 基礎代謝をさかんにする	過剰症：甲状腺肥大、甲状腺腫など 欠乏症：甲状腺肥大、甲状腺腫、成長障害など
	セレン （P230）	抗酸化作用がある酵素の成分、ビタミンCや甲状腺ホルモンの代謝に関わる酵素の成分	過剰症：脱毛、爪の変形、胃腸障害、神経障害、心筋梗塞など 欠乏症：克山病、下肢の筋肉痛など
	クロム （P230）	糖質や脂質の代謝に関わる	過剰症：6価のクロムは毒性が強く発がんのおそれがある 欠乏症：耐糖能の低下など
	モリブデン （P231）	補酵素の成分 尿酸の代謝に関わる	過剰症：尿酸の代謝異常の可能性 欠乏症：通常は起こらない

特徴と働き

過不足で健康障害を起こすミネラルがある

人体の約95％は炭素、水素、酸素、窒素の4つの元素からできる有機物で構成されており、残りの約5％の成分がミネラル（無機質）です。

多量ミネラル（5種）と微量ミネラル（8種）に分けられており、代表的なものに、骨や歯の構成成分であるカルシウムやリン、赤血球のヘモグロビンに含まれる鉄などがあります。

体内で充分に合成できないため、食事からの摂取が必要です。このほかに、体内に含まれる量がわずかで、摂取もごく少量でよいミネラルもあり、過不足で健康障害を起こす場合があります。

ナトリウム

細胞外液に存在し水分量を調節する

特徴と働き

カリウムとともに細胞内外の水分量を調節し、筋肉の機能、神経伝達を正常に保つために働いています。

ナトリウムの多くが食塩として摂取されますが、日本人は摂りすぎる傾向にあるため、注意が必要です。

摂り方のコツ

摂りすぎを防ぐために、うま味、酸味、香りなどを生かして減塩し、ナトリウムの排泄《はいせつ》を促すカリウムをいっしょに摂るとよいでしょう。

1日の摂取基準

(30～49歳の場合)

男性：9.0g未満
女性：7.5g未満
※数値は食塩相当量

不足すると

通常の食事をしていれば不足することはない。

摂りすぎると

慢性的に過剰摂取が続くと、高血圧、脳卒中、胃がんのリスクが高まる。

多く含む食品

(食塩相当量、100g中、★は10g中、g)

調味料、魚介・肉加工品、漬け物など

調味料
- ★濃口しょうゆ　1.5
- ★みそ　1.2

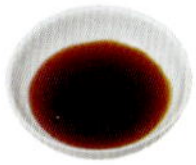

魚介・肉加工品
- さきいか　6.9
- うるめいわし丸干し　5.8
- 生ハム（長期熟成）　5.6
- ビーフジャーキー　4.8
- ★いかの塩辛　0.7
- ★すじこ　0.5

漬け物
- ★梅干し　2.2
- ★高菜漬け　0.6

カリウム

細胞内液に存在し水分量を調節する

特徴と働き

ナトリウムとバランスをとりながら細胞内外の水分量を調節しています。また、筋肉の機能や神経伝達を正常に維持したり、余分なナトリウムの排泄を促したりする作用があるため、摂取が重要視されています。

摂り方のコツ

ゆで汁などに溶出しやすいため、ゆでても損失量が少ない根菜、豆、いものほか、生食できる野菜、果物などは効率よく摂取できます。

1日の摂取基準

(30～49歳の場合)

男性：2,500mg
女性：2,000mg

不足すると

下痢や多量の発汗などがない限り、通常は不足しない。

摂りすぎると

摂りすぎると排泄されるため、日常では過剰症は起こらない。

多く含む食品

(100g中、mg)

魚介、いも、豆、きのこ、果物など

魚介
- さわら　490
- かつお（春どり）　430
- めかじき　430

いも
- 里いも　640
- じゃがいも　410

果物
- バナナ　360
- キウイフルーツ　290
- りんご　110

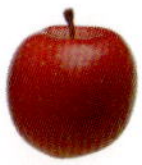

そのほか
- 納豆　660
- エリンギ　460

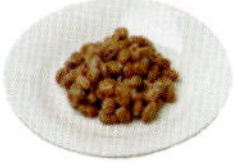

カルシウム

骨や歯を丈夫にする

特徴と働き

体内のカルシウムは約99％が骨や歯に存在しており、丈夫な骨や歯をつくるために欠かせません。また、血液や細胞などにも存在し、筋肉の収縮、ホルモン分泌、神経伝達を正常に保つ働きなどがあり、さまざまな生理機能に関わっています。

摂り方のコツ

乳製品は吸収率がよく、またカルシウムの吸収を促進するビタミンDをいっしょに摂取すると効果的です。

1日の摂取基準
（30～49歳の場合）

男性：650mg
（耐容上限量：2,300mg）
女性：650mg
（耐容上限量：2,300mg）

不足すると
骨や歯の形成障害、骨粗鬆症が起こる。

摂りすぎると
通常はないが、サプリメントなどで摂りすぎると、高カルシウム血症や尿路結石などを起こす場合がある。

多く含む食品
（100g中、★は10g中、mg）

牛乳・乳製品、魚介、野菜、大豆製品など

牛乳・乳製品
ヨーグルト　120
普通牛乳　110

魚介
★干しえび　710
わかさぎ　450
★しらす干し（半乾燥品）52

野菜
モロヘイヤ　260
小松菜　170
★切り干し大根　54

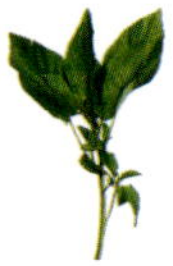

大豆製品
木綿豆腐　120
納豆　90

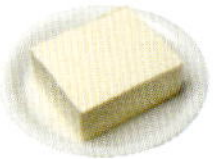

マグネシウム

代謝や生合成を促す補酵素の成分になる

特徴と働き

50～60％が骨に、そのほかは肝臓や筋肉、血液などに存在しています。骨の形成や血圧の調節、筋肉の収縮に役立ちます。

マグネシウムはさまざまな酵素の働きをサポートするといわれ、エネルギー代謝やたんぱく質の合成、神経伝達などに関わります。

摂り方のコツ

穀類は精白していない玄米、ライ麦パンなどを選ぶと、より豊富に含まれています。

1日の摂取基準
（30～49歳の場合）

男性：370mg
女性：290mg

不足すると
欠乏症が出ることは通常ないが、心疾患や神経の異常がみられる場合がある。

摂りすぎると
通常の食品から摂る範囲で過剰症は報告されていない。

多く含む食品
（100g、★は10g中、mg）

未精白の穀類、魚介、海藻など

穀類
玄米ご飯　49
そば（ゆで）　27
胚芽精米ご飯　24

魚介
あさり（生）　100
まいわし丸干し　100
かき　74
★干しえび　52

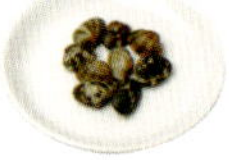

海藻
★わかめ（乾）　110
★刻みこんぶ　72
★干しひじき　62

リン

骨や歯をつくり エネルギー代謝に関与

特徴と働き

85%がカルシウムと結合して骨格をつくり、残りはたんぱく質や脂質などと結合して細胞膜や核酸の成分になります。さらにリンは、三大栄養素からエネルギーを得るために生成されるATPという化合物を構成する重要な役割を担っています。

摂り方のコツ

食品添加物に含まれるため、加工品を好む人ほど、摂りすぎに注意が必要です。

1日の摂取基準

（30～49歳の場合）

男性：1,000mg
（耐容上限量：3,000mg）

女性：900mg
（耐容上限量：3,000mg）

不足すると

通常の食事では不足しない。

摂りすぎると

骨密度が低下するおそれがある。

多く含む食品

（100g、mg）

魚介、肉、穀類、乳製品など

魚介
- まいわし丸干し　570
- きんめだい　490
- わかさぎ　350
- かつお（春どり）　280
- くろまぐろ（赤身）　270

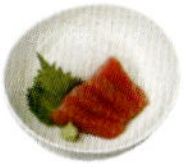

肉
- 豚レバー　340
- ロースハム　340
- 鶏ささみ　220

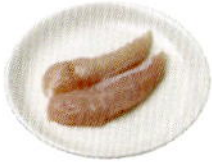

そのほか
- 玄米ご飯　130
- 牛乳　93

鉄

赤血球中のヘモグロビンの構成成分

特徴と働き

体内に3～4g含まれ、約60～70%が血液に、約4%が筋肉に存在（機能鉄）し、残りは肝臓や脾臓《ひぞう》、骨髄に貯蔵（貯蔵鉄）されています。機能鉄が不足すると貯蔵鉄から補給されるしくみです。鉄は赤血球中のヘモグロビンの構成成分で、酸素を全身に運搬する働きがあります。

摂り方のコツ

ビタミンCは鉄の吸収を促すため、いっしょに摂ると効果的です。

1日の摂取基準

（30～49歳の場合）

男性：7.5mg
（耐容上限量：55mg）

女性：6.5/11.0mg
（耐容上限量：40mg）
※女性の数値は
月経なし／月経あり

不足すると

鉄欠乏性貧血になる。

摂りすぎると

サプリメントを摂りすぎると、嘔吐《おうと》などの胃腸症状を起こす場合がある。

多く含む食品

（100g中、★は10g中、mg）

肉、貝、野菜、海藻、大豆製品など

肉
- 豚レバー　13.0
- 牛もも肉（赤肉）　2.7

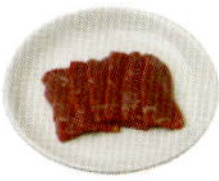

貝
- しじみ　5.3
- 赤貝　5.0
- あさり（生）　3.8

野菜
- 菜の花　2.9
- 小松菜　2.8
- 枝豆　2.7

そのほか
- ★干しひじき　5.5
- 納豆　3.3

亜鉛

多くの酵素の構成成分になる

特徴と働き

おもに骨格筋や骨、皮膚、肝臓、脳、腎臓などに存在し、多くがたんぱく質と結合しています。

亜鉛はさまざまな酵素の成分になり、細胞の生成、たんぱく質の合成、ホルモンの合成・分泌、免疫機能や神経系の働きを保つために働きます。

摂り方のコツ

亜鉛は魚介、肉、大豆製品などに多く含まれているので、バランスよく食べれば不足しません。

1日の摂取基準

（30～49歳の場合）

男性：12mg
（耐容上限量：45mg）
女性：9mg
（耐容上限量：35mg）

不足すると

成長障害、味覚障害、皮膚炎などが起こる。

摂りすぎると

サプリメントなどで摂りすぎると、銅や鉄の吸収阻害、神経症や腎障害などの中毒症がある。

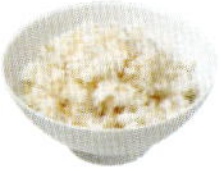

多く含む食品

（100g中、mg）

魚介、肉、大豆製品など

魚介
かき　13.2
たらばがに（ゆで）　4.2
あさり（水煮缶）　3.4
いいだこ　3.1

肉
豚レバー　6.9
牛もも肉（赤肉）　5.1
鶏もも肉（皮なし）　2.0

そのほか
油揚げ　2.4
納豆　1.9
玄米ご飯　0.8

銅

酵素の構成成分になり鉄の利用を促す

特徴と働き

約50％が骨や筋肉に、約10％が肝臓に存在し、ほとんどがたんぱく質と結合しています。銅は、鉄がヘモグロビンに合成されるのをサポートしたり、活性酸素を除去したりする働きがあります。また、神経伝達に働く酵素などの成分にもなります。

摂り方のコツ

亜鉛やビタミンCを大量に摂ると、銅の吸収が妨げられるので、サプリメントなどの利用には要注意です。

1日の摂取基準

（30～49歳の場合）

男性：0.9mg
（耐容上限量：10mg）
女性：0.7mg
（耐容上限量：10mg）

不足すると

欠乏症が出ることは通常ないが、貧血、コレステロールや糖代謝の異常などで起こる場合がある。

摂りすぎると

通常の食事では摂りすぎることはない。

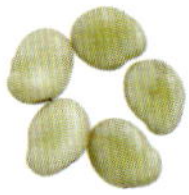

多く含む食品

（100g中、★は10g中、mg）

魚介、肉、種実など

魚介
ほたるいか　3.42
いいだこ　2.96
かき　0.89

肉
牛レバー　5.30
豚タン　0.20
牛ヒレ肉　0.11

そのほか
そら豆（乾）　1.20
大豆（ゆで）　0.24
★くるみ　0.12
★ピスタチオ　0.12

マンガン

酵素の成分になり骨代謝に関わる

特徴と働き

骨代謝に関与し、糖質や脂質が代謝されるときの酵素反応にも関わります。また、抗酸化作用のあるスーパーオキシドジスムターゼという酵素など、さまざまな酵素の構成成分としても働いています。

植物に広く含まれ、動物には微量しか含まれていません。

摂り方のコツ

植物性食品に広く含まれるため、バランスよく食べれば不足しません。

1日の摂取基準

（30～49歳の場合）

男性：4.0mg
（耐容上限量：11mg）

女性：3.5mg
（耐容上限量：11mg）

不足すると

通常の食事では不足することはない。

摂りすぎると

通常の食事では摂りすぎることはないが、慢性中毒では中枢神経系の障害がある。

多く含む食品

（100g中、★は10g中、mg）

穀類、野菜、種実、豆など

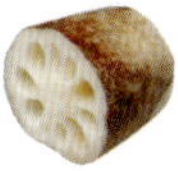

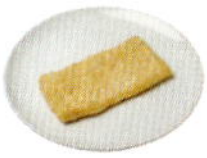

穀類
玄米ご飯　1.04
胚芽精米ご飯　0.68
そば（ゆで）　0.38

野菜
モロヘイヤ　1.32
せり　1.24
れんこん　0.78

種実
★くるみ　0.34
★栗　0.33

豆
油揚げ　1.41
ひよこ豆（ゆで）　1.10

ヨウ素

甲状腺ホルモンの構成成分になる

特徴と働き

多くが、のどの下方にある器官の甲状腺に存在しています。食事から摂取したヨウ素は胃と腸で吸収され、甲状腺ホルモンの構成成分になります。基礎代謝の促進や酸素の消費量を増加させる作用があり、成長期には発育促進の役割があります。

摂り方のコツ

海藻や魚介に豊富なため、ふだんの食事でこれらの海産物を食べていれば、不足しません。

1日の摂取基準

（30～49歳の場合）

男性：130 μg
（耐容上限量：2,200 μg）

女性：130 μg
（耐容上限量：2,200 μg）

不足すると

日本人は摂取量が多いため欠乏症はみられない。欠乏症には甲状腺肥大、甲状腺腫、成長障害などがある。

摂りすぎると

甲状腺肥大、甲状腺腫になる。

多く含む食品

（100g中、★は10g中、μg）

魚介、海藻など

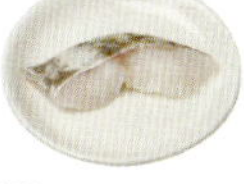

魚
まだら　350
まいわし　28
かつお（秋どり）　25

貝
あわび　180
さざえ　97
かき　73
あさり（生）　55

海藻
★刻みこんぶ　23000
★干しひじき　4700
★カットわかめ　850

セレン

酵素の成分になり、抗酸化作用がある

特徴と働き

別名「セレニウム」ともいいます。抗酸化作用のある酵素の成分で、活性酸素を分解します。ほかにもビタミンCを再生する酵素や、甲状腺ホルモンの代謝に関わる酵素などの成分でもあります。

摂り方のコツ

日本人は1日平均約100μgのセレンを摂取していると推定され、通常は不足しないため、サプリメントなどで補う必要はないでしょう。

1日の摂取基準

(30～49歳の場合)

男性：30 μg
(耐容上限量：300 μg)

女性：25 μg
(耐容上限量：230 μg)

不足すると

日本人の食生活では不足はまれで、中国で克山病などの欠乏症がある。

摂りすぎると

脱毛、爪の変形や胃腸障害、神経障害、心筋梗塞などの中毒症がある。

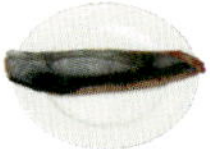

多く含む食品

(100g中、μg)

魚介、肉など

魚介

かつお（秋どり） 100
ずわいがに 97
まさば 64
ぶり 57
まいわし 54
かき 48

肉

豚レバー 67
鶏レバー 60
豚ロース肉 21
牛リブロース肉（赤肉） 14

クロム

糖質の代謝を促す働きがある

特徴と働き

糖質をエネルギーに変えるインスリンというホルモンの働きをサポートします。そのため、クロムが不足すると糖の代謝異常が起こりやすくなります。また、脂質の代謝にも関わっています。

摂り方のコツ

クロムは微量でもいろいろな食品に含まれるため、バランスのよい食事をしていれば充分に摂取でき、不足することはありません。

1日の摂取基準

(30～49歳の場合)

男性：40μg
女性：30μg

不足すると

通常の食事で欠乏することはないが、耐糖能の低下などが起こる場合がある。

摂りすぎると

通常の食事では過剰になることはない。

多く含む食品

(100g中、μg)

穀類、魚介、大豆製品など

穀類

コーンフレーク 3
そば（ゆで） 2

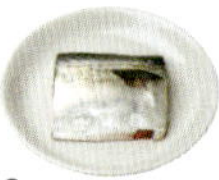

魚

うなぎのかば焼き 2
まさば 2

貝

さざえ 6
あわび 5
あさり 4
かき 4

大豆製品

がんもどき 8
木綿豆腐 2

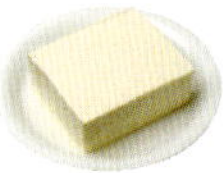

モリブデン

尿酸の代謝に関わる

特徴と働き

肝臓に比較的多く存在しています。キサンチンオキシダーゼなどの酵素の補酵素として働き、尿酸（アミノ酸の最終代謝物質）の産生を促します。また、銅の排泄《はいせつ》や鉄の代謝などにも関わっています。

摂り方のコツ

肉や野菜、大豆製品など幅広い食品に含まれているため、バランスのよい食事をしていれば過不足の心配はありません。

1日の摂取基準

（30～49歳の場合）

男性：30μg
（耐容上限量：600μg）

女性：25μg
（耐容上限量：500μg）

不足すると

欠乏症が出ることは通常ない。

摂りすぎると

過剰症が出ることは通常ないが、尿酸の代謝異常になる可能性がある。

多く含む食品

（100g中、μg）

肉、豆・大豆製品、野菜など

肉
豚レバー　120
鶏レバー　82

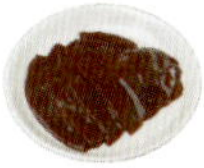

豆・大豆製品
湯葉（生）　100
あずき（ゆで）　96
大豆（ゆで）　64
がんもどき　60
木綿豆腐　41

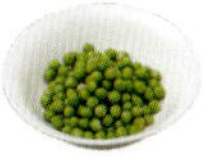

野菜
枝豆　240
そら豆　150
グリンピース　65

そのほかの微量ミネラル

体内にごくわずかに存在しているミネラルのこと。体に有益な働きをすると期待されています。

フッ素

フッ化カルシウムとして骨や歯の表面に存在している。骨を丈夫にしたり、虫歯を予防したりする効果がある。

含まれる食品　煮干し、芝えびなど

バナジウム

血糖をコントロールするインスリンと同じ働きが期待されている。脂質の代謝にも関わるといわれている。

含まれる食品　貝、海藻など

ニッケル

尿素を分解する酵素に存在している。核酸を安定させる、鉄の吸収を助けるなどの働きがある。

含まれる食品　大豆、いんげん豆など

ケイ素

骨、腱、血管にあるコラーゲンなどの結合組織を強くするといわれている。

含まれる食品　全粒穀物、豆など

ゲルマニウム

免疫の働きを活性化し、ウイルスの増殖を抑える作用がある。また、抗酸化作用がある。

含まれる食品　にしん、ししゃも、ひじきなど

水分

体に含まれる水分の割合は約55～60％で栄養素を運び、体温を維持する

特徴と働き

体を構成する成分の中でもっとも多く含まれている

体重の約3分の2は水分です。体内の水分量はつねに一定で、体重の20％以上の水分が失われると命に関わるため、生命の維持に不可欠です。

体内に含まれる水分は、血液やリンパ液、細胞間を満たす組織液などの体液として存在しています。栄養素は細胞外の体液に溶けて細胞内に入り代謝されます。不要になった栄養素は、体液に溶けて細胞外に出て、血液によって腎臓に運ばれ排泄《はいせつ》されます。体液はこのように、代謝など化学反応の場として大切です。そのほか、酸素の運搬や体温を一定に保つ役目もあります。

摂取の目安

乳幼児、高齢者ではとくに注意が必要

1日に飲む水の目安は成人で1～1.5ℓですが、運動などで大量に汗をかいた場合は必要量が増えます。

また、脱水症状を起こしやすい乳幼児、のどの渇きを自覚しにくい高齢者はとくに注意して水分を補給しましょう。

1日の摂取量・排泄量

摂取量（mℓ / 日）

- 飲料水　約1,100
- 食事中の水分　約1,000
- 代謝水　約300

排泄量（mℓ / 日）

- 尿　約1,500
- 便　約100
- 不感蒸泄　約800

※成人の場合

不足すると

頭痛や食欲不振などの脱水症状が現れる

不足するとのどが渇き、放っておくと尿量が抑制され、血液の粘度が高まり、循環障害を生じる場合があります。大量の発汗、下痢、嘔吐《おうと》などで失われると、頭痛や食欲不振、脱力感などの脱水症状が現れます。

摂りすぎると

急激に多量摂取すると嘔吐などが起こる

摂りすぎても排泄されるので問題ありませんが、腎臓の処理能力を超えるほど急激に多量摂取すると嘔吐などが起こります。

注目の機能性成分

食品の色や香りなどの成分には抗酸化作用や抗がん作用など特有の働きがあります。

カロテノイド

動植物に含まれる赤、黄、オレンジなどの色素成分で、抗酸化作用などがあります。

α、β、γ-カロテン

緑黄色野菜に含まれ、体内でビタミンAに変わります。抗酸化作用があり、細胞の老化やがんの発症を予防するといわれています。

含まれる食品 緑黄色野菜など

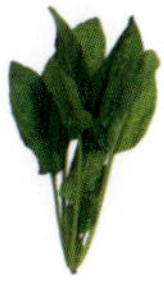

アスタキサンチン

魚介に含まれる赤色の色素成分です。抗酸化作用があり、活性酸素の生成を抑え、発がんを予防すると期待されています。

含まれる食品 えび、かになど

カプサンチン

赤ピーマンなどに含まれる赤色の色素成分です。抗酸化作用があり、老化やがん、動脈硬化などの予防に働くとされています。

含まれる食品 赤ピーマン、赤唐辛子など

クリプトキサンチン

オレンジ色の色素成分でビタミンAとしても働きます。発がんを促す物質の作用を抑えて、がんの予防に効果があるとされています。

含まれる食品 かんきつ類、びわ、柿など

ゼアキサンチン

黄色の色素成分です。抗酸化作用があり、発がんの抑制効果や動脈硬化を予防・解消する効果が期待されています。

含まれる食品 パパイヤ、マンゴーなど

フコキサンチン

海藻に含まれる茶やオリーブ色の色素成分です。抗腫瘍《こうしゅよう》作用で腫瘍の増殖を抑制し、発がんを予防する効果が期待されています。

含まれる食品 ひじき、わかめ、こんぶなど

リコピン

赤色の色素成分です。体内でビタミンAには変わりませんが、抗酸化作用があり、がん予防・解消に効果があると期待されています。

含まれる食品 トマト、すいかなど

ルテイン

黄色の色素成分で、抗酸化作用があります。紫外線から目を守る働きや黄斑《おうはん》変性症のリスクを減らすといわれています。

含まれる食品 緑黄色野菜、とうもろこしなど

ポリフェノール

ほとんどの植物に含まれ、色素やアク、苦味、渋味の成分です。抗酸化作用などがあります。

アントシアニン

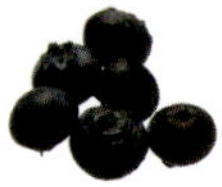

赤や紫色の水溶性の色素成分で、抗酸化作用があります。目の機能向上や眼精疲労の回復、肝臓の機能回復・向上に効果があると考えられています。

含まれる食品　ブルーベリー、ぶどうなど

イソフラボン

女性ホルモンのエストロゲンに似た作用があります。更年期症状の予防・解消に効果があるとされ、骨粗鬆症を防ぐ作用があるといわれています。

含まれる食品　大豆、大豆製品など

カカオマスポリフェノール

チョコレートやココアなどの原料であるカカオに含まれていて、抗酸化作用があります。アレルギーやストレスを抑え、疲労回復に働くとされています。

含まれる食品　チョコレート、ココアなど

カテキン

緑茶などに多く含まれる苦味や渋味の成分です。抗酸化作用によって発がんを抑制するとされ、殺菌作用で虫歯などの予防にも効果があると期待されています。

含まれる食品　緑茶など

クルクミン

ウコン（ターメリック）に含まれる黄色の色素成分です。肝臓障害の解消・予防、肝機能の強化に働くとされています。また、抗酸化作用もあるといわれています。

含まれる食品　ウコン、カレー粉など

クロロゲン酸

コーヒー豆やごぼうなどに含まれる水溶性の苦味成分で、抗酸化作用があります。活性酸素による害を防ぎ、抗がん物質として注目されています。

含まれる食品　コーヒー豆、ごぼう、さつまいもなど

ケルセチン

黄色の色素成分で、ビタミンPの一種とされています。強い抗酸化作用があり、血管や細胞の老化を防ぐといわれています。

含まれる食品　かんきつ類、玉ねぎなど

ゴマリグナン

セサミノールやセサミンなどの種類があります。抗酸化作用があり、老化や発がん予防効果が期待されていて、コレステロール値を改善するともいわれています。

含まれる食品　ごま

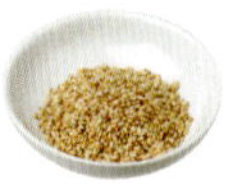

ショウガオール

しょうがの香り成分です。抗酸化作用があり発がん予防に働くほか、胃酸の分泌を促進して食欲を増進させます。また、強力な抗菌、殺菌作用があります。

含まれる食品　しょうが

ジンゲロン

しょうがの辛味成分です。エネルギーの代謝を活発にして、体脂肪を燃やす働きがあるとされています。

含まれる食品　しょうが

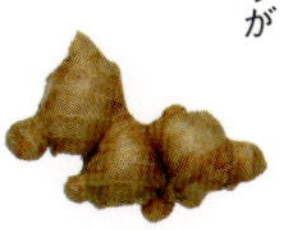

タンニン

茶などの渋味成分です。便を固くする作用があるため、下痢止めに有効とされています。また、殺菌作用もあるといわれています。カテキンもタンニンの一種です。

含まれる食品　緑茶、コーヒーなど

テアフラビン

紅茶などに含まれる赤色の色素成分です。抗酸化作用があり、動脈硬化の予防やがん細胞の増殖を抑え、がん予防に働くと期待されています。

含まれる食品　紅茶、ウーロン茶

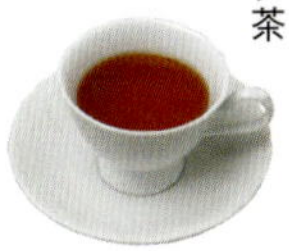

ナスニン

アントシアニンの仲間で、なすの皮に含まれている紫色の色素成分です。抗酸化作用があり、発がん物質の抑制効果があるといわれています。

含まれる食品　なす

フェルラ酸

米ぬかなどに含まれる成分です。抗酸化作用があり、活性酸素を消去するといわれています。また、メラニンの生成を抑制し、しみの予防効果が期待されています。

含まれる食品　玄米、米ぬかなど

ヘスペリジン

ビタミンPの一種といわれています。毛細血管の強化、高血圧の予防効果、ビタミンCの吸収を改善する働きがあると期待されています。

含まれる食品　かんきつ類など

ルチン

ビタミンPの一種とされています。血管を強くする作用や血圧を上昇させる物質の働きを弱める作用があり、高血圧や脳血管障害の予防効果が期待されています。

含まれる食品　そばなど

ルテオリン

黄色い色素成分で、抗酸化作用があります。アレルギー症状の緩和や免疫機能を正常にする作用をもち、花粉症やアトピー性皮膚炎を抑えると期待されています。

含まれる食品　しそ、春菊など

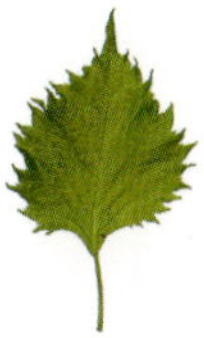

イオウ化合物

にんにくやねぎなどの香り成分です。イオウを含む化合物で、さまざまな作用があります。

アリシン

にんにく特有の刺激臭になる成分です。疲労回復効果や抗菌・抗かび作用があります。また、抗がん作用も期待されています。

含まれる食品　にんにく

イソチオシアネート

アブラナ科の野菜に含まれています。発がん物質の毒性を解消して排泄《はいせつ》する酵素の働きを助けたり、免疫力を高めてがんを予防したりする働きがあると期待されています。

含まれる食品　キャベツ、ブロッコリーなど

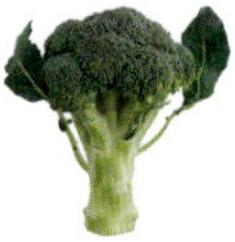

シクロアリイン

玉ねぎなどに含まれている成分で、加熱すると増加します。血中のコレステロール値や中性脂肪値を改善して動脈硬化などを予防するといわれています。

含まれる食品　玉ねぎ、らっきょうなど

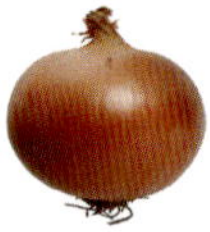

硫化アリル

ねぎ類やにんにくなどの香り成分です。抗酸化作用があり、がんを予防するといわれています。また、抗菌作用も知られています。

含まれる食品　玉ねぎ、ねぎ、にらなど

硫化プロピル

玉ねぎに含まれる辛味成分で、加熱すると失われます。糖質の代謝を促進して、血糖値を下げる働きがあるといわれています。

含まれる食品　玉ねぎ

乳酸菌類

ヒトの腸内で有益な働きをする細菌です。善玉菌とも呼ばれ、さまざまな種類があります。

ビフィズス菌

腸の働きを活発にし、腸内細菌のバランスを整えて便秘や下痢を予防します。また、免疫力を高めるともいわれています。

含まれる食品　ヨーグルト、乳酸菌飲料など

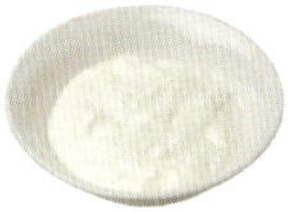

ラブレ菌

すぐきなの漬け物から発見された乳酸菌です。腸内でも生息でき、腸内環境を整える働きや、免疫力を高めウイルス性の疾患を解消する働きが期待されています。

含まれる食品　漬け物など

多糖類

糖が多数結合したものです。消化吸収されにくいものは食物繊維に分類されます。

イヌリン

消化・吸収できない食物繊維のひとつです。血糖値の上昇を抑える作用があり、糖尿病の予防に効果があるとされています。

含まれる食品 ごぼう、玉ねぎなど

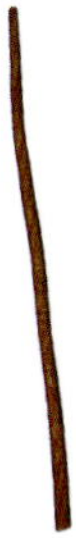

キチン、キトサン

かにの殻を主原料にした動物性の食物繊維です。免疫力を高め、さまざまな病気の予防効果が期待されています。

含まれる食品 甲殻類の殻など

グルコサミン

体内の軟骨細胞をつくる成分です。ひざなど関節の、痛みを和らげる作用や動きをなめらかにする作用が期待されています。

含まれる食品 甲殻類の殻など

コンドロイチン硫酸

「軟骨の元」という意味のギリシャ語が語源です。関節やじん帯などの弾力性や円滑性を保つ働きがあるとされています。

含まれる食品 納豆、山いも、オクラなど

フコイダン

海藻のぬめり成分に含まれています。肝機能の向上、抗がん作用、血圧上昇の抑制、免疫力の向上などさまざまな作用が期待されています。

含まれる食品 こんぶ、わかめ、もずくなど

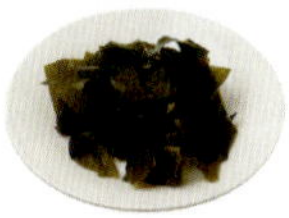

β・グルカン

きのこなどに含まれる食物繊維の一種で、パン酵母からも抽出されます。免疫力を高める働きのほか、アレルギーの予防・解消、抗腫瘍《こうしゅよう》作用が期待されています。

含まれる食品 きのこなど

ペクチン

植物に含まれ、食物繊維のひとつです。水溶性と不溶性があり、未熟な果物のペクチンは不溶性ですが、熟すと水溶性に変わります。

含まれる食品 果物など

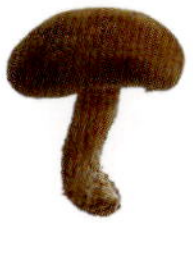

ムチン

山いもやオクラなどのぬめり成分に含まれ、糖とたんぱく質の複合体です。肝臓や腎臓の機能を高める作用や胃の粘膜を保護する働きがあるといわれています。

含まれる食品 山いも、オクラ、なめこなど

そのほかの機能性成分

アミノ酸や脂質、酵素などにもそれぞれ特有の機能があり、体内で有益な働きをするものがあります。

アミラーゼ

唾液や膵液などに含まれる消化酵素のひとつです。デンプンなどの糖質を消化・吸収しやすいかたちに分解します。

含まれる食品　山いも、大根、かぶなど

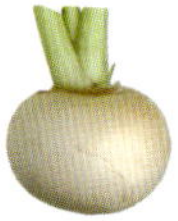

カゼインホスホペプチド

略してCPPとも呼ばれ、乳たんぱく質から生成されます。カルシウムや鉄などのミネラル類を溶けやすくし、吸収率を高めるとされています。

含まれる食品　牛乳など

カプサイシン

唐辛子の辛味成分です。エネルギー代謝を活発にして、体脂肪の分解を促進し、肥満予防に効果があるとされます。また、殺菌作用、食欲増進作用もあります。

含まれる食品　唐辛子

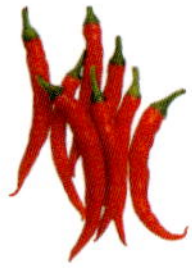

クエン酸

有機酸の一種で、糖質のエネルギー代謝に大切な成分です。疲労回復効果があり、カルシウムやマグネシウムなどのミネラルを吸収しやすくする働きがあります。

含まれる食品　かんきつ類、酢、梅干しなど

タウリン

アミノ酸の一種です。肝機能を高める作用があり、コレステロール値を下げる効果があるといわれています。また、高血圧の解消効果も期待されています。

含まれる食品　魚介など

ナットウキナーゼ

納豆に含まれる酵素の一種です。強力な血栓溶解作用があり、脳梗塞《のうこうそく》や心筋梗塞の予防・解消に効果があるとされます。納豆特有の成分で、大豆そのものには含まれていません。

含まれる食品　納豆

リモネン

かんきつ類の香り成分で、皮に多く含まれます。抗がん作用が期待されていて、とくにレモンの皮に多く含まれています。

含まれる食品　かんきつ類の皮など

レシチン

細胞膜などの構成成分になるリン脂質の一種です。血中のコレステロール値や中性脂肪値を改善して、動脈硬化などを予防すると考えられています。

含まれる食品　大豆、大豆製品、卵黄

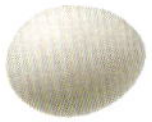

参考資料

改訂健康・調理の科学第２版ーおいしさから健康へー／和田淑子・大越ひろ編著（建帛社）
改訂食品機能学第２版／青柳康夫編著（建帛社）
改訂増補版機能性食品素材便覧　特定保健用食品からサプリメント・健康食品まで／清水俊雄編著（薬事日報社）
基礎栄養学改訂第４版／独立行政法人国立健康・栄養研究所監修、奥恒行・柴田克己編（南江堂）
基礎栄養学／五明紀春ほか編（朝倉書店）
食品学ー食品成分と機能性 第２版／久保田紀久枝・森光康次郎編（東京化学同人）
医科栄養学／板倉弘重監修（建帛社）
新臨床栄養学　栄養ケアマネジメント／本田佳子編（医歯薬出版）
臨床栄養管理学各論第２版／寺本房子・市川寛編（講談社サイエンティフィク）
あたらしい栄養学／吉田企世子・松田早苗監修（高橋書店）
栄養「こつ」の科学／佐藤秀美著（柴田書店）
栄養の基本がわかる図解事典／中村丁次監修（成美堂出版）
最新改訂版からだに効く栄養成分バイブル／中村丁次監修（主婦と生活社）
食材の基本がわかる図解事典／五明紀春監修（成美堂出版）
最新版病気を治す栄養成分 Book ／永川祐三著（主婦と生活社）
食品成分最新ガイド栄養素の通になる第３版／上西一弘著（女子栄養大学出版部）
食品成分表 2012 ／香川芳子監修（女子栄養大学出版部）
日本人の食事摂取基準 2010 年版／第一出版編集部編（第一出版）
ベターホームの魚料理／ベターホーム協会著（ベターホーム出版局）
ベターホームの肉料理／ベターホーム協会著（ベターホーム出版局）
ベターホームの野菜料理／ベターホーム協会著（ベターホーム出版局）
調理のためのベーシックデータ第４版／松本仲子監修（女子栄養大学出版部）

※ P3 のデータは「栄養と料理」（女子栄養大学出版部）から引用

●監修者・料理制作

宗像伸子（むなかた のぶこ）

管理栄養士。ヘルスプランニング・ムナカタ主宰。東京家政学院大学客員教授。女子栄養大学短期大学専攻科卒業後、山王病院および半蔵門病院の栄養部に勤務。1988年㈲ヘルスプランニング・ムナカタを設立。料理サロンでの指導、テレビ出演・講演、執筆など幅広く活躍する。三井住友銀行大手町健康開発センター栄養コンサルタント、帝国（ホテル）クリニックなどの栄養コンサルタントも務める。

からだにおいしい

キッチン栄養学

監修者	宗像伸子
発行者	髙橋秀雄
編集者	小元慎吾
発行所	高橋書店

〒112-0013　東京都文京区音羽1-26-1
編集 TEL 03-3943-4529 ／ FAX 03-3943-4047
販売 TEL 03-3943-4525 ／ FAX 03-3943-6591
振替 00110-0-350650
http://www.takahashishoten.co.jp/

ISBN978-4-471-03398-9
Ⓒ TAKAHASHI SHOTEN　　Printed in Japan
定価はカバーに表示してあります。
本書の内容を許可なく転載することを禁じます。また、本書の無断複写は著作権法上での例外を除き禁止されています。本書のいかなる電子複製も購入者の私的使用を除き一切認められておりません。
造本には細心の注意を払っておりますが万一、本書にページの順序間違い・抜けなど物理的欠陥があった場合は、不良事実を確認後お取り替えいたします。下記までご連絡のうえ、小社へご返送ください。ただし、古書店等で購入・入手された商品の交換には一切応じません。

※本書についての問合せ　土日・祝日・年末年始を除く平日9：00～17：30にお願いいたします。
　内容・不良品／☎03-3943-4529（編集部）
　在庫・ご注文／☎03-3943-4525（販売部）